骨骼肌减少症

主　编　刘震超　王　云　宋　梅　郑重文　闫炳霖

副主编　刘　光　许　浩　左成艳　付德利　宋媛媛

编　委　崔凤娟　何凤华　王爱侠　王碧颖　王丽芹

王　猛　王妍之　夏菲菲　张誉宝　赵新波

刘天蔚　郭配明　张清华　李义召　程保合

主　审　郭云良

科学技术文献出版社

SCIENTIFIC AND TECHNICAL DOCUMENTATION PRESS

·北京·

图书在版编目（CIP）数据

骨骼肌减少症 / 刘震超等主编. —北京：科学技术文献出版社，2021. 8（2023.8 重印）

ISBN 978-7-5189-7895-3

Ⅰ. ①骨…　Ⅱ. ①刘…　Ⅲ. ①肌肉骨骼系统—研究　Ⅳ. ① R322.7

中国版本图书馆 CIP 数据核字（2021）第 090535 号

骨骼肌减少症

策划编辑：薛士滨　责任编辑：钟志霞　周可欣　责任校对：文　浩　责任出版：张志平

出 版 者　科学技术文献出版社
地　　址　北京市复兴路15号　邮编 100038
编 务 部　（010）58882938，58882087（传真）
发 行 部　（010）58882868，58882870（传真）
邮 购 部　（010）58882873
官方网址　www.stdp.com.cn
发 行 者　科学技术文献出版社发行　全国各地新华书店经销
印 刷 者　北京虎彩文化传播有限公司
版　　次　2021 年 8 月第 1 版　2023 年 8 月第 3 次印刷
开　　本　787×1092　1/16
字　　数　440千
印　　张　19.25
书　　号　ISBN 978-7-5189-7895-3
定　　价　78.00元

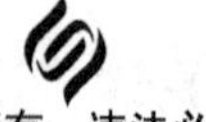

前　言

1988 年，医学博士 Irwin H. Rosenberg 在老年人口健康和营养会议中指出，随着年龄的增长去脂体重会呈现严重的下降趋势，严重影响行走、活动能力及营养能量物质的摄取甚至呼吸，并提出将此现象命名为 sarcomalacia 或 sarcopenia。1989 年，Rosenberg 博士在论文中正式提出 sarcopenia 一词，该词由希腊语 sarx 和 penia 组合而成，意为肌肉减少变质。

虽然在 1989 年就提出了骨骼肌减少症（简称肌少症）的概念，但是在随后十余年的时间里，关于肌少症并没有明确的诊断标准，检测方法也不统一。直到 1998 年，Richard N. Baumgartner 博士等提出将双能 X 线吸收测量法用于诊断肌少症，并将四肢肌肉质量除以身高的平方的肌少症参考指数——骨骼肌质量指数（skeletal muscle mass index，SMI）低于男性或女性的临界值，或者低于同性别健康成年人（18 ~40 岁）两个标准差的人群诊断为肌少症。但是，随着更多肌少症研究成果的发表，人们发现单纯的骨骼肌质量减少并不足以对肌少症进行阐述，如果没有骨骼肌和机体能力的下降，单纯的骨骼肌质量减少并不会对患者的生活质量产生影响。因此，同时对患者进行肌力和体力的评估是十分必要的。直到肌少症概念提出 20 多年后的 2010 年，欧洲老年肌少症工作组才正式提出第一个用于肌少症评估的诊断标准，该标准将骨骼肌质量的减少、代表骨骼肌能力的肌力下降和代表体力的步速下降纳入评价体系。随后，亚洲肌少症工作组、国际老年肌少症工作组等都先后提出了自己的诊断标准，我国也于 2006 年提出了国内的肌少症共识。这些诊断标准根据各自地区人群的生活习惯、生活环境等差异，制定了符合各自区域特征的评价标准，因而不同的评价体系造成了不同诊断方法检测出的患病率存在较大差异的现象。

随着临床研究的深入，人们发现肌少症不再仅仅是老年人群所特有的疾病，肥胖、2 型糖尿病等生活习惯病，恶性肿瘤、风湿免疫疾病、肝病、慢性阻塞性肺疾病、慢性心力衰竭、甲状腺功能亢进等慢性消耗性疾病，术后长期卧床等都可以伴发肌少症。这些伴随相关疾病发生的肌少症称作继发性肌少症，而且与年龄的关系并不密切。因此，2015 年由日本肝病学会制定的第一部继发性肌少症的诊断共识中明确将年龄因素删除。2018 年，欧洲老年肌少症工作组也提出了肌少症不仅是局限于老年人群的疾病。目前，关于继发性肌少症的研究相对较少，多集中于 2 型糖尿病肌少症、恶病质肌少症等方面，其机制与老年肌少症的发病有无差异的研究相对不足。因此，本书在重点着墨于老年肌少症的同时，对继发性肌少症的研究内容也做了介绍。对各个系统疾病与肌少症的关系分章节论述，尤其是目前涉及极少的干燥综合征、甲状腺功能亢进和慢性萎缩性胃炎等伴随肌少症的现象，也结合现有的少量文献和我们自己的一些临床发现进行了探讨。

关于肌少症的预防和治疗，运动锻炼和营养补充被认为是较为有效的方案，但关于运动和营养补充的具体标准目前尚缺乏证据来完善统一。关于运动锻炼，我们进行的相关研究认为日常体力活动也会对肌少症产生影响，同时也有部分文献支持，即日常从事体力活动较多的工作人群肌少症的发病情况要优于日常从事久坐等工作人群。因此，本书结合近年来提出的体力活动不足病因论对运动锻炼的探讨扩展为对体力活动的探讨，希望以此拓展运动对肌少症的防治研究更广的范围。

目前尚无有效药理学证明的药物显示对肌少症有效，但是血管紧张素转换酶抑制剂、选择性雄激素受体调节剂等药物显示出了一定效果。国内外的中药研究结果显示，中医药在肌少症的治疗方面具有一定的潜力。本书在药物治疗方面分别从中西医两个方向对肌少症的药物治疗进行讨论，展示不同理念下的两种医疗体系对肌少症治疗的成果。

近年来随着平滑肌和心肌也发现了“肌少”的现象，肌少症更多的新成果对既往肌少症的观念提出了挑战。卒中性肌少症、肌少症吞咽困难等都是值得研究的方向，医源性肌少症、肌少症患者心理问题的研究目前也刚刚起步。本书单独对这些专题进行了介绍，期待对读者思维有更发散的启发。

由于编者能力有限，本书难免存在不足，敬请广大读者指正，并就相关问题展开讨论。

目　　录

第一章　骨骼肌减少症概论

骨骼肌减少症（sarcopenia），简称肌少症，是一种以骨骼肌量减少、肌力和体力下降为主要表现的疾病，肌力和体力的下降使得患者的体力活动能力下降，同时骨骼肌的流失使患者的骨骼失去了保护和动力支持，导致患者跌倒、骨折、致残的风险也较一般人高。可见，肌少症严重影响患者的生活和生存质量，近年来越来越受到人们的重视。

1989 年，Rosenberg[1]首次提出肌少症的概念，意为骨骼肌的质量和力量随年龄的增长而下降或丧失。英文 sarcopenia 一词源自希腊语 σαρξ（sarx，意肌肉）+πενια（penia，意变质）的组合。1998 年，Baumgartner 等首次定义肌少症，将双能 X 线吸收测量法（dualenergy X-ray absorptiometry，DXA）用于诊断肌少症，提出了肌少症参考指数——骨骼肌质量指数（skeletal muscle mass index，SMI），即用双能 X 线吸收测量法测定四肢的肌肉质量除以身高的平方，低于同性别健康成年人（18～40 岁）两个标准差，或男性低于 7.26 kg/m^2，女性低于 5.45 kg/m^2 即为肌少症[2]。之后，欧洲老年人肌少症工作组（European Working Group on Sarcopenia in Older People，EWGSOP）、国际肌少症会议工作组（International Working Group on Sarcopenia，IWGOS）、亚洲肌少症工作组（Asian Working Group for Sarcopenia，AWGS）等先后提出了相应的肌少症诊断标准，进一步规范了肌少症的定义和诊断标准。

研究发现，肌少症患者跌倒的可能性是普通人的 3 倍以上，尤其是增加了老年人跌倒的风险，这会进一步增加老年人骨折的风险[3]。因此，肌少症是髋部骨折风险的预测指标，骨质疏松症与骨折都与肌少症密切相关。骨骼重塑会受肌肉形态和功能障碍的影响，肌少症被认为是老年骨质疏松症患者功能受限的主要因素之一[4-5]。一项对国内 4000 名 65 岁及 65 岁以上社区居民的队列研究发现，肌少症与男性的所有合并骨折（HR=1.87，95% CI=1.30～2.68）和髋部骨折（HR=2.67，95% CI=1.46～4.90）显著相关。另一项国内研究则显示，肌少症在骨密度和其他临床危险因素的整合方面为骨折提供了递增的预测价值，并且表明骨质疏松和肌少症的结合可以确定骨折风险特别高的亚组[6-7]。Landi 等[8]对 80～85 岁老人进行的前瞻性研究显示，在 7 年随访期间，患有肌少症的受试者中有 29 名受试者死亡（67.4%），而没有肌少症的受试者中有 63 名受试者死亡（41.2%），死亡率存在差异（$P<0.001$），肌少症与死亡率相关（HR=2.32，95% CI=1.01～5.43）。Batsis 等[9]对 1988—1994 年美国国家健康和营养检查调查Ⅲ的 4652 名 60 岁以上受试者数据分析发现，女性肌少症的总体患病率为 35.4%，男性肌少症的患病率则为 75.5%，而且会随年龄增长而增加，患有肌少症的老年妇女全因死亡风险增加。肌少症是老年人全因死亡的危险因素，Brown 等[10]对 4425 名老年人的分析表明肌少症与社区居住的老年人过早死亡有关，肌少症的预后价值可能因特定原因的死亡率而异，并且男性和女性之间也有所不同。此外，肌少症对于慢性心力衰竭、癌症等慢性疾病的预后和死亡预测评估也具有重要的价值[11-12]。

除了给患者带来身体上的痛苦和生活质量的下降，肌少症还会给医疗健康系统带来严重的经济负担。国外一项研究显示，仅2000年一年可归因于肌少症的直接医疗保健费用，估计为185亿美元（男性为108亿美元，女性为77亿美元），占当年国内医疗保健总支出的1.5%，每个男性肌少症患者的超额医疗保健支出为860美元，每个女性肌少症患者超支则为933美元。如果肌少症患病率降低10%，每年将节省11亿美元（按2000年汇率调整的美元汇率），可以节省大量医疗费用，减轻医疗服务的经济负担[13]。另一项基于1999—2004年国家健康和营养检查数据的流行病学回顾性经济负担研究显示，肌少症患者的住院总费用估计为404亿美元，人均平均费用为260美元，其中，西班牙裔妇女的人均费用最高（548美元），非西班牙裔黑人妇女的人均费用最低（25美元）；患有肌少症的65岁以上老年人（375美元）的人均平均费用高于40～64岁年轻人（204美元）；65岁以上肌少症患者的住院总费用为191.2亿美元，与没有肌少症的人群相比，肌少症人群住院的风险概率更高（OR＝1.95，$P<0.001$），每人每年的边际成本增加为2315.7美元，给医疗保健系统带来了巨大的经济负担[14]。在欧洲，英国一项针对肌无力患者的队列研究显示，肌无力受试者的平均年度总费用为4592英镑，其中非正式护理、住院二级护理和初级护理分别占总费用的大部分（分别为38%、23%和19%），而没有肌无力的参与者，每年的总费用为1885英镑，三大费用类别占比分别是非正式护理（26%）、初级护理（23%）和正式护理（20%），与肌无力相关的总额外费用为每人每年2707英镑，非正式护理费用占这一差异的46%，这导致英国每年的超额成本估计为25亿英镑[15]。捷克的研究也显示，肌无力对直接医疗费用有统计学意义的影响（OR＝2.11）[16]。葡萄牙的研究显示，肌少症与住院费用独立相关，肌少症会使65岁以下患者的住院费用增加58.5%（平均1240欧元），并使65岁以上患者的住院费用增加34%（平均721欧元）[17]。肌少症的健康护理成本较高，而经济受限可能会导致患者因护理成本等原因，在肌少症的预防和治疗方面得不到及时有效的帮助而加重病情。伊朗进行了一项经济对肌少症的研究，结果显示肌少症与社会经济地位之间存在显著关联，社会经济地位较低的老年人更容易出现肌少症[18-19]。

综上，肌少症是一种严重的肌肉消耗性疾病，造成患者肌肉流失、质量下降，影响机体功能，同时给患者和社会带来严重的经济负担，是老龄化社会必须重视的疾病。增强对肌少症的认识，加强预防是减少肌少症的首要措施。

第一节　骨骼肌减少症的流行病学

一、老年肌少症的流行病学

肌少症最初被认为是高龄者尤其是65岁以上者为主要发病人群的一种以肌肉质量和肌肉功能丧失为特征的老年综合征，随着年龄增长而引起生理性骨骼肌量衰减和能力衰退。研究显示，肌少症患病率会随着年龄增长而增加，60～64岁年龄段男性患病率（14.3%）要远低于75岁以上年龄段的患病率（59.4%）（$P<0.05$）；60～64岁年龄段女性患病率（20.3%）要远低于75岁以上年龄段的患病率（48.3%）（$P<0.05$）[20]；且男女性别之间

亦存在差异，SMI＜1 个标准差的男女性别比例分别为 45% 和 59%，SMI＜2 个标准差的男女性别比例分别为 7% 和 10%[21]。2010 年，EWGSOP 将肌少症定义为“肌少症是一种以骨骼肌质量和力量进行性和普遍性丧失为特征的综合征，存在不良反应的风险。例如肢体残疾，生活质量下降，甚至死亡”[22]，依据其诊断标准得到的患病率为 1%～29%[23]。2014 年，AWGS 在考虑了种族、生活环境和文化差异后提出了符合亚洲人群的共识性文件[24]，采用 AWGS 诊断标准，日本 65 岁以上老年人群低肌肉质量的患病率男女均为 20.2%，肌少症患病率男女分别为 9.6% 和 7.7%[25]；韩国 70 岁以上老年人群患病率男性为 10.3%，女性为 8.1%，采用 AWGS 2019 新共识中的诊断标准患病率男性为 21.3%，女性为 13.8%[26]；国内一项采用 AWGS 诊断标准研究结果显示，中国大陆高龄农村男女性肌少症的患病率分别为 6.4% 和 11.5%[27]，以中国西部 50 岁以上人口为研究对象的结果显示，汉族人群肌少症的患病率是 22.3%，藏族是 18.2%，羌族是 11.8%，彝族是 34.7%，回族是 26.7%[28]。对于中国较发达地区的研究，中国大陆社区老年人群肌少症患病率为 17%，中国港台地区患病率为 6%[29]。

综上，由于采用的诊断标准和被检测对象的不同，肌少症的患病率是存在一定差异的。李梅等[30]采用不同标准对北京社区男性老年肌少症检出率比较的研究结果显示，采用 Baumgartner 诊断标准的检出率为 36%，采用 EWGSOP 标准的检出率为 33.3%，采用 IWGOS 标准的检出率为 62.9%。此外，检测方法的不同也会对肌少症的患病率有影响，在老年人群中采用 DXA 检测肌少症患病率男性为 0～56.7%，女性为 0.1%～33.9%；应用生物电阻抗分析（bioelectrical impedance analysis，BIA）评估肌少症患病率，男性和女性分别为 6.2%～85.4% 和 2.8%～23.6%[31]。可见不同的诊断标准和检测方法之间的检测结果存在较大的差别。

二、相关疾病继发性肌少症的发病情况

随着进一步的研究，学术界已经认识到肌少症不仅仅局限于高龄者，也会发生在低龄人群，因此，2018 年 EWGSOP 最新的肌少症共识做出修改，该共识认为肌少症在老年人群中很常见，但也可能发生在年轻人群中[32]。另外，在临床中许多疾病也会伴发肌少症，且低年龄人群存在着较高的患病率。目前，也有学者提出了对于某些疾病患者肌少症的发病亦无须考虑年龄因素[33]。

肌少症肥胖（sarcopenic obesity，SO）是指随年龄增长，肌肉质量流失伴随脂肪增加的情况，此类患者体重与体质指数（body mass index，BMI）相对几乎没有改变，BMI 与肥胖不再有绝对的相关性[34]。Srikanthan 等[35]通过对 14 528 名 20 岁以上受试者进行 BIA 检测，结果显示 60 岁以下人群（9892 人）肌少症患病率为 0.18%，肌少症肥胖患病率为 3.39%，60 岁以上人群（4636 人）肌少症患病率为 3.17%，肌少症肥胖患病率为 6.9%，可见肌少症肥胖的患病率是高于单纯肌肉流失类型肌少症的。进一步分析发现，低肌肉质量是重要的代谢独立危险因素，即使是在 60 岁以下人群中，肌少症也增加了非肥胖和肥胖个体发生血糖异常的风险，表明低肌肉质量可能是糖尿病易感性的早期预测指标。2 型糖尿病患者会伴有消瘦现象，目前研究发现这种消瘦伴随的是骨骼肌量的流失。Wang 等[36]通过对国内 1090

名60岁以上社区居民研究发现，2型糖尿病患者的肌少症显著高于健康对照组（14.8% vs. 11.2%，$P=0.035$），同时2型糖尿病患者肌少症前期患病率亦高于健康对照组（14.4% vs. 8.4%，$P=0.002$）。李亚奥等[37]对218例55岁以上男性2型糖尿病住院患者进行检测，发现肌少症的患病率高达34.86%。何清华[38]对1125例50岁以上2型糖尿病住院患者的研究显示，肌少症患病率为8.5%，男性和女性患病率分别为12.8%和3.9%，50～59岁患病率为4.4%，60～74岁患病率为8.9%，75岁以上患病率为25.5%。

恶性肿瘤、甲状腺功能亢进、风湿免疫系统疾病、肝硬化、慢性阻塞性肺疾病（chronic obstructive pulmonary disease，COPD）、慢性萎缩性胃炎、严重烧伤创伤等慢性消耗性疾病由于营养物质过度消耗或摄入障碍和不足，也会造成骨骼肌的流失。恶性肿瘤的恶病质目前被认为是引起继发性肌少症的原因之一，恶病质是一种以明显的体重减轻、畏食、乏力和贫血为特征的综合征，大多数恶病质患者都伴有肌少症的发生[39-41]。目前研究发现，食管癌肌少症患者多为单纯的骨骼肌量减少患者，极罕有肌少症肥胖患者，肌少症患病率为16%～81%[42-45]。在胃癌患者中，肌少症发病率为11.7%～57.7%，而在肥胖的胃癌患者人群中肌少症的患病率为6.7%左右，且术后并发症风险更高[46-48]。目前研究认为，肌少症能够增加Ⅲ期结肠癌患者发生3～4级毒性反应的风险，且可以导致预后不良，结肠癌和直肠癌患者肌少症患病率为19.0%～39.4%[49-53]。肝癌患者的肌少症患病率较高为11.0%～57.8%，且可以作为评估肝癌死亡率的独立预测因素[54-58]。同其他恶性肿瘤一样，肌少症也是胰腺癌预后不良的因素，其发病率为52%～65%[59-62]。肌少症在肺癌患者中非常普遍，患病率为47.0%～74.0%，无论其BMI如何，且肌少症的存在与患者的功能状态和总体存活率有关[63-64]。对乳腺癌患者的研究显示，肌少症被认为与乳腺癌幸存者的整体死亡风险增加有关，其患病率约为15.9%[65]。综合报道，肌少症不仅在恶性肿瘤中有较高的患病率，而且肌少症对恶性肿瘤患者预后有重大影响。

2015年，日本出台了肝病的肌少症的诊断标准，认为肝硬化患者的肌少症发生率显著高于非肝硬化患者，且不用考虑患者的年龄因素[33]。研究发现，肝硬化患者的骨骼肌量流失率每年为2.2%，肌少症患病率为47.0%～71.4%，且患有肌少症的肝硬化患者具有较高的氨水平和发生肝性脑病的风险[66-69]。肌少症在COPD中较为常见，患病率为14.5%～39.6%，且未发现存在性别差异，目前认为肌少症与COPD严重的致残率和死亡率有关[53-55]。风湿免疫系统疾病种类繁杂，目前研究认为，类风湿性关节炎患者中肌少症的发生似乎较为普遍，患病率为37.1%左右，但是肌少症在系统性红斑狼疮患者中的患病率仅为6.5%[70-74]，其他风湿免疫系统疾病肌少症的研究目前未见报道。关于慢性萎缩性胃炎患者肌少症的研究相对较少，但研究结果仍显示肌少症在慢性萎缩性胃炎患者中的患病率可能高于健康人群。周晓蕾等[75]报道，70岁以上慢性萎缩性胃炎患者肌少症患病率为20.39%；高敏等[76]对20岁以上慢性萎缩性胃炎患者骨骼肌检测按照AWGS共识显示，骨骼肌减少者检出率为26.2%。甲状腺功能亢进症患者大多在发病以后会出现消瘦的症状，现研究已证实甲状腺功能亢进症患者体重消瘦减少的成分主要是肌肉，而不是脂肪，且研究显示在甲状腺功能亢进症被治愈后其骨骼肌减少情况仍难以恢复[77]。甲状腺功能亢进症患者肌少症患病率较高，但是由于甲状腺功能亢进症发病年龄普遍较低，所以研究发现肌少症发病人群主

要集中于40~50岁，患病率为36.7%~41.6%[78-79]，因此，对于甲状腺功能亢进症患者肌少症发病可以不考虑年龄因素。

骨质疏松症和肌少症被称为“危险二重奏”，长期随访研究发现骨质疏松症不仅会增加骨质疏松性骨折的风险，而且还会增加发生肌少症的风险[80]。Miyakoshi等[81]对2400名受试者的研究显示，腰椎骨密度正常人群、骨量减少人群和骨质疏松症人群的肌少症患病率分别为10.4%、16.8%和20.4%；股骨近端骨密度正常人群、骨量减少人群和骨质疏松症人群的肌少症患病率分别为9.0%、17.8%和29.7%。Monaco等[82]研究发现，在髋部骨折妇女中，肌少症的患病率高达58%，并且与骨质疏松症存在显著相关性。Monaco等[83]进一步对股骨近端骨折患者研究发现，男女患者肌少症的患病率分别为64.0%和95%。何颖恒等[84]对239名香港平均年龄82岁原发性髋骨骨折老年患者的检测，根据四肢骨骼肌质量/身高^{2}和亚洲肌少症工作小组对手握力的定义，肌少症患病率分别为男性73.6%、女性67.7%。而按欧洲肌少症工作小组的定义，前期肌少症患病率分别为男性20.8%、女性12.4%。除了骨折以外，其他外伤和手术后导致身体长久卧床体力活动不足也可以引起骨骼肌量的流失，但是关于这部分患者肌少症的研究较为复杂，目前资料不多。

新近研究表明，神经系统疾病依然会伴发肌少症，神经退行性疾病患者由于生活受到影响导致肌少症存在较高的风险。卒中相关性肌少症是指卒中后骨骼肌量流失、骨骼肌强度降低的疾病，因此会导致卒中患者出现一些口腔问题，其患病率为53.5%[85]。有研究显示，帕金森患者肌少症的患病率为51.2%~62.0%[86-89]。一项对1570名老年人的研究发现，1.5%认知功能正常（$n=801$）、2.8%轻度认知障碍（$n=636$）和7.5%严重认知障碍（$n=133$）的老年人患有肌少症[90]。

第二节　肌少症的病因学

肌少症的病因可分为原发性和继发性，原发性病因主要是指随着年龄的增长，人类机体老化引起的各种机制导致骨骼肌量的流失和能力的下降，包括炎症、营养吸收能力下降、神经激素调节水平异常等。继发性病因指除老化以外的致病原因，EWGSOP共识认为肌少症的继发性病因主要包括三大方面[22]：首先是伴随着一些疾病引起的严重消耗、炎症、营养摄取异常等继发的骨骼肌量流失、肌力体力下降，如可引起恶病质造成骨骼肌严重流失的恶性肿瘤、肝硬化、甲状腺功能亢进症等慢性消耗性疾病，以及肥胖、糖尿病等伴随着胰岛素抵抗、代谢异常的生活方式疾病；其次是营养不平衡被视作肌少症的又一因素，除了各种疾病外，畏食、过度减肥、营养搭配不当和营养过剩失衡都可以导致营养吸收障碍摄入不足引起肌少症；第三，体力活动不足也是引起肌少症的重要因素，目前研究发现当人体卧床持续6~7周会导致骨骼肌中氮和钾排泄增加，引起骨骼肌量减少和肌力下降[91]。除了不良的生活习惯、缺乏体力活动、无重力状态可导致活动量少外，骨质疏松、骨折、外伤、术后、神经退行性疾病等疾病也可导致长期卧床和（或）体力活动严重不足，从而造成肌少症的发生。

第三节 肌少症的风险因素

肌少症的首要风险因素是增龄，人超过 27 岁骨骼肌量开始与年龄呈负相关，30 岁骨骼肌开始减少，到 50 岁骨骼肌量呈现显著下降[92]。对 2 型糖尿病人群的研究也发现，增龄是肌少症的风险因素[93-94]，但是在恶性肿瘤、肝病等疾病中肌少症的发生与年龄因素相关性不显著[33,95]。男性、低 BMI 等也是肌少症重要的风险因素。其他可能的风险因素包括体力活动不足、吸烟、高血糖、糖尿病、熬夜等。肌少症的发病具有性别差异，Landi 等[96]采用 EWGSOP 共识诊断标准对 70 岁以上老年人群研究显示，男性人群的肌少症风险大大增加（OR = 13.39，95% CI = 3.51 ~ 50.63），刘震超等[97]对于范围更广的 20 岁以上人群的研究显示，女性与骨骼肌量减少呈低风险相关（OR = 0.449，95% CI = 0.254 ~ 0.796）；低 BMI 及低体重是肌少症的风险因素之一，杨丽君等[98]对 60 岁以上人群研究发现，BMI 是肌少症的保护因素。Lau 等[99]对 70 岁以上老年人群的研究发现，体重不足是男性（OR = 39.1，95% CI = 11.3 ~ 134.6）和女性（OR = 9.7，95% CI = 2.8 ~ 33.8）发生肌少症的重要危险因素；研究发现，高血糖、糖尿病和高血压可能有助于预测老年人肌少症发生的风险，但 Akpinar 等通过对不同年龄段糖尿病患者的研究认为，单纯糖尿病与肌少症无关[100-102]。体力活动不足是肌少症另一重要危险因素，体育锻炼对肌少症具有较好的干预作用，对降低肌少症发病风险具有重要意义，而吸烟和熬夜则会增加肌少症的风险[103-105]。Hiroshi 等[106]对 1783 名男性和 1825 名女性跟踪随访 10 年研究显示，吸烟、缺乏运动、精力不足、蛋白质或分支氨基酸摄入不足和自我评估的健康状况低下是肌少症的危险因素。刘震超等[97]发现，体力活动不足是骨骼肌量流失的高风险因子（OR = 2.821，95% CI = 1.634 ~ 4.873）。目前认为，体力活动不足是肌少症发生的原因之一，并且体力活动是治疗和预防肌少症的手段之一。

流行病学研究表明，各种不良的健康行为是肌少症的风险因素。조규영等[107]对 16 270 名年龄在 20 岁以上受试者（20 ~ 39 岁 4910 名，40 ~ 64 岁 7526 名，65 岁以上 3834 名）进行多元回归分析显示，随着年龄增长，肌少症的患病率在 20 ~ 39 岁组为 18.8%，在 40 ~ 64 岁组为 29.5%，在 65 岁以上年龄组为 42.8%。20 ~ 39 岁组比 40 ~ 64 岁组和 65 岁以上组具有更频繁地进行抽烟、高风险饮酒、不吃早餐和缺乏运动等健康风险行为。20 ~ 39 岁年龄段，具有 2 种以上健康风险行为组的肌少症风险（OR = 1.399，95% CI = 1.055 ~ 1.853）和具有 3 种以上健康风险行为的肌少症风险（OR = 1.818，95% CI = 1.236 ~ 2.570）均要高于没有健康风险行为人群，但仅在这一年龄段中，健康风险行为和肌少症的数量相关，40 ~ 64 岁年龄段和 65 岁以上年龄段的健康风险行为和肌少症之间没有关联。吸烟与老年人长期吸烟者的肌少症水平升高之间存在关联，可见健康风险行为对年轻人的影响较大[108]。Jo 等[109]对 9385 名年龄在 50 岁以上受试者进行的研究结果表明，在男性受试者中，吸烟与肌少症呈正相关，目前保持吸烟生活习惯者与从未吸烟者相比，吸烟与肌少症的关联性更高（OR = 3.34，95% CI = 1.09 ~ 10.26），但女性的吸烟状况与肌少症无明显相关性，在目前保持吸烟的受试者中，与轻度吸烟者（ < 11 支/日）相比，中度吸烟者（11 ~ 20 支香烟/日）发生肌少症风险较高（OR = 5.81，95% CI = 1.12 ~ 30.31），重度吸烟者（ > 20 支香烟/日）

发生肌少症风险更高（OR = 9.53，95% CI = 1.65 ~ 55.01）。王慧等[110]研究显示吸烟人群属于肌少症高风险人群（OR = 3.482，95% CI = 1.356 ~ 8.938），香烟中成分可以诱导骨骼肌代谢受损，炎症和氧化应激增加，促使萎缩相关基因的过度表达及各种细胞内信号通路的激活，最终导致骨骼肌严重受损[111]。Lucassen 等[105]研究发现，睡眠质量下降（匹兹堡睡眠质量指数）（OR = 1.10，95% CI = 1.02 ~ 1.19）和睡眠时间延迟（OR = 1.54，95% CI = 0.91 ~ 2.61）是中年人骨量减少和肌少症的危险因素。目前尚无证据表明饮酒是肌少症的风险因素，与肌少症的发生有关，Yoo 等[112]研究显示，饮酒与男性肌少症的发生之间没有关联，而每周狂饮一次或多次饮酒才可能与老年女性肌少症有关。Steffl 等[113]的荟萃分析也显示，饮酒并不是肌少症的危险因素。此外，铁元素积累也可能是肌少症的风险因素，铁过量可能导致骨骼肌损害或萎缩[114]。

（刘震超　郭云良）

参考文献

[1] ROSENBERG I. Epidemiologic and methodologic problems in determining nutritional status of older persons [J]. Am J Cli Nutr, 1989, 50 (5): 1231 - 1233.

[2] JANSSEN I, BAUMGARTNER R, ROSS R, et al. Skeletal muscle cutpoints associated with elevated physical disability risk in older men and women [J]. Am J Epidemiol, 2004, 159 (4): 413 - 421.

[3] LANDI F, LIPEROTI R, RUSSO A, et al. Sarcopenia as a risk factor for falls in elderly individuals: results from the ilSIRENTE study [J]. Clin Nutr, 2012, 31 (5): 652 - 658.

[4] OLIVEIRA A, VAZ C. The role of sarcopenia in the risk of osteoporotic hip fracture [J]. Clin Rheumatol, 2015, 34 (10): 1673 - 1680.

[5] TARANTINO U, BALDI J, SCIMECA M, et al. The role of sarcopenia with and without fracture [J]. Injury, 2016, 47 (Suppl 4): S3 - S10.

[6] YU R, LEUNG J, WOO J. Sarcopenia combined with FRAX probabilities improves fracture risk prediction in older Chinese men [J]. J Am Med Dir Assoc, 2014, 15 (12): 918 - 923.

[7] YU R, LEUNG J, WOO J. Incremental predictive value of sarcopenia for incident fracture in an elderly Chinese cohort: results from the Osteoporotic Fractures in Men (MrOs) Study [J]. J Am Med Dir Assoc, 2014, 15 (8): 551 - 558.

[8] LANDI F, CRUZ-JENTOFT AJ, LIPEROTI R, et al. Sarcopenia and mortality risk in frail older persons aged 80 years and older: results from ilsirente study [J]. Age Ageing, 2013, 42 (2): 203 - 209.

[9] BATSIS JA, MACKENZIE TA, BARRE LK, et al. Sarcopenia, sarcopenic obesity and mortality in older adults: results from the National Health and Nutrition Examination Survey Ⅲ [J]. Eur J Clin Nutr, 2014, 68 (9): 1001 - 1007.

[10] BROWN JC, HARHAY MO, HARHAY MN. Sarcopenia and mortality among a population-based sample of community-dwelling older adults [J]. J Cachexia Sarcopenia Muscle, 2016, 7 (3): 290 - 298.

[11] MEDVEDEV NV, GORSHUNOVA NK. Significance of age-related predictors of chronic heart failure in determining risk of death in elderly patients with hypertension [J]. Advances in Gerontology, 2014, 5 (1): 147 - 151.

[12] KUWADA K, KURODA S, KIKUCHI S, et al. Sarcopenia and comorbidity in gastric cancer surgery as a

useful combined factor to predict eventual death from other causes [J]. Annals of Surgical Oncology, 2018, 25 (5): 1160-1166.

[13] JANSSEN I, SHEPARD DS, KATZMARZYK PT, et al. The healthcare costs of sarcopenia in the United States [J]. J Am Geriatr Soc, 2004, 52 (1): 80-85.

[14] GOATES S, DU K, ARENSBERG MB, et al. Economic impact of hospitalizations in US adults with sarcopenia [J]. J Frailty Aging, 2019, 8 (2): 93-99.

[15] PINEDO-VILLANUEVA R, WESTBURY LD, SYDDALL HE, et al. Health care costs associated with muscle weakness: a UK population-based estimate [J]. Calcif Tissue Int, 2019, 104 (2): 137-144.

[16] STEFFL M, SIMA J, SHIELLS K, et al. The increase in health care costs associated with muscle weakness in older people without long-term illnesses in the Czech Republic: results from the Survey of Health, Ageing and Retirement in Europe (SHARE) [J]. Clin Interv Aging, 2017, 12: 2003-2007.

[17] SOUSA AS, GUERRA RS, FONSECA I, et al. Financial impact of sarcopenia on hospitalization costs [J]. Eur J Clin Nutr, 2016, 70 (9): 1046-1051.

[18] 李海鹏，丁树哲，卢健，等. Sarcopenia 的健康维护成本及应对策略 [J]. 西安体育学院学报，2008，25 (6): 82-86.

[19] DOROSTY A, ARERO G, CHAMAR M, et al. Prevalence of sarcopenia and its association with socioeconomic status among the elderly in Tehran [J]. Ethiop J Health Sci, 2016, 26 (4): 389-396.

[20] KIRK B, ZANKER J, DUQUE G. Osteosarcopenia: epidemiology, diagnosis, and treatment-facts and numbers [J]. Journal of Cachexia, Sarcopenia and Muscle, 2020, 11 (3): 609-618.

[21] JANSSEN I, HEYMSFIELD SB, ROSS R. Low relative skeletal muscle mass (Sarcopenia) in older persons is associated with functional impairment and physical disability [J]. J Am Geriatr Soc, 2002, 50 (5): 889-896.

[22] CRUZ-JENTOFT AJ, BAEYENS JP, BAUER JM, et al. European Working Group on Sarcopenia in older people, sarco penia: European consensus on definition and diagnosis. Report of the European Working Group on Sarcopenia in older people [J]. Age Ageing, 2010, 39 (4): 412-423.

[23] CRUZ-JENTOFT AJ, LANDI F, SCHNEIDER S, et al. Prevalence of and interventions for sarcopenia in ageing adults: a systematic review [J]. Age Ageing, 2014, 43 (6): 748-759.

[24] 王秋梅，陈亮恭. 肌少症的亚洲诊断共识：未来的发展与挑战 [J]. 中华老年医学杂志，2015，34 (5): 461-462.

[25] YUKI A, ANDO F, OTSUKA R, et al. Epidemiology of sarcopenia in elderly Japanese [J]. J Phys Fitness Sports Med, 2015, 4 (1): 111-115.

[26] KIM M, WON C. Sarcopenia in Korean community-dwelling adults aged 70 years and older: Application of Screening and Diagnostic Tools From the Asian Working Group for Sarcopenia 2019 update [J]. Journal of the American Medical Directors Association, 2020, 21 (6): 752-758.

[27] HAN PP, KANG L, GUO Q, et al. Prevalence and factors associated with Sarcopenia in suburb-dwelling older Chinese using the Asian Working Group for Sarcopenia definition [J]. The Journals of Gerontology: Series A, 2016, 71 (4): 529-535.

[28] LIU X, HAO Q, HOU L, et al. Ethnic groups differences in the prevalence of Sarcopenia using the AWGS griteria [J]. The Journal of Nutrition Health and Aging, 2020, 24 (5): 665-671.

[29] 吴琳瑾，李静欣. 中国社区老年人肌少症患病率的 Meta 分析 [J]. 现代预防医学，2019，46 (22): 4109-4140.

［30］李梅，胡亦新，董宏艳，等．采用不同标准对北京社区男性老年肌少症检出率比较的研究［J］．中华保健医学杂志，2014，16（6）：426－429.

［31］程群，郑丽丽，章振林．肌少症流行病学及发病机制［J］．中华骨质疏松和骨矿盐疾病杂志，2016，9（3）：228－235.

［32］CRUZ-JENTOFT AJ，BAHAT G，BAUER J，et al. Sarcopenia：revised European consensus on definition and diagnosis［J］. Age Ageing，2019，48（1）：16－31.

［33］西口修平，日野啓輔，森屋恭爾，等．肝疾患におけるサルコペニアの判定基準（第1版）［J］．肝臓，2016，57（7）：353－367.

［34］黄文亚，简盟月，吴英黛．肌少症肥胖：定义、机制与运动训练的成效［J］．物理治疗，2013，38（3）：219－227.

［35］SRIKANTHAN P，HEVENER AL，KARLAMANGLA AS. Sarcopenia exacerbates obesity-associated insulin resistance and dysglycemia：findings from the National Health and Nutrition Examination Survey Ⅲ［J］. PloS One，2010，5（5）：e10805.

［36］WANG T，FENG X，ZHOU J，et al. Type 2 diabetes mellitus is associated with increased risks of sarcopenia and pre-sarcopenia in Chinese elderly［J］. Scientific Reports，2016，6：38937.

［37］李亚奥，修双玲，王立．中老年男性2型糖尿病患者肌少症与骨密度的相关性研究［J］．首都医科大学学报，2020，41（1）：119－124.

［38］何清华，孙明晓，岳燕芬，等．北京地区中老年2型糖尿病患者肌少症患病率研究及影响因素分析［J］．中华糖尿病杂志，2019，11（5）：328－333.

［39］WAKABAYASHI H. Rehabilitation nutrition for sarcopenia［J］. The Japanese Journal of Surgical Metabolism and Nutrition，2016，50（1）：43－49.

［40］ARGILÉS JM，BUSQUETS S，Felipe A，et al. Molecular mechanisms involved in muscle wasting in cancer and ageing：cachexia versus sarcopenia［J］. The International Journal of Biochemistry & Cell Biology，2005，37（5）：1084－1104.

［41］YIP C，DINKEL C，MAHAJAN A，et al. Imaging body composition in cancer patients：visceral obesity，sarcopenia and sarcopenic obesity may impact on clinical outcome［J］. Insights Imaging，2015，6（4）：489－497.

［42］SUGAWARA K，YAMASHITA H，Okumura Y，et al. Relationships among body composition，muscle strength，and sarcopenia in esophageal squamous cell carcinoma patients［J］. Supportive Care in Cancer，2020，28（6）：2797－2803.

［43］TAYLOR K，ESPIN-GARCIA O，JIANG DM，et al. Prognostic significance of sarcopenia in metastatic esophageal squamous cell carcinoma［J］. Journal of Clinical Oncology，2019，37（15-Suppl）：4068.

［44］BENADON B，SERVAGI-VERNAT S，QUÉRO L，et al. Sarcopenia：an important prognostic factor for males treated for a locally advanced esophageal carcinoma［J］. Digestive and Liver Disease，2020，52（9）：1047－1052.

［45］ELLIOTT JA，DOYLE SL，MURPHY C，et al. Sarcopenia：prevalence，and impact on operative and oncologic outcomes in the multimodal management of locally advanced esophageal cancer［J］. Annals of Surgery，2017，266（5）：822－830.

［46］KAWAMURA T，MAKUUCHI R，TOKUNAGA M，et al. Long-term outcomes of gastric cancer patients with preoperative Sarcopenia［J］. Annals of Surgical Oncology，2018，25（4）：1625－1632.

[47] TEGELS JJW, VAN VUGT JLA, REISINGER KW, et al. Sarcopenia is highly prevalent in patients undergoing surgery for gastric cancer but not associated with worse outcomes [J]. Journal of Surgical Oncology, 2015, 112 (4): 403-407.

[48] LOU N, CHI CH, CHEN XD, et al. Sarcopenia in overweight and obese patients is a predictive factor for postoperative complication in gastric cancer: a prospective study [J]. European Journal of Surgical Oncology, 2017, 43 (1): 188-195.

[49] JUNG HW, KIM JW, KIM JY, et al. Effect of muscle mass on toxicity and survival in patients with colon cancer undergoing adjuvant chemotherapy [J]. Supportive Care in Cancer, 2015, 23 (3): 687-694.

[50] MIYAMOTO Y, BABA Y, SAKAMOTO Y, et al. Sarcopenia is a negative prognostic factor after curative resection of colorectal cancer [J]. Annals of Surgical Oncology, 2015, 22 (8): 2663-2668.

[51] THORESEN L, FRYKHOLM G, LYDERSEN S, et al. The association of nutritional assessment criteria with health-related quality of life in patients with advanced colorectal carcinoma [J]. European Journal of Cancer Care, 2012, 21 (4): 505-516.

[52] CHOI MH, OH SN, LEE IK, et al. Sarcopenia is negatively associated with long-termoutcomes in locally advanced rectal cancer [J]. Journal of Cachexia, Sarcopenia and Muscle, 2018, 9 (1): 53-59.

[53] VAN VLEDDER MG, LEVOLGER S, AYEZ N, et al. Body composition and outcome in patients undergoing resection of colorectal liver metastases [J]. British Journal of Surgery, 2012, 99 (4): 550-557.

[54] LEVOLGER S, VAN VLEDDER MG, MUSLEM R, et al. Sarcopenia impairs survival in patients with potentially curable hepatocellular carcinoma [J]. Journal of Surgical Oncology, 2015, 112 (2): 208-213.

[55] BEGINI P, GIGANTE E, ANTONELLI G, et al. Sarcopenia predicts reduced survival in patients with hepatocellular carcinoma at first diagnosis [J]. Amals of Hepatology, 2017, 16 (1): 107-114.

[56] VALERO V 3rd, AMINI N, SPOLVERATO G, et al. Sarcopenia adversely impacts postoperative complications following resection or transplantation in patients with primary liver tumors [J]. Journal of Gastrointestinal Surgery, 2015, 19 (2): 272-281.

[57] IRITANI S, IMAI K, TAKAI K, et al. Skeletal muscle depletion is an independent prognostic factor for hepatocellular carcinoma [J]. Journal of Gastroenterology, 2015, 50 (3): 323-332.

[58] VORON T, TSELIKAS L, PIETRASZ D, et al. Sarcopenia impacts on short-and long-term results of hepatectomy for hepatocellular carcinoma [J]. Ann Surg, 2015, 261 (6): 1173-1183.

[59] CHAN MY, CHOK KSH. Sarcopenia in pancreatic cancer-effects on surgical outcomes and chemotherapy [J]. World Journal of Gastrointestinal Oncology, 2019, 11 (7): 527-537.

[60] KURITA Y, KOBAYASHI N, TOKUHIS M, et al. Sarcopenia is a reliable prognostic factor in patients with advanced pancreatic cancer receiving FOLFIRINOX chemotherapy [J]. Pancreatology, 2019, 19 (1): 127-135.

[61] COOPER AB, SLACK R, FOGELMAN D, et al. Characterization of Anthropometric Changes that Occur During Neoadjuvant Therapy for Potentially Resectable Pancreatic Cancer [J]. Annals of Surgical Oncology, 2015, 22 (7): 2416-2423.

[62] TAN BHL, BIRDSELL LA, MARTIN L, et al. Sarcopenia in an overweight or obese patient Is an adverse prognostic factor in pancreatic cancer [J]. Clin Cancer Res, 2009, 15 (22): 6973-6979.

[63] COLLINS J, NOBLE S, CHESTER J, et al. The assessment and impact of sarcopenia in lung cancer: a systematic literature review [J]. BMJ Open, 2014, 4 (1): e003697.

[64] STENE GB, HELBOSTAD JL, AMUNDSEN T, et al. Changes in skeletal muscle mass during palliative chemotherapy in patients with advanced lung cancer [J]. Acta Oncol, 2015, 54 (3): 340 - 348.

[65] VILLASEÑOR A, BALLARD-BARBASH R, BAUMGARTNER K, et al. Prevalence and prognostic effect of Sarcopenia in breast cancer survivors: the HEAL Study [J]. J Cancer Surviv, 2012, 6 (4): 398 - 406.

[66] TATSUNORI H, MAKOTO S, SACHIYO O, et al. Rapid skeletal muscle wasting predicts worse survival in patients with liver cirrhosis [J]. Hepatol Res, 2016, 46 (8): 743 - 751.

[67] KIM TY, KIM MY, SOHN JH, et al. Sarcopenia as a useful predictor for long-term mortality in cirrhotic patients with ascites [J]. Journal of Korean Medical Science, 2014, 29 (9): 1253 - 1259.

[68] ISHIKAWA T, ABE S, WATANABE T, et al. L-Carnitine administration to cirrhotic patients with Sarcopenia improves nutritional state including Controlling Nutritional Status (CONUT) Score [J]. International Journal of Nutritional Sciences, 2016, 1 (1): 1002.

[69] MONTANO-LOZA AJ, DUARTE-ROJO A, Bhanji R, et al. Cirrhotic patients with Sarcopenia and sarcopenic-obesity have an increased risk of hyperammonemia and hepatic encephalopathy presidential poster [J]. The American Journal of Gastroenterology, 2015, 110: S875.

[70] MAJID H, KANBAR-AGHA F, SHARAFKHANEH A. COPD: osteoporosis and sarcopenia [J]. COPD Research and Practice, 2016, 2 (3): 1 - 15.

[71] COSTA TM DA RL, COSTA FM, MOREIRA CA, et al. Sarcopenia in COPD: relationship with COPD severity and prognosis [J]. Jornal Brasileiro de Pneumologia: Publicacao Oficial da Sociedade Brasileira de Pneumologia e Tisilogia, 2015, 41 (5): 415 - 421.

[72] JONES SE, MADDOCKS M, KON SSC, et al. Sarcopenia in COPD: prevalence, clinical correlates and response to pulmonary rehabilitation [J]. Thorax, 2015, 70 (3): 213 - 218.

[73] TORII M, HASHIMOTO M, HANAI A, et al. Prevalence and factors associated with sarcopenia in patients with rheumatoid arthritis [J]. Mod Rheumatol, 2019, 29 (4): 589 - 595.

[74] SANTOS MJ, VINAGRE F, SILVA DA J C, et al. Body composition phenotypes in systemic lupus erythematosus and rheumatoid arthritis: a comparative study of Caucasian female patients [J]. Clinical and Experimental Rheumatology, 2011, 29 (3): 470 - 476.

[75] 周晓蕾，王帅，许婷媛．老年人群慢性萎缩性胃炎与肌少症的相关性分析 [J]. 西南国防医药，2018，28 (4): 329 - 331.

[76] 高敏，刘震超，刘光，等．慢性萎缩性胃炎患者肌肉量减少风险因素研究 [J]. 医学理论与实践杂志社，2021，34 (9): 1748 - 1750.

[77] PETERSON ME, CASTELLANO CA, RISHNIW M. Evaluation of body weight, body condition, and muscle condition in cats with hyperthyroidism [J]. J Vet Intern Med, 2016, 30 (6): 1780 - 1789.

[78] LIU ZC, ZHOU DH. Relationship between IL-6 and sarcopenia in female patients with hyperthyroidism [J]. Chronic Diseases Prevention Review, 2018, 7 (2): 17 - 20.

[79] LIU ZC, XIA FF, ZHAO XB, et al. Relevant Factors for Sarcopenia in hyperthyroidism patients [J]. Oalib Journal, 2018, 5 (5): 1 - 9.

[80] YOSHIMURA N, MURAKI S, OKA H, et al. Is osteoporosis a predictor for future sarcopenia or vice versa? Four-year observations between the second and third ROAD study surveys [J]. Osteoporosis International, 2017, 28 (1): 189 - 199.

[81] MIYAKOSHI N, HONGO M, MIZUTANI Y, et al. Prevalence of sarcopenia in Japanese women with os-

teopenia and osteoporosis [J]. J Bone Miner Metab, 2013, 31 (5): 556 – 561.

[82] MONACO MD, VALLEROA F, MONACO RD, et al. Prevalence of sarcopenia and its association with osteoporosis in 313 older women following a hip fracture [J]. Archives of Gerontology and Geriatrics, 2011, 52 (1): 71 – 74.

[83] MONACO MD, CASTIGLIONI C, VALLERO F, et al. Sarcopenia is more prevalent in men than in women after hip fracture: a cross-sectional study of 591 inpatients [J]. Archives of Gerontology and Geriatrics, 2012, 55 (2): e48 – e52.

[84] HO AWH, LEE MML, CHAN EWC, et al. Prevalence of pre-sarcopenia and sarcopenia in Hong Kong Chinese geriatric patients with hip fracture and its correlation with different factors [J]. Hong Kong Med J, 2016, 22 (1): 23 – 29.

[85] SHIRAISHI A, YOSHIMURA Y, WAKABAYASHI H, et al. Prevalence of stroke-related Sarcopenia and its association with poor oral status in post-acute stroke patients: implications for oral sarcopenia [J]. Clin Nutr, 2018, 37 (1): 204 – 207.

[86] ABOU-RAYA S, ABOU-RAYA A, KHADRAWY TEL, et al. SAT0379 prevalence of sarcopenia and osteopenia/osteoporosis in older adults with parkinson's disease: a cross-sectional analysis [J]. Annals of the Rheumatic Diseases, 2013, 71 (S3): 600.

[87] TAN AH, HEW YC, LIM SY, et al. Altered body composition, sarcopenia, frailty, and their clinico-biological correlates, in Parkinson's disease [J]. Parkinsonism & Related Disorders, 2018, 56: 58 – 64.

[88] PEBALL M, MAHLKNECHT P, WERKMANN M, et al. Prevalence and associated factors of Sarcopenia and frailty in Parkinson's disease: a cross-sectional study [J]. Gerontology, 2018, 65 (3): 1 – 13.

[89] KUSBECI OY, COLAKOGLU BD, INCI I, et al. Sarcopenia in Parkinson's disease patients [J]. NSN, 2019, 36 (1): 28 – 32.

[90] BARICHELLA M, PINELLIG, IORIO L, et al. Sarcopenia and dynapenia in patients with Parkinsonism [J]. J Am Med Dir Assoc, 2016, 17 (7): 640 – 646.

[91] DEITRICK JE, WHEDON GD, SHORR E. Effects of immobilization upon various metabolic and physiologic functions of normal men [J]. The American Journal of Medicine, 1948, 4 (1): 3 – 36.

[92] SHAW SC, DENNISON EM, COOPER C, et al. Epidemiology of sarcopenia: determinants throughout the lifecourse [J]. Calcified Tissue International, 2017, 101 (S1): 229 – 247.

[93] MURATA Y, KADOYA Y, YAMADA S, et al. Sarcopenia in elderly patients with type 2 diabetes mellitus: prevalence and related clinical factors [J]. Diabetology International, 2017, 9 (6): 136 – 142.

[94] 吴佳佳，王炜，祝捷，等. 2 型糖尿病患者肌少症的相关因素 [J]. 中华骨质疏松和骨矿盐疾病杂志，2016，9 (2)：129 – 135.

[95] ZHANG G, LI XJ, SUI CP, et al. Incidence and risk factor analysis for sarcopenia in patients with cancer [J]. Oncology Letters, 2015, 11 (2): 1230 – 1234.

[96] LANDI F, LIPEROTI R, FUSCO D, et al. Prevalence and risk factors of Sarcopenia among nursing home older residents [J]. J Gerontol A Biol Sci Med Sci, 2012, 67A (1): 48 – 55.

[97] 刘震超，赵新波，王猛，等. 临沂地区成年人骨骼肌量减少的危险因素 [J]. 中华骨质疏松和骨矿盐疾病杂志，2018，11 (3)：248 – 254.

[98] 杨丽君，吴永华，张俐，等. 苏州市老年人肌少症的相关因素 [J]. 中华骨质疏松和骨矿盐疾病杂志，2019，12 (3)：213 – 220.

[99] LAU EMC, LYNN HSH, WOO JW, et al. Prevalence of and risk factors for Sarcopenia in elderly Chinese men and women [J]. J Gerontol A Biol Sci Med Sci, 2005, 60 (2): 213 -216.

[100] UMEGAKI H. Sarcopenia and diabetes: hyperglycemia is a risk factor for age-associated muscle mass and functional reduction [J]. J Diabetes Investig, 2015, 6 (6): 623 -624.

[101] HAN PP, YU HR, MA YX, et al. The increased risk of sarcopenia in patients with cardiovascular risk factors in Suburb-Dwelling older Chinese using the AWGS definition [J]. Scientific Reports, 2017, 7 (1): C165.

[102] AKPINAR TS, TAYFUR M, TUFAN F, et al. Uncomplicated diabetes does not accelerate age-related sarcopenia [J]. Aging Male, 2014, 17 (4): 205 -210.

[103] YU R, WONG M, LEUNG J, et al. Incidence, reversibility, risk factors and the protective effect of high body mass index against sarcopenia in community-dwelling older Chinese adults [J]. Geriatrics & Gerontology International, 2014, 14 (S1): 15 -28.

[104] SHIMOKATA H, ANDO F. Sarcopenia and its risk factors in epidemiological study [J]. Nippon Ronen Igakkai Zasshi Japanese Journal of Geriatrics, 2012, 49 (6): 721 -725.

[105] LUCASSEN EA, DE MUTSERT R, LE CESSIE S, et al. Poor sleep quality and later sleep timing are risk factors for osteopenia and sarcopenia in middle-aged men and women: the NEO study [J]. PloS One, 2017, 12 (5): e0176685.

[106] HIROSHI S, FUJIKO A. Sarcopenia and its risk factors in epidemiological study [J]. Nihon Ronen Igakkai Zasshi Japanese Journal of Geriatrics, 2012, 49 (6): 721 -725.

[107] 조규영, 배은정, 김윤희. 우리나라 성인의 연령군별 근감소증과 건강위험행위의 연관성: 국민건강영양조사 자료 활용(제 4 기-5 기) [J]. Journal of The Korean Data Analysis Society, 2019, 21 (3): 1523 -1537.

[108] ROM O, KAISARI S, AIZENBUD D, et al. Sarcopenia and smoking: a possible cellular model of cigarette smoke effects on muscle protein breakdown [J]. Annals of the New York Academy of ences, 2012, 1259 (1): 47 -53.

[109] JO Y, LINTON JA, CHOI J, et al. Association between cigarette smoking and sarcopenia according to obesity in the middle-aged and elderly korean population: the Korea National Health and Nutrition Examination Survey (2008 -2011) [J]. Korean Journal of Family Medicine, 2019, 40 (2): 87 -92.

[110] 王慧，海珊，刘颖，等. 成都市社区老人肌少症患病率及相关因素研究 [J]. 四川大学学报（医学版），2019，50 (2): 224 -228.

[111] ROM O, KAISARI S, AIZENBUD D, et al. Identification of possible cigarette smoke constituents responsible for muscle catabolism [J]. J Muscle Res Cell Motil, 2012, 33 (3 -4): 199 -208.

[112] YOO JI, HA YC, LEE YK, et al. High prevalence of sarcopenia among binge drinking elderly women: a nationwide population-based study [J]. BMC Geriatr, 2017, 17 (1): 114 -121.

[113] STEFFL M, BOHANNON RW, PETR M, et al. Alcohol consumption as a risk factor for sarcopenia-a meta-analysis [J]. BMC Geriatr, 2016, 16: 99.

[114] ZHAO G. Is iron accumulation a possible risk factor for sarcopenia? [J]. Biol Trace Elem Res, 2018, 186 (2): 379 -383.

第二章　肌少症的发病机制

肌少症的发病机制涉及神经病变、免疫炎症反应、内分泌代谢异常等多个因素，是一种十分复杂的骨骼肌病变，对这些机制的研究将有助于肌少症的预防和治疗。由于骨骼肌在机体的代谢、免疫、神经运动中起到的作用，因此，神经－内分泌－免疫网络学说和代谢免疫学说是肌少症的发病机制研究热点。

第一节　肌的发生与解剖生理

根据结构和功能的不同，肌（muscle）可分为骨骼肌、心肌和平滑肌。骨骼肌（skeletal muscle）主要存在于躯干和四肢，收缩迅速而有力，但易疲劳；心肌（cardiac muscle）系构成心壁的主要成分，舒缩具有自动节律性；平滑肌（smooth muscle）主要分布于内脏的中空器官和血管壁，舒缩缓慢而持久。骨骼肌受躯体神经支配，直接接受人的意志控制，故称为随意肌（voluntary muscle）；心肌和平滑肌受内脏神经调节，不直接接受人的意志管理，属非随意肌（involuntary muscle）。显微镜下观察，骨骼肌与心肌都有横纹，又称为横纹肌（striated muscle）。

一、肌的胚胎发生

人体的胚胎发生和发育过程始于两性生殖细胞的结合，止于胎儿出生，历时 38 周。前 2 周为胚前期（pre-embryonic period），3～8 周称胚胎期（embryonic period），后 30 周称胎儿期（fetal period）。从胚胎发育开始至第 3 周，内（endoderm）、中（mesoderm）、外（ectoderm）3 个胚层已先后发生。第 4～8 周，3 个胚层分化完成并形成各种组织和器官的原基。之后逐渐分化为各种组织、器官、系统，直至整个机体（图 2-1）。

（一）骨骼肌

人类的骨骼肌由胚胎时期头部的腮弓（branchial or pharyngeal arch）间充质干细胞（mesenchymal stem cell）和排列在躯干两侧轴旁中胚层（paraxial mesoderm）的生肌节（myotome）干细胞分化而来。其中，腮弓的间充质演化为头颈部肌和斜方肌，生肌节演化为躯干肌、四肢肌及部分头颈部肌等。

1. 腮弓　腮弓共有 6 对。头颈部的咀嚼肌、下颌舌骨肌、二腹肌前腹等来源于第一对腮弓，受三叉神经的下颌支支配；表情肌、颈阔肌、二腹肌后腹、茎突舌骨肌等，从第二对腮弓演化而来，由面神经支配；由第三至第五对腮弓演化而来的咽喉肌，由舌咽神经和迷走神经支配；最后一对腮弓演化形成胸锁乳突肌和斜方肌，受副神经支配。

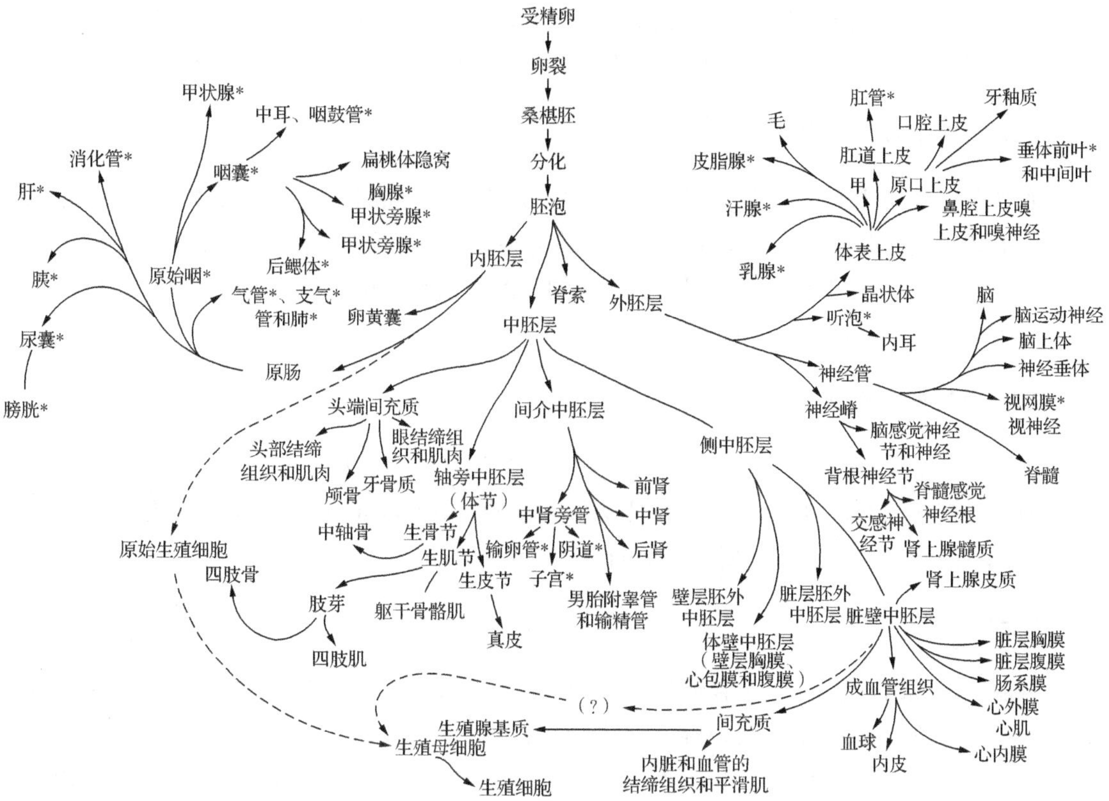

带＊者只形成该器官的上皮，其他组组织由中胚层发生。

图 2-1　三胚层分化示意

（引自：高英茂．组织学与胚胎学．北京：人民卫生出版社，2001：317.）

2. 生肌节　头颈部其余诸肌包括眼外肌和舌肌，均来自生肌节。体壁中胚层（somitic mesoderm）的干细胞迁移至肢芽内分化为四肢肌。人胚生肌节共有 40 对，最初排列于神经管两侧，以后向腹侧延伸，分为背侧部和腹侧部。背侧部分化为躯干背侧固有肌，腹侧部分化为躯干前外侧壁肌、颈肌和四肢肌。生肌节分化为各肌的方式有所不同，有些肌由若干相邻的生肌节融合而成，有些肌则经过生肌节分裂而成。例如，腹直肌由数个生肌节融合而成，其腱划是生肌节合并的遗迹。肋间内肌和肋间外肌则是由一个生肌节分裂为内、外两层。腹前外侧壁的三层扁肌是由许多生肌节既融合又分层所形成的，而竖脊肌经过纵行分裂为髂肋肌、最长肌和棘肌等。此外，有些生肌在胚胎时期还发生迁移，如膈肌起源于颈部的生肌节，经过迁移后到达胸腹腔之间。近年还有报道，四肢肌可能来自肢芽的间充质，先由间充质聚集成原肌团，以后各原肌团再分裂、融合和迁移，从而形成四肢各肌群肌。

（二）心肌

心肌来源于中胚层。最早的血管和造血干细胞来自卵黄囊（yolk sac）壁上的胚外中胚层（extra-embryonic mesoderm）干细胞。心脏发生于生心区。生心区是胚盘前缘脊索前板（口咽膜）前面的中胚层，其前方的中胚层为原隔（primitive septum）。心管（cardiac tube）

周围的中胚层逐渐增厚，发育成心肌膜（myocardium），有心肌膜分泌产生的富含透明质酸的细胞外基质，填充于内皮和心肌膜之间，成为心胶质（cardiac jelly），最终演化为心肌。

（三）平滑肌

血管平滑肌来源于中胚层，最早的血管来自卵黄囊壁上的胚外中胚层，之后在其他部位的胚外中胚层相继形成血管平滑肌。呼吸、消化系统的平滑肌来自脏壁中胚层（splanchnic or visceral mesoderm）干细胞。泌尿生殖系统的平滑肌来源于间介中胚层（intermediate mesoderm）中的间充质（mesenchyme）干细胞。

二、肌的解剖结构

肌组织的主要成分是肌细胞，细胞间有少量结缔组织、血管、淋巴管和神经等。肌细胞又称为肌纤维（muscle fiber），肌细胞膜又称为肌膜（sarcolemma），细胞质称为肌浆（sarcoplasm），滑面内质网称为肌浆网（sarcoplasmic reticulum）。

（一）骨骼肌

骨骼肌一般借肌腱附着于骨骼表面。致密结缔组织包裹在整块肌外面，形成肌外膜（epimysium）。肌外膜的结缔组织伸入肌内分隔包裹形成小的肌束（fascicle or bundle），包裹肌束的结缔组织称为肌束膜（perimysium），分布在每条肌纤维外面的结缔组织称肌内膜（endomysium）。

1. 骨骼肌纤维的光镜结构

骨骼肌纤维呈细长的圆柱形，直径10～100 μm，长1～40 mm，肌膜外面有基膜贴附。骨骼肌纤维是多核细胞，一条肌纤维内含有几十甚至几百个细胞核，位于肌膜下方。细胞核呈扁椭圆形，染色较浅。在肌浆内有沿肌纤维长轴平行排列的肌原纤维（myofibril），后者呈细丝样，直径1～2 μm。每条肌原纤维上都有明暗相间的带，即周期性横纹（cross striation），各条肌原纤维的明暗带都准确地重叠排列在同一平面上，因而构成了骨骼肌纤维明暗相间的周期性横纹。在偏振光显微镜下，明带（light band）呈单折光，为各向同性（isotropic），又称I带；暗带（dark band）呈双折光，为各向异性（anisotropic），又称A带。暗带中央有一条浅色窄带，称H带，H带中央有一条横行的M线。明带中央有一条深色的Z线。相邻两条Z线之间的一段肌原纤维称为肌节（sarcomere）。每个肌节由1/2 I带 + A带 + 1/2 I带组成。正常舒张状态下，肌节长约2.5 μm，递次排列构成肌原纤维。肌节是肌原纤维结构和功能的基本单位，是骨骼肌纤维舒缩运动的结构基础。肌原纤维之间含有大量线粒体、糖原及少量脂滴。肌浆内含有肌红蛋白。在骨骼肌纤维和基膜之间有肌卫星细胞（muscle satellite cell），后者扁平多突起，核呈扁圆形，着色浅，核仁清晰。

2. 骨骼肌纤维的超微结构和分子构成

（1）肌原纤维：肌原纤维由粗、细两种肌丝构成，沿肌原纤维的长轴排列。粗肌丝（thick filament）位于肌节中部，细肌丝（thin filament）位于肌节两侧。细肌丝的一端附着于Z线，另一端伸至粗肌丝之间，并与之平行走行，其末端游离，止于H带的外侧。I带仅

有细肌丝构成，H 带仅有粗肌丝构成，H 带两侧的 A 带既有粗肌丝，又有细肌丝。在横断面上，每一根粗肌丝的周围排列着六根细肌丝，每一根细肌丝的周围有三根粗肌丝（图 2-2）。

细肌丝长约 1 μm，直径 5 nm，由肌动蛋白（actin）、原肌球蛋白（tropomyosin）和肌钙蛋白（troponin）组成。肌动蛋白由两列球形肌动蛋白单体组成，单体相互连接成串珠状，并形成双股螺旋链。每个肌动蛋白单体有一个可以与肌球蛋白头部相结合的位点。原肌球蛋白是由两条多肽链相互缠绕形成的双股螺旋状分子，首尾相连，嵌于肌动蛋白双股螺旋链的浅沟内。肌钙蛋白由三个球形亚单位构成，称为 TnT、TnI 和 TnC。肌钙蛋白借 TnT 附着于原肌球蛋白分子上，TnC 是与 Ca^{2+} 相结合的亚单位，TnI 则是抑制肌动蛋白与肌球蛋白相互作用的亚单位（图 2-2）。

粗肌丝长约 5 μm，直径 15 nm，由肌球蛋白（myosin）分子组成，后者形如豆芽状，分头和杆两部分，在头与杆的连接点及杆上有两处类似关节的结构，可以屈伸活动。多个肌球

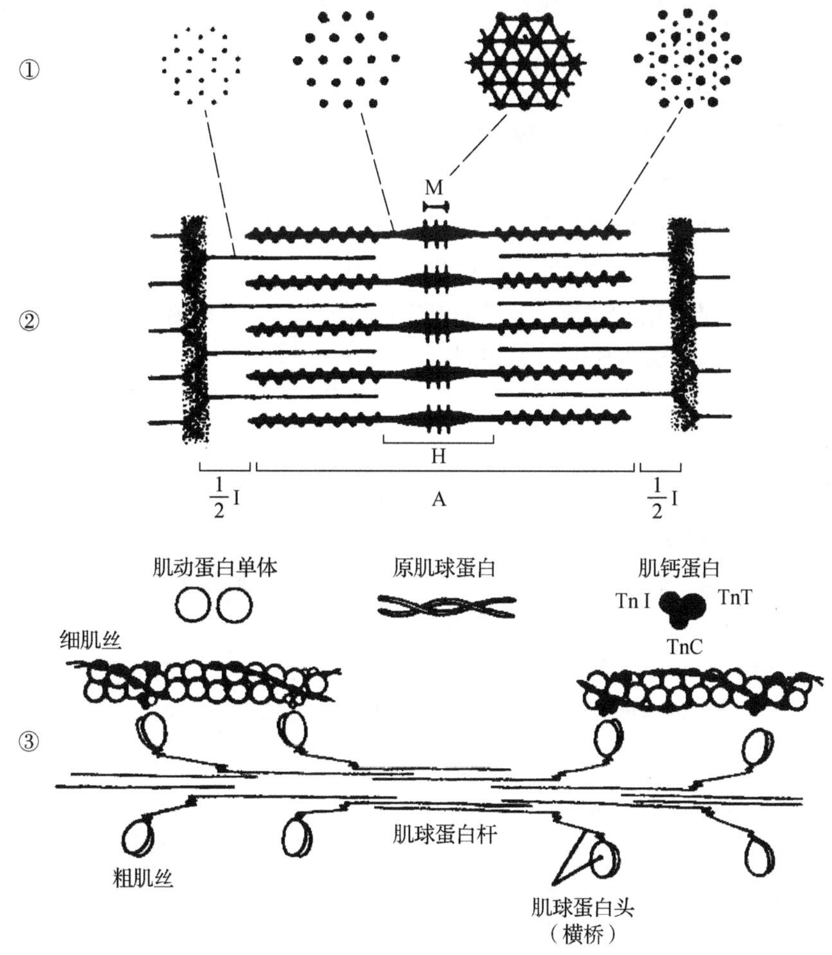

①肌节不同部位的横切面，示粗肌丝与细肌丝的分布。②一个肌节的纵切面，示两种肌丝的排列。③粗肌丝与细肌丝的分子结构：TnT，肌钙蛋白 T；TnC，肌钙蛋白 C；TnI，肌钙蛋白 I。

图 2-2 骨骼肌肌原纤维超微结构和两种肌丝分子结构模式

（引自：高英茂．组织学与胚胎学．北京：人民卫生出版社，2001：81.）

蛋白分子平行排列，集合成束，组成一条粗肌丝。肌球蛋白分子尾端朝向M线，头端朝向Z线。肌球蛋白分子的头部均突出于粗肌丝表面而形成横桥（cross bridge）。粗肌丝在M线两侧的部分光滑无横桥结构。肌球蛋白分子的头是ATP酶，能与ATP结合。当肌球蛋白分子头与肌动蛋白接触时，ATP酶被激活，分解ATP并释放出能量，使横桥发生屈伸运动（图2-2）。

（2）横小管：横小管（transverse tubule）又称T小管，其走行与肌纤维长轴垂直，系肌膜向肌浆内凹陷形成的管状结构。人和哺乳动物的T小管位于A带与I带交界处。同一平面上的T小管分支吻合并环绕每条肌原纤维。横小管可将兴奋由肌膜传导至每个肌节。

（3）肌浆网：肌浆网纵行并包绕每条肌原纤维，又称纵小管（longitudinal tubule）或L小管。横小管两侧的肌浆网扩大呈扁囊状，称为终池（terminal cisternae）。每条横小管与其两侧的终池组成三联体（triad），在横小管的肌膜和终池的肌浆网膜之间形成三联体连接，可将兴奋从肌膜传到肌浆网膜。肌浆网的膜上游钙泵蛋白是一种ATP酶，有调节肌浆网中Ca^{2+}浓度的作用。

3. 骨骼肌纤维的分型

（1）红肌纤维：肌纤维内富含肌红蛋白（myoglobin）和线粒体，故呈暗红色。能量来源主要靠有氧氧化。红肌纤维收缩缓慢而持久，又称慢缩纤维。

（2）白肌纤维：肌纤维内肌红蛋白和线粒体较少，呈淡红色。能量来源主要靠无氧酵解。白肌纤维收缩快，但持续时间短，故称快缩纤维。

（3）中间型肌纤维：结构功能特点介于前两者之间。人的骨骼肌多由三型纤维混合组成。每块肌中三型纤维的构成比例不尽相同。

（二）心肌

心肌分布于心壁和邻近心脏的大血管壁上，具有收缩自律性。

1. 心肌纤维的光镜结构

心肌纤维呈短柱状，有分支，分支相互连接呈网状。心肌细胞之间的连接处称为闰盘（intercalated disk）。HE染色标本中，闰盘呈深色的阶梯状或横线状。每个细胞一般有一个卵圆形核，位于细胞中央，少数细胞有两个核。细胞质较丰富，其中富含线粒体、糖原及少量脂滴和色素。色素随增龄而增多。心肌纤维也有明暗相间的周期性横纹，但不及骨骼肌明显。

2. 心肌纤维的超微结构和分子构成

心肌纤维的超微结构与骨骼肌相似，也含有粗、细两种肌丝和肌节，肌节亦含有Z线、I带、A带、H带和M线。心肌细胞富含肌浆网和横小管等结构。肌丝排列方式和分子构成与骨骼肌相同。不同之处有以下几点：心肌纤维内不形成明显的肌原纤维，而是由粗、细肌丝形成大小不等、界限不太明显的肌丝束，束间以丰富的线粒体及横小管、肌浆网等分隔，故横纹不及骨骼肌明显；肌浆网不发达，终池少而小，多见横小管与一侧终池紧贴形成二联体（diad）；横小管较粗，位于Z线水平；闰盘的横位部分位于Z线水平，有中间连接和桥粒，使心肌纤维间的连接牢固；闰盘的纵位部分存在缝隙连接，便于细胞间化学信息的交流

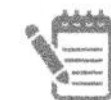

和电冲动的传导。

（三）平滑肌

平滑肌广泛分布于内脏器官、腺体、血管、淋巴管壁，收缩缓慢而持久。

1. 平滑肌纤维的光镜结构

平滑肌无横纹，呈长梭形，有一个呈杆状或椭圆形的细胞核，位于细胞中央。含核部分肌浆少，核两端较多。平滑肌纤维一般长 200 μm，直径 8 μm，大小不均。小血管壁的平滑肌纤维短至 20 μm，妊娠末期子宫平滑肌纤维可长达 500 μm。

2. 平滑肌纤维的超微结构和分子构成

电镜下，平滑肌的肌膜向肌浆内凹陷形成众多小凹（caveola）。小凹相当于横纹肌的横小管。肌浆网不发达，呈稀疏的小管状，邻近小凹。细胞内没有肌原纤维，也不形成明显的肌节结构。细胞内密斑（dense patch）、密体（dense body）和中间丝（intermediated filament）、粗肌丝和细肌丝等结构明显。密斑位于肌膜下，为细肌丝的附着点。密体在细胞质内，为梭形小体，是细肌丝和中间丝的共同附着点。密体相当于横纹肌的 Z 线。中间丝直径 10 nm，连接相邻的密体，构成平滑肌细胞的菱形网架，对细胞起支持作用。粗、细两种肌丝位于细胞周边胞质中，数量为 1：(12～30)。细肌丝主要由肌动蛋白组成，直径 5 nm，在细胞的横断面上呈花瓣样环绕粗肌丝。粗肌丝由肌球蛋白构成，直径 15 nm，均匀分布在细肌丝之间。粗肌丝上没有 M 线及 M 线两侧的光滑部分。粗肌丝呈圆柱状，表面有成行排列的横桥，相邻的两行横桥摆动方向相反。若干条粗肌丝和细肌丝聚集形成肌丝单位，又称收缩单位（contractile unit）。

3. 平滑肌纤维间连接与排列方式

相邻的平滑肌纤维之间有缝隙连接，便于化学信息的传递和神经冲动的传导，有利于许多平滑肌纤维同时收缩而形成功能上的整体。平滑肌纤维大多成束或成层分布于脏器，肌纤维相互平行或交织排列。在束或层中，一条肌纤维的粗部与相邻肌纤维的细部相对。肌膜外有基膜，基膜外又有网状纤维和弹性纤维网，网内含有血管、淋巴管和神经纤维。

三、肌－神经的连接

神经组织与肌组织的形态结构虽然不同，但在功能方面却有着密切的联系。中枢神经系统发放指令，经周围神经传递到有关效应器官，执行相应的生理功能。通过分布于肌组织内的神经纤维，调控肌和肌性器官的功能活动。周围神经纤维的终末部分终止于全身各种组织或器官，形成各式各样的神经末梢（nerve ending），按其功能可分为感觉神经末梢和运动神经末梢两大类。

（一）感觉神经末梢

感觉神经末梢（sensory nerve ending）是感觉神经元周围突的终末部分，与其邻近组织共同组成感受器，接受内、外环境的各种刺激，并将刺激转化为神经冲动传到中枢，产生感觉。按其结构不同分为游离、有被囊神经末梢两类。有被囊神经末梢包括触觉小体、环层小体和肌梭。肌梭（muscle spindle）与肌组织关系密切，是分布于骨骼肌内的梭形小体，外有结缔组织被囊，内含若干条细小的骨骼肌纤维，称梭内肌纤维（intrafusal muscle fiber）。细胞核成串排列或集中在肌纤维中段，此段的肌浆较多，肌原纤维较少。感觉神经纤维进入肌梭时失去髓鞘，其轴突细支呈环状包绕梭内肌纤维的中段，或呈花枝样附着在邻近中段处。肌梭内还有运动神经末梢，分布在梭内肌纤维的两端。肌梭是一种本体感受器，主要感受肌纤维的伸缩变化，在调节骨骼肌的舒缩中起重要作用。

（二）运动神经末梢

运动神经末梢（motor nerve ending）是运动神经元的长轴突分布于肌组织和腺体内的终末结构，支配肌纤维的收缩和腺体的分泌。神经末梢与其邻近组织共同组成效应器（effector）。

1. 躯体运动神经末梢　躯体运动神经末梢分布于骨骼肌内。当有髓神经纤维抵达骨骼肌时髓鞘消失，其轴突反复分支，每一分支形成纽扣状膨大与骨骼肌纤维建立突触连接，该连接区呈椭圆形板状隆起，称为运动终板（motor end plate）或神经肌连接（neuromuscular junction）。

一条有髓运动神经纤维支配一条或多条骨骼肌纤维，而一条骨骼肌纤维通常只有一个轴突分支支配。一个运动神经元的轴突及其分支所支配的全部骨骼肌纤维，称为一个运动单位（motor unit）。电镜下，运动终板处的肌纤维富含肌浆，有较多的细胞核和线粒体，肌膜凹陷成浅槽，轴突终末嵌入浅槽内，此处的轴膜为突触前膜，槽底的肌膜即突触后膜，后膜再向肌质内凹陷形成许多深沟和皱褶，使突触后膜的表面积增大（图 2-3）。突触前、后膜之间的间隙为突触间隙。轴突终末内有大量含乙酰胆碱的圆形突触小泡，还有许多线粒体和一些微管、微丝等，突触后膜上有乙酰胆碱 N 型受体。当神经冲动到达运动终板时，突触小泡移附于突触前膜，通过出胞作用将其内的乙酰胆碱释放到突触间隙。大部分乙酰胆碱与突触后膜上的乙酰胆碱 N 型受体结合，使肌膜两侧的离子分布发生变化，从而产生兴奋引起

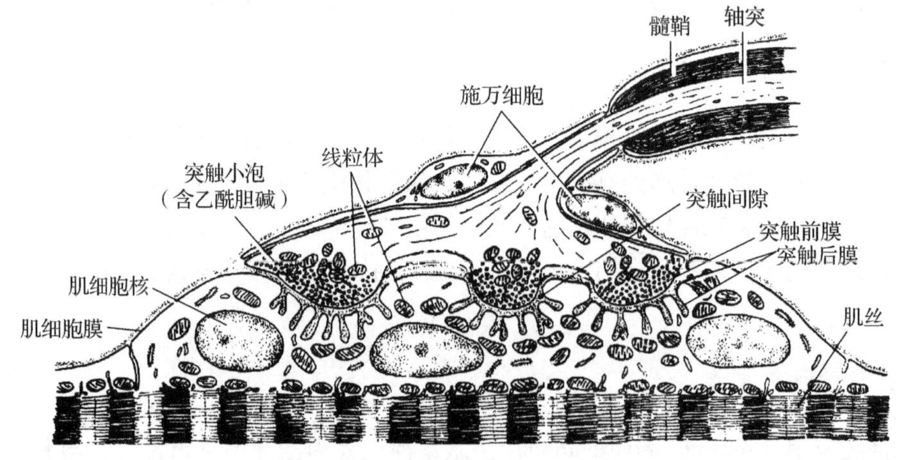

图 2-3　运动终板超微结构模式

（引自：高英茂．组织学与胚胎学．北京：人民卫生出版社，2001：105.）

肌纤维的收缩。

2. 内脏运动神经末梢　内脏运动神经节后纤维的神经末梢分布于内脏及心血管的平滑肌、心肌和腺上皮细胞等。这类神经纤维较细，无髓鞘，轴突终末分支通常呈串珠样膨体（varicosity），附着于平滑肌纤维或穿行于腺细胞间。膨体内有许多圆形清亮突触小泡（含乙酰胆碱）和颗粒型突触小泡（含去甲肾上腺素或肽类神经递质）。当神经冲动传导至神经末梢时，神经递质被释放，作用于效应细胞膜上的相应受体，引起平滑肌、心肌收缩和腺体分泌。

四、肌的生理功能

（一）骨骼肌

1. 骨骼肌的生理功能

骨骼肌属随意肌，在躯体运动神经系统控制下完成收缩（包括等长收缩和等张收缩）功能，维持躯体和四肢的姿势和运动，以及头面部的表情肌、咀嚼肌、咽喉肌的运动。此外，骨骼肌细胞收缩功能的实现还依赖于多个亚细胞生物网络系统的协调活动。

2. 骨骼肌纤维的收缩机制

骨骼肌纤维的收缩机制是肌丝之间的滑动，称为肌丝滑行学说（myofilament sliding theory）。收缩时，细肌丝沿粗肌丝向A带内滑入，I带变窄，H带缩窄或消失，A带长度不变，肌节缩短。舒张时肌丝反向运动，肌节变长。肌纤维舒缩时所需能量来自ATP的分解。

将横纹肌细胞产生动作电位的电兴奋过程与肌丝滑行的机械收缩联系起来的中介机制或过程，称为兴奋-收缩耦联（excitation-contraction coupling）。兴奋-收缩耦联的耦联因子是Ca^{2+}，其结构基础是三连管结构（心肌是二连管结构）。

粗肌丝与细肌丝间的滑行通过横桥周期（cross-bridge cycling）完成。横桥周期是肌球蛋白的横桥与肌动蛋白结合、扭动、复位的过程（图2-4）：①在舒张状态下，横桥以其ATP酶活性将与之结合的ATP分解，同时与ADP和H_3PO_4结合，分解ATP所产生的能量部分用于复位上次收缩时发生扭动的横桥，使横桥与细肌丝保持垂直，此时的横桥处于高势能状态，并对细肌丝中肌动蛋白的结合位点具有高度亲和力。②当神经冲动传导至肌膜时，沿横小管传至肌纤维内；冲动通过三联体连接传至终池和肌浆网膜，肌浆网内的Ca^{2+}释放到肌浆内。③Ca^{2+}与TnC结合，引起肌钙蛋白和原肌球蛋白的构型变化，使肌动蛋白单体上的活性位点暴露；肌球蛋白分子头与肌动蛋白活性位点接触并黏着，激活肌球蛋白分子头的ATP酶，ATP分解并释放能量，使肌球蛋白分子头向M线方向摆动45°，产生棘齿作用（ratchet action），拖动细肌丝向M线方向滑行，肌节缩短，同时与横桥结合的ADP和H_3PO_4被解离。④神经冲动过后，Ca^{2+}被收回肌浆网内，TnC与Ca^{2+}分离，又一个ATP分子与肌球蛋白分子头相结合，细肌丝脱离粗肌丝并退回原处，肌节恢复原来舒张时的长度。下一次神经冲动，重复以上过程。一次横桥周期所需时间为20～200 ms，其中横桥与肌动蛋白结合的时间占50%。

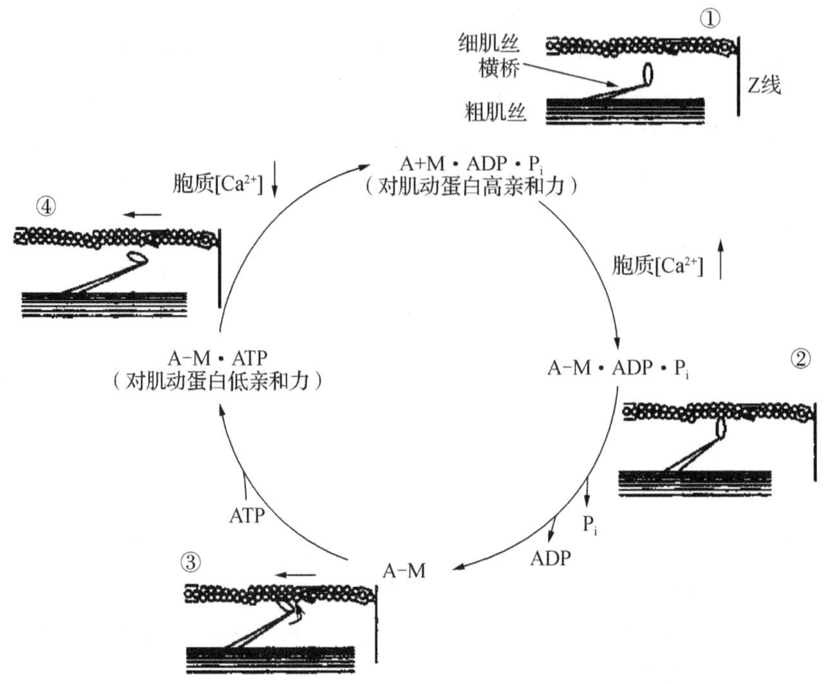

A：肌动蛋白，M：肌球蛋白，A—M：肌动蛋白与肌球蛋白结合体

图 2-4　骨骼肌纤维的收缩机制——横桥周期示意

（引自：朱大年，王庭槐．生理学．8 版，北京：人民卫生出版社，2018：47.）

（二）心肌

心肌只存在于心脏，其最大的特征是耐力和坚固。心肌可以像平滑肌那样有限地伸展，也可以像骨骼肌那样有力量地收缩。心肌只是一种颤搐肌，且不随意志收缩。心肌有固定的收缩规律从而产生心跳。起搏细胞（pacemaker cell）正常时，心肌收缩规律，起搏细胞出现异常时，心肌收缩规律会发生改变。心肌的节律性舒缩维持心脏的泵血功能。心脏一次收缩和舒张构成一个机械活动周期，称为心动周期。凡能影响心肌细胞兴奋 - 收缩耦联过程各个环节的因素，均可影响心肌纤维的收缩能力。心肌的收缩功能是心脏泵血的基础，但其收缩性受电生理特性的影响。

心肌细胞具有兴奋性、传导性、自律性和收缩性。兴奋性、传导性和自律性以心肌细胞的生物电活动为基础，属电生理特性；收缩性则以细胞内收缩蛋白的功能活动为基础，属机械特性。心肌细胞的收缩首先由动作电位触发，通过兴奋 - 收缩耦联使肌丝滑行而实现收缩。此外，心肌细胞收缩有其自身特点：一是同步收缩，由于心肌细胞之间存在低电阻的闰盘，兴奋可通过缝隙连接在细胞之间迅速传播，引起所有细胞几乎同步兴奋和收缩。因此，心肌可以看作一个功能合胞体。二是不会发生强直收缩，由于心肌细胞兴奋性周期的有效不应期特别长，相当于整个收缩期和舒张早期，在有效不应期内心肌细胞不再接受任何刺激而产生兴奋和收缩。因此，正常情况下，心肌不会发生强直收缩，这一特性保证了心脏能够节律性交替舒缩，有利于心脏的充盈和泵血功能。

（三）平滑肌

平滑肌是构成呼吸道、消化道、血管、泌尿生殖器官等器官的主要组织成分。这些器官不仅依赖平滑肌的紧张性收缩来对抗重力或外加负荷而保持其正常形态，并且借助平滑肌的收缩而实现运动功能。平滑肌属非随意肌，收缩与舒张受内脏神经的调节。

单单位平滑肌（single-unit smooth muscle）又称内脏平滑肌，如小血管、消化道、输尿管和子宫等器官的平滑肌。这类平滑肌类似心肌，一个细胞的电活动可以通过缝隙连接直接传导至其他细胞，进行整体性舒缩活动，即功能合胞体样活动。此外，这类平滑肌中还有少数起搏细胞，能自发产生节律性兴奋舒缩活动，并引导整个器官平滑肌的电活动和机械收缩活动。

多单位平滑肌（multi-unit smooth muscle）主要包括睫状肌、虹膜肌、竖毛肌以及呼吸道和大血管壁的平滑肌等。这类平滑肌细胞之间几乎没有缝隙连接，各自独立，以单个肌细胞为单位进行活动，类似于骨骼肌。没有自律性，其收缩活动受内脏神经控制，收缩强度取决于被激活的肌纤维数目（空间总和）和神经冲动的频率（时间总和）。

消化道平滑肌的兴奋性较低，收缩缓慢，具有一定的自律性，但节律缓慢且不如心肌规则；经常保持在一定的持续收缩状态，富有伸展性，对电刺激不敏感，但对机械牵拉、温度和化学刺激特别敏感。不同类型血管壁的平滑肌细胞数量有所差异，通过舒缩而调节器官和组织的血流量。血管平滑肌细胞可以合成、分泌肾素和血管紧张素，调节局部血管的紧张性和血流量。此外，还能合成细胞外基质胶原、弹力蛋白和蛋白多糖等。

平滑肌纤维的收缩机制与骨骼肌纤维的收缩机制相似，也是通过肌丝滑行实现的。每个收缩单位的一端借肌丝附着于肌膜，各附着点的位置呈螺旋形，收缩单位与平滑肌细胞长轴有一定的交角，相邻的两行横桥摆动方向又相反，所以，收缩时肌纤维呈螺旋形扭曲、增粗并缩短。

（闫炳霖　李义召）

第二节　肌 - 神经的病理学改变

骨骼肌是人体主要的运动器官，其收缩受中枢神经系统调控，通过运动神经元兴奋发出动作电位到所支配的肌肉，其过程需要神经肌肉接头完成信号的传递，肌少症不仅有骨骼肌量的减少，而且伴随着骨骼肌能力的降低，人体运动受到影响。因此，运动神经调控变化在肌少症的研究中是十分必要的，阐明肌少症的运动神经元和神经肌肉接头的病理变化将对肌少症的防治起到重要作用。

一、运动神经元的变化

人体运动不仅需要不同肌肉正确协调的参与，还需要各个肌肉中运动单位的正确募集和激活。运动单位的大小可以相对于神经支配率或轴突直径来描述，在年轻人健康的肌肉中，两者可能很好地相关，但是，老年人由于神经肌肉重塑使得肌肉倾向于增加神经支配比，但不一定增加轴突直径，这不仅导致较大的运动单位具有较低的募集阈值，而且导致肌肉纤维分组、放电速度减慢和神经肌肉接头传输的不稳定，从而对精细运动控制产生影响[1]。运动单位是由 α 运动神经元及其他的运动轴突所支配的全部肌纤维构成，单个运动神经元支配的一群肌纤维称为一个肌肉单位。所有由一个 α 运动神经元支配的肌纤维都表现出同一组织化学特性和同一的机械特性。一块骨骼肌包含许多运动单位，而一块肌肉中所有骨骼肌数目与 α 运动神经元数目之比就是神经支配率。运动神经元细胞体位于脊髓的腹角中，并延伸一个轴突，该轴突在神经支配部位形成与单个肌纤维的神经肌肉连接。运动神经元即外导神经元，运动神经元是负责将脊髓和大脑发出的信息传到肌肉和内分泌腺，支配效应器官活动的神经元[2-3]。

增龄老化是肌少症主要病因，老化导致骨骼肌量减少肌力下降的机制之一可能是运动神经元的变化。最早研究衰老与运动神经元变化的是 Tomlinson 等[4]对 47 名 13 ~ 95 岁受试者的研究，结果显示在 60 岁以下受试者中并没有发现运动神经元变化的证据，但在 60 岁以上受试者中，即使个体差异很大却仍发现运动神经元的能力呈下降趋势，甚至部分受试者的运动神经元计数仅占成年早期或中年计数的 50%，细胞损失在所有节段中呈现均匀样，并且没有伴随任何其他显著的形态变化。进一步研究认为，70 岁以后运动神经元数量尤其 α 运动神经元丢失显著[5]，α 运动神经元及其所支配的全部肌纤维构成了运动单元，其兴奋导致梭外肌纤维收缩，使梭内肌纤维松弛，因此，α 运动神经元丢失会导致肌肉功能和强度的严重下降。

动物研究发现，大鼠的运动神经元自 20 个月时便开始随着衰老而减少，而老化会影响老年鼠肌肉的再生、运动神经的支配和神经肌肉接头的可塑性，神经损伤和神经肌肉接头破坏是引起老年鼠肌肉永久性功能缺失的必要因素[6-8]。尽管随着年龄的增长会出现神经支配的丧失和神经肌肉接头破坏，但腰脊髓中运动神经元细胞体的数量没有变化，这表明上述变化主要发生在运动单元的周围区域[7]。Lee 等[9]对小鼠的研究表明，老化的肌肉具有强大的功能结构再生能力，但是去神经去血管小鼠的肌肉再生效果较差。病理研究显示，失去神经支配的肌纤维会小直径化，但失神经肌一般都会有神经再支配，而这种支配如果比较活跃，会导致肌纤维类型群组化[10]，这在运动神经元疾病和老年人群的肌肉中较为常见。

综上可见，人体研究和动物实验均证实运动神经元会随着增龄老化而发生流失，且会对肌肉的再生和功能造成影响，与肌肉的流失和肌力的下降有一定的关联，但肌少症与运动神经元之间的关系仍是需要弄清楚的问题，肌少症的发生对患者运动单位重塑程度的影响，肌少症与运动神经元数量之间的关系研究都是十分必要的。Gilmore 等[11]分别对肌少症前期、肌少症和重度肌少症患者运动单位丢失情况进行研究发现，各组的运动单位数量值相近无差异，但是重度肌少症组的最大自主肌力分别比肌少症组和肌少症前期组低 27% 和 37%。而且，重度肌少症的肌肉颤动比肌少症前期组高 31%，神经纤维抖动比肌少症前期组高 43%，运动单位与肌力成正比[12]，因此可以推测各组肌肉的强度和运动单位稳定性的不同可能与肌少症的程度有关。Piasecki 等[13]进一步对肌少症人群和健康人群比较发现，与年轻人相比，所有老年人的运动单位数量均减少（$P<0.001$）。与年轻男子相比，非肌少症和肌少症前期的老年人运动单位电位较高（$P=0.039$ & 0.001），而老年肌少症的运动单位电位与年轻人相比则没有显著差异（$P=0.485$）。结果表明，健康的老年人可以通过肌纤维神经支配以弥补运动神经元数量的下降，但是老年肌少症患者却不能。因此，面对大量的运动神经元的丧失，挽救失神经的肌纤维有助于保留总的肌肉量和最大肌力的产生能力，由此推测运动单位丢失必须先于临床相关的肌肉丢失。

线粒体功能丧失是肌肉细胞和运动神经元共有的一种机制，随着年龄的增长，肌肉和运动神经元的线粒体退化极有可能是肌少症的主要起因。Alway 等[14]推测，神经元信号的改变至少部分与肌肉细胞中的线粒体功能障碍有关，相反，神经功能障碍也会被传达给肌肉细胞，并存在将有关肌肉活动和肌肉状况的信息传达给运动神经元的反馈回路。由泛素化、乙酰化、琥珀酰化、内膜的活性氧损伤、mtDNA 损伤等几种可能的方式造成的线粒体的损伤功能障碍导致线粒体通透性转换孔开启增加，并在肌肉细胞和运动神经元中启动凋亡信号传导引起肌少症，且在老化过程中，这种机制是无法纠正的。但是，这些机制目前尚没有有效的证据，需要今后进行深入研究以获得充分的证明。

二、神经肌突触的损伤

神经肌肉接头（neuromuscular junction，NMJ）是运动神经元轴突和骨骼肌纤维之间的化学突触，可将突触前运动神经元的动作电位转换为突触后肌纤维的收缩[2]。NMJ 被认为与许多肌肉疾病相关，如针对 NMJ 受体的自身抗体可导致重症肌无力的发生。

随着年龄的增长，运动神经元和肌肉与神经肌肉突触之间会发生什么样的形态变化是值得关注的。动物研究发现，随着年龄的增长，NMJ 的数目随着年龄的增长而减少，形态破碎，神经末梢变得更加曲张，并且可以观察到部分或完全去神经化[15-17]。NMJ 形态的变化会降低神经传递的效率，并导致肌无力和肌肉萎缩。目前证实，在重症肌无力患者中，NMJ 是重症肌无力的靶标，当突触形态和功能的维持机制明显受损时，自身抗体（auto-Abs）会攻击突触，引起肌肉萎缩并伴有肌肉无力，目前发现，85%~90% 重症肌无力患者具有针对肌肉烟碱乙酰胆碱受体的自身抗体，而其余约一半患者具有针对肌肉特异性激酶的自身抗体[18-19]。

目前认为，神经肌肉接头功能受损导致肌肉量流失和肌无力或瘫痪。衰老的神经肌肉接头会呈现“碎片化”，导致人体衰老过程中肌肉质量的损失而发生肌少症[20]。Grounds[21]等对老年小鼠的研究显示，老年小鼠 NMJ 中神经支配有显著损失（−20%），并伴有肌纤维类型变化，但老年小鼠脊髓中的 α－运动神经元细胞体没有显著损失。

突触前凝集素及其对应的神经胰蛋白酶之间的平衡对于结构完整且功能良好的神经肌肉连接至关重要，而运动神经元中神经丝氨酸蛋白酶神经胰蛋白酶的过度表达可导致其 NMJ 在几天之内退化。蛋白酶神经胰蛋白酶将蛋白聚糖凝集素过度切割成 C 端 Agrin 片段，导致终板的功能降低，从而促进肌少症的发生[22-23]。Bütikofer 等进一步对神经胰蛋白酶缺乏和过度表达凝集素的小鼠的研究表明，没有神经胰蛋白酶的小鼠也会出现肌少症，而凝集素水平升高也并不能阻止肌少症的发生[24]。

在 NMJ 的发展过程中，终板处的乙酰胆碱簇集依赖于肌肉特异性受体酪氨酸激酶（muscle-specific receptor tyrosine kinase，MuSK）。现已证实，敲除小鼠缺乏 MuSK 无法形成 NMJ 并在出生时死亡[25]。MuSK 在突触的相互维持中起重要作用，agrin-MuSK 途径突变会导致神经肌肉先天性疾病，因此推测 MuSK 上游和下游的分子机制会随着衰老而改变。研究发现，当肌纤维退化时，可以观察到大部分 AChR 丢失，AChR 位于突触后肌膜上，AChR 的空间分布对于突触功能至关重要，突触中需要高密度的 AChR 才能启动肌纤维中的突触动作电位；反之亦然，在突触周围，AChR 的密度必须保持较低，才能保证 NMJ 完全成熟，而 MuSK 可以通过凝集素依赖性和非依赖性激活途径介导 AChR 的预模式。目前已证实，Src 类蛋白酪氨酸激酶能够介导凝集素激活的 MuSK 调节骨骼肌中 AChR 的聚集和锚定。同时肌纤维退化还可见神经末梢与肌纤维脱离，然后附近神经迅速恢复对肌纤维的支配，在之前受损的纤维上出现了一组新的 AChR 碎片，并可见中央核[25-28]。

综上，虽然目前较多的机制尚不清楚，但是对增龄老化和慢性消耗性疾病、生活习惯病等引起的肌少症中 NMJ 机制的研究，可能有助于揭示 NMJ 调节运动神经元和肌肉之间相互作用的新机制，了解与年龄和疾病相关的肌少症和 NMJ 改变的潜在机制则可为肌少症等骨骼肌功能障碍开辟新的潜在治疗途径。

三、肌纤维的变化

骨骼肌由快肌和慢肌两种基本类型组成，这个收缩速度取决于快肌和慢肌肌球蛋白分子的表达，两者是不同基因的产物，因此具有不同的基本序列和不同的 ATP 酶活性，从而使得两者具有不同的收缩力和相关的能量特性。人体快肌纤维直径较大、收缩缓慢，具有较高的酵解能力和较低的氧化能力，慢肌直径相对较小，收缩时间短，具有较高的氧化能力和较低的酵解能力[2,29]。研究表明，在肌肉组织水平上，衰老的肌肉具有肌肉纤维丢失、肌肉纤维萎缩和纤维类型分组的特征，与年龄相关的人体骨骼肌质量下降是由肌纤维大小和数量的减少，以及快慢型和慢型肌纤维的丧失所致，快肌纤维的丧失往往始于约 70 岁，老年人的肌纤维蛋白合成与必需氨基酸的可用性和（或）抗阻运动强度之间的剂量反应关系向右下移，这种所谓的“合成代谢抗性”代表了与年龄相关的骨骼肌质量下降的关键因素[29-30]。

在快肌中随着衰老会导致 NMJ 功能下降，且随着年龄的增长，Ⅱ型快肌纤维比Ⅰ型慢肌纤维显示出更多的萎缩和 NMJ 退化[31]。随着年龄的增长及运动神经元疾病，肌纤维很可能会丢失。研究发现，大约 75 岁时，股外侧肌中有 30%~40% 纤维会丢失，而 90 岁时肌肉中两型纤维含量仅为年轻人的一半，随着年龄的增长，Ⅰ型和Ⅱ型纤维丢失是肌肉萎缩的主要原因[32-37]。Nilwik 等[38]研究发现，与年轻男子相比，老年人股四头肌肌肉横截面积要小 14%。此外，老年人的Ⅱ型肌纤维大小也要比年轻人小 29%，且年轻人和老年人之间股四头肌中纤维的计算数量没有差异，因此认为，Ⅱ型纤维大小的特定差异是年龄组之间肌肉质量差异的原因。进一步的研究显示，肌肉横截面积的差异，无论是衰老还是长时间阻抗运动训练的影响，都主要归于Ⅱ型肌肉纤维大小的差异。

目前证实，缺乏运动，以及可伴有肌少症发生的慢性心力衰竭和慢性阻塞性肺疾病可以导致纤维类型从慢肌纤维到快肌纤维转变，四肢肌肉中缓慢的肌球蛋白重链基因 *MyHC-1* 减少和快速的肌球蛋白重链基因 *MyHC-2X* 蛋白水平增加。有抗氧化和缓解疲劳功能的Ⅰ型纤维的比例降低可能是导致这两种疾病患者运动不耐的原因，这种变化与缺乏运动引起的变化相似。相反，运动干预则可增加Ⅰ～Ⅱa 型杂合纤维及其他纤维类型的移动动力学，杂合纤维对快肌纤维至慢肌纤维类型过渡可起到充当从表达单态肌球蛋白重链的纤维类型转变为另一种肌球蛋白重链的中间储层的作用[39-42]。此外，包括炎症因子水平升高、营养不良、氧化应激在内的其他因素也可能导致纤维类型转移，其机制十分复杂。因此，研究造成肌纤维类型差异反应的因素可能对研究导致肌少症的不同状况的发病机制有更好的了解，从而有助于设计适合特定疾病的治疗性干预措施。

（郑重文　程保合）

第三节　肌少症的分子机制

一、Akt/mTOR 信号通路

雷帕霉素靶标在该生物体中具有两个基本功能：一种调节细胞生长的时刻，另一种调节细胞生长的位置。蛋白激酶 B/雷帕霉素靶蛋白（protein kinase B/mammalian target of rapamycin，PKB/mTOR）途径被认为是介导骨骼肌蛋白质合成的重要代谢信号通路，受机械信号调控，而且还通过在肌肉萎缩过程中与泛素－蛋白酶体途径相互作用来降解蛋白质。在骨骼肌细胞中，mTOR 以不同的水平参与了肌肉发育程序[43-44]，其中 PKB 又称 Akt。在骨骼肌细胞中，磷脂酰肌醇 3－激酶（phosphatidylinositol 3-kinase，PI3-K）激活 Akt 并通过磷酸化激活 mTOR 最终激活翻译底物核糖体蛋白 S6 激酶 70 kDa（ribosome protein S6 kinase 1，p70S6K）（p70S6K 在翻译控制中起着关键作用，其调节了包含 5'末端多嘧啶束的 mRNA 子集，该片段编码核糖体蛋白和翻译机制必不可少的因子），直接或间接激活真核起始细胞因子 2、4E（eukaryotic translation initiation factor 2/4E，eIF-2/4E）翻译过程。研究显示，通过 mTOR 效应子 p70S6K 的 mTOR 途径对控制骨骼肌质量具有重要意义[43-46]。

肌张力通过类胰岛素样生长因子等生长因子的分泌或通过本身肌肉的收缩方式刺激骨骼肌的生长。通常认为，生长因子通过 PI3-K/Akt 依赖性机制刺激 mTOR 途径，然而，在急性机械刺激下，mTOR 似乎更易于通过 PI3-K/Akt 独立机制激活，收缩性刺激似乎能够激活 mTOR 途径[43]。而老年肌肉在收缩诱导激活中显示出明显的缺陷，Parkington 等[47]研究显示，与年轻大鼠相比，衰老大鼠肌肉中高频电刺激后磷酸化的 p70S6K 和 mTOR 含量较低。随着年龄的增长，对肌肉刺激引起的合成代谢反应会减弱，并可能导致衰老动物肥大的能力受到限制。Funai 等[48]研究发现，在高频电刺激后 6 小时，成年大鼠的胫骨前肌中真核起始因子 4E 结合蛋白显著磷酸化，成年大鼠在高频电刺激后，真核起始因子 4E－真核起始因子 4G 相互作用，真核起始因子 4E 结合蛋白（eIF4E-binding protein，4E-BP）和糖原合成酶激酶－3 的磷酸化增加，而老年大鼠则没有这些现象，这些表明，随着年龄的增长，对肌肉刺激的合成代谢反应会减弱，并且可能导致衰老动物肌肉肥大能力受到限制。Kinnard 等[49]研究显示，钙调神经磷酸酶，p70S6K 随年龄的增长和肌肉类型的不同而受到调节，萎缩肌肉中的总 p70S6K 显著降低，但是 Hornberger 等[50]研究表明衰老不会改变骨骼肌中 p70S6K 的机械敏感性。此外，Thomson 等[51]研究认为，衰老的肌肉组织中 mTOR 及其下游翻译信号传导中间产物 p70S6K、核糖体蛋白 S6、真核起始因子 4E 结合蛋白 1（eIF4E-binding protein 1，4E-BP1）等磷酸化作用减弱，可能导致老年大鼠超负荷诱导的肌肉生长受损。这些证据清楚地表明，收缩后肌少症表现出对 Akt/mTOR/p70S6K 信号的损害，该缺陷可以解释老年动物受到肌肉刺激后肥大能力有限。

Akt 能够通过激活 mTOR 来控制核糖体蛋白 S6 激酶 1（ribosome protein S6 kinase 1，S6K1）和叉头转录因子（forkhead box O，FOXO），从而控制蛋白质的合成和降解，Akt 可以使多个位点上的 FOXO 转录因子磷酸化，从而导致磷酸化的 FOXO 蛋白从细胞核中被排除并抑制了它们的转录功能，这与 Akt 抑制肌肉萎缩盒 F 基因（muscle atrophy F box，MAFbx）和肌肉环状指基因 1（muscle RING finger protein 1，MuRF1）上调有关[44,52]。研究发现，机械负荷会增加 PI3-K 的活性，进而使磷酸肌醇依赖性蛋白激酶 1（phosphoinositide-dependent protein kinase-1，PDK1）磷酸化并激活，PDK1 磷酸化并激活 Akt，然后磷酸化并激活 mTOR，mTOR 通过其下游底物 4E-BP-1 和 S6K1 进一步调节蛋白质翻译[44]。有研究显示，肌腱断裂而引起的机械信号丢失可以减弱 Akt 激活 mTOR 通路并引发肌肉萎缩；但是另一项研究则发现坐骨神经横断后后肢肌肉萎缩中 Akt/mTOR 途径的活性上调，核糖体 RNA 合成和核糖体 RNA 减少，这表明，失神经肌肉中核糖体的生物发生受到 mTOR 途径以外的其他因素影响。进一步的研究显示，神经损伤后的肌肉萎缩主要是由蛋白质降解增加而不是蛋白质合成减少引起的，Akt/mTOR/S6K1 信号通路的上调可能是代偿性的，这是由于泛素 - 蛋白酶体活性增加引起的蛋白质降解[44,53]。Ma 等[54]研究显示，PI3 - K/Akt/mTOR 途径可促进成肌细胞分化，而 P55PIK 是该途径的参与者，在终末分化过程中，miR-432 可能将 P55PIK 作为靶基因，并通过该途径对成肌细胞增生和分化产生抑制作用。张安宁等[55]经动物研究发现，PI3 - K/Akt/mTOR 信号通路具有时间规律性地正向调控骨骼肌钝挫伤后的自我修复作用。对老年人的肌肉活检发现，Akt-1 随着年龄的增长表达下降，而 Akt-2 和 mTOR 的表达水平没有显著差异，Akt-1 是蛋白质合成途径的一部分，而 Akt-2 则主要参与葡萄糖的代谢[56]。综上，Akt/mTOR 信号通路的受损与老年肌少症的发生密切相关。

Hulmi 等[57]研究发现，翻译抑制蛋白 REDD1 增加与糖尿病患者的肌肉萎缩有关，该结果伴随着 DNA 损伤/修复途径的基因表达增加，ATP 产生途径的表达减少，蛋白质的 AMP 依赖的蛋白激酶（Adenosine 5'-monophosphate-activated protein kinase，AMPK）磷酸化增加和 Akt/mTOR/S6K1/FOXO 途径的去磷酸化以及蛋白质泛素化的增加。李艳利等[58]对 COPD 大鼠研究显示，趾长伸肌组织内 PI3 - K/Akt/mTOR 信号通路的激活，可能是骨骼肌萎缩的代偿机制之一。机体在各种刺激下主要通过泛素 - 蛋白酶体途径和碱性磷酸酶降解骨骼肌细胞，碱性磷酸酶在恶病质状态下活性显著升高，泛素 - 蛋白酶体途径则可能在恶性肿瘤恶病质中晚期被激活。在饥饿和应激等情况下，泛素 - 蛋白酶体途径和碱性磷酸酶可能主要经 Akt/PI3 - K/mTOR 调控，但是在恶性肿瘤恶病质状态下，FOXO 被抑制，骨骼肌萎缩可能主要与核因子 κB（nuclear factor kappa-B，NF-κB）和 p38 - 丝裂原活化蛋白激酶（p38-mitogen-activated protein kinase，p38-MAPK）有关[59]。因此，Akt/mTOR 信号通路的改变也与慢性疾病继发性肌少症有一定的关联。

二、泛素-蛋白酶体途径

泛素-蛋白酶体途径由泛素（ubiquitin，Ub）、泛素活化酶（ubiquitin activating enzyme，E1）、泛素结合酶（ubiquitin conjugating enzymes，E2s）、泛素-蛋白连接酶（ubiquitin protein ligases，E3s）、26S 蛋白酶体和去泛素化酶（deubiquitinating enzymes，DUBs）等组成，是细胞内蛋白质选择性降解的重要途径，其对靶蛋白的降解是一种级联反应过程。泛素分子主要通过泛素活化酶、泛素结合酶和泛素蛋白连接酶与靶蛋白结合形成一条多泛素链，最后被 26S 蛋白酶体识别和降解。细胞内还有另一类解离泛素链分子的去泛素化蛋白酶形成反向调节。泛素-蛋白酶体途径涉及许多细胞的生理过程，其调节异常与多种疾病的发生有关[60,61]。泛素-蛋白酶体系统已被证明可介导骨骼肌中蛋白的降解，是在各种生理病理情况下肌肉消瘦的主要因素[20,62]。现有研究表明，泛素-蛋白酶体途径对骨骼肌的代谢具有调节作用，过氧化物酶体增殖物激活受体 γ 辅激活因子 1α（peroxisome proliferators activated receptor-γcoactivator-1α，PGC-1α）在细胞能量代谢过程中发挥重要作用，而泛素-蛋白酶体途径可调节 PGC-1α 蛋白含量，调节骨骼肌细胞能量代谢的作用；组蛋白去乙酰化酶（histone deacetylase，HDACs）是运动调控骨骼肌糖代谢的重要靶点，运动可通过激活激酶减少Ⅱ型 HDACs 对 DNA 的抑制作用，而泛素-蛋白酶体途径也可能起到协同作用，从而促进 *MEF2* 和 *Glut4* 基因表达，改善骨骼肌糖摄取能力和胰岛素抵抗[63]。

（一）E3 泛素连接酶 MuRF1 和 MAFbx/atrogin-1

将泛素添加至蛋白质底物是一个精确调节的过程。此过程需要三个不同的组件，即 E1 泛素激活酶、E2 泛素结合酶和 E3 泛素连接酶，E3 在确定哪些蛋白质被蛋白酶体降解中起着重要作用。目前已经发现，在许多分解代谢状态中过表达的两种肌肉特异性 E3，称为 MAFbx/atrogin-1 和 MuRF1，这两种酶缺陷的小鼠对肌肉萎缩有部分抵抗力[64,65]。

MuRF1 是一种肌肉特异性环指蛋白，与肌肉萎缩相关，研究发现在萎缩应激源诱导后，MuRF1 和 MAFbx 的表达增加，这被认为是蛋白质平衡从净合成转变为净降解的原因，从而导致肌肉质量的损失。环指 E3 在人类基因组中编码超过 600，可调节泛素（单泛素化、多单泛素化和多泛素化）对特定蛋白质的添加，从而调节多种生理功能，包括 26S 蛋白酶体的降解，改变细胞的定位，蛋白质相互作用的修饰，转录活性的调节及跨膜信号的传播。因此，泛素-蛋白酶体途径会影响多种生理功能，并与衰老、癌症、神经退行性疾病和肌肉营养不良有关。就骨骼肌而言，泛素-蛋白酶体途径的改变与骨骼肌质量减少有关[64]。

骨骼肌中 MAFbx 的两个最广泛公认的靶标是 MyoD（一种肌源性调节因子）和真核翻译起始因子 3 亚基 f（eIF3-f）。MyoD 的作用是由泛素蛋白酶体系统介导的，并且发现 MAFbx 与 MyoD 相互作用并在体外通过赖氨酸依赖性途径介导其泛素化。研究显示，在萎缩的培养肌管中，MAFbx 表达显著增加，导致 MAFbx 发生胞质核穿梭并选择性抑制 MyoD，相反，用 sh-RNA 介导的 MAFbx 基因沉默（shRNAi）转染肌管可抑制与萎缩相关的 MyoD 蛋白水解；其次，MAFbx 和 MyoD 的表达在小鼠成肌细胞分化过程中呈负相关，而 MAFbx 的过表达抑制 MyoD 诱导的分化并抑制肌管形成。此外，研究显示在骨骼肌萎缩中，指蛋白（RET finger protein，RFP）在 Pax7 介导的 MyoD 降解中作为新型 E3 连接酶起作用。对骨骼肌中选择性过表达 MuRF1 的小鼠中蛋白质表达的研究表明，肌原纤维蛋白不是 MuRF1 的主要靶标，因为转基因小鼠的肌肉没有萎缩，并且相对于野生小鼠，肌原纤维蛋白的表达水平没有降低，相反，对 MuRF1 转基因小鼠和野生小鼠的蛋白酶体和转录组的比较显示，参与 ATP 产生的酶（尤其是参与糖酵解的酶）存在显著差异，表明 MuRF1 可能在代谢调节中发挥作用[64,66-67]。

MAFbx/atrogin-1 的转录受 FOXO 控制，而 MuRF-1 的转录受 NF-κB 的激活驱动。研究发现，通过基因操作对 Akt 进行组成型激活足以阻止与 FOXO 转录因子抑制相关的 MAFbx 和 MuRF1 转录的萎缩相关性增加。PI3 – K/Akt 途径抑制 FOXO 介导的肌肉特异性的 atrogin-1/MAFbx 的转录，而 MEK/ERK 途径增加 Sp1 活性和泛素的表达。研究显示，FOXO3a 介导了 IRS-1/PI3 – K/Akt 与 IRS-2/MEK/ERK 通路之间的相互通讯，该通路在肌肉萎缩期间协调 AT-1 和泛素的表达；动物研究发现老年雌性大鼠腓肠肌中磷酸化的 Akt 和 FOXO4 明显上调，可能是 atrogin-1/MAFbx 和 MuRF1 mRNA 下调的原因；对 COPD 患者的研究发现，在患者肌肉萎缩的股四头肌内观察到 atrogin-1、MuRF-1、FOXO1、FOXO3 含量增加，FOXO1、FOXO3 在核内调节，使 atrogin-1、MuRF-1 表达增加，从而使肌肉降解增加。PI3 – K 下游途径之一是 Akt 依赖的 FOXO 蛋白磷酸化，胰岛素和类胰岛素样生长因子（insulin-like growth factors-1，IGF-1）都是通过 PI3-K/Akt 途径来抑制 atrogin-1 的表达，Akt 不仅能促进肌肉细胞肥大，而且能通过抑制 FOXO 蛋白来抑制 atrogin-1、MuRF-1 表达从而抑制肌肉萎缩[68-71]。

对 MuRF1 mRNA 和 MAFbx mRNA 的研究显示：①两种基因均在横纹肌中选择性表达；②两种基因在静止的骨骼肌中均以相对较低的水平表达；③在各种应激源发作之前和肌肉流失发作之前，这两个基因的表达迅速增加。研究发现，MuRF1 和 MAFbx mRNA 表达在多种萎缩诱导条件下均升高，因此，这两个基因已被公认是肌肉萎缩的关键标志物。但是，虽然现有研究对各种萎缩条件下两个基因的 mRNA 表达的时间过程了解很多，但对这些连接酶的蛋白质翻译或降解动力学几乎一无所知。对衰老的人类和啮齿动物的肌肉研究发现，这些 E3 连接酶的表达具有差异，有研究数据显示人类中老年肌肉中的 atrogin-1/MAFbx 和（或）MuRF1 mRNA 水平未发生显著变化。另一项研究也显示，70 岁以上老人肌肉萎缩靶基因 atrogin-1 和 MuRF1 没有显著变化，但是 FOXO1 和 FOXO3a 分别减少为 73% 和 50%。对老年大鼠的研究显示，MuRF1 和 atrogin-1 的表达显著增加，这些数据表明泛素 – 蛋白酶体途径与快肌肌少症有关，且同时观察到老年大鼠肌肉中 IGF-1/Akt 信号通路的减少和 TNF-α mRNA 水平的升高，IGF-1/Akt 和 TNF-α 代表潜在的介体，与衰老过程中 MuRF1 和 atrogin-1 基因的调节有关；相反，atrogin-1/MAFbx 和 MuRF1 在 30 月龄大鼠骨骼肌中表达水平较低下，Akt 介导的 FOXO4 失活可能是这种抑制作用的基础[68,72-75]。这些结果表明衰老肌肉中蛋白质分解调控的复杂性，其原因可能为老年肌少症患者的蛋白水解程序不如诱导的萎缩模型动物那样健壮，较弱的蛋白水解过程可能与肌肉损失的速度有关，因为与啮齿动物萎缩模型中的几天或几周生长周期相比，人类在几十年的漫长时间内逐渐失去肌肉质量。

在癌症恶病质小鼠的研究中发现，泛素蛋白酶体途径相关基因 atrogin-1、MuRF-1、泛素的表达水平显著上升，用 TNF-α 处理的小鼠成肌细胞中观察到 atrogin-1 过度表达的肌管严重萎缩，而通过 siRNA 抑制 atrogin-1 可以保护小鼠成肌细胞免受 TNF-α 的不利影响，这提示在恶病质期间，肌肉特异性 E3 泛素连接酶上调，而 atrogin-1 可能是治疗恶病质所致肌少症的潜在分子靶标[76]。

（二）E2 泛素结合酶 UBE2B

尽管目前关于泛素 - 蛋白酶途径对骨骼肌影响的研究较多，但是 E2 泛素结合酶在肌肉蛋白质降解中的确切作用尚不十分清楚。目前，在人类基因组中描述了 35 种 E2（加上 2 种推定的），并已分为 4 个不同的类别，Ⅰ类仅具有催化核心/泛素结合结构域，Ⅱ类和Ⅲ类分别具有 N 或 C 端延伸，Ⅳ类两者均具有。现有的研究显示，UBE2B（ubiquitin-conjugating enzyme E2B，UBE2B）mRNA 的水平与肌肉的流失紧密相关，在萎缩的肌肉中的 UBE2B 周转率显著增加[77]。Polge 等[78]研究显示，UBE2B 与 C2C12 肌管中的肌原纤维蛋白丢失也有一定的关联，但是 UBE2B 对肌肉特异性 E3 连接酶 MuRF1 没有亲和力，未发现 MuRF1 和 UBE2B 之间的相互作用。总之，目前对 E2 与骨骼肌之间的研究较少，是以后值得期待的一个研究方向。

三、血清应答因子

血清应答因子（serum response factor，SRF）是转录因子 MADS（MDM1，agamous，deficient，SRF）box 家族的一个成员，广泛分布于各种组织细胞中，通过与 CArG 元件的结合而参与调控细胞生长、分化及肌细胞的发育和功能[79]。研究显示，SRF 蛋白在衰老小鼠的股四头肌和肱三头肌中表达减弱，提示其可能随着衰老而发生变化[80]。

SRF 的大多数靶标是与细胞增生、迁移和肌生成有关的基因[81]。Guerci 等[82]研究表明，转录因子 SRF 是通过肌动蛋白/Mrtfs/SRF 途径进行机械转导的介质，机械负荷的消除导致 G - 肌动蛋白的核积累，Mrtf-A、SRF 共激活剂的离域和 SRF 活性下调，这导致 SRF 依赖性转录的减少，而 SRF 依赖性转录的下调可能参与肌肉萎缩。Guerci 等[83]研究发现，SRF 是卫星细胞介导的肥大性肌肉生长所必需的，从肌纤维中剔除 SRF 会钝化超负荷诱导的肥大，并损害卫星细胞的增生。双重敲除卫星细胞（MASTR 和 MRTF-A）可能损害骨骼肌的再生，这可能是几种细胞周期阻滞调节剂（成视网膜细胞瘤等）下调所致，在肌肉再生中 MASTR/MEF2 和（或）MRTF-A/SRF 复合物可能发挥了促进作用[84]。

MuRF 的可能核靶标之一是 SRF，提示 MuRF 诱导的核输出和 SRF 的转录抑制可能有助于扩大转录萎缩程序，因此，在体内 MuRF-2 有可能消除了 SRF 和 SRF 连接的分子的协同反式激活；另外，SRF 活性对肌动蛋白聚合状态非常敏感，G - 肌动蛋白单体抑制 SRF 活性，而肌动蛋白的聚合则响应血清刺激和 RhoA 信号传导而发生。在此途径中，信号输入会降低球状肌动蛋白与原纤维肌动蛋白的比率，释放 MRTF-A 与球状肌动蛋白结合，从而导致 MRTF-A 的核积累和随后的 SRF 依赖性基因表达[84]。

SRF 还增强了机械超负荷后肌肉纤维的肥大过程及体外的肌肉分化和 MyoD 基因表达，

对大鼠机械性超负荷的研究显示，在活跃的分化阶段，肌肉 SRF 蛋白与 MyoD 和 Myogenin 共存在成肌细胞样细胞中，肌纤维中选择性缺乏 SRF 通过调节卫星细胞的增生和融合至生长中的纤维，显著减缓了机械超负荷后纤维的生长[84]。Guerci 等[83]研究发现，在超负荷的肌肉中，SRF 增强了 COX2 mRNA 的表达，进而上调了 IL-4 mRNA 的表达并最终分泌了 IL-4 蛋白，Guerci 等认为由肌肉纤维产生的 IL-4 会进入卫星细胞，从而调节卫星细胞的融合。

四、肌肉生长抑制素

肌肉生长抑制素（myostatin）又称 GDF-8（growth/differentiation factor-8），属 TGF-β 超家族，是骨骼肌生长的负调控因子。对人肌肉生长抑制素基因的研究表明，它包括 3 个外显子和 2 个内含子，在人的骨骼肌中特异性表达，产物为成熟糖蛋白，肌生成抑制素在血液中以非共价结合的前肽在 N 端的潜在复合体中循环，这对于蛋白质的正确折叠至关重要，骨形态发生蛋白－1/类固醇家族成员金属蛋白酶可以在这种复合物中裂解肌生成抑制素原肽，从而激活潜在的肌生成抑制素。目前研究显示，前肽在体内和体外均与活性肌肉生长抑制素结合，其在小鼠中的过表达导致肌肉质量增加。特异性抑制剂可以防止肌肉生长抑制素与血清中的 ActRIIB 结合，如卵泡抑素，一种细胞外富含半胱氨酸的糖蛋白，其结构与 TGF-β 家族的成员不同，卵泡抑素结合肌肉生长抑制素并通过阻止其与受体的结合来抑制其活性[85-87]。在胚胎发生过程中，肌肉生长抑制素仅在骨骼肌中表达以控制成肌细胞的分化和增生，但在成年期，它不仅限于骨骼肌，还可以在其他组织（如心脏、脂肪组织、乳腺）中检测到[87]。

既往研究表明，肌肉生长抑制素基因突变的小鼠和牛的体重及肌肉质量显著增加，抑制肌肉生长抑制素基因产物预计会增加肌肉质量并改善各种原发性和继发性肌病中的疾病表型。为论证此推测，Bogdanovich 等通过对杜氏肌营养不良症小鼠进行 3 个月的腹膜内注射阻断抗体来阻断内源性肌肉生长抑制素研究发现，最终小鼠的体重、肌肉质量和绝对肌肉强度显著降低，肌肉生长抑制素阻断可改善营养不良性肌肉的功能[88]。Wehling 等[89]发现，肌肉生长抑制素的表达可以在完全分化的非病理性骨骼肌中以与肌肉质量变化成反比的方式进行调节。

Allen 等[90]发现，FOXO1 和 Smad 转录因子调节肌肉生长抑制素的表达，肌肉生长抑制素与 Smad2 和 Smad3 相互作用，从而调节 MAFbx 的靶标 MyoD 的表达并有助于控制肌肉细胞的生长和分化。Dankbar 等[91]对小鼠的研究发现，肌肉生长抑制素缺乏的小鼠表现为骨骼肌肥大，而肌肉生长抑制素过度表达的小鼠骨骼肌质量则呈现减少趋势。Sakuma 等[92]对大鼠的研究显示，将大鼠后肢单侧悬吊 2 周后肌肉中肌肉生长抑制素 mRNA 的表达明显增加，但 Smad2、Smad3 或卵泡抑素相关基因 mRNA 未升高，认为轻度肌肉萎缩引起的负荷减轻可能会降低 p-Akt 并增加肌肉生长抑制素。McKay 等[93]比较单侧肌肉急性抗阻训练后年轻人和老年人变化发现，老年人肌肉生长抑制素和肌肉生长抑制素 mRNA 水平是年轻男性的 2 倍，老年人组中与肌肉生长抑制素阳性的Ⅱ型干细胞增加了 67%，肌肉生长抑制素表达增强可能会引起老年人肌肉干细胞功能降低。

研究显示，肌肉生长抑制素（肌肉生长抑制素激活素）Ⅱb 型受体可导致从细胞表面到

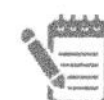

细胞核的信号级联传导，最终肌肉生长抑制素靶向促进许多肌肉萎缩的转录因子[94]。Reardon 等[95]对因病导致失用性肌肉萎缩患者的研究发现，与健康对照组肌肉相比，这些患者显示出肌肉生长抑制素、胰岛素样生长因子 -1 和白血病抑制因子 mRNA 的表达水平增加，在所有患者中，术前肌肉生长抑制素 mRNA 表达的增加与ⅡA 和ⅡB 型纤维面积减少之间存在显著相关性，结果表明，肌肉生长抑制素是导致ⅡB 型和ⅡA 型萎缩的肌肉消耗因子。Gilson 等[96]对小鼠肌肉生长抑制素基因敲除的研究显示，肌肉生长抑制素基因缺失可防止糖皮质激素诱导的肌肉萎缩。进一步的研究表明，即使在发育肌肉停止生长之后，肌肉生长抑制素基因的敲除也会导致肌肉质量显著增加，编码各种肌球蛋白重链同工型基因的表达模式不受发育后肌肉生长抑制素敲除的影响[97]。Dial 等[98]在 1 型糖尿病成年人中发现，肌肉生长抑制素表达升高，女性患者相对于健康对照女性，血清肌肉生长抑制素明显更高，且血清肌肉生长抑制素水平升高与瘦体重增加和肌肉最大强度呈显著正相关。Lokireddy 等[99]对结肠癌小鼠研究显示，结肠癌细胞分泌的蛋白通过泛素 - 蛋白酶体和自噬 - 溶酶体蛋白水解途径的活性增强而促进了骨骼肌的流失，肌肉生长抑制素是参与小鼠骨骼肌和人类肿瘤分泌的 TGF-β 超家族成员，参与骨骼肌生长和分化的负调控。肌肉生长抑制素通过提高肌肉特异性 E3 连接酶、MuRF1 和 atrogin-1 水平，以及泛素 - 蛋白酶体途径增加细胞内蛋白质的降解对成人骨骼肌的分解代谢产生影响，且肌肉生长抑制素在骨骼肌分化过程中抑制 MyoD 和 Myog 的表达。Choi 等[100]对肝癌患者研究发现，肌肉生长抑制素、卵泡抑素和 IL-6 的血清水平与肌少症相关。综上，肌肉生长抑制素可能是一种新型的肿瘤因子，与恶病质引起的骨骼肌质量减少有关。

Aryana 等[101]研究印度尼西亚巴厘岛 Pedawa 村 60 岁以上 70 名受访者，发现有 45 人发生肌少症，发生率为 64. 3% 。根据分析，肌肉生长抑制素水平在肌少症患者（47. 59 ng/mL）和非肌少症患者（39. 7 ng/mL）之间存在显著差异，老年人中高水平肌肉生长抑制素的患病率比中低水平肌肉生长抑制素的患病率高近 4 倍。郑旭冬等[102]对老年肌少症患者研究表明，血清肌肉生长抑制素水平可作为诊断肌少症的较为敏感、准确、可靠的指标，在老年肌少症患者的诊断、治疗、病情监测上有一定意义。相反，Peng 等[103]对 463 名平均年龄 69. 1 岁成年人研究显示，男性的血清肌肉抑制素水平低与低骨骼肌质量有关，而女性则没有相关性，其结果不支持使用血清肌肉生成抑制素水平来诊断肌少症或监测其对治疗的反应。因此，关于肌肉生成抑制素运用于肌少症的诊断和治疗还需要更多的研究提供证据。

五、自噬

研究显示，自噬系统可以起到清除肌细胞中未折叠和有毒的蛋白质，以及异常和功能异常的细胞器的作用，产生双层膜囊泡，吞噬部分细胞质、细胞器、糖原和蛋白质聚集体，然后将自噬体递送至溶酶体中以降解其内容物[104]。因此，增强基础自噬可通过促进错误折叠的蛋白质和功能障碍的细胞器的选择性降解来预防与年龄相关的肌肉功能障碍；相反，自噬抑制作用会导致肌肉力量下降，并引起老年人肌纤维萎缩的适应不良应激反应[105]。肌少症是肌肉质量和功能的丧失，是衰老的常见特征，氧化损伤和细胞凋亡可能是潜在的因素。研究发现，氧化损伤和细胞凋亡均与自噬呈负相关[106]。现有研究表明，自噬激活可能不仅对蛋白质分解和肌肉萎缩至关重要，而且对肌纤维存活也很重要[104]。因此，过度自噬对肌肉具有一定的损伤。相关研究显示，在不同组织特异性自噬基因敲除小鼠的肌肉中发现了泛素和 p62/SQSTM1 蛋白（一种与细胞信号转导、氧化应激和自噬有关的泛素结合蛋白）阳性的蛋白聚集体。进一步地阻断骨骼肌中自噬研究显示，*Atg7* 基因敲除小鼠可以引发肌肉萎缩，机体虚弱，结果显示对自噬的抑制是无益的，*Atg7* 基因的缺失会导致蛋白质聚集体的积累，线粒体异常及在肌原纤维之间或肌膜下方聚集的同心膜结构出现，氧化应激的诱导和未折叠蛋白应答的激活，这些病理条件共同导致肌纤维变性；而在 *Atg5* 基因敲除小鼠中也观察到了类似的萎缩表型[104]。综上，适当的诱导和调节自噬可以对骨骼肌起到一定的保护作用，而过度自噬和抑制自噬则可能与肌少症有关。

骨骼肌对自噬具有调节机制。去神经能够诱导骨骼肌自噬，这种作用是由 Runx1 介导的。Runx1 在失神经的肌肉中被上调，是维持肌肉质量所必需的，Runx1 消融会在神经支配期间导致过度自噬，从而导致严重的萎缩。Runx1 介导的自噬抑制机制尚不清楚，其可能机制为 Runx1 可以调节 FOXO3 的作用[104]。mTOR 是自噬过程的主要调节剂，研究发现，降低 IGF-1/PI3-K/Akt 信号传导不仅可以通过 mTOR 激活自噬，而且还通过涉及 FOXO3 的转录依赖性机制更缓慢地激活自噬。FOXO 转录因子的激活对于失神经或禁食引起的萎缩至关重要，而激活的 FOXO3 本身会引起肌肉和肌管明显萎缩，激活的 FOXO3 可通过激活自噬刺激肌肉和其他细胞类型中的溶酶体蛋白水解，还诱导许多自噬相关基因的表达[107-108]。肌肉细胞中自噬的另一个负调节剂是磷酸酶 Jumpy（MTMR14），RNAi 对 Jumpy 蛋白的还原作用导致小鼠成肌细胞中自噬体的形成，并且在正常和饥饿培养基中均观察到蛋白水解率的提高，Jumpy 通过降低 PI3P 的水平来阻断自噬体的形成，从而抵消了Ⅲ类 PI3 激酶 VPS34 的作用。此外，Jumpy 作用于新生自噬膜的离散域，并协调控制自噬启动的 Atg 因子的继承，影响 Atg9 和 LC3 的分布，但是，对正常和萎缩性肌肉中 Jumpy 的调节仍然未知[104,109]。骨骼肌中最有效的自噬抑制剂是 Akt 激酶，在成年小鼠或肌肉细胞培养物中，Akt 的急性激活完全抑制了禁食期间自噬体的形成和溶酶体依赖性蛋白质降解[104]。Wu 等[110]研究表明，PI3-K/Akt/mTOR 信号通路的激活可以通过抑制自噬来促进坏死细胞死亡。Wang 等[111]研究发现，IGF-1 对自噬的保护作用伴随着磷酸化 - Akt 和磷酸化 - mTOR 的上调。研究显示，mTOR 基因在骨骼肌中的特异性缺失导致肌肉营养不良而不是萎缩，然而，mTOR 缺失会引起 Akt 的过度激活，Akt 的过度磷酸化可以钝化或减轻 mTOR 缺失对自噬系统的影响。此外，研究还显示 p38-MAPK 途径在氧化应激期间独立于 FOXO3 调节自噬相关基因的表达，但尚不清楚 p38-MAPK 下游诱导萎缩性肌管自噬的特异性转录因子[104]。总之，关于骨骼肌中自噬系统的正向和负向调节对于肌少症发生的影响目前刚刚起步，对于肌少症的预防和治疗有重要意义。

六、氧化应激

氧化应激是氧化剂和抗氧化剂水平不平衡导致的状态。研究表明，骨骼肌和神经组织不具有在有丝分裂活跃的组织中出现的很高的修复能力，衰老容易使骨骼肌在静止和失用性萎缩过程中增加氧化应激水平，因此，在这些组织中氧化应激会随着年龄的增长而累积。越来越多的证据表明，氧化应激会通过关键蛋白质的转录和翻译调节影响肌肉的能量代谢，引起蛋白质降解和细胞凋亡，从而导致肌肉质量下降和代谢功能障碍，这表明氧化应激在介导失用性诱导的肌萎缩和与肌少症相关的肌肉损失中起一定作用。氧化应激状态似乎是伴随肌肉消瘦的慢性疾病的发病机制[112-114]。

活性氧和氮物质（reactive oxygen and nitrogen species，RONS）是骨骼肌关键生理过程的重要细胞调节剂。骨骼肌会产生活性氧（reactive oxygen species，ROS），但同时会刺激机体抗氧化体系，抗氧化酶，过氧化氢酶和超氧化物歧化酶的作用会导致 ROS 浓度降低，这套机制进一步促进了肌肉收缩的强度。但是，如果 ROS 浓度超过一定水平，更高水平的 ROS 会降低骨骼肌的力量并引起疲劳。肌少症的发病机制与 ROS 的浓度过高有关，由于氧化代谢稳态的破坏导致 ROS 的产生速率增加，诱发线粒体损伤，改变了免疫和炎性系统，最终导致肌肉纤维的神经支配丧失和肌肉萎缩，继而肌肉力量下降[115-116]。

骨骼肌收缩导致与磷脂酶 A 相关的 ROS 产生，当将各种磷脂酶 A 抑制剂作用于收缩膈膜时，ROS 的产生会减少，这表明磷脂酶 A 对调节肌肉收缩过程中的 ROS 形成起着至关重要的作用[115]。在生理条件下，磷脂酶 A 可以通过抑制 IGF-1 信号传导负调节个体肌肉纤维的大小。既往研究显示，在患有杜氏肌营养不良症的患者的骨骼肌中，钙通道调节改变引起的细胞内钙水平升高会激活磷脂酶 A，导致 ROS 产生和膜通透性增加，ROS 与膜脂之间的相互作用不仅破坏细胞环境并危及细胞存活，并影响细胞膜的连续重塑。研究表明，神经性萎缩主要是通过花生四烯酸的磷脂酶 A 代谢而不是通过线粒体 H_2O_2 诱导肌肉脂质过氧化氢，体内磷脂酶 A 抑制作用可减轻神经支配萎缩，而 H_2O_2 清除则不能。磷脂酶 A 通路是神经源性萎缩中肌肉质量的负调节剂，体内磷脂酶 A 抑制可防止神经支配引起的肌肉过氧化氢生成和萎缩。因此，磷脂酶 A 是肌少症和其他肌肉萎缩性疾病治疗干预的潜在目标[115,117]。

肌肉生长抑制素与肌少症的发生有关，并且还是潜在的 ROS 诱导因子，特别是在肌少症期间。现有研究表明，肌肉生长抑制素可以通过 TNF-α 和 NADPH 氧化酶诱导 ROS 的产生。进一步的研究表明，肌肉生长抑制素可以通过经典的 Smad3、NF-κB 和 TNF-α 途径在骨骼肌中诱导 ROS，而 Smad2/3 是 TGF-β 和肌肉生长抑制素的下游信号分子。对 Smad3 敲除小鼠的骨骼肌研究发现，骨骼肌中 ROS 水平升高，肌肉生长抑制素在 Smad3 敲除肌肉中 ROS 的诱导主要归因于激活的 ERK、p38-MAPK 信号传导和高水平的 IL-6，最终 TNF-α、氮氧化物和氧化物的水平上调，Smad3 敲除骨骼肌中 ROS 的产生增加，而高水平的 ROS 增强了 CHOP（C/EBP-homologous protein）转录因子与 MuRF1 启动子的结合，导致 MuRF1 水平升高诱发肌肉萎缩[115,118]。

此外，肌肉收缩会产生热量，也可增加 ROS 的产生，ROS 的产生是肌肉收缩的重要生理过程，H_2O_2 可以通过 Ca^{2+} 通道调节肌肉的收缩，据估计在收缩过程中 H_2O_2 的浓度可以增加 100 nM。研究显示，低水平的外源性 H_2O_2 处理会增加肌肉力量的产生，相反，过氧化氢酶水平升高会降低肌肉力量的产生[115]。

越来越多的证据表明，氧化应激可抑制蛋白质合成，研究显示高水平的 H_2O_2 在起始水平上抑制 mRNA 翻译的能力，通过降低 4E-BP1 磷酸化，从而阻碍 mRNA 翻译起始处的水平。用 H_2O_2 处理心肌细胞可促进蛋白磷酸酶活性的增强，从而导致 4E-BP1 的去磷酸化及 4E-BP1 与 eIF4E 的缔合增加，4E-BP1 与 eIF4E 结合与 H_2O_2 介导的蛋白质合成减少有关。但是，目前关于上述蛋白质合成的研究都是在细胞培养模型中进行的，因此，需要进行更多的研究来证明非活性诱导的 ROS 产生会显著阻碍体内骨骼肌纤维中的蛋白质合成。另外，氧化应激还可以促进蛋白水解，氧化应激可以通过三种主要方式促进肌肉蛋白质分解：首先，氧化应激可以增强自噬，其原因为细胞 ROS 产生的增加促进了自噬相关的 beclin 1 和组织蛋白酶 L 基因在培养细胞中的表达，还可促进钙蛋白酶和蛋白酶体系统关键成分的基因表达，活性钙蛋白酶可通过裂解锚定收缩因子的细胞骨架蛋白（如肌动蛋白）来促进肌节蛋白的释放。此外，钙蛋白酶能分解选定激酶和磷酸酶，并且也可以降低氧化收缩蛋白，如肌动蛋白和肌球蛋白。其次，已证明骨骼肌中非活动性诱导的氧化应激可激活钙蛋白酶和 Caspase-3。最后，ROS 还可以通过肌原纤维蛋白的氧化修饰来促进肌肉纤维中的蛋白水解，从而增强其对蛋白水解过程的敏感性[119-121]。氧化应激增加了泛素 - 蛋白酶体系统所需蛋白质的表达，证据表明，泛素结合酶 $E2_{14k}$ 是骨骼肌中泛素 - 蛋白结合的重要调节剂。另外，骨骼肌特异性几个泛素连接酶 E3（如 MuRF1 和 MAFbx/atrogin-1）已经被证明与骨骼肌损伤有关[64,121]。

虽然目前有较多的研究揭示了氧化应激对骨骼肌损伤的机制，但是氧化应激是否引起肌少症的主要因素仍存在争议。Kuwahara 等[122]对骨骼肌特异性锰超氧化物歧化酶缺陷型小鼠研究发现，突变小鼠表现出严重的运动障碍，但骨骼肌无萎缩性改变，在组织学和组织化学分析中，突变小鼠在其肌肉纤维中有中央性肌核，并且在线粒体呼吸链复合物中选择性丧失了酶活性。此外，突变小鼠的肌肉组织中氧化损伤增加，ATP 含量降低，这些结果表明，线粒体中产生的超氧阴离子在运动不耐症的发展中起关键作用，骨骼肌中的氧化应激会严重干扰运动活动，但可能不会导致肌肉萎缩。但是，这需要更多的证据来予以支持或否定。

目前研究显示，一些抗氧化剂可能会通过抑制氧化应激而对肌少症起到一定的治疗效果。维生素 E 和维生素 E 类似物已经广泛作为抗氧化剂来干预骨骼肌的流失，线粒体靶向抗氧化剂也是一个具有潜力的治疗研究方向，但是也有较多的研究显示抗氧化剂治疗存在巨大的争议。首先，肌少症可能与氧化损伤无关，因此获得的阴性结果确实是“真正的阴性”；其次，生物标志物浓度的改变并不能够自动改变临床参数，与临床上明显的表现相比，亚临床效应对变化更敏感。总而言之，有一些证据表明口服抗氧化剂的补充可以减少肌肉损伤，但是实验结果在很大程度上是初步的，在服用抗氧化剂作为预防衰老过程和与年龄有关的疾病的预防措施时要格外谨慎[121,123]，需要进一步的研究来评估口服抗氧化剂对肌少症的治疗效果。

（刘震超　夏菲菲）

第四节　细胞因子与慢性炎症

慢性炎症被认为是衰老和与年龄有关的疾病的潜在机制，各种细胞因子引起的炎症反应对肌少症的影响是近年来肌少症研究的一个主要方向。研究发现，许多炎症因子在肌少症的发病过程中对骨骼肌的合成和降解起着促进或抑制作用，这其中尤其以促炎性白细胞介素-6、白细胞介素-15、肿瘤坏死因子-α的研究最为突出。此外，诸如抗炎性白细胞介素-6、白细胞介素-10、白细胞介素-8、白细胞介素-1等炎症因子，也会对骨骼肌起到一定的保护或抑制作用。

一、白细胞介素

（一）白细胞介素-6

白细胞介素-6（interleukin-6，IL-6）主要由单核-巨噬细胞、Th2辅助细胞、血管内皮细胞、成纤维细胞、角质细胞等细胞产生，可参与免疫细胞的分化，作为内源性致热源参与炎症反应。伴随生物体衰老，体内有害因子显著增加，并且诸如IL-6、TNF-α和C反应蛋白等血清有害因子可能增加2~4倍，即便是没有慢性疾病的老年人也存在高水平的IL-6等炎症因子[124-125]。近年来，关于IL-6与肌少症的研究最为丰富，由于信号途径造成IL-6具有促炎活性和抗炎性，IL-6的反信号途径是促炎性的，而通过细胞膜结合的IL-6受体进行IL-6经典信号传导途径是细胞因子的再生或抗炎活性所必需的[126]。普遍认为，促炎活性IL-6在肌少症的发病中起到了促进的作用。

1. 促炎性IL-6与肌少症

Bian等[125]对441名60岁以上老年人研究发现，肌少症的发病与促炎性IL-6水平呈正相关，出现肌少症的同时促炎性IL-6水平也会升高，而体质指数BMI和挥发性脂肪酸可以作为促炎性IL-6水平的预测指标。Rong等[127]研究显示，老年肌少症患者IL-6、IL-10和IL-6/IL-10比值水平显著高于非肌少症患者，认为肌少症发生与IL-6水平升高有关。Stenholm等[128]对65岁以上老年人群研究发现，较高的IL-6和IL-1ra浓度水平可预测肌肉力量下降，IL-6与低肌力有一定的关联。Pereira等[129]研究也表明，炎症介质水平升高，尤其是IL-6升高，与老年人肌肉力量下降有关。研究发现，老年妇女的促炎性IL-6血浆水平与手部肌肉力量相关联，促炎性IL-6水平和手部肌肉力量呈现反比关系（$r=-0.2673$和$P=0.0373$），促炎性IL-6血浆水平的升高可能导致老年妇女手部肌肉力量的下降。Pereira等[130]评估了老年人肌肉功能与IL-6的相关性，发现促炎性IL-6血浆水平与握力无关（$r=-0.043$，$P=0.624$），与之相反，Park等[131]以绝经女性为对象的研究发现IL-6水平与握力呈显著负相关（$r=-0.387$，$P=0.03$）。Mikó等[132]对IL-6对握力强度影响的性别差异进行Meta分析显示，血浆IL-6与混合人群的握力呈负相关，男性（-0.25，95% CI=-0.48~-0.02）、女性（-0.14，95% CI=-0.24~-0.03）。然而，与预期相反的是，肌肉状况较好的男性比肌肉状况较差的类似年龄女性的血浆IL-6更高（血浆IL-6男女差异：0.25 pg/mL，95% CI=0.15~0.35）。此外，步速作为体力的评价标准也是各肌少症诊断的参考指标之一，Verghese等[133]对70岁及70岁以上老年人研究发现，较高的IL-6水平与较慢的步态速度相关（估计为-4.90 cm/s，$P=0.008$）。同时，IL-6也是55岁以下中老年人的未来3年内肌肉力量降低的重要预测指标，与老年人群残疾率和死亡率呈正相关，与骨折愈合过程中肌肉功能的恢复呈负相关[125]，因此，促炎性 IL-6 在老年人肌少症的发生中起着重要作用。

促炎性 IL-6 与肌少症的关联主要在两个方面：一是参与骨骼肌分解，二是与低肌力有关。促炎性 IL-6 促使骨骼肌分解可能机制如下：促炎性 IL-6 可以破坏骨骼肌蛋白质的合成，直接参与骨骼肌蛋白质分解，而导致骨骼肌量的减少[125]。研究发现，胰岛素样生长因子－1 可以调控炎症反应，对肌少症起到一定的缓解作用，且具有促进蛋白质合成作用，进而促使肌肉量增加，而 IL-6 则可以抑制 IGF-1 对肌肉组织的促进作用，阻碍其对骨骼肌的保护[125,134-135]。促炎性 IL-6 还与胰岛素抵抗有关，研究显示促炎性 IL-6 可以阻碍细胞进行糖分转存，减弱胰岛素的作用，促使胰腺大量合成释放胰岛素，最终导致胰岛素抵抗，而胰岛素抵抗是肌少症的风险因素之一，胰岛素能够促进肌纤维作用靶点的蛋白质合成，而发生胰岛素抵抗时，肌肉蛋白合成减少，导致肌量下降。同时，胰岛素抵抗还能导致钙摄取减少，影响肌肉的收缩[125,136-139]。

王一栋等[140]研究显示，肌少症和非肌少症患者 IL-6 水平并无差异。Bano[141]等通过 Meta 分析显示，肌少症患者与非肌少症人群血清 IL-6 水平没有显著差异（SMD = 0.35，95% CI = −0.19 ~ 0.89，$P = 0.21$，$I^2 = 97\%$），认为肌少症与较高的血清 CRP 水平相关，但与较高的 IL-6 没有关系。

关于继发性肌少症的促炎性 IL-6 水平研究，Khaddour 等[142]对非转移性结直肠癌患者的研究显示，非转移性结直肠癌伴有肌少症患者的 IGF-1 和 IL-6 水平均低于非肌少症患者，并且两种标志物的水平均可用于预测肌少症的发生。Liu 等[143]研究显示，甲亢伴肌少症患者 IL-6 水平显著高于非肌少症患者（$t = 9.198$，$P < 0.001$）。修双玲等[144]对老年男性 2 型糖尿病患者的研究显示，肌少症组的 IL-6 水平显著高于非肌少症组（$P < 0.05$）。

2. 抗炎性 IL-6 与肌少症

巨噬细胞产生 IL-6 时，通过核因子 κB（nuclear factor kappa-B，NF-κB）信号途径会导致炎症反应，而肌肉细胞产生并释放的 IL-6 可能通过 Ca^{2+}/活化 T 细胞的核因子与糖原/p38 丝裂原活化蛋白激酶途径之间的串扰信号级联反应起到抗炎性作用[145]。

运动被认为是预防和治疗肌少症的有效手段之一，长期的肌肉收缩，特别是大强度的肌肉收缩会有效引起肌肉代偿性生长，促进肌肉围度、肌肉质量的增长，改善肌肉运动能力[146]。运动具有抗炎作用，会导致一系列的炎症因子水平的改变，进而通过增加蛋白质合成和减少蛋白质降解来有效抵抗肌肉分解代谢，提高肌肉强度，其机制之一可能与运动过程中肌肉产生的抗炎性 IL-6 有关。

由于 IL-6 是经典的炎症细胞因子，因此最初认为 IL-6 反应与肌肉损伤有关，然而在运动过程中不需要肌肉损伤来增加血浆 IL-6。研究表明，在运动结束时或此后不久肌肉释放的抗炎性 IL-6 达到最高水平，其浓度可增加至 100 倍[145]。Lira 等[147]研究表明，即使总运动量很小也可以导致 IL-6 水平升高。其具体机制为骨骼肌运动收缩迅速激活 IL-6 基因，引发骨骼肌中生成大量的 IL-6[148-149]，运动过程中产生的 IL-6 可能通过促进脂肪的分解来供能，并且可能对肌酸激酶水平产生影响[150-151]。Steensberg 等[152]研究表明，剧烈运动血液中 IL-6 的急性实验性升高会引起两种抗炎性细胞因子 IL-1ra 和 IL-10 及皮质醇的血浆水平短暂升高，并导致血浆 C－反应蛋白延迟升高，从而限制持续炎症的潜在伤害作用。进一步的研究显示，抗阻运动产生的抗炎性 IL-6 可对 TNF-α 产生抑制效果，在运动过程中，当抗炎性 IL-6 水平升高时，TNF-α mRNA 的水平未发生明显升高，运动恢复后60 分钟，TNF-α mRNA 表达才会增加[153-156]。经典炎症因子 TNF-α 与肌少症的发生密切相关，但是关于抗炎性 IL-6 抑制炎症机制与运动预防肌少症之间的关联目前仍需要更多的研究来提供证据支持。

此外，不同运动方式可以产生不同作用的 IL-6，研究表明离心运动产生炎性 IL-6，而只有向心运动产生的肌源性 IL-6 才具有抗炎效应，可促进抗炎物质 IL-1α 和 IL-10 的合成[157]。

（二）白细胞介素 - 15

白细胞介素 - 15（interleukin-15，IL-15）主要由激活的抗原提呈细胞产生，参与 T 细胞的激活、增生、分化，刺激肥大细胞增生，记忆 $CD8^+$ T 细胞存活，并可以抑制 T 细胞和 B 细胞因多种因素引起的细胞凋亡等作用[124,158]。近年来研究显示，IL-15 是骨骼肌来源的细胞因子，对肌肉质量和身体组成有良好的作用[159]。

IL-15 可以促进骨骼肌蛋白合成，而过氧化物酶体增殖物激活受体参与介导 IL-15 在蛋白质合成中的作用[160]。不仅如此，IL-15 还能起到抑制蛋白降解的作用[161]。Yalcin 等[162]研究发现，血浆 IL-15 水平与肌少症呈负相关，低水平的血浆 IL-15 与所检查的老年人中的肌少症发病相关。Marzetti 等[163]动物实验研究显示，IL-15 可通过抑制 TNF-α 触发的细胞凋亡缓解恶病质大鼠的肌肉萎缩和凋亡。Lutz 等[164]发现，IL-15 在老龄化啮齿类动物模型的骨骼肌组织中高度表达并且下降。在对小鼠的研究中还发现，肌肉和血清 IL-15 水平随着年龄的增长逐渐衰退，但是这与 IL-15 mRNA 水平降低没有关系，血清 IL-15 水平与肌肉可溶性 IL-15 mRNA 表达高度相关，提示可溶性 IL-15 受体 α 表达下降会导致衰老过程中 IL-15 水平降低[36]。O' Leary 等[165]进一步的研究发现，人重组 IL-15 可以促进肌肉的生成，并且这种刺激可以部分逆转人工 TNF-α 对人类肌管发育的有害作用，因此认为 IL-15 可能是炎症介导的骨骼肌萎缩的有效治疗靶点。这些研究都显示了 IL-15 对肌少症的积极作用。而 IL-15 不仅对肌蛋白有积极的促进作用，还能够抑制脂肪沉积和胰岛素抵抗，而胰岛素抵抗是引起肌少症的原因之一[164]，因此 IL-15 还可能通过抑制胰岛素抵抗起到对肌少症的抑制作用。IL-15 可以在体外减弱该信号通路，通过破坏 I 型 TNFR 胞质部分的 Caspase-8 的活化来抑制成纤维细胞系的凋亡，因此 IL-15 对骨骼肌的保护作用可能与其抗凋亡特性有关。但对大鼠的研究却得出了相反的结果，研究显示随着 IL-15 水平升高，成年啮齿动物和老年啮齿动物的肌肉 DNA 碎片增多，IL-15 不会减弱老年动物骨骼肌中的细胞凋亡，IL-15 的抗凋亡特性可能对细胞类型和（或）存在的肌肉病理程度具有特异性。由于涉及的 IL-15/IL-15 受体系统的信号传导途径极为复杂，因此 IL-15 和 IL-15 受体 α 的多种同工型及其 mRNA 转录物的广泛分布都需要进一步研究，以充分阐明其在骨骼肌中的作用[166]。

（三）其他白细胞介素

目前，关于其他白介素成员与肌少症关系的研究不多，但其中 IL-10、IL-1、IL-8 与肌少症还是可能存在一定关联的。

白细胞介素 10（interleukin-10，IL-10）是由激活的巨噬细胞、单核细胞、Th2 细胞、B

细胞、肥大细胞、嗜酸性粒细胞等产生的具有抗炎性的细胞因子，能抑制多种促炎性细胞因子的产生[124,158]。目前，IL-10 与骨骼肌的关系研究相对较少，Meador 等[167]研究认为，骨骼肌中缺少 IL-10 与高水平的 IL-6 对脂多糖的反应相关，并且在骨骼肌老化过程中进一步放大了此反应。Mendes 等[168]对老年肌少症人群的研究发现，IL-10 和年龄都是骨骼肌中 IL-6 对脂多糖反应的生理调节剂。Dagdeviren 等[169]对小鼠的研究更为直接地显示了 IL-10 对于炎症引起的骨骼肌老化具有潜在的防治作用，同时还可以起到预防引起肌少症的胰岛素抵抗效应。这是因为 IL-10 可以参与阻止促炎性 IL-6 诱导的肝胰岛素作用和信号传导活性缺陷。此外，IL-10 还可以参与保护来自 IL-6 的骨骼肌和脂质诱导的胰岛素作用和信号传导活性缺陷，从而在胰岛素抵抗机制中发挥重要作用[170]。而 IL-10 对胰岛素抵抗的作用机制可能会对肌少症起到一定的抑制作用。Hong 等[171]的研究也证实，IL-10 对骨骼肌具有一定的保护作用，该研究认为 IL-10 可以增加胰岛素敏感性并保护骨骼肌免受肥胖相关的巨噬细胞浸润、炎性细胞因子升高等所造成的损伤。Rong 等[127]研究显示，老年肌少症患者抗炎性 IL-10 和 IL-6/IL-10 比值升高，肌少症与抗炎性细胞因子 IL-10 和 IL-6/IL-10 比例升高有关。

白细胞介素 1（interleukin-1，IL-1）由巨噬细胞、中性粒细胞、角化细胞、上皮细胞、内皮细胞产生，由于不同基因编码而分为 IL-1α 和 IL-1β 两种形式，可以参与炎症前反应[124,158]。较早的研究显示，IL-1 可以调节肌肉中的蛋白质代谢，其可以诱导的腓肠肌蛋白质合成减少，与来自 IL-1 处理的腓肠肌中真核起始因子 2B 的 ε－亚基减少相关[172]。另外，IL-1 还可以通过 IL-6 来对骨骼肌产生一定的影响，IL-1β 可以通过激活丝裂原活化蛋白激酶途径和 NF-κB 来调节骨骼肌 IL-6 的产生[173]，而 IL-6 于肌少症又有着重要的相关性。此外，研究还发现 IL-1 水平的升高可抑制 Akt/mTOR 信号转导通路并使蛋白质合成减少，从而对骨骼肌造成影响[174]。但是，关于 IL-1 与肌少症关系的研究还是非常少的，尤其是 IL-1 促进肌蛋白合成减少与肌少症发病是否存在一定的关系，这是以后肌少症研究值得关注的一个方向。

白细胞介素 8（interleukin-8，IL-8）是趋化性细胞因子超家族成员，为 CXC 亚族趋化因子，主要由单核－巨噬细胞产生，对中性粒细胞具有趋化作用，可参与中性粒细胞脱颗粒，并可以抵抗微生物感染[124,158]。最新的研究发现 IL-8 水平升高与肌少症风险增加具有相关性。Westbury 等[175]对老年人群研究显示，IL-8 水平与四肢肌质量呈负相关性且随 IL-8 水平的增高，肌少症风险增高。随着年龄的增长，中性粒细胞功能失调，包括对凋亡信号的易感性降低和对趋化因子响应减弱。这种由老化引起的低水平炎症状态可以导致局部组织损伤，而 IL-8 具有趋化中性粒细胞的作用，并且随着 IL-8 水平的作用增高，效应也随之增加，如果这个过程发生在骨骼肌内，就会出现与肌少症相关的高水平 IL-8。此外，Hou 等[176]研究显示，血清 IL-8 水平升高与恶性肿瘤恶病质肌少症显著相关。

二、肿瘤坏死因子－α

肿瘤坏死因子－α（tumor necrosis factor-α，TNF-α）由多种类型激活的造血细胞和非造血细胞产生，具有广泛的生物学效应，可以参与炎症反应、免疫调节、诱导细胞凋亡等过程，能够促进造血细胞增生、激活、黏附并产生细胞因子[158]。研究发现，肌少症人群的

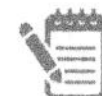

TNF-α 水平显著高于非肌少症人群，血清 TNF-α 水平与肌少症独立相关[177]。普遍认为，TNF-α 在肌少症的发生中有重要作用。

TNF-α 对骨骼肌具有促分解作用，研究发现 TNF-α 可以通过抑制脂多糖活性影响蛋白表达，并能加剧肌肉中的蛋白质降解，促使肌肉分解[178]。与 IL-1 一样，升高的 TNF-α 可以抑制 Akt/mTOR 信号转导通路，使得肌肉的主要成分蛋白质合成减少[51]。TNF-α 的抑制作用可以促使胰岛素样生长因子－1 对骨骼肌的保护作用，减弱引起骨骼肌分化[179]。Li 等[180]研究显示，细胞中的 TNF-α 表达增加可以损害成肌细胞的分化。TRAF6（一种 E3 泛素连接酶）的表达水平介导某些 TNFR 家族成员的信号传导，在老年野生型小鼠和成年 TNF-Tg 小鼠（TNF 基因随机插入到小鼠基因组上，筛选获得可以表达 TNF 基因的小鼠）的骨骼肌中均升高。TRAF6 与小鼠成肌细胞中的 TNF 受体超家族成员 1b（TNFR2）结合，并通过 NF-κB 诱导的肌肉特异性 E3 连接酶 Atrogen1 和 Murf1 的转录介导 TNF-α 诱导的肌肉萎缩，从而促进肌球蛋白重链降解。

此外，TNF-α 诱导的细胞凋亡也是引起肌少症的机制之一。Phillips 等[181]研究认为，TNF-α 凋亡信号可通过两个受体和一个错综复杂的信号蛋白传递，而与 TNF-R1 受体结合的 TNF-α 不仅能够引起细胞内凋亡信号传导至 NF-κB，还能通过募集半胱氨酸蛋白酶来激活细胞凋亡，而传输到特定纤维类型的 TNF-α 刺激的凋亡信号可以造成不同程度的肌纤维损失，最终引起了骨骼肌的流失。

Wang 等[182]发现，TNF-α 可以通过影响肌肉细胞与衰老的肌肉纤维的融合而促进肌肉老化，TNF-α 的全身消融可防止肌少症，并防止与年龄相关的肌纤维表型改变。此外，TNF-α 消融还能减少衰老肌肉中卫星细胞的数量，并在体内和体外促进肌肉细胞融合，这是以后肌少症的治疗需要考虑的一个方向。

关于 TNF-α 与肌力的关联，Emanuele 等[183]对高龄人群的长期连续观察表明，血浆 TNF-α 水平对肌力的下降能起到预测作用，TNF-α 水平每升高一个标准差，握力强度就会降低 1.2～1.3 kg。

三、单核细胞趋化蛋白－1

单核细胞趋化蛋白－1（monocyte chemotactic Protein 1，MCP-1）具有募集、活化特定白细胞功能的细胞因子，可参与启动炎症反应[184]。Lim 等[185]研究显示，与肌少症和肥胖者相比，肌少症肥胖者中 MCP-1 的水平显著升高，这与肥胖导致的慢性炎症有关，可能是由于胰岛素抵抗导致的肌肉合成代谢受损和肌肉分解代谢加快的综合作用。Tyagi 等[186]研究发现，MCP-1 的升高可能与老年膀胱过度活动症患者膀胱中的肌肉量减少和脂肪组织含量增加有关。既往研究发现，骨骼肌细胞对 MCP-1 具有高度敏感性，MCP-1 会抑制胰岛素信号传导，显著降低肌细胞中胰岛素刺激的葡萄糖摄取[187]，因此，MCP-1 对骨骼肌糖代谢有一定的影响。

有研究发现，MCP-1 还可参与组织修复对骨骼肌再生有重要作用。Shireman 等[188]提出，MCP-1 可能对卫星细胞和（或）成肌细胞具有直接作用以刺激其增生和（或）趋化，卫星细胞的活化对骨骼肌再生十分重要。MCP-1 这种对骨骼肌组织可能存在的促进再生作用是否有助于肌少症患者骨骼肌量水平的恢复是以后肌少症治疗值得研究的方向。

四、转移生长因子 TGF-β

转移生长因子 TGF-β（transforming growth factor-β，TGF-β）由大多数激活的造血细胞和部分非造血细胞产生，具有抗炎和免疫抑制作用，是一组调节细胞生长和分化的超家族分子[124,158]。

肌肉生长抑制素（myostatin）是 TGF-β 超家族的分泌型生长分化因子。肌肉生长抑制素主要在骨骼肌中表达，其不仅可以通过控制胎儿成肌过程中成肌细胞的增生和分化来调节肌肉生长，还可以通过调节增加成肌分化抗原（myogenic differentiation antigen，MyoD）、Pax7（为 Pax 基因家族成员，是生肌性诱导物，能使多能干细胞转变为生肌性细胞，在骨骼肌的发育和再生过程中起重要作用）和 MyoG 蛋白水平及卫星细胞活化完成肌肉的分化实现肌肉自我更新。研究发现，肌肉生长抑制素的全身给药可导致小鼠骨骼肌质量下降，而没有肌肉生长抑制素的小鼠骨骼肌重量增加 2～3 倍。目前认为，肌肉生长抑制素拮抗剂对减轻肌少症引起的骨骼肌流失有巨大的价值[189-192]。如氯沙坦可以抑制 TGF-β 信号传导，大大改善了与层粘连蛋白－α2 缺陷型先天性肌营养不良相关的肌病的表型，使骨骼肌疾病表现出逆转 TGF-β 信号传导途径的有利反应，使得损伤肌肉组织再生[193]。可以预见，通过药物对肌肉生长抑制素的抑制有望在肌少症治疗方面取得突破。

巨噬细胞抑制性细胞因子 1（macrophage inhibitory cytokine-1，MIC-1/GDF15）也是 TGF-β 家族细胞因子，是一个 25-kDa 二硫键连接的二聚体应激蛋白。目前研究发现，血清 MIC-1/GDF15 升高在某些情况下可直接导致癌症恶病质[194]，而恶病质是造成病理性肌少症的原因之一。动物研究表明，MIC-1/GDF15 是通过影响食欲调节间接减少食物摄入使得小鼠中肌肉量减少，而不直接作用使得肌肉量减少。对前列腺癌患者的研究显示，患者 6 个月内体重下降的程度与前瞻性收集的血清 MIC-1/GDF15 水平密切相关[193]。因此，MIC-1/GDF15 对于研究恶性肿瘤患者恶病质出现肌少症的机制有一定的意义。

多数的促炎性细胞因子，如 TNF-α 等对肌少症的发生起着一定的促进作用，而 IL-15、IGF-1 和抗炎性 IL-6 等细胞因子则对骨骼肌起到促进合成、防止降解的保护作用。这些因子之间的关系并不是独立的，它们之间存在着相互作用，如促炎性 IL-6 和 IGF-1 之间相互抑制，促炎性 IL-6 抑制 IGF-1 造成骨骼肌流失，IGF-1 抑制促炎性 IL-6 而缓解肌少症。同时，这些细胞因子的作用与其他引起肌少症的因素也是相互关联的，如运动可以促使这些促炎性细胞因子水平的降低；让老年女性肌少症患者进行 24 周的综合训练后，促炎性 IL-6、TNF-α 都会出现明显的改善[195]。同样，运动对于 *IGF-1* 基因多态性表达也有一定的帮助[196]。再如目前认为激素替代治疗（hormone replacement therapy，HRT）具有刺激 IGF-1 和调节 IL-6 的作用，对提高蛋白质骨骼肌中的合成有一定作用[134]。此外，维生素 D 对肌少症的影响也涉及了 *IL-6* 基因表达[197]。可见，这些细胞炎症因子相互之间，与各种肌少症发病因素之间存在相互关联和作用，但是目前缺少有效的横向归纳总结。今后除了要进一步对一些相关细胞因子深入研究外，对肌少症相关的细胞因子和相关的发病因素之间的系统化归纳和相互关联的研究也是十分必要的。尤其是从系统论整体观出发，骨骼肌作为一个具有运动、代谢、免疫三种作用集于一身的器官，研究这些与免疫代谢相关的细胞因子在肌少症发病过程中的作用，对于研究肌少症对人体的能量代谢和免疫反应造成的影响意义重大。

（刘震超　张清华）

第五节　细胞凋亡

细胞凋亡（apoptosis）指为维持机体内环境稳定，由基因控制的细胞自主的有序的死亡[124]。细胞凋亡在增龄性骨骼肌流失中具有重要作用。研究发现，在肌肉强度降低的老年人中，末端脱氧核苷酸转移酶 dUTP 缺口末端标记阳性细胞的数量显著增加，表明凋亡在随着年龄的增长而降低肌肉功能中具有重要作用[198]。凋亡信号传导途径一般分为三类，即线粒体、死亡受体和钙介导的途径。目前，关于骨骼肌细胞凋亡机制的研究已经受到广泛的重视，骨骼肌线粒体损伤机制的研究是十分引人注目的。

线粒体对于正常的细胞功能和活力至关重要，是产生能量的主要场所，并且在维持氧化还原稳态中起着至关重要的作用。线粒体还负责血红素、铁硫簇和类固醇的生物合成，以及细胞代谢、信号传导、细胞生长周期的调节；重要的是，线粒体被认为是细胞凋亡信号传导与程序性细胞死亡诱导整合的中心[199]。异常的线粒体在肌少症患者的肌肉中较为常见，骨骼肌细胞线粒体功能的紊乱被认为是导致增龄性肌肉病变的主要因素。老化会增加线粒体应力，从而使线粒体通透性转换孔（mitochondrial permeability transition pore，mPTP）的开口变得敏感。衰老的运动神经元 mPTP 开口增加，导致凋亡信号转导，但线粒体功能障碍并未消除，因为线粒体在衰老过程中受到抑制。运动神经元的细胞凋亡解体可能在功能异常的线粒体附近开始，并扩散到更广泛的区域，从而导致运动神经元凋亡。线粒体 - 蛋白酶体引起的肌肉和运动神经元细胞线粒体清除率下降导致功能不良的线粒体的积累，从而增加了 mPTP 的开放性。线粒体内容物渗漏到细胞质中会引发肌肉细胞和运动神经元的凋亡信号传导，这会导致核 DNA 片段化，如果不进行修复会导致核细胞凋亡。去除肌肉细胞和运动神经元中的核会导致肌纤维和运动神经元死亡以及对神经细胞的神经支配的丧失，包含功能障碍线粒体的肌肉与运动神经元之间的串扰会加剧肌少症[200-203]。因此，线粒体是肌少症的关键引发和调节者。

肌少症被认为与衰老的肌肉细胞和运动神经元线粒体损伤有关，54% 肌少症患者线粒体复合物 I 活性严重降低，衰老肌肉中的线粒体可能受到高水平的氧化物、DNA 损伤或神经支配异常影响。神经支配的肌纤维通过增加线粒体过氧化物的生成来响应相邻纤维的神经支配，而部分肌纤维的神经支配力丧失足以破坏线粒体 H_2O_2 的产生，并对整个肌肉造成影响。由于线粒体是 ROS 产生的主要细胞部位，因此，线粒体易受氧化损伤的影响。尤其是线粒体 DNA 靠近电子传输链，是与核 DNA 相比缺乏保护性组蛋白和效率较低的修复系统，因此它特别容易发生氧化损伤。此外，由于线粒体基因组的紧密性（缺乏内含子），每个突变都可能影响基因完整性，从而影响蛋白质功能。线粒体 DNA 中的突变可导致呼吸链组件的缺陷合成，从而可能导致氧化磷酸化受损、ATP 生成减少和 ROS 进一步产生。ROS 诱导的损伤衰老进一步增加了 ROS 的产生积累并降低了肌肉和神经元细胞中抗氧化酶水平，ROS 的积累具有破坏细胞线粒体的能力，可以直接破坏线粒体中的蛋白质和脂质。在小鼠模型中，胞质抗氧化剂 CuZnSOD 的神经和肌肉损失都可以概括为肌少症，因此抗氧化剂在肌少症治疗中的重要性得以显现。值得注意的是，神经细胞或肌细胞中不存在 CuZnSOD。然而，该结果突出需要考虑衰老中这两个组织之间的串扰，无论最初产生 ROS 的是什么来源，过量 ROS 的积累都会导致肌肉和神经细胞中线粒体的受损和功能失调[199-200,204-207]。目前认为，通过有针对性的干预措施来抑制老年人肌肉中线粒体 ROS 的生成对于恢复信号转导适应收缩十分必要，但是，基于抗氧化剂的干预将抑制线粒体和胞质区室中的 ROS 信号，因此在预防增龄导致的肌少症方面可能没有效果[208]。Williamson 等[209]研究发现，经膝伸肌抗阻运动后老年人群肌细胞外调节蛋白激酶（extracellular regulated protein kinases，ERK1/2）、丝氨酸/苏氨酸激酶 p90RSK（90 kD ribosomal S6 kinase）、丝氨酸/苏氨酸激酶 MNK 1、p38 蛋白（p38-mitogen-activated protein kinase，p38MAPK）和 c-Jun 氨基末端激酶（c-Jun N-terminal kinase，JNK）/应激活化蛋白激酶（stress-activated protein kinase，SAPK）磷酸化水平下降，证明 MAPK 蛋白在年轻人和老年人抗阻运动前后变化存在差异。初步证据表明，JNK 是 ROS 诱导的细胞凋亡的介导因子[210]，Zhu 等[211]研究发现，SP600125（一种 JNK 抑制剂）和 PD98059（一种 MAPK 抑制剂）对 JNK 和 MAPK 的抑制作用显著增加了 H_2O_2 诱导的大鼠成肌细胞急性细胞凋亡，因此认为 JNK/MAPK 信号的瞬时激活会延迟 H_2O_2 诱导的急性凋亡。

Rice 等[212]研究发现，Bcl-2 Associated X（Bax）、B 淋巴细胞瘤-2 基因（B-cell lymphoma-2，Bcl-2）、Caspase-3 和 Caspase-9 的表达随肌肉类型的老化而受到不同的调节，且与线粒体介导的细胞凋亡不一致，即纤维类型之间的凋亡调控是不同的，线粒体依赖性凋亡途径可能不会在衰老的肌肉核丢失中起主要作用。Siu 等[213]对鹌鹑研究发现，在老年鹌鹑的肌肉中非线粒体蛋白组分中的促凋亡作用的细胞色素 C 水平更高。细胞色素 C 可结合凋亡启动子 Caspase-1 和细胞凋亡蛋白酶激活因子 1（apoptosis protease-activating factor-1，Apaf-1）形成凋亡复合体导致 Caspase-9 的激活，并可进一步激活 Caspase-3 最终导致细胞凋亡[214-215]。啮齿类动物研究显示，肌肉的重量随着年龄的增长而逐渐下降，并伴随着凋亡 DNA 片段化的增加[216]。老化的腓肠肌的促凋亡 Apaf-1、Caspase-3、Caspase-9 和 DNA 修复酶（poly ADP-ribose polymerase，PARP）mRNA 表达均显著上调，这与老化腓肠肌 DNA 片段化增加有关[217-218]。众多以啮齿类动物为研究对象的文献显示，老年啮齿动物肌肉中观察到 Bcl-2 和 19-kDa 相互作用蛋白 3（Bnip3）和 γ-氨基丁酸受体相关蛋白 1（Gabarap1）mRNA 显著降低，腓肠肌的抗凋亡 Bcl-2 显著降低，活性蛋白片段和蛋白酶的酶活性以及抗凋亡蛋白 X 连锁的凋亡蛋白抑制剂（X chromosome linked inhibitor of apoptosis protein，XIAP）降低，并且衰老会激活 Bax 的凋亡途径进而可能通过减弱老年动物肌肉中的肌调节性转录因子水平而导致肌少症。进一步研究发现，消除 Bax 可以抵消凋亡导致的肌肉丢失[219-223]。相反的是，Baker 等[224]在衰老大鼠肌肉中发现，Bax 和 Bcl-2 mRNA 水平降低的现象，与年轻的对照组相比，这些变化导致非常老的动物的 Bax/Bcl-2 比例下降了 67%，Caspases-3、Caspases-8 和 Caspases-9 的表达显著增加。Rice 等[225]进一步研究显示，Bax、Bcl-2、

Caspase-3 和 Caspase-9 的表达随肌肉类型的老化而受到不同的调节，其方式与线粒体介导的细胞凋亡不一致，快速抽搐的趾长伸肌中老年人的 Bax 含量增加，而慢抽搐的比目鱼肌无明显变化，相反，在老年时，两种肌肉的 Bcl-2 表达均增加，在衰老的肌肉中检测到的 Bcl-2 升高可能被解释为一种补偿性的但不完善的作用，旨在强促凋亡压力下限制肌核丢失[199]。研究发现，腓肠肌中活性 Caspase-9 的水平仅在衰老过程中短暂增加，与细胞凋亡程度无关。线粒体驱动的凋亡可以在 Caspase 参与或不参与的情况下进行，研究表明，这两种机制在肌少症的发展过程中可能都起到重要作用，其中，不依赖 Caspase 的途径可能起更重要的作用，因为它可以消除单个肌核，而无须随后通过 Caspase 分解整个纤维[199]。总之，衰老的肌肉具有促凋亡的环境，当肌肉接收到一些引起萎缩的信号时，这种情况会加剧。衰老的肌肉似乎试图抵消与衰老相关的细胞凋亡信号传导，如抗凋亡的 X 连锁凋亡抑制蛋白具有抑制凋亡的功能，与年轻动物相比，老年肌肉中的 X 连锁凋亡抑制蛋白具有更高的水平[226]。

（夏菲菲　刘　光）

第六节　内分泌代谢的失衡

骨骼肌不仅是人体的运动器官，而且也是人体的代谢器官，对糖代谢等有着重要的调节作用。人体内分泌代谢的调节对骨骼肌也有同样的影响，研究发现内分泌代谢的异常可导致肌少症的发生。

一、性激素

目前，越来越多的研究发现女性的骨骼肌量减少风险低于男性。Sugioka 等[227]研究发现，SMI 与性别有独立关系。Cheng 等[228]对上海地区老年人群的研究显示，70 岁以上女性肌少症发病率要低于男性。吴佳佳等[229]对 2 型糖尿病人群的研究也显示，男性的肌少症发病率高于女性。肌少症的发病可能存在性别差异，这种差异可能与性激素有关。

骨骼肌是对雄激素最敏感的体细胞组织之一，雄激素缺乏是肌少症发生的重要诱因[230]。研究显示，补充睾酮可提高健康的年轻性腺功能减退男性的无脂肪量、肌肉质量和力量，服用睾酮的男性在握力和血红蛋白水平上都有更大提高，而瘦素水平则有明显下降，并可增加中年人的脂肪量和小梁骨密度[231]。体外研究发现，雄激素可优先调节多能间充质细胞的成肌向分化而不是成脂倾向[134]。研究表明，雄激素可以增强男性的骨骼肌质量和力量，睾酮可以诱导骨骼肌纤维肥大，并能够抑制卫星细胞凋亡，增加卫星细胞复制或增加祖细胞分化为卫星细胞的速率而增加卫星细胞的数量，还可以促进间充质多能细胞分化为成肌谱系，并抑制其分化为成脂谱系[232-233]。睾酮可以增加肌肉质量，促进肌肉蛋白质合成代谢[234-237]，目前已证明睾酮治疗可以有效地改善身体成分，并且可能起到使肌肉力量适度增加的效果[134]，而随着年龄的增长，男性睾酮的水平呈下降趋势[238]，从而引起骨骼肌量的流失，且游离睾酮水平低也会增加男性活动受限的风险[237]。研究发现，睾酮受到能量传感器雷帕霉素靶蛋白和 AMPK 的控制引起骨骼肌细胞生长和代谢，睾酮还参与卫星细胞的生理活动和凋亡，而后者与骨骼肌的自我修复和再生有关。此外，睾酮对小鼠成肌细胞 C2C12 肌肉细胞具有抗凋亡作用。目前已证实，用生理浓度的睾酮治疗可抑制高浓度 H_2O_2 诱导的细胞凋亡，睾酮的给药研究也已证实睾酮可以预防小鼠的肌少症的发生[237-238]。不仅是老年肌少症，一项对肝硬化引起的继发性肌少症的研究也发现肝硬化患者肌少症的发生与睾丸激素水平低有关[239]。此外，睾酮对瘦素也有一定的影响，研究发现经睾酮治疗的男性的瘦素水平低于安慰剂组，而男性的瘦素水平低于女性，这些数据表明睾酮可能对瘦素循环水平产生影响[231]，而后者与肌少症的发生有关。临床试验的荟萃分析提供了证据，证明睾丸激素治疗（取决于剂量）会增加骨骼肌质量，并在一定程度上还会增加肌肉强度，在衰老的男性中，睾酮治疗最常见的不良反应是血细胞比容增加和前列腺事件的风险增加[232]。相关疾病研究显示，对艾滋病毒感染或患有慢性阻塞性肺疾病的男性的睾酮替代治疗与瘦体重、肌肉质量和肌肉力量显著增加有关。研究显示，被艾滋病毒感染的患者睾酮浓度较低的男性在 6 个月中体重可减轻 5%～15%，而运用睾酮治疗后可使瘦体重升高约 2.3 kg，这与不进行睾酮补充的抵抗训练对照患者所产生的结果相近，睾酮的施用和抵抗运动训练均与腿部力量的显著增加相关。另外，在睾酮浓度低的慢性阻塞性肺疾病的男性中，补充一定剂量的睾酮可使瘦体重大约增加 2.5 kg，肌力显著增加[233]。

体内雌激素浓度逐渐下降与肌少症发生有关[134]，其原因是雌激素可以通过核受体和 G－蛋白耦联雌激素受体提高肌力[240]。更多的研究认为，随着女性年龄的增长尤其是绝经后女性雌激素水平下降，导致蛋白质合成受阻且骨骼肌修复能力下降最终导致骨骼肌量流失[241-242]。目前研究发现，HRT 可提高骨骼肌中的蛋白质合成，对肌少症能起到缓解作用[134]。Sugiura 等[243]给成年雄性大鼠注射雌激素 40 microg/kg，β－雌二醇－3－苯甲酸酯，结果与安慰剂动物相比，雌激素治疗可显著减少 35% 的肌肉萎缩，雌激素明显减少了萎缩的后肢肌肉中钙激活的钙蛋白酶的表达；相反，雌激素治疗并未改变固定比目鱼肌中 HSP72 的蛋白水平，雌激素可能减弱了失用性肌肉萎缩的速率，其原因可能是固定化诱导的钙激活蛋白酶水平降低。雌二醇是成年女性的主要循环性激素，不仅是性腺器官发育和功能的主要调节剂，而且在更年期过渡之前对女性其他组织起到保护作用[244]。卫星细胞是 17β－雌二醇的靶标，17β－雌二醇与睾酮一样可以调节卫星细胞的凋亡，通过受体介导的机制进行信号转导，以保护线粒体诱导的细胞凋亡，而骨骼肌的维持和损伤修复取决于卫星细胞，卫星细胞位于肌膜和骨骼肌纤维的基底层之间，并保持静止状态，通过诸如肌肉损伤之类的外部刺激被激活，从而开始从静止状态过渡到修复肌肉受损的肌源性程序。随着增生，卫星细胞经历不对称分裂，子卫星细胞的亚群不分化，而是分裂回到静止状态，重新填充卫星细胞池，而衰老减少了卫星细胞池，雌激素缺乏会破坏女性骨骼肌中卫星细胞的维持，17β－雌二醇治疗则可以挽救卫星细胞的数量，防止卫星细胞池的耗竭[238,245]。17－α 雌二醇是一种 17－β 雌二醇的女性化程度较低的结构异构体，现有资料显示 17－α 雌二醇可以在两性的衰老过程中保持体重不变，但对身体组成具有性别特异性影响，对肌肉重量的影响也是具有年龄特异性的。动物研究表明，17－α 雌二醇在雄性小鼠衰老过程中维持骨骼肌纤维的大小，并能改善衰老小鼠的肌肉力量。此外，肌肉中氨基酸的增加可能代表蛋白质合成或分解改变的结果，17－α 雌二醇还可以使雄性动物氨基酸丰度增加，而雌激素动物氨基酸丰度却减少。总之，17－α 雌二醇可改善与年龄相关的肌少症，并改善衰老引起的身体机能低下[246]。但是，目前关于男女这种肌少症发病间差异的具体机制仍不清楚，需要深入研究。

二、生长激素和类胰岛素生长因子－1

生长激素分泌的减少被认为是老年人肌少症的重要诱因。生长激素产生随着年龄的增长而下降，其水平在青春期达到最高，然后呈指数下降，70 岁时，老年健康人的生长激素分泌甚至不到 20 岁健康人的一半[247]。但是，有研究也显示生长激素水平升高至超常（病理性）范围均与疾病风险增加和预期寿命缩短有关，这可能表示衰老加速[248]。目前观点认为，生长激素缺乏会导致肌肉质量下降，但不会导致肌肉力量下降[249]。生长激素可能通过神经调节来对骨骼肌产生影响。Lopez 等[250]研究显示，生长激素可以增强轴突再生，并改善慢性去神经支配对肌肉的有害影响，从而改善啮齿动物的运动神经支配和功能恢复。

伴随着生长激素的下降，胰岛素样生长因子－1（insulin-like growth factors-1，IGF-1）浓度也会随之下降[247]。IGF-1 是一类可促进细胞分化和增生活性且具有胰岛素样作用的多肽。研究发现，IGF-1 可以根据营养状态的不同而调节 MAPK/ERK 和 PI3-K/Akt 信号传导途径的激活，从而促进有丝分裂和合成代谢，引起对生长参数的不同影响，然后通过一系列的营养调节最终会对骨骼肌的生长造成影响[251]。IGF-1 可通过 PI3-K/Akt 途径激活蛋白质合成并抑制降解，从而控制肌肉蛋白质周转的净平衡[134]，生长激素可以通过 IGF-1 介导的 Akt 信号通路途径，激活下游的 mTOR，促进蛋白质合成，抑制叉头状转录因子 O 影响蛋白质分解，最终使肌肉量增加[252]，并能利用炎症因子 IL-6 和 IGF-1 通路之间的交互作用调控炎症反应，对肌少症起到缓解作用。相应的，IL-6 等促炎细胞因子又可作为 IGF-1 的负调节剂，通过增加 IGF 结合蛋白的产生来控制 IGF-1 的分泌，降低 IGF-1 的敏感性，引起 IGF-1 抵抗[134]，这正是 IL-6 等促炎细胞因子引起骨骼肌流失的机制之一。目前发现，生长激素替代疗法可通过葡萄糖－6－磷酸脱氢酶的上调来防治肌少症[253]，但是这些研究仅局限于动物实验，尚未有临床报道。

三、甲状腺激素和甲状旁腺激素

消瘦、肌肉减少是慢性甲状腺功能亢进症的主要临床特征。Riis 等[254]认为，甲亢可使肌肉中氨基酸释放，能促进肌肉蛋白质分解，从而引起肌量减少。另外，甲状腺激素异常可以对肌纤维产生影响，如甲减患者会伴有Ⅱ型纤维的萎缩[255]。可见甲状腺激素的异常与骨骼肌的流失和肌力的下降存在一定的关系。

目前研究显示，高水平的甲状腺素（thyroxine，T_4）会降低肌肉的收缩能力，而三碘甲状腺原氨酸（triiodothyronine，T_3）可以刺激肌球蛋白重链 1（Myh1）、肌球蛋白重链 2（Myh2）、肌球蛋白重链 4（Myh4）表达并抑制肌球蛋白重链 7（Myh7）基因表达。肌球蛋白重链是重要的收缩蛋白，T_3 降低可能会造成肌球蛋白重链的水平下降导致骨骼肌收缩能力下降，与肌少症的发生存在一定的关系。T_3 不仅通过调节肌球蛋白表达来影响骨骼肌的松弛和收缩，还可以通过影响祖细胞的增生和分化来控制肌肉的生成[256-257]。Ucci 等[258]研究发现，过度高水平的 T_3 可以抑制卫星细胞增生，促进过早分化，并阻碍肌肉再生。

甲亢患者的血清游离三碘甲状腺原氨酸（free Triiodothyronine，FT_3）、血清游离甲状腺素（free thyroxine，FT_4）等甲状腺激素水平升高会导致体内 IL-6 和 TNF-α 等炎症因子水平的升高[259]，这两种炎症因子水平升高被认为可以导致骨骼肌流失，是造成肌少症的原因之一。Sheng 等[260]研究发现，FT_3 与四肢骨骼肌量和握力呈正相关，肌少症的老年受试者的 FT_3 水平较低。而 Szlejf 等[261]研究显示，老年人 FT_3 与肌肉质量呈负相关。Bertoli 等[262]研究认为，较低的 FT_3 水平可以作为老年人群衰弱的标志。但这些研究并不存在矛盾，与甲亢患者由于 FT_3、FT_4 升高导致肌肉流失不同，后种情况发生在非甲状腺性的病态综合征（nonthyroidal illness syndrome，NTIS）的非甲状腺的全身性疾病患者人群中。

关于促甲状腺激素（thyroid stimulating hormone，TSH），Szlejf 等[261]研究发现在老年人中，TSH 与肌少症和肌肉力量低下呈“U”形关联。

虽然目前有了一定的证据表明甲状腺激素与肌少症存在着一定的关联，而且这些激素水平的升高和下降都可能导致肌少症的发生，但是更深入的研究目前尚未见报道，需要更多的研究来支持这些观点。

较高的甲状旁腺激素（parathyroid hormone，PTH）水平会增加老年男性和女性的肌少症风险，PTH 水平高的人群可能更容易发生肌少症（OR = 6.88，95% CI = 1.9 ~ 9.2）[263-264]。动物研究显示，PTH 对于治疗肌少症有一定的效果，且联合生长激素的疗效更加显著[265]，但仍需要经过更多的动物实验和临床研究来验证这些激素疗法。

四、脂联素和瘦素

脂联素（adiponectin，ADPN）和瘦素（leptin，LP）都是脂肪细胞分泌的细胞因子，具有多种抗病理生理作用，如胰岛素增敏、抗炎、能量利用的刺激作用等[266]。既往研究显示，与正常人相比肌少症患者的血清脂联素显著升高，血清脂联素水平与握力和腿伸展力呈负相关[267]，但 Shimokata 等[268]进一步研究认为，肌肉量减少会引起脂联素增加，但是脂联素不会引起肌肉量的减少。Ito 等[266]研究发现，脂联素受体给药会通过磷酸化 AMPK 的上调以剂量依赖的方式抑制小鼠成肌 C2C12 细胞的蛋白质含量、肌管直径和每个肌管的核数，这项研究结果表明，高水平的循环脂联素可能会导致快速型肌肉萎缩，骨骼肌特异性脂联素与衰老相关的上调也可能与衰老相关的骨骼肌萎缩（肌少症）有关。

瘦素不仅是一种由脂肪细胞分泌、随体重增加而增加、随体重减轻而减少的脂肪因子，而且骨骼肌也可以产生瘦素，瘦素受体在骨骼肌和骨源性间充质（基质）干细胞中都十分丰富，这些发现表明瘦素可能在肌肉骨骼串扰中起重要作用。骨髓脂肪生成与人类和啮齿动物的骨量低有关，瘦素可通过下丘脑中的受体集中地减少骨髓脂肪生成，并直接通过骨髓干细胞中的受体减少骨髓脂肪生成。瘦素对肌肉的质量和代谢具有调节作用，而瘦素抵抗会随着年龄增长而增加，并且在体弱的老年人中发现瘦素的循环水平较低，因此，衰老似乎显著改变了瘦素介导的各种器官和组织之间的串扰，对中老年人群的研究显示血浆瘦素水平与大腿肌肉呈负相关，且研究发现肌少症内脏型肥胖患者的血浆瘦素水平高于单纯肌少症或单纯内脏型肥胖患者，其原因可能是，瘦素受体数量可随着肌少患者的肌肉质量减少而减少，这可能是导致肌少症患者血浆瘦素浓度增加的原因[269-270]。瘦素可能通过直接抑制垂体或通过对下丘脑的作用来抑制促生长激素释放激素的分泌或刺激生长抑制素分泌来降低生长激素的分泌[252]，而生长激素可促进蛋白质合成和肌肉量增加[271]，因此，瘦素可能是通过对生长激素的调节进而调剂蛋白质的合成从而对骨骼肌质量产生影响。动物研究显示，瘦素能够降低骨骼肌内蛋白质的合成，但对骨骼肌内蛋白质分解没有显著影响[272]。瘦素还会对骨骼肌细胞的代谢产生影响，研究显示瘦素可以刺激肌肉中蛋白激酶的活化，增加蛋白激酶的含量，提高胰岛素的敏感性，加强肌细胞对葡萄糖的摄入[273]。研究发现，瘦素可以逆转与体重减轻相关的下丘脑－垂体－甲状腺轴活性，其可能的机制为瘦素诱导的下丘脑中前阿黑皮素及其裂解产物 α－黑素细胞刺激素表达增加，抑制刺鼠相关蛋白下丘脑表达的作用，下丘脑 α－黑素细胞刺激素的下降和刺鼠相关蛋白的上升在协调上减少了促甲状腺激素释放激素（pro-thyrotropin-releasing hormone，pro-TRH）的释放。另外，瘦素还可直接刺激下丘脑室旁核中前 TRH 基因的表达，研究显示瘦素直接刺激 T_4 从甲状腺释放和（或）增加 TSH 的生物活性。动物研究显示，甲状腺表达瘦素受体的长异构体，并且向正常甲状腺给予瘦素的动物会增加 T_3 和 T_4 的循环浓度、甲状腺重量和甲状腺滤泡上皮的体积，而不会影响 TSH 的循环浓度。人体研究也显示，服用 5 周瘦素会增加 T_3 和 T_4 的循环浓度，但不会升高 TSH。因此，瘦素能调节甲状腺激素对肌肉的影响[274]。

研究显示，瘦素可能对肌少症的治疗起到一定作用。骨骼肌的老化与特定 miRNA 表达呈显著相关，而对小鼠应用瘦素的研究显示瘦素可以显著地增加小鼠后肢肌肉质量。研究认为，瘦素可以导致小鼠肌肉中 37 个 miRNA 的表达发生改变，这说明瘦素可能会逆转肌肉萎缩并改变衰老骨骼肌中与之相关的 miRNA 的表达而增加肌肉质量[275]，因此，瘦素将来应用于肌少症的治疗前景是十分可观的。

五、鸢尾素

鸢尾素（irisin）是近年来发现的一种肌源性因子，运动期间肌肉中过氧化物酶体增殖物激活受体 γ 辅激活因子的过度表达可刺激膜蛋白纤连蛋白Ⅲ型结构域蛋白 5 的产生，随后酶切以鸢尾素的形式释放到血液循环，可以参与全身能量消耗和代谢的调节，主要为促进体内白色脂肪向棕色脂肪转化，以及线粒体解耦联蛋白 1 和棕色脂肪特异性基因表达[276-277]。目前动物实验证实，重组鸢尾素会增加皮质骨的质量和强度，其机制可能是通过抑制硬化蛋白（Sost）（一种 Wnt 信号抑制剂）发挥作用[277]。

Chang 等[278]研究发现，鸢尾素与肌肉质量（男性，$r=0.275$，$P<0.01$；女性，$r=0.321$，$P<0.01$）、力量（男性，$r=0.219$，$P<0.01$；女性，$r=0.312$，$P<0.01$）和代谢呈正相关，血清鸢尾素水平与肌少症相关（OR＝0.20，95% CI＝0.07～0.60；$P<0.01$），其机制可能与鸢尾素对 IGF-1 的水平调控有关，后者参与肌肉量的调控。肌少前期和肌少症与鸢尾素水平降低显著相关，提示鸢尾素可以作为老年肌少症的生物标志物。ROC 分析表明，鸢尾素对肌少症的独立预测准确度较高，男性预测 AUC 为 0.942，女性为 0.804，可用于早期肌少症的识别，但其预测作用在女性中的有效性低于男性，性别之间的差异可能会混淆鸢尾素与肌肉减少状态之间的关系。郭丽君等[279]研究表明，随着肌少症程度增加患者血浆鸢尾素含量越低，临床上通过检测血浆鸢尾素含量对辅助诊断肌少症并判断肌少症程度有

一定的帮助，检测血浆中鸢尾素含量可作为预测肌少症诊断的指标之一。Park 等[280]对绝经后妇女研究发现，肌少症组鸢尾素的血清水平明显低于肌少症前期和健康组，认为鸢尾素的检测在肌少症早期筛查和分期中都有重要意义。

此外，研究表明空腹血糖水平与鸢尾素水平相关，鸢尾素可以保护胰岛 β 细胞的功能，改善对胰岛素的敏感性。与健康人相比，2 型糖尿病患者的鸢尾素浓度更低[276,278]，因此，鸢尾素在 2 型糖尿病继发肌少症的过程中也可能起到一定的作用。

六、胰岛素

胰岛素抵抗被认为与肌少症有重要关联，两者可能互为因果关系。肌肉和脂肪都具有代谢活性，目前发现脂肪能产生 TNF-α 和 IL-6，这两种炎症因子均对骨骼肌具有直接的分解作用，引起骨骼肌量的流失，同时这两种因子都可以引起胰岛素抵抗[125,178,281-282]。

Kim 等[283]对 940 位男性和 1324 名女性的研究显示，胰岛素抵抗与男性的肌少症发生有关。Bijlsma 等[284]研究发现，绝对肌肉质量（SMI 以及总的肌肉量）与胰岛素和胰岛素抵抗呈正相关，而与葡萄糖无关，男性步速与胰岛素呈负相关，而握力和胰岛素抵抗之间没有关联。Abbatecola 等[285]研究也显示，胰岛素抵抗与老年男性握力之间的关系可以忽略，但是老年女性的握力下降与胰岛素抵抗有关。目前认为，胰岛素能够促进肌纤维作用靶点的蛋白质合成，其介导的肌肉质量积聚为 p38 MAPK 和 mTOR/p70S6 激酶的激活刺激 mRNA 的翻译所致，这些作用都会在衰老的肌肉中受损；而发生胰岛素抵抗时，会导致肌肉蛋白合成减少，胰岛素抵抗还影响钙的摄取，导致骨骼肌功能受损；胰岛素抵抗还可能通过线粒体功能的特定改变参与肌少症的发生，因此，随着年龄增长、胰岛素抵抗的增加，老年人在葡萄糖、蛋白质和脂质代谢方面可能会出现差异，导致许多老年人在葡萄糖代谢方面对胰岛素敏感，但对蛋白质合成不敏感[125,136,138,286-288]。Tanaka 等[289]对 2 型糖尿病患者研究显示，肌少症患者的内源性胰岛素各项参数均显著低于无肌少症的患者，内源性胰岛素分泌减少可能是 2 型糖尿病男性患者肌少症发生的独立危险因素。

肌少性肥胖可能通过胰岛素抵抗机制，促进代谢综合征的发生。Ferrara 等[290]发现，在超重或肥胖的血糖正常患者中，去脂质量较低者较相对去脂质量正常者更易发生糖耐量异常，其风险为去脂质量正常者的 2 倍左右。Srikanthan 等[291]对年龄 20 岁以上成年人研究显示，肌少症与非肥胖（胰岛素抵抗 ratio = 1. 39，95% CI = 1. 26 ~ 1. 52）和肥胖个体（胰岛素抵抗 ratio = 1. 16，95% CI = 1. 12 ~ 1. 18）的胰岛素抵抗有关；与肥胖个体的血糖异常有关（糖基化血红蛋白水平 ratio = 1. 021，95% CI = 1. 011 ~ 1. 043），但在非肥胖个体中则不相关。Kwon 等[292]对从第 4 届和第 5 届韩国国民健康和体检调查中 8707 名成年人进行分析显示，肥胖和肌少症是男女发生胰岛素抵抗的独立危险因素，患有肌少症肥胖的男性比患有肥胖或肌少症的男性的胰岛素抵抗风险明显更高，但是在女性中未观察到肌少症和肥胖对胰岛素抵抗风险的累加作用。Chung 等[293]对年龄 50 岁以上人群研究显示，骨关节炎的严重程度增强了肌少症与代谢综合征或胰岛素抵抗之间的关系。骨骼肌分泌的肌动蛋白可以有效预防炎症和胰岛素抵抗，从而抵消脂肪组织中产生的脂肪因子的促炎和代谢作用，衰老不仅会导致骨骼肌流失分泌肌动蛋白减少，还会使得Ⅱ型纤维减少，显示出更多的萎缩和 NMJ 退化，而老年人高发的疾病也会伴随肌纤维类型的改变，如2型糖尿病患者Ⅰ型纤维和Ⅱ型纤维的数量减少，Ⅰ型纤维的比例与胰岛素敏感性呈正相关，最终胰岛素抵抗、肌肉质量的流失和肌纤维类型的改变都有可能随着年龄的增长独立或累加地改变全身葡萄糖稳态[31,287,291]。

2型糖尿病的特征是胰岛素抵抗、炎症、糖基化终末产物积累增加和氧化应激增加，这些特征可能会通过蛋白质代谢、血管和线粒体功能障碍及细胞死亡而损害肌肉健康的各个方面，包括肌肉质量、力量和功能，肌少症已被认为是2型糖尿病的起因和结果，肌少症可能是由于肌肉质量低而改变了葡萄糖的处置方式，从而导致了2型糖尿病的发生和发展，还增加了局部炎症，这可能是肌肉间和肌肉内脂肪组织的积累引起的[294]。综上，胰岛素与肌少症之间是一种互为因果的关系，二者之间相互机制的研究对于老年肌少症、肌少症肥胖和2型糖尿病合并肌少症的发病机制和预防治疗都有重要意义，而其参与肌少症的发生机制仍可能与慢性炎症和线粒体损伤密不可分。同时发现肌少症也是胰岛素抵抗发生的风险因素，因此，研究肌少症与胰岛素的关系对于2型糖尿病的预防也可能具有一定的意义。

七、卵泡抑制素

卵泡抑制素，简称抑制素，是由卵巢颗粒细胞或睾丸间质细胞分泌的糖蛋白激素，作为尿促卵泡素抑制蛋白，具有抑制垂体促性腺激素的功能；作为激活素结合蛋白参与卵巢颗粒细胞的分化、黄体的形成、卵泡的闭锁、胚胎的发育及胎盘功能等多方面调节，卵泡抑制素的合成分泌同样受垂体促性腺激素、卵巢甾体激素（黄体酮）、糖蛋白激素等多因子调节[295-296]。研究显示，卵泡抑制素可增加骨骼肌质量、肌肉肌蛋白的分数合成率和绝对合成率，减少肌生长抑制素蛋白的表达，增加卫星细胞功能标志物的表达[297]。

此外，生长素（grelin）是一种在胃中产生的合成代谢类固醇，具有强烈的生长激素分泌刺激作用，并且在老年时其分泌会减少；脱氢表雄酮是皮质类固醇系统的合成代谢激素，并随着年龄的增长而降低，当给老年人服用时，男性的IGF-1升高，女性的睾丸激素升高；这些激素也都可能在衰老引起的肌少症发生发展过程中起到重要作用，但它们与肌肉的关系尚未得到充分研究[298]。

（赵新波　闫炳霖）

第七节　体力活动不足

现有研究显示，全球15岁以上人口体力活动不足总体发生率约为31.1%，其中女性人群高于男性，儿童、青少年人和老年人群检出率更高，且与职业、受教育程度、种族/民族、婚姻状况、社会经济地位等人口学特征存在某种程度的关联，发达国家高于发展中国家，城市高于农村。体力活动不足是一个对全球人口健康产生严重威胁的公共问题[299]。体力活动不足是引起肌少症的重要原因，研究发现体力活动不足与系统性炎性反应有关，而运动具有抗炎特性，能够阻断TNF-α的炎性作用，且增强体力活动可以促进脂肪组织分解，并能促进一些细胞因子的分泌从而抑制肌蛋白的分解，长期的体力活动还可以促进男性激素分泌从而增加肌蛋白的合成[300-303]。目前已有较多的关于肌少症与运动之间关系的研究，对体力活动在肌少症预防和治疗上的运用具有重要的指导意义。

Gianoudis 等[304]研究发现，久坐时间的延长与男女老年人肌少症的发生存在直接的关系，电视收看时间与较低的体重及全身和腿部瘦相关，久坐时间每增加 1 小时，患病风险就会增加。Santos 等[305]对闲暇时间的体力活动情况进行研究发现，闲暇时间体育活动不足与肌少症有关（OR = 2. 55；95% CI = 1. 10 ~ 5. 88），在 50 岁以下人群中，体育活动不足为肌少症相关风险因素。刘震超等[306]研究发现，每日锻炼或者因工作务农等不足 30 分钟中等强度以上体力活动者发生骨骼肌流失的风险高于体力活动充足者。Santos 等[307]随后进行了更广泛的研究，将范围不仅局限于日常锻炼，还将职业因素与体力活动程度纳入研究，结果发现由于工作原因导致活动不足的老年人发生肌少症的风险较高。综上可见，无论是日常锻炼缺乏，还是因为职业环境因素导致的体力活动不足都是影响肌少症发生的高风险因素。

世界卫生组织身体活动指南建议，65 岁以上成年人完成每周 150 分钟的中等强度有氧体力活动、75 分钟的高强度有氧体力活动或等量的中等和高强度两种有氧体力活动相当量的组合，每次有氧运动≥10 min[308]。中高强度体力活动对于预防肌少症效果明显。较高强度的体力活动可能有助于改善肌肉功能，同样肌肉较好的功能可以参与更大强度的体力活动[309]。Aggio 等[310]研究发现，每天 30 分钟的中高强度体力活动会降低严重肌少症（RR = 0. 53，95% CI = 0. 30 ~ 0. 93）和肌少症（RR = 0. 47，95% CI = 0. 27 ~ 0. 84）的风险，久坐时间与肌少症的风险增加有关，中高强度体力活动可以降低老年男性肌少症的风险。Sánchez 等[311]研究则显示，中高强度体力活动与更高的肌肉质量和步速相关，但 Kim 等[312]研究显示，体脂百分比与久坐时间和低体力活动时间呈正相关，四肢骨骼肌指数与体力活动模式之间无相关性，且在中高度体育锻炼时间上，肥胖组和肌少症组两组之间的身体成分表型没有差异。

骨骼肌与运动相关，肌少症反过来会严重影响患者的运动功能。谷本芳美等[313]对 398 名老年人研究显示，男性的肢体肌肉质量与 10 m 步行障碍相关，而全身肌肉质量与爬楼梯、10 m 步行障碍等身体机能测试和正常的步行速度相关。女性中，校正过的四肢和全身肌肉质量与所有身体机能测试有关。장윤희等[314]分析了肌少症老年患者从坐到站运动过程中躯干运动和质心运动的特征，使用 3D 运动分析系统结果显示肌少症老年人的从坐到站运动表现是健康老年人的 1. 6 倍，而就座时间也延迟了 6% 。此外，研究发现肌少症老年人使用躯干后坐力来补偿弱化的肌肉力量，其躯干的总运动范围、最大屈曲角度和最大屈曲角速度都比健康老人有所提高，尤其是肌少症老年患者的垂直质心位移为 313 mm，比健康老年人的垂直质心位移高 31% ，而垂直质心位移的增加预计会随着能量效率的下降而增加跌倒的风险。김명철等[315]对 97 例成年人进行了肌少症的诊断评估，其中 24 例为肌少症，73 例骨骼肌水平正常，测量受试者的身体，进行站立和步行测试以评估功能活动性，并进行问卷调查以评估预后症状和运动减退综合征的风险，结果两组之间的身高、体重和骨骼肌质量存在统计学差异。此外，两组受试者在站立步行测试的测量时间、预后症状和低动力综合征风险的比率及平均评分之间存在统计学差异，在相关性分析中，握力与身高、体重、骨骼肌质量、腰围、站立式行走测试、预后症状和运动减退综合征的风险显著相关，步行速度与站立式步

行测试和运动功能减退综合征显著相关，肢体骨骼肌质量与身高、体重、腰围、髋围和运动功能减退综合征显著相关。不同的是，原口和史等[316]对450例患有各种原因骨病的患者进行了观察发现，肌少症的患病率为28.7%（129/450），运动不稳定性的患病率为44.9%（202/450），但是运动不稳定性和肌少症没有相关性，仅发现运动稳定性和握力之间存在相关性。运动不稳定性被定义为“运动障碍导致平衡能力和活动性（身体机能）下降”，可以导致运动减少和摔倒风险增加的状况，而运动减少会导致肌肉的失用，因此，运动不稳定和肌少症之间的关系还需要更多的研究。综上，肌少症与运动功能减退综合征密切相关，而这种运动功能的减退又会进一步造成患者运动减少，进一步导致更严重的体力活动不足。

虽然目前关于肌少症的研究取得了较大的进展，并认为体力活动不足是肌少症发病的重要因素，且体力活动对于肌少症的预防和治疗都有重要作用，但是目前关于体力活动的定义十分模糊，而且肌肉质量与身体机能和肌肉力量之间的关系通常还未完全清楚。体力活动被认为对物质和能量的代谢产生巨大的影响，与骨骼肌在运动中获得更高的胰岛素敏感性紧密相关，体力活动与代谢通路和胰岛素转导通路之间是非常广泛的自变量和因变量关系，体力活动的有无和强弱会带来代谢通路和胰岛素转导通路功能乃至结构的复杂而深刻的变化[301]。但是，目前在临床研究方面对于体力活动不足的认识严重缺乏不足，尚无确切的概念来看待体力活动不足的问题。而体力活动不足的判断诊断标准更是没有统一标准，各标准均缺乏有力证据。关于体力活动不足的标准通过活动时间、活动频率和活动能量消耗三个方面来判断，但是前两者在具体量化方面缺乏准确性，且一些问卷调查信效度较低，而后者受到各种仪器的限制，且各种仪器之间也缺乏统一量化标准[317]，这些对体力活动不足的判断带来了极大的不便。因此，无论是对骨骼肌的各项功能的研究还是对肌少症的研究都是一个急需解决的问题。

第八节　营养和微量元素失调

营养失调也是引起肌少症重要因素之一。蛋白质和氨基酸的摄取异常都与肌少症的发生有着密切的关系，肌少症患者往往伴随着能量物质、蛋白质、氨基酸等严重摄取不足的情况，尤其随着年龄的增长，老年人营养摄入减少，代谢能力下降，这些都是引起肌少症发生的原因。Kim[318]对5723名健康年轻人（2959名男性，2764名女性）长期随访研究显示，随着年龄的增长，SMI和基础代谢率呈稳定下降趋势，SMI与基础代谢率呈正相关（$r=0.72$，$\beta=30.96$，$P<0.01$），在4年时间内，基础代谢率随年龄增长而显著下降，并与SMI下降趋势一致。

饮食是人体摄入营养的最主要方式，Na等[319]对3373名65岁及65岁以上老年人进行研究发现，受试者的肌少症患病率为37.6%，无肌少症者的饮食质量指数为3.33±0.04，显著低于肌少症者（3.45±0.04，$P<0.05$），饮食质量与肌少症之间的关系表明，年龄在75岁及75岁以上受试者饮食质量较差，存在肌少症的概率（OR）显著更高（OR=1.807，95% CI=1.003~3.254，$P<0.05$）。Lee等[320]通过对1802名中年女性分析显示，不平衡饮

食习惯与腰围、血压、总胆固醇和甘油三酸酯显著相关，并且四肢骨骼肌质量/体重比随着不平衡饮食因子得分的增加而显著降低，这表明当进食方式不均衡时，心血管疾病因素的风险与肌少症肥胖有关。可见，饮食的不合理会导致肌少症的发生，具体机制为营养物质的摄入失衡。Jang 等[321]研究了 8165 名 30 岁以上受试者肌少症指数与受试人群的能量摄入之间的关系，结果显示随着肌少症指数的增加，总能量摄入逐渐增加，男性和女性的总能量摄入与肌少症指数和相对骨骼质量呈正相关，并且男性中总能量摄入与肌少症指数之间的关联更加明显，但肌少症指数低的风险不受任何单一常量营养素摄入的影响，在正常的能量消耗范围内获取更多的能量摄入可能有助于维持骨骼肌质量。Oh 等[322]对年龄在 60 岁及 60 岁以上的 1433 名受试者（658 名男性和 775 名女性）进行相关营养研究，评估白米的摄入量是否与饮食摄入量和营养素摄入量相关，包括能量摄入量，主要维生素、矿物质摄入量的各种变量，以及超过 60 岁的健康特征的风险，结果显示较高的稻米消费者摄入的各种营养素足够多，老年女性的总能量摄入、蛋白质、糖类、钙、矿物质、钠、钾和烟酸的摄入量较男性高。另外，随着稻米摄入量的增加，女性的高血压、血脂异常、肌少症、肌少症肥胖的患病率明显降低，而男性则不然。오승은等[323]分析了 50～64 岁绝经后女性与肌少症风险相关的食物和营养摄入因子的关系，旨在分析膳食纤维摄入量和酸碱负荷与肌少症风险之间的关联。通过对食物的摄入量、食物摄入的多样性及碱性食物与酸性食物的比例进行评估，结果显示肌少症组蔬菜、水果、牛奶、饮料和酒精的摄入量明显低于正常组；对总食物得分的分析结果显示，虽然肌少症组与正常组之间在食物得分中没有显著差异，但是，肌少症组得分为 3.6 分，略低于正常人组的 3.8 分。另外，肌少症组的饮食比率显著较低，与正常组的比率比较为 1.2 和 1.5；分析营养摄入量的结果，肌少症组的纤维、烟酸、钙、磷和钾的摄入量明显低于正常组；在纤维摄入量的分析中，纤维摄入量越高，肌少症的风险越低，由于肌少症患病率随着年龄的增长而增加，因此有必要通过摄入足够的蛋白质及充足的蔬菜和水果来维持体内的酸碱平衡，以预防和控制肌少症。另外，还需要进一步研究来阐明摄入抗氧化剂营养物质（如维生素 C 和类胡萝卜素）与肌少症发生风险之间的关系。Lim[324]回顾性分析了 2008—2011 年韩国国民健康与营养检查调查中 65 岁以上老年人肌少症与食物摄入的多样性之间的关联，结果显示肌少症组男性的坚果、种子、肉和牛奶的摄入量显著低于非肌少症组，在非肌少症组中，女性的水果、牛奶和饮料摄入量明显降低，肌少症女性的饮食多样性得分显著低于非肌少症组，饮食多样性状态的女性最容易出现肌少症，肌少症与男性的肉类摄入量和女性的乳制品摄入量有关。

肌肉主要由蛋白质组成，氨基酸和蛋白质补充可促进肌肉蛋白合成，如果蛋白质摄入量减少，肌肉质量自然就会减少。近年研究表明，人体在早餐或午餐时添加蛋白质对蛋白质的摄取很重要。在一项对三餐中蛋白质摄入量的调查中发现，早餐通常是蛋白质摄入量最少的，其次是午餐，而晚餐则是蛋白质摄入量最多的。为了促进肌肉蛋白质的合成并抑制分解代谢，重要的是增加全天血液中的氨基酸浓度。为此，理想的是增加早餐和午餐时的蛋白质摄入量，即使每天的蛋白质摄入量相同，但是三餐的蛋白质摄入量几乎恒定并且存在偏差的话，后者往往会降低肌肉蛋白质的合成量，特别是这种状况可能在体弱的老年人中发生，增加早餐和午餐时蛋白质摄入的重要性已经引起了人们的注意[325]。Paddon-Jones[326]等研究发

 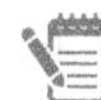

现，每餐摄入 25～30 g 蛋白质可最大限度地刺激年轻人和老年人的肌肉蛋白质合成，但当老年人同时摄入蛋白质和糖类或每餐蛋白质含量少于约 20 g 时，肌肉蛋白质的合成就会减弱。Cramer 等[327]研究显示，使用 ONS 可以帮助维持和重建肌肉质量和力量。较多研究表明，用亮氨酸补充常规的混合营养餐也可以增强老年人的肌肉蛋白合成反应，亮氨酸可以抑制蛋白水解，并独立于胰岛素刺激肌肉蛋白质合成。此外，亮氨酸与异亮氨酸和缬氨酸被称作支链氨基酸，是构成肌肉的主要蛋白质（肌动蛋白和肌球蛋白）的主要成分，而摄入足够的支链氨基酸可以防止肌肉萎缩[328-331]。而 HMB 也可以改善肌肉功能，HMB 通过刺激蛋白质合成和卫星细胞增生，可增加骨骼肌蛋白质合成代谢[332-333]。此外，多项研究表明，作为人体最初蛋白质来源的母乳喂养对长期肥胖、糖尿病、高血压和高脂血症具有积极作用，Kim 等对 2027 名老年女性进行了根据母乳喂养的持续时间来检查孕妇的骨骼健康、肌肉质量和肥胖状况的研究，采用多因素 logistic 回归分析以估计四个母乳喂养组的肌少症、骨质疏松症和肥胖的比值比，结果显示随着母乳喂养时间的增加，肌少症的 OR 显著降低（OR＝0.27，95% CI＝0.11～0.65），而肥胖的 OR 值随着母乳喂养时间的增加而显著增加（OR＝2.56，95% CI＝1.43～4.60）。以上研究结果表明延长母乳喂养与肌少症患病率之间呈负相关，延长母乳喂养与肥胖率之间呈正相关，未来需要进一步研究来阐明母乳喂养和肌少症之间的关系[334]。

骨骼肌是糖酵解的场所，同时葡萄糖调节对肌肉纤维内部和整个身体的能量平衡至关重要，因此，血糖代谢对肌少症也存在潜在的影响。Öztürk 等[335]研究发现，肌肉质量与 HbA1c 水平之间呈负相关，而 HbA1c 是衡量血糖控制的重要标准。

关于脂肪的摄入对骨骼肌的影响，研究显示尽管在高脂培养的骨骼肌细胞中发现了脂毒性，但体内脂毒性的后果仍是未知的。백경완等[336]进行了高脂饮食对大鼠 I 型肌纤维丢失的形态和凋亡蛋白表达的影响的研究，给予大鼠高脂饮食或正常饮食 6 周，然后测量脂质蓄积、炎症反应和核浸润，结果显示高脂饮食组的脂质蓄积、炎症反应、细胞核浸润和 PARP 蛋白酶表达显著高于正常饮食组，与正常饮食组相比，高脂饮食组的 I 型肌纤维水平趋于降低。这些结果表明，高脂饮食通过脂毒性触发 I 型肌纤维损伤，这表明高脂饮食可能与肌少症有关。

研究发现，肌少症患者的维生素 D 水平显著低于健康人群，维生素 D 缺乏者的组织切片则呈现Ⅱ型肌纤维萎缩伴随纤维间隙增大、脂肪纤维化的特征，维生素 D 的缺乏与肌肉量和运动功能下降有关[337-339]。目前认为，低水平的 25－羟基维生素 D 可能与肌少症的发生有关。较多研究显示，25－羟基维生素 D 是下肢力量和肌肉质量变化的积极独立预测因子，对维持肌肉功能很重要[340-341]，体育锻炼水平也可能对 25－羟基维生素 D 状况有益。目前研究发现，25－羟基维生素 D 能够与维生素 D 受体结合导致 mRNA 的基因转录发生变化，进而调节肌蛋白的合成[338]；且维生素 D 与亮氨酸和胰岛素具有协同作用，可以刺激肌肉蛋白质的合成，其机制可能是通过增强胰岛素和亮氨酸诱导的合成代谢途径敏感性实现的[342]。

此外，铁元素过度积累也可能导致骨骼肌损伤或萎缩[343]。据报道，随着年龄的增长，人体中自由基的积累是促进骨骼肌细胞损伤和衰老过程中骨骼肌下降引起的肌少症的重要因素。细胞内铁的总含量与铁之间的氧化还原反应高度相关，铁在氧化还原反应中起着重要的

作用。研究显示肌细胞中的铁和肌细胞中的蛋白质与肌细胞中氧化还原反应的程度高度相关，动物研究显示铁的总量与肌细胞蛋白浓度之间存在统计上的显著负相关，因此，通过细胞中铁的积累来了解骨骼肌的衰老机制具有重要意义[344]。另外，尽管人们越来越关注环境污染物导致的健康问题，但尚未在普通人群中证明有毒重金属与肌少症的关联。유준일等[345]调查了包括铅、汞和镉在内的重金属与肌少症的关系，共对344名65岁以上男性和360名65岁以上女性进行了血铅、汞和镉水平的测量，结果在704位受试者中，男性肌少症的患病率为26.7%（92/344），女性为7.5%（27/360），肌少症组的平均铅水平明显高于非肌少症的男性，调整混杂因素后，男性和女性的肌少症患病概率均随着铅、汞和镉的浓度类别而增加，这表明高血铅、汞和镉会增加老年人肌少症的患病率。

（王　云　付德利）

第九节　遗传因素

遗传因素在肌少症的发病中也具有重要作用。研究发现编码NMJ蛋白的基因突变会导致先天性肌无力[346]，PRDM16则可以调节棕色脂肪组织、白色脂肪组织和肌肉细胞的代谢[347]。Huang等[348]降低小鼠成肌细胞系和小鼠骨细胞样细胞系MLO-Y4中Mettl21c mRNA表达后发现心肌细胞和肌管数量显著减少，肌红蛋白重链（myosin heavy chain，MHC）抗体仅染色了肌细胞（肌管），而没有对成肌细胞进行染色，推测Mettl21c可能通过调节NF-κB信号通路发挥其骨骼肌多效性功能，是骨质疏松症和肌少症的潜在多效性基因。Cho等[349]研究显示，*ACTN3*基因和老年人的肌少症和骨质疏松的易感性有关。Cho等[350]针对亚洲人群肌少症的分子标记的信息研究发现，*ACTN3 R577X*基因型可能影响老年人的肌肉和骨骼健康表型的下降。Marta等[351]研究发现，GDF8 K153R纯合性会对女性的肌肉表型产生负面影响。高原等[352]通过GO（Gene Ontology）及KEGG（Kyoto Encyclopedia of Genes and Genomes）数据库分析显示，性别因素对年龄相关肌肉减少的产生机制存在一定影响：男性进入老年期发生肌肉衰减时，表达变化的基因更为集中；而女性涉及的生物机制可能更复杂，提示肌少症发病性别差异可能与遗传因素有关。促甲状腺激素释放激素受体基因中的两个SNP可能与肌少症有关，因此，甲亢肌少症的发病与遗传因素也有一定的关联[347]。

随着年龄的增长，骨骼肌表现出肌肉质量和功能的丧失，而肌肉干（祖）细胞的再生潜能降低是肌少症的主要原因。miR-431是成肌细胞中减少的miRNA之一，当在老成肌细胞中过表达时，其能够改善成肌分化，但抑制了在成年成肌细胞中的成肌能力。研究发现，miR-431直接与Smad4 mRNA的3’非翻译区（untranslated region，UTR）结合，并降低其表达，考虑到Smad4是TGF-β的下游效应子之一，TGF-β是肌发生中的众所周知的变性信号传导途径，因此，在老成肌细胞中降低的miR-431会导致Smad4升高，从而导致肌发生不良。动物研究发现，miR-431的外源表达通过降低Smad4水平，显著改善了老小鼠心脏毒素损伤的后肢肌肉的肌肉再生。由于miR-431种子序列在人SMAD4 3’UTR中是保守的，因此miR-431以相同的方式调节人骨骼成肌细胞的成肌能力，这表明与年龄相关的miR-431

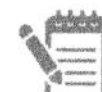

是维持成肌细胞中成肌能力所必需的[353]，因此其具有作为减缓肌肉衰老和肌少症的治疗靶标的潜力。

遗传异常与个体差异有关，在遗传异常中，以群体中1%或更高的频率发生的异常称为基因多态性，而低于1%的罕见异常被定义为突变，与肌少症相关的重要基因包括α-肌动蛋白-3基因多态性和维生素D受体基因多态性，其中与训练效果有关的基因多态性包括IL-15受体基因多态性和血管紧张素转化。此外，酶遗传多态性也已有研究，因此可以从遗传角度介导肌少症的预防，但目前的情况是研究较少，具体机制尚未充分阐明[354]。

（王妍之）

参考文献

[1] PIASECKI M, IRELAND A, JONES AD, et al. Age-dependent motor unit remodelling in human limb muscles [J]. Biogerontology, 2015, 17 (3): 1-13.

[2] LEVY MN, STANTO BA, KOEPPEN BM. 生理学原理 [M]. 4版. 梅岩艾，译. 北京：高等教育出版社，2008.

[3] 阮迪云，寿天德. 神经生理学 [M]. 合肥：中国科学技术大学出版社，1992.

[4] TOMLINSON BE, IRVING D. The number of limb motor neurons in the human lumbosacral cord throughout life [J]. Journal of the Neurological Sciences, 1977, 34 (2): 213-219.

[5] DOHERTY TJ. Invited review: aging and sarcopenia [J]. J Appl Physiol, 2003, 95 (4): 1717-1727.

[6] KANDA K, HASHIZUME K. Recovery of motor-unit function after peripheral nerve injury in aged rats [J]. Neurobiology of Aging, 1991, 12 (4): 271-276.

[7] CHAI RJ, VUKOVIC J, DUNLOP S, et al. Striking denervation of neuromuscular junctions without lumbar motoneuron loss in geriatric mouse muscle [J]. PloS One, 2011, 6 (12): e28090.

[8] VASILAKI A, POLLOCK N, GIAKOUMAKI I, et al. The effect of lengthening contractions on neuromuscular junction structure in adult and old mice [J]. Age, 2016 (2016) 38: 259-272.

[9] LEE ASJ, ANDERSON JE, JOYA JE, et al. Aged skeletal muscle retains the ability to fully regenerate functional architecture [J]. Bioarchitecture, 2013, 3 (2): 25-37.

[10] 埜中征哉. 临床肌肉病理学 [M]. 吴士文，马维娅，郑一，译. 北京：人民军医出版社，2007.

[11] GILMORE KJ, MORAT T, DOHERTY TJ, et al. Motor unit number estimation and neuromuscular fidelity in 3 stages of sarcopenia [J]. Muscle Nerve, 2017, 55 (5): 676-684.

[12] ZEPETNEK JT, ZUNG HV, ERDEBIL S, et al. Innervation ratio is an important determinant of force in normal and reinnervated rat tibialis anterior muscle [J]. Journal of Neurophysiology, 1992, 67 (5): 1385-1403.

[13] PIASECKI M, IRELAND A, PIASECKI J, et al. Failure to expand the motor unit size to compensate for declining motor unit numbers distinguishes sarcopenic from non-sarcopenic older men [J]. J Physiol, 2018, 596 (9): 1627-1637.

[14] ALWAY S, MOHAMED JS, MYERS MJ. Mitochondria initiate and regulate sarcopenia [J]. Exercise and Sport Sciences Reviews, 2017, 45 (2): 58-69.

[15] WOKKE JH, JENNEKENS FG, VAN DEN OORD CJ, et al. Morphological changes in the human end plate

with age [J]. Journal of the Neurological Science, 1990, 95 (3): 291 -310.

[16] JONES R A, REICH C D, DISSANAYAKE K N, et al. NMJ-morph reveals principal components of synaptic morphology influencing structure-function relationships at the neuromuscular junction-Supplementary Figures and Tables [J]. Open Biol, 2016, 6: 160240.

[17] ELKRIEF D, SPENDIFF S, GIOUSPILLOU G, et al. Fragmentation of the aged NMJ is associated with alterations in the agrin-MuSK signalling pathway [J]. J Muscle Res Cell Motil, 2015, 36: 71 -143.

[18] ZOLTOWSKA KATARZYNA M, BELAYA K, LEITE M, et al. Collagen Q—a potential target for autoantibodies in myasthenia gravis [J]. Journal of the Neurological Sciences, 2014, 348 (1 -2): 241 -244.

[19] LAGOUMINTZIS G, ZISIMOPOULOU P, KORDAS G, et al. Recent approaches to the development of antigen-specific immunotherapies for myasthenia gravis [J]. Autoimmunity, 2010, 43 (5 -6): 436 -445.

[20] PUNGA AR, RÜEGG MA. Signaling and aging at the neuromuscular synapse: lessons learnt from neuromuscular diseases [J]. Current Opinion in Pharmacology, 2012, 12 (3): 340 -346.

[21] GROUNDS M, CHAI RJ, SHAVLAKADZE T. The role of muscle stem cells and denervation in sarcopenia [J]. Differentiation, 2010, 80 (S1): S12.

[22] DREY M, BAUER JM, SIEBER CC, et al. Degeneration of the neuromuscular junction as a cause for sarcopenia measured by C-terminal Agrin Fragment [J]. Aktuelle Ernährungsmedizin, 2012, 37 (3): 96.

[23] DREY M, SIEBER CC, BAUER JM, et al. C-terminal Agrin Fragment as a potential marker for sarcopenia caused by degeneration of the neuromuscular junction [J]. Experimental Gerontology, 2013, 48 (1): 76 -80.

[24] BÜTIKOFER L, ZURLINDEN A, BOLLIGER AF, et al. Destabilization of the neuromuscular junction by proteolytic cleavage of agrin results in precocious sarcopenia [J]. The FASEB Journal, 2011, 25 (12): 4378 -4393.

[25] BINDER MD, HIROKAWA N, WINDHORST U. Encyclopedia of Neuroscience [M]. Berlin, Heidelberg: Springer, 2009.

[26] MOHAMED AS, RIVAS K, KRAAS J, et al. Src-class kinases act within the agrin/MuSK Pathway to regulate acetylcholine receptor phosphorylation, cytoskeletal anchoring, and clustering [J]. The Journal of Neuroscience, 2001, 21 (11): 3806 -3818.

[27] RICH M, LICHTMAN JW. Motor nerve terminal loss from degenerating muscle fibers [J]. Neuron, 1989, 3 (6): 677 -688.

[28] FERRARO E, MOLINARI F, BERGHELLA L. Molecular control of neuro muscular junction development [J]. J Cachexia Sarcopenia Muscle, 2012, 3 (1): 13 -23.

[29] SAYER AA, ROBINSON SM, PATEL HP, et al. New horizons in the pathogenesis, diagnosis and management of sarcopenia [J]. Age Ageing, 2013, 42 (2): 145 -150.

[30] KOOPMAN R. Dietary protein and exercise training in ageing [J]. The Proceedings of the Nutrition Society, 2011, 70 (1): 104 -113.

[31] XU ZR, FENG X, DONG J, et al. Cardiac troponin T and fast skeletal muscle denervation in ageing [J]. Journal of Cachexia, Sarcopenia and Muscle, 2017, 8 (5): 808 -823.

[32] LEXELL J, DOWNHAM D, SJOSTROM M. Distribution of different fibre types in human skeletal muscles. Fibre type arrangement in m. vastus lateralis from three groups of healthy men between 15 and 83 years [J]. Journal of the Neurological Sciences, 1986, 72 (2 -3): 211 -222.

[33] CASE CP, JELACA M. Intramuscular nerves in motor neurone disease—A quantitative ultrastructural study [J]. Acta Neuropathologica, 1988, 75 (5): 502 - 508.

[34] LEXELL J, TAYLOR CC, SJÖSTRÖM M. What is the cause of the ageing atrophy? Total number, size and proportion of different fiber types studied in whole vastus lateralis muscle from 15-To 83-year-old men [J]. J Neurol Sci, 1988, 84 (2 - 3): 275 - 294.

[35] LARSSON L, GRIMBY G, KARLSSON J. Muscle strength and speed of movement in relation to age and muscle morphology [J]. J Appl Physiol, 1979, 46 (3): 451 - 456.

[36] LARSSON L, SJODIN B, KARLSSON J. Histochemical and biochemical changes in human skeletal muscle with age in sedentary males, age 22 - 65 years [J]. Acta Physiol Scand, 1973, 103 (1): 31 - 39.

[37] LEXELL J, TAYLOR CC, DOWNHAM D. Growth, development and aging of human muscle-studies of whole muscle cross-sections [J]. Journal of Muscle Research and Cell Motility, 1991, 12 (1): 74.

[38] NILWIK R, SNIJDERS T, LEENDERS M, et al. The decline in skeletal muscle mass with aging is mainly attributed to areduction in type Ⅱ muscle fiber size [J]. Experimental Gerontology, 2013, 48 (5): 492 - 498.

[39] SATTA A, MIGLIORI GB, SPANEVELLO A, et al. Fibre types in skeletal muscles of chronic obstructive pulmonary disease patients related to respiratory function and exercise tolerance [J]. European Respiratory Journal, 1997, 10 (12): 2853 - 2860.

[40] SULLIVAN MJ, DUSCHA BD, KLITGAARD H, et al. Altered expression of myosin heavy chain in human skeletal muscle in chronic heart failure [J]. Medicine and Science in Sports and Exercise, 1997, 29 (7): 860 - 866.

[41] REMELS AHV, GOSKER HR, LANGEN RCJ, et al. The mechanisms of cachexia underlying muscle dysfunction in COPD [J]. Journal of Applied Physiology, 2013, 114 (9): 1253 - 1262.

[42] MOREILLON M, ALONSO SC, BROSKEY NT, et al. Hybrid fiber alterations in exercising seniors suggest contribution to fast-to-slow muscle fiber shift [J]. J Cachexia Sarcopenia Muscle, 2019, 10 (3): 687 - 695.

[43] ZANCHI NE, LANCHA AH. Mechanical stimuli of skeletal muscle: implications on mTOR/p70S6K and protein synthesis [J]. European Journal of Applied Physiology, 2008, 102 (3): 253 - 263.

[44] LIU XH, JOSHI SK, SAMAGH SP, et al. Evaluation of Akt/mTOR activity in muscle atrophy after rotator cuff tears in a rat model [J]. Journal of Orthopaedic Research, 2012, 30 (9): 1440 - 1446.

[45] SAKUMA K, AOI W, YAMAGUCHI A. Molecular mechanism of sarcopenia and cachexia: recent research advances [J]. Pflugers Arch, 2017, 469 (5 - 6): 573 - 591.

[46] TERADA N, PATEL HR, TAKASE K, et al. Rapamycin selectively inhibits translation of mRNAs encoding elongation factors and ribosomal proteins [J]. Proceedings of the National Academy of Sciences of the United States of America, 1994, 91 (24): 11477 - 11481.

[47] PARKINGTON JD, LEBRASSEUR NK, SIEBERT AP, et al. Contraction-mediated mTOR, p70S6K, and ERK1/2 phosphory-lation in aged skeletal muscle [J]. Journal of Applied Physiology, 2004, 97 (1): 243 - 248.

[48] FUNAI K, PARKINGTON JD, CARAMBULA S, et al. Age-associated decrease in contraction-induced activation of downstream targets of Akt/mTOR signaling in skeletal muscle [J]. Am J Physiol Regul Integr Comp Physiol, 2006, 290 (4): R1080 - R1086.

[49] KINNARD RS, MYLABATHULA DB, UDDEMARRI S, et al. Regulation of p70S6K, GSK-3beta, and calcineurin in rat striated muscle during aging [J]. Biogerontology, 2005, 6 (3): 173 - 184.

[50] HORNBERGER TA, MATEJA RD, CHIN ER, et al. Aging does not alter the mechanosensitivity of the p38, p70S6K, and JNK2 signaling pathways in skeletal muscle [J]. Journal of Applied Physiology, 2005, 98 (4): 1562 - 1566.

[51] THOMSON DM, GORDON SE. Impaired overload-induced muscle growth is associated with diminished translational signalling in aged rat fast-twitch skeletal muscle [J]. The Journal of Physiology, 2006, 574 (Pt 1): 291 - 305.

[52] STITT TN, DRUJAN D, CLARKE BA, et al. The IGF-1/PI3K/Akt pathway prevents expression of muscle atrophyinduced ubiquitin ligases by inhibiting FOXO transcription factors [J]. Molecular Cell, 2004, 14 (3): 395 - 403.

[53] MACHIDA M, TAKEDA K, YOKONO H, et al. Reduction of ribosome biogenesis with activation of the mTOR pathway in denervated atrophic muscle [J]. Journal of Cellular Physiology, 2012, 227 (4): 1569 - 1576.

[54] MA M, WANG XM, CHEN XC, et al. MicroRNA-432 targeting E2F3 and P55PIK inhibits myogenesis through PI3K/AKT/mTOR signaling pathway [J]. RNA Biol, 2017, 14 (3): 347 - 360.

[55] 张安宁，罗雪林，黄思琴，等. PI3K/Akt/mTOR 信号通路在大鼠急性骨骼肌钝挫伤修复中的作用 [J]. 中国运动医学杂志，2018，37 (7): 594 - 600.

[56] NARO F, VENTURELLI M, MONACO L, et al. Skeletal muscle fiber size and gene expression in the oldest-old with differing degrees of mobility [J]. Frontiers in Physiology, 2019, 10: 313.

[57] HULMI JJ, SILVENNOINEN M, LEHTI M, et al. Altered REDD1, myostatin, and Akt/mTOR/FoxO/MAPK signaling in streptozotocin-induced diabetic muscle atrophy [J]. American Journal of Physiology. Endocrinology and Metabolism, 2012, 302 (3): E307 - E315.

[58] 李艳利，韩锋锋，李妍，等. PI3K/AKT/mTOR 途径在慢性阻塞性肺疾病大鼠骨骼肌萎缩中的作用 [J]. 中国呼吸与危重监护杂志，2014，13 (5): 474 - 479.

[59] 魏雅慧，张国华. 恶性肿瘤恶病质骨骼肌萎缩分子机制研究进展 [J]. 中华肿瘤防治杂志，2014，21 (16): 1301 - 1304.

[60] 倪晓光，赵平. 泛素 - 蛋白酶体途径的组成和功能 [J]. 生理科学进展，2006，37 (3): 255 - 258.

[61] 吴慧娟，张志刚. 泛素 - 蛋白酶体途径及意义 [J]. 国际病理科学与临床杂志，2006，26 (1): 7 - 10.

[62] POLGE C, ATTAIX D, TAILLANDIER D. Role of E2-Ub-conjugating enzymes during skeletal muscle atrophy [J]. Frontiers in Physiology, 2015, 6: 59.

[63] 杨立坤，傅力，牛燕媚. 泛素 - 蛋白酶体在运动调节骨骼肌代谢中的作用研究进展 [J]. 中国运动医学杂志，2018，37 (10): 865 - 868.

[64] BODINE SC, BAEHR LM. Skeletal muscle atrophy and the E3 ubiquitin ligases MuRF1 and MAFbx/atrogin-1 [J]. Am J Physiol Endocrinol Metab, 2014, 307 (6): E469 - E484.

[65] BODINE SC, LATRES E, BAUMHUETERS, et al. Identification of ubiquitin ligases required for skeletal muscle atrophy [J]. Science, 2001, 294 (5547): 1704 - 1708.

[66] LAGIRAND-CANTALOUBE J, CORNILLE K, CSIBI A, et al. Inhibition of atrogin-1/MAFbx mediated MyoD proteolysis prevents skeletal muscle atrophy in vivo [J]. PloS one, 2009, 4 (3): e4973.

[67] JOUNG H, EOM GH, CHOE N, et al. Ret finger protein mediates Pax7-induced ubiquitination of MyoD in skeletal muscle atrophy [J]. Cellular Signalling, 2014, 26 (10): 2240 -2248.

[68] 孟思进. NF-κB 信号通路与骨骼肌萎缩 [J]. 中国细胞生物学学报, 2011, 33 (8): 942 -947.

[69] DOUCET M, RUSSELL AP, LÉGER B, et al. Muscle atrophy and hypertrophy signaling in patients with chronic obstructive pulmonary disease [J]. American Journal of Respiratory and Critical care Medicine, 2007, 176 (3): 261 -269.

[70] ZHENG B, OHKAWA S, LI HY, et al. FOXO3a mediates signaling crosstalk that coordinates ubiquitin and atrogin-1/MAFbx expression during glucocorticoid-induced skeletal muscle atrophy [J]. FASEB journal, 2010, 24 (8): 2660 -2669.

[71] WELLE S, BROOKS AL, DELEHANY JM, et al. Gene expression profile of aging in human muscle [J]. Physiol Genomics, 2003, 14 (2): 149 -159.

[72] WHITMAN SA, WACKER MJ, RICHMOND SR, et al. Contributions of the ubiquitin-proteasome pathway and apoptosis to human skeletal muscle wasting with age [J]. Pflügers Arch, 2005, 450 (6): 437 -446.

[73] LÉGER B, DERAVE W, DE BOCK K, et al. Human sarcopenia reveals an increase in SOCS-3 and myostatin and a reduced efficiency of Akt phosphorylation [J]. Rejuvenation Research, 2008, 11 (1): 163 -175B.

[74] CLAVEL S, COLDEFY AS, KURKDJIAN E, et al. Atrophy-related ubiquitin ligases, atrogin-1 and MuRF1 are up-regulated in aged rat Tibialis Anterior muscle [J]. Mechanisms of Ageing and Development, 2006, 127 (10): 794 -801.

[75] EDSTRÖM E, ALTUN M, HÄGGLUND M, et al. Atrogin-1/MAFbx and MuRF1 are downregulated in aging-related loss of skeletal muscle [J]. The Journals of Gerontology. Series A, Biological Sciences and Medical Sciences, 2006, 61 (7): 663 -674.

[76] YUAN L, HAN J, MENG QY, et al. Muscle-specific E3 ubiquitin ligases are involved in muscle atrophy of cancer cachexia: an in vitro and in vivo study [J]. Oncology Reports, 2015, 33 (5): 2261 -2268.

[77] POLGE C, ATTAIX D, TAILLANDIER D. Role of E2-Ub-conjugating enzymes during skeletal muscle atrophy [J]. Front. Physiol, 2015, 6: 59.

[78] POLGE C, LEULMI R, JARZAGUET M, et al. UBE2B is implicated in myofibrillar protein loss in catabolic C2C12 myotubes [J]. J Cachexia Sarcopenia Musle, 2016, 7 (3): 377 -387.

[79] 许丽辉. 血清应答因子在血管平滑肌细胞表型重塑过程中的表达与修饰研究 [D]. 石家庄: 河北医科大学, 2005.

[80] SAKUMA K, AKIHO M, NAKASHIMA H, et al. Age-related reductions in expression of serum response factor and myocardin-related transcription factor A in mouse skeletal muscles [J]. Biochim Biophys Acta Mol Basis Dis, 2008, 1782 (7 -8): 453 -461.

[81] PIPES GC, CREEMERS EE, OLSON EN. The myocardin family of transcriptional coactivators: versatile regulators of cell growth, migration, and myogenesis [J]. Genes & Development, 2006, 20 (12): 1545 -1556.

[82] GUERCI A, SOTIROPOULOS A. Srf: a key factor controlling skeletal muscle hypertrophy by enhancing the recruitment of muscle stem cells [J]. Bioarchitecture, 2012, 2 (3): 88 -90.

[83] GUERCI A, LAHOUTE C, HÉBRARD S, et al. Srf-dependent paracrine signals produced by myofibers control satellite cell-mediated skeletal muscle hypertrophy [J]. Cell Metabolism, 2012, 15 (1): 25 -37.

[84] SAKUMA K, AOI W, YAMAGUCHI A. The intriguing regulators of muscle mass in sarcopenia and muscular dystrophy [J]. Frontiers in Aging Neuroscience, 2014, 6: 230.

[85] 姜运良，连正兴，李宁，等．肌肉生长抑制素基因的研究进展 [J]. 遗传，2000，22（2）：119－121.

[86] WOLFMAN NM, MCPHERRON AC, PAPPANO WN, et al. Activation of latent myostatin by the BMP-1/tolloid family of metalloproteinases [J]. Proc Natl Acad Sci USA, 2003, 100 (26): 15842－15846.

[87] ELKINA Y, VON HAEHLING S, ANKER SD, et al. The role of myostatin in muscle wasting: an overview [J]. J Cachexia Sarcopenia Muscle, 2011, 2 (3): 143－151.

[88] BOGDANOVICH S, KRAG TOB, BARTON ER, et al. Functional improvement of dystrophic muscle by myostatin blockade [J]. Nature, 2002, 420 (6914): 418－421.

[89] WEHLING M, CAI B, TIDBALL JG. Modulation of myostatin expression during modified muscle use [J]. FASEB Journal, 2000, 14 (1): 103－110.

[90] ALLEN DL, UNTERMAN TG. Regulation of myostatin expression and myoblast differentiation by FoxO and SMAD transcription factors [J]. Am J Physiol Cell Physiol, 2007, 292 (1): C188－C199.

[91] DANKBAR B, FENNEN M, BRUNERT D, et al. Myostatin is a direct regulator of osteoclast differentiation and its inhibition reduces inflammatory joint destruction in mice [J]. Nat Med, 2015, 21 (9): 1085－1090.

[92] SAKUMA K, WATANABE K, HOTTA N, et al. The adaptive responses in several mediators linked with hypertrophy and atrophy of skeletal muscle after lower limb unloading in humans [J]. Acta Physiol (Oxf), 2009, 197 (2): 151－159.

[93] MCKAY BR, OGBORN DI, BELLAMY LM, et al. Myostatin is associated with age-related human muscle stem cell dysfunction [J]. FASEB J, 2012, 26 (6): 2509－2521.

[94] DIAL AG, MONACO GMF, GRAFHAM GK, et al. Muscle and serum myostatin expression in type 1 diabetes [J]. Wiley-Blackwell Online Open, 2020, 8 (13): e14500.

[95] REARDON KA, DAVIS J, KAPSA RM, et al. Myostatin, insulin-like growth factor-1, and leukemia inhibitory factor mRNAs are upregulated in chronic human disuse muscle atrophy [J]. Muscle & Nerve, 2001, 24 (7): 893－899.

[96] GILSON H, SCHAKMAN O, COMBARET L, et al. Myostatin gene deletion prevents glucocorticoid-induced muscle atrophy [J]. Endocrinology, 2007, 148 (1): 452－460.

[97] WELLE S, BHATT K, PINKERT CA, et al. Muscle growth after postdevelopmental myostatin gene knockout [J]. Am J Physiol Endocrinol Metab, 2007, 292 (4): E985-E991.

[98] DIAL AG, MONACO CMF, GRAFHAM GK, et al. Muscle and serum myostatin expression in type 1 diabetes [J]. Wiley-Blackwell Online Open, 2020, 8 (13): e14500.

[99] LOKIREDDY S, WIJESOMA IW, BONALA S, et al. Myostatin is a novel tumoral factor that induces cancer cachexia [J]. Biochemical Journal, 2012, 446 (1): 23－36.

[100] CHOI K, JANG HY, AHN JM, et al. The association of the serum levels of myostatin, follistatin, and interleukin-6 with sarcopenia, and their impacts on survival in patients with hepatocellular carcinoma [J]. Clinical and Molecular Hepatology, 2020, 26 (4): 1－14.

[101] ARYANA S, ASTIKA I, KUSWARDHANI T, et al. High myostatin serum related with high prevalence of sarcopenia among elderly population in pedawa village, bali, indonesia [J]. The Indonesian Biomedical

Journal, 2019, 11 (3): 293 -298.

[102] 郑旭冬，康冬梅. 血清肌肉生长抑制素及超敏C -反应蛋白与老年患者肌肉减少症的相关性 [J]. 国际病理科学与临床杂志，2018，38 (3): 520 -524.

[103] PENG LN, LEE WJ, LIU LK, et al. Healthy community-living older men differ from women in associations between myostatin levels and skeletal muscle mass [J]. J Cachexia Sarcopenia Muscle, 2018, 9 (4): 635 -642.

[104] SANDRI M. Autophagy in skeletal muscle [J]. FEBS Letters, 2010, 584 (7): 1411 -1416.

[105] JIAO J, DEMONTIS F. Skeletal muscle autophagy and its role in sarcopenia and organismal aging [J]. Current Opinion in Pharmacology, 2017, 34: 1 -6.

[106] WOHLGEMUTH SE, SEO AY, MARZETTI E, et al. Skeletal muscle autophagy and apoptosis during aging: effects of calorie restriction and life-long exercise [J]. Exp Gerontol, 2010, 45 (2): 138 -148.

[107] HERAS-SANDOVAL D, PÉREZ-ROJAS JM, HERNÁNDEZ-DAMIÁN J, et al. The role of PI3K/AKT/mTOR pathway in the modulation of autophagy and the clearance of protein aggregates in neurodegeneration [J]. Cellular Signalling, 2014, 26 (12): 2694 -2701.

[108] ZHAO J, BRAULT JJ, SCHILD A, et al. FoxO3 coordinately activates protein degradation by the autophagic/lysosomal and proteasomal pathways in atrophying muscle cells [J]. Cell Metab, 2007, 6 (6): 472 -483.

[109] VERGNE I, ROBERTS E, ELMAOUED RA, et al. Control of autophagy initiation by phosphoinositide 3-phosphatase jumpy [J]. EMBO J, 2009, 28 (15): 2244 -2258.

[110] WU YT, TAN HL, HUANG Q, et al. Activation of the PI3K-Akt-mTOR signaling pathway promotes necrotic cell death via suppression of autophagy [J]. Autophagy, 2009, 5 (6): 824 -834.

[111] WANG YS, WANG W, LI DG, et al. IGF-1 alleviates NMDA-induced excitotoxicity in cultured hippocampal neurons against autophagy via the NR2B/PI3K-AKT-mTOR pathway [J]. Journal of Cellular Physiology, 2014, 229 (11): 1618 -1629.

[112] MENG SJ, YU LJ. Oxidative stress, molecular inflammation and sarcopenia [J]. Int J Mol Sci, 2010, 11 (4): 1509 -1526.

[113] WEINDRUCH R. Interventions based on the possibility that oxidative stress contributes to sarcopenia [J]. J Gerontol A Biol Sci Med Sci, 1995, 50: 157 -161.

[114] AOI W, SAKUMA K. Oxidative stress and skeletal muscle dysfunction with aging [J]. Curr Aging Sci, 2011, 4 (2): 101 -109.

[115] NEMES R, KOLTAI E, TAYLOR AW, et al. Reactive oxygen and nitrogen species regulate key metabolic, anabolic, and catabolic pathways in skeletal muscle [J]. Antioxidants (Basel), 2018, 7 (7): 85.

[116] DE ARAÚJO LLE, DE LIMA RT, MARCOS NG, et al. Envelhecimento, estresse oxidativo e sarcopenia: uma abordagem sistêmica [J]. Revista Brasilra De Geriatria E Gerontologia, 2012, 15 (2): 365 -380.

[117] PHARAOH G, BROWN JL, SATARANATARAJAN K, et al. Targeting cPLA2 derived lipid hydroperoxides as a potential intervention for sarcopenia [J]. Sentific Reports, 2020, 10 (1): 13968.

[118] SRIRAM S, SUBRAMANIAN S, JUVVUNA PK, et al. Myostatin augments ros-induced Murf1 transcription via Mapk but not NF-κb in Smad3 null muscle [J]. Molecular Endocrinology, 2014, 28 (3): me20131179.

[119] POWERS SK, SMUDER AJ, CRISWELL DS. Mechanistic links between oxidative stress and disuse muscle

atrophy [J]. Antioxid Redox Signal, 2011, 15 (9): 2519 - 2528.

[120] POWERS SK, SMUDER AJ, JUDGE AR. Oxidative stress and disuse muscle atrophy: cause or consequence? [J]. Curr Opin Clin Nutr Metab Care, 2012, 15 (3): 240 - 245.

[121] POWERS SK. Can antioxidants protect against disuse muscle atrophy? [J]. Sports Med, 2014, 44 (Suppl 2): S155 - S165.

[122] KUWAHARA H, HORIE T, ISHIKAWA S, et al. Oxidative stress in skeletal muscle causes severe disturbance of exercise activity without muscle atrophy [J]. Free Radic Biol Med, 2010, 48 (9): 1252 - 1262.

[123] CERULLO F, GAMBASSI G, CESARI M. Rationale for antioxidant supplementation in sarcopenia [J]. J Aging Res, 2012, 2012: 316943.

[124] 高美华，薛静波，王静，等. 细胞与分子免疫学 [M]. 东营：中国石油大学出版社，2008.

[125] BIAN AL, HU HY, RONG YD. A study on relationship between elderly sarcopenia and inflammatory factors IL-6 and TNF-α [J]. European Journal of Medical Research, 2017, 22 (1): 25.

[126] ROSE-JOHN S. IL-6 trans-signaling via the soluble IL-6 receptor: importance for the pro-inflammatory activities of IL-6 [J]. International Journal of Biological Sciences, 2012, 8 (9): 1237 - 1247.

[127] RONG YD, BIAN AL, HU HY, et al. Study on relationship between elderly sarcopenia and inflammatory cytokine IL-6, anti-inflammatory cytokine IL-10 [J]. BMC Geriatrics, 2018, 18 (1): 308.

[128] STENHOLM S, MAGGIO M, LAURETANI F, et al. Anabolic and catabolic Biomarkers as predictors of muscle strength decline: the In Chianti study [J]. Rejuvenation Res, 2010, 13 (1): 3 - 11.

[129] PEREIRA LS, NARCISO FM, OLIVEIRA DM, et al. Correlation between manual muscle strength and interleukin-6 (IL-6) Plasma levels in elderly community-dwelling women [J]. Archives of Gerontology & Geriatrics, 2009, 48 (3): 313 - 316.

[130] PEREIRA DS, CIPRIANO VF, AMORIM JSC, et al. Handgrip strength, functionality and plasma levels of IL-6 in elderly women [J]. Fisioter Mov, 2015, 28 (3): 477 - 483.

[131] PARK JH, PARK KH, CHO S, et al. Concomitant increase in muscle strength and bone mineral density with decreasing IL-6 levels after combination therapy with alendronate and calcitriol in postmenopausal women [J]. Menopause, 2013, 20 (7): 747 - 753.

[132] MIKÓ A, PÓTÓ L, MÁTRAI P, et al. Gender difference in the effects of interleukin-6 on grip strength-a systematic review and meta-analysis [J]. BMC Geriatrics, 2018, 18 (1): 107.

[133] VERGHESE J, HOLTZER R, OH-PARK M, et al. Inflammatory markers and gait speed decline in older adults [J]. J Gerontol A Biol Sci Med Sci, 2011, 66 (10): 1083 - 1089.

[134] SIPILÄ S, NaRICI M, KJAERSEX M, et al. Sex hormones and skeletal muscle weakness [J]. Biogerontology, 2013, 14 (3): 231 - 245.

[135] SCHIAF S, DYAR KA, CICILIOT S, et al. Mechanisms regulating skeletal muscle growth and atrophy [J]. Febs Journal, 2013, 280 (17): 4294 - 4314.

[136] ABBATECOLA AM, PAOLISSO G, FATTORETTI P, et al. Discovering pathways of sarcopenia in older adults: a role for insulin resistance on mitochondria dysfunction [J]. Journal of Nutrition Health & Aging, 2011, 15 (10): 890 - 895.

[137] 生田哲. 慢性炎症 [M]. 北京：世界图书出版公司，2007.

[138] KOHARA K. Sarcopenic obesity in aging population: current status and future directions for research [J]. Endocrine, 2013, 45 (1): 15 - 25.

[139] UMEGAKI H. Sarcopenia and diabetes: hyperglycemia is a risk factor for age-associated muscle mass and functional reduction [J]. J Diabetes Investig, 2015, 6 (6): 623-624.

[140] 王一栋，王双双，郑永克. 老年肌少症患者外周血细胞因子水平 [J]. 中华骨质疏松和骨矿盐疾病杂志，2019，12 (3): 221-225.

[141] BANO G, TREVISAN C, CARRARO S, et al. Inflammation and sarcopenia: a systematic review and meta-analysis [J]. Maturitas, 2017, 96: 10-15.

[142] KHADDOUR K, CASTELLANOS K, FANTUZZI G, et al. IGF-1 and IL-6 as predictors of sarcopenia in non-metastatic colorectal cancer patients [J]. Journal of Clinical Oncology, 2019, 37 (S15): e15150.

[143] LIU ZC, ZHOU D. Relationship between IL-6 and sarcopenia in female patients with hyperthyroidism [J]. Chronic Diseases Prevention Review, 2018, 7: 17-20.

[144] 修双玲，孙丽娜，穆志静，等. 老年男性 2 型糖尿病患者肌少症的相关因素 [J]. 山西医科大学学报，2018，49 (12): 1479-1482.

[145] PEDERSEN BK. Muscles and their myokines [J]. Journal of Experimental Biology, 2011, 214 (2): 337-346.

[146] WANG JY, WANG XH. Effect of P38, NF-κB and IL-6 on pathogenesis of sarcopenia and it's exercise-induced improvement [J]. Journal of Shandong Institute of Physical Education and Sports, 2012, 28 (4): 51-56.

[147] LIRA FS, PANISSA VLG, JULIO UF, et al. Differences in metabolic and inflammatory responses in lower and upper body high-intensity intermittent exercise [J]. European Journal of Applied Physiology, 2015, 115 (7): 1467-1474.

[148] FEBBRAIO MA, PEDERSEN BK. Muscle-derived interleukin-6: mechanisms for activation and possible biological roles [J]. FASEB Journal, 2002, 16 (11): 1335-1347.

[149] PEDERSEN BK, FISCHER CP. Beneficial health effects of exercise-the role of IL-6 as a myokine [J]. Trends in Pharmacological Sciences, 2007, 28 (4): 152-156.

[150] ALI KH, ARMAN J, SALAR A, et al. The effect of one session intense anaerobic exercise (Bruce test) on serum level of IL-6 and IL-33 in volybalist athletes [J]. Annals of Biological Research, 2014, 5 (2): 99-104.

[151] BRUUNSGAARD H, GALBO H, HALKJAER-KRISTENSEN J, et al. Exercise-induced increase in serum interleukin-6 in humans is related to muscle damage [J]. The Journal of Physiology, 1997, 499 (3): 833-841.

[152] STEENSBERG A, FISCHER CP, KELLER C, et al. IL-6 enhances plasma IL-1ra, IL-10, and cortisol in humans [J]. AJP Endocrinology and Metabolism, 2003, 285 (2): E433-E437.

[153] STARKIE R, OSTROW SKI SR, JAUFF RED S, et al. Exercise and IL-6 infusion inhibit endotoxin-induced TNF-α production in humans [J]. FASEB Journal, 2003, 17 (8): 884-886.

[154] PEDERSEN BK, STEENSBERG A, FISCHER C, et al. Searching for the exercise factor: is IL-6 a candidate? [J]. Journal of Muscle Research and Cell Motility, 2003, 24 (2-3): 113119.

[155] PEDERSEN BK. Special feature for the Olympics: effects of exercise on the immune system: exercise and cytokines [J]. Immunology and Cell Biology, 2000, 78 (5): 532-535.

[156] SONG C, ZHANG JW, BO HAI, et al. The effects of concentric exercise on the anti-inflamm ation of interleukin-6 in skeletal muscle [J]. Chinese Journal of Sports Medicine, 2015, 34 (4): 329-333.

[157] 宋超，张竞文，薄海，等. PGC1-α 参与调节向心运动中骨骼肌白介素 6 的抗炎效应 [J]. 中国运动医学杂志，2015，34 (4)：329 -333.

[158] 塔克·马克，玛丽·桑德斯. 免疫应答导论 [M]. 吴玉章，等译. 北京：科学出版社，2012：414 -415.

[159] QUINN LS, ANDERSON BBL, WOLDEN HT. Serum and muscle interleukin-15 levels decrease in aging mice: correlation with declines in solubleinterleukin-15 receptor alpha expression [J]. Experimental Gerontology, 2010, 45 (2): 106 -112.

[160] FUSTER G, BUSQUETS S, FIGUERAS M, et al. PPARdelta mediates IL15 metabolic actions in myotubes: effects of hyperthermia [J]. International Journal of Molecular Medicine, 2009, 24 (1): 63 -68.

[161] QUINN LS. Interleukin-15: a muscle-derived cytokine regulating fat-to-lean body composition [J]. Journal of Animal Science, 2008, 86 (14): 75 -83.

[162] YALCIN A, SILAY K, BALIK AR, et al. The relationship between plasma interleukin-15 levels and sarcopenia in outpatient older people [J]. Aging Clinical and Experimental Research, 2018, 30 (7): 783 -790.

[163] MARZETTI E, CARTER CS, WOHLGEMUTH SE, et al. Changes in IL-15 expression and death-receptor apoptotic signaling in rat gastrocnemius muscle with aging and life-long calorie restriction [J]. Mechanisms of Ageing & Development, 2009, 130 (4): 272 -280.

[164] LUTZ CT, QUINN LS. Sarcopenia, obesity, and natural killer cell immune senescence in aging: altered cytokine levels as a common mechanism [J]. Aging, 2012, 4 (8): 535 -546.

[165] O'LEARY M, WALLACE G, BENNETT A, et al. The role of IL-15 in human skeletal muscle growth and differentiation [C]. Ireland: Physiology Society, 2016.

[166] PISTILLI EE, ALWAY SE. Systemic elevation of interleukin-15 in vivo promotes apoptosis in skeletal muscles of young adult and aged rats [J]. Biochemical & Biophysical Research Communications, 2008, 373 (1): 20 -24.

[167] MEADOR BM, KRZYSZTON CP, JOHNSON RW, et al. Effects of IL-10 and age on IL-6, IL-1beta, and TNF-alpha responses in mouse skeletal and cardiac muscle to an acute inflammatory insult [J]. Journal of Applied Physiology, 2008, 104 (4): 991 -997.

[168] MENDES GS, SOUZA VCD, NEIVA TS, et al. Sarcopenia em idosos sedentários e sua relação com funcionalidade e marcadores inflamatórios (IL-6, IL-10) [J]. Geriatr Gerontol Aging, 2016, 10 (1): 23 -28.

[169] DAGDEVIREN S, JUNG DY, FRIEDLINE RH, et al. IL-10 prevents aging-associated inflammation and insulin resistance in skeletal muscle [J]. Faseb journal official publication of the Federation of American Societies for Experimental Biology, 2017, 31 (2): 701 -710.

[170] KIM HJ, HIGASHIMORI T, PARK SY, et al. Differential effects of interleukin-6 and-10 on skeletal muscle and liver insulin action in vivo [J]. Diabetes, 2004, 53 (4): 1060 -1067.

[171] HONG EG, KO HJ, CHO YR, et al. Interleukin-10 prevents diet-induced insulin resistance by attenuating macrophage and cytokine response in skeletal muscle [J]. Diabetes, 2009, 58 (11): 2525 -2535.

[172] COONEY RN, GILPIN T, SHUMATE ML, et al. Mechanism of IL-1 induced inhibition of protein synthesis in skeletal muscle [J]. Shock, 1999, 11 (4): 235 -241.

[173] LUO G, HERSHKO DD, ROBB BW, et al. IL-1beta stimulates IL-6 production in cultured skeletal muscle

cells through activation of MAP kinase signaling pathway and NF-kappa B [J]. American Journal of Physiology Regulatory Integrative & Comparative Physiology, 2003, 284 (5): R1249 - R1254.

[174] ARGILÉS JM, CAMPOS N, LOPEZPEDROSA JM, et al. Skeletal muscle regulates metabolism via interorgan crosstalk: roles in health and disease [J]. Journal of the American Medical Directors Association, 2016, 17 (9): 789 - 796.

[175] WESTBURY LD, FUGGLE NR, SYDDALL HE, et al. Relationships between markers of inflammation and muscle mass, strength and function: findings from the hertfordshire cohort study [J]. Calcif Tissue Int, 2018, 102 (4): 1 - 9.

[176] HOU CY, WANG CJ, CHAO YJ, et al. Elevated serum interleukin-8 level correlates with cancer-related cachexia and sarcopenia: an indicator for pancreatic cancer outcomes [J]. Journal of Clinical Medicine, 2018, 7 (12): 502.

[177] SHIM JW, YANG SW, JUNG JY, et al. Serum tumor necrosis factor-α is inversely associated with the psoas muscle index in both male and female patients scheduled for living donor liver transplantation [J]. Transplantation Proceedings, 2019, 51 (6): 1874 - 1879.

[178] ONAMBÉLÉ-PEARSON GL, BREEN L, STEWART CE, et al. Influence of exercise intensity in older persons with unchanged habitual nutritional intake: skeletal muscle and endocrine adaptations [J]. Age, 2010, 32 (2): 139 - 153.

[179] MEYER SU, THIRION C, POLESSKAYA A, et al. TNF-α and IGF1 modify the microRNA signature in skeletal muscle cell differentiation [J]. Cell Communication & Signaling, 2015, 13 (1): 1 - 14.

[180] LI JB, YI XJ, YAO ZQ, et al. TNF receptor-associated factor 6 mediates TNF-α-induced skeletal muscle atrophy in mice during aging [J]. Journal of Bone and Mineral Research, 2020, 35 (5): 1 - 14.

[181] PHILLIPS T, LEEUWENBURGH C. Muscle fiber specific apoptosis and TNF-alpha signaling in sarcopenia are attenuated by life-long calorierestriction [J]. FASEB Journal, 2005, 19 (6): 668 - 670.

[182] WANG Y, WELC SS, WEHLING-HENRICKS M, et al. Myeloid cell-derived tumor necrosis factor-alpha promotes sarcopenia and regulates muscle cell fusion with aging muscle fibers [J]. Aging Cell, 2018, 17 (6): e12828.

[183] EMANUELE M, RICCARDO C, MATTEO C, et al. Mitochondrial dysfunction and sarcopenia of aging: from signaling pathways to clinical trials [J]. International Journal of Biochemistry & Cell Biology, 2013, 45 (10): 2288 - 2301.

[184] 吴四海，楼跃，黄磊. 单核细胞趋化蛋白 - 1 的作用机制研究进展 [J]. 中华临床医师杂志：电子版，2012，6 (10): 2773 - 2775.

[185] LIM JP, LEUNG BP, DING YY, et al. Monocyte chemoattractant protein-1: a proinflammatory cytokine elevated in sarcopenic obesity [J]. Clinical Interventions in Aging, 2015, 10: 605 - 609.

[186] TYAGI P, TYAGI V, QU X, et al. Association of inflammaging (inflammation + aging) with higher prevalence of OAB in elderly population [J]. Int Urol Nephrol, 2014, 46 (5): 871 - 877.

[187] SELL H, DIETZE-SCHROEDER D, KAISER U, et al. Monocyte chemotactic protein-1 is a potential player in the negative cross-talk between adipose tissue and skeletal muscle [J]. Endocrinology, 2006, 147 (5): 2458 - 2467.

[188] SHIREMAN PK, CONTRERASSHANNON V, OCHOA O, et al. MCP-1 deficiency causes altered inflammation with impaired skeletal muscle regeneration [J]. Journal of Leukocyte Biology, 2007, 81 (3):

775 - 785.

[189] MCFARLANE C, SHARMA M, KAMBADUR R. Sarcopenia-age-related muscle wasting and weakness: mechanisms and treatments [M]. Netherlands: Springer, 2011: 419 - 447.

[190] 郑江，邓忠良 . pax7 对肌肉形成作用的研究进展 [J]. 重庆医科大学学报，2007，32 (6)：667 - 669.

[191] WeNG ST, GAO F, WANG J, et al. Improvement of muscular atrophy by AAV-SaCas9-mediated myostatin gene editing in aged mice [J]. Cancer Gene Therapy, 2020, 27 (12): 1 - 16.

[192] ZIMMERS TA, DAVIES MV, KONIARIS LG, et al. Induction of cachexia in mice by systemically administered myostatin [J]. Science, 2002, 296 (5572): 1486 - 1488.

[193] MACDONALD EM, COHN RD. TGFβ signaling: its role in fibrosis formation and myopathies [J]. Current Opinion in Rheumatology, 2012, 24 (6): 628 - 634.

[194] TSAI VWW, HUSAINI Y, MANANDHAR R, et al. Anorexia/cachexia of chronic diseases: a role for the TGF-β family cytokine MIC-1/GDF15 [J]. Journal of Cachexia Sarcopenia & Muscle, 2012, 3 (4): 239 - 243.

[195] HAMRICK MW, HERBERG S, AROUNLEUT P, et al. The adipokine leptin increases skeletal muscle mass and significantly alters skeletal muscle miRNA expression profile in aged mice [J]. Biochemical & Biophysical Research Communications, 2010, 400 (3): 379 - 383.

[196] PARK SK, KWON YC, KIM EH. The effects of combined training program on VO_{2max}, muscle mass and anabolic hormone concentration according to IGF-1 genotype in older women with sarcopenia [J]. Journal of Sport and Leisure Studies, 2009, 35 (2): 729 - 740.

[197] POJEDNIC RM, CEGLIA L, LICHTENSTEIN AH, et al. AH Lichtenstein, Vitamin D receptor protein is associated with interleukin-6 in human skeletal muscle [J]. Endocrine, 2015, 49 (2): 1 - 9.

[198] WHITMAN SA, WACKER MJ, RICHMOND SR, et al. Contributions of the ubiquitinproteasome pathway and apoptosis to human skeletal muscle wasting with age [J]. Pflugers Arch, 2005, 450 (6): 437 - 446.

[199] MARZETTI E, HWANG JC, LEES HA, et al. Mitochondrial death effectors: relevance to sarcopenia and disuse muscle atrophy [J]. Biochim Biophys Acta, 2010, 1800 (3): 235 - 244.

[200] ALWAY S, MOHAMED JS, MYERS MJ. Mitochondria initiate and regulate sarcopenia [J]. Exercise and Sport sciences Reviews, 2017, 45 (2): 58 - 69.

[201] MARZETTI E, CALVANI R, CESARI M, et al. Mitochondrial dysfunction and sarcopenia of aging: From signaling pathways to clinical trials [J]. The international Journal of Biochemistry & Cell Biology, 2013, 45 (10): 2288 - 2301.

[202] RODRÍGUEZ CRUZ PM, PALACE J, BEESON D, et al. Congenital myasthenic syndromes and the neuromuscular junction [J]. Current Opinion in Neurology, 2014, 27 (5): 566 - 575.

[203] CHISTIAKOV DA, SOBENIN IA, REVIN VV, et al. Mitochondrial aging and age-related dysfunction of mitochondria [J]. BioMed Research International, 2014, 2014: 238463.

[204] POLLOCK N, STAUNTON CA, VASILAKI A, et al. Effect of partial denervation on mitochondrial ROS generation in skeletal muscle; a role in sarcopenia? [J]. Free Radical Biology & Medicine, 2016, 100: S86 - S87.

[205] JANG YC, LUSTGARTEN MS, LIU YH, et al. Increased superoxide in vivo accelerates age-associated muscle atrophy through mitochondrial dysfunction and neuromuscular junction degeneration [J]. FASEB Jour-

nal, 2010, 24 (5): 1376 - 1390.

[206] PESTRONK A, KEELING R, CHOKSI R. Sarcopenia, age, atrophy, and myopathy: mitochondrial oxidative enzyme activities [J]. Muscle & Nerve, 2016, 56 (1): 122 - 128.

[207] SATARANATARAJAN K, QAISAR R, DAVIS C, et al. Neuron specific reduction in CuZnSOD is not sufficient to initiate a full sarcopenia phenotype [J]. Redox Biology, 2015, 5: 140 - 148.

[208] MCARDLE A, JACKSON MJ. Reactive oxygen species generation and skeletal muscle wasting-implications for sarcopenia [M]. Sarcopenia-Age-related muscle wasting and weakness: Mechanisms and Treatments, Springer, 2010: 317 - 331.

[209] WILLIAMSON D, GALLAGHER PM, HARBER M, et al. Mitogen-activated protein kinase (MAPK) pathway activation: effects of age and acute exercise on human skeletal muscle [J]. The Journal of Physiology, 2003, 547 (Pt 3): 977 - 987.

[210] SHEN HM, LIU ET. JNK Signaling pathway is a key modulator in cell death mediated by reactive oxygen and nitrogen species [J]. Free Radical Biology and Medicine, 2006, 40 (6): 928 - 939.

[211] ZHU DL, WANG KL, CHEN PL. The c-Jun N-terminal Kinases (JNK) /Mitogen-activated Protein Kinase (MAPK) is responsible for the protection of tanshinol (Danshensu) upon H_2O_2-Induced L-6 Rat Myoblast Cell Injury [J]. Acta Scientiae Veterinari, 2014, 42 (1): 1 - 5.

[212] RICE KM, BLOUGH E. Sarcopenia-related apoptosis is regulated differently in fast-and slow-twitch muscles of the aging F344/N × BN rat model [J]. Mechanisms of Ageing and Development, 2006, 127 (8): 670 - 679.

[213] SIU PM, ALWAY SE. Aging alters the reduction of pro-apoptotic signaling in response to loading-induced hypertrophy [J]. Experimental Gerontology, 2006, 41 (2): 175 - 188.

[214] SCHÜLL S, GÜNTHER SD, BRODESSER S, et al. Cytochrome c oxidase deficiency accelerates mitochondrial apoptosis by activating ceramide synthase 6 [J]. Cell Death and Disease, 2015, 6 (3): e1691.

[215] MARSDEN VS, O'CONNOR L, O'REILLY LA, et al. Apoptosis initiated by Bcl-2-regulated caspase activation independently of the cytochrome c/Apaf-1/caspase-9 apoptosome [J]. Nature, 2002, 419 (6907): 634 - 637.

[216] MARZETTI E, WOHLGEMUTH SE, LEES HA, et al. Age-related activation of mitochondrial caspase-independent apoptotic signaling in rat gastrocnemius muscle [J]. Mechanisms of Ageing and Development, 2008, 129 (9): 542 - 549.

[217] LI HP, YANG DOS, WANG LF, et al. Effects of treadmill running on the mRNA expression of caspase dependent and independent apoptotic genes in mice with sarcopenia [J]. Chinese Journal of Sports Medicine, 2011, 30 (7): 625 - 629.

[218] SIU PM, PISTILLI EE, ALWAY SE. Apoptotic responses to hindlimb suspension in gastrocnemius muscles from young adult and aged rats [J]. AJP Regulatory Integrative and Comparative Physiology, 2005, 289 (4): R1015 - R1026.

[219] GAUGLER M, BROWN A, MERRELL E, et al. PKB signaling and atrogene expression in skeletal muscle of aged mice [J]. Journal of Applied Physiology, 2011, 111 (1): 192 - 199.

[220] SIU PM, ALWAY SE. Mitochondria-associated apoptotic signalling in denervated rat skeletal muscle [J]. The Journal of Physiology, 2005, 565 (pt 1): 309 - 323.

[221] LI FH, LIU YY, QIN F, et al. Photobiomodulation on Bax and Bcl-2 Proteins and SIRT1/PGC-1 α Axis

mRNA Expression Levels of Aging Rat Skeletal Muscle [J]. International Journal of Photoenergy, 2014 (2): 1-8.

[222] ALWAY SE, DEGENS H, KRISHNAMURTHY G, et al. Potential role for Id myogenic repressors in apoptosis and attenuation of hypertrophy in muscles of aged rats [J]. Am J Physiol Cell Physiol, 2002, 283 (1): C66-C76.

[223] SIU PM, ALWAY SE. Deficiency of the Bax gene attenuates denervation-induced apoptosis [J]. Apoptosis, 2006, 11 (6): 967-981.

[224] BAKER DJ, HEPPLE RT. Elevated caspase and AIF gene expression correlate with progression of sarcopenia during aging in male F344BN rats [J]. Exp Gerontol, 2006, 41 (11): 1149-1156.

[225] RICE KM, BLOUGH ER. Sarcopenia-related apoptosis is regulated differently in fast-and slow-twitch muscles of the aging F344/N x BN rat model [J]. Mech Ageing Dev, 2006, 127 (8): 670-679.

[226] SIU PM, PISTILLI EE, RYAN MJ, et al. Aging sustains the hypertrophy-associated elevation of apoptotic suppressor X-linked inhibitor of apoptosis protein (XIAP) in skeletal muscle during unloading [J]. J Gerontol A Biol Sci Med Sci, 2005, 60 (8): 976-983.

[227] SUGIOKA Y, KUBO A, MITSUI R, et al. Relationship between skin autofluorescence and skeletal muscle mass [J]. Health Evaluation and Promotion, 2016, 43 (5): 537-542.

[228] CHENG Q, ZHU X, ZHANG X, et al. A cross-sectional study of loss of muscle mass corresponding to sarcopenia in healthy Chinese men and women: reference values, prevalence, and association with bone mass [J]. Journal of Bone & Mineral Metabolism, 2014, 32 (1): 78-88.

[229] 吴佳佳，王炜，祝捷，等. 2 型糖尿病患者肌少症的相关因素 [J]. 中华骨质疏松和骨矿盐疾病杂志，2016，9 (2): 129-135.

[230] MATHIS, GROSSMANN. Myostatin inhibition: a new treatment for androgen deprivation-induced sarcopenia? [J]. Journal of Clinical Endocrinology & Metabolism, 2014, 99 (10): 3625-3628.

[231] BHASIN S, TENOVER JS. Age-associated sarcopenia-issues in the use of testosterone as an anabolic agent in older men [J]. J Clin Endocrinol Metab, 1997, 82 (6): 1659-1960.

[232] STÁRKA L. Testosteron v léčbě svalové slabosti [Testosterone treatment of sarcopenia] [J]. Vnitr Lek, 2006, 52 (10): 909-911.

[233] BHASIN S. Testosterone supplementation for aging-associated sarcopenia [J]. J Gerontol A Biol Sci Med Sci, 2003, 58 (11): 1002-1008.

[234] 张培. 慢性心力衰竭并发肌少症的研究进展 [J]. 心血管病学进展，2016，37 (3): 275-278.

[235] STORER TW, BASARIA S, TRAUSTADOTTIR T, et al. Effects of testosterone supplementation for 3 years on muscle performance and physical function in older men [J]. The Journal of Clinical Endocrinology and Metabolism, 2017, 102 (2): 583-593.

[236] MORLEY JE, KAISER FE, PATRICK P, et al. Longitudinal changes in testosterone, luteinizing hormone, and follicle-stimulating hormone in healthy older men [J]. Metabolism Clinical & Experimental, 1997, 46 (4): 410-413.

[237] BASUALTO-ALARCÓN C, VARELA D, GÁRATE JD, et al. Sarcopenia and androgens: a link between pathology and treatment [J]. Frontiers in Endocrinology, 2014, 5: 217.

[238] LA COLLA A, PRONSATO L, MILANESI L, et al. 17β-Estradiol and testosterone in sarcopenia: role of satellite cells [J]. Agng Research Reviews, 2015, 24 (Pt B): 166-177.

[239] TANDON P，LOW G，MOURTZAKIS M，et al. P0128：low testosterone levels are associated with sarcopenia in cirrhotic patients [J]. Journal of Hepatology，2015，62（2）：S349.

[240] MAGGIOLINI M，PICARD D. The unfolding stories of GPR30，a new membrane-boundestrogen receptor [J]. Journal of Endocrinology，2010，204（2）：105－114.

[241] ENNS DL，TIIDUS PM. The influence of estrogen on skeletal muscle：sex matters [J]. Sports Med，2010，40（1）：41－58.

[242] ROUBENOFF R，COLEMAN LA，NICHOLSON M. The relationship between growth hormone kinetics and sarcopenia in postmenopausal women：the role of fat mass and leptin [J]. Journal of Clinical Endocrinology and Metabolism，1998，83（5）：1502－1506.

[243] SUGIURA T，ITO N，GOTO K，et al. Estrogen administration attenuates immobilization-induced skeletal muscle atrophy in male rats [J]. J Physiol Sci，2006，56（6）：393－399.

[244] COLLINS BC，ARPKE RW，LARSON AA，et al. Estrogen regulates the satellite cell compartment in females [J]. Cell Rep，2019，28（2）：368－381.

[245] LA COLLA A，PRONSATO L，MILANESI L，et al. 17β-Estradiol and testosterone in sarcopenia：Role of satellite cells [J]. Ageing Res Rev，2015，24（Pt B）：166－177.

[246] GARRATT M，LEANDER D，PIFER K，et al. 17-α estradiol ameliorates age-associated sarcopenia and improves late-life physical function in male mice but not in females or castrated males [J]. Aging Cell，2019，18（2）：e12920.

[247] 马艳芬，彭绵，陈澍. IGF-1 和胰岛素对成骨细胞功能影响的研究进展 [J]. 中华生物医学工程杂志，2003，9（6）：528－531.

[248] BARTKE A. Growth hormone and aging：updated review [J]. World J Mens Health，2019，37（1）：19－30.

[249] MORLEY JE. Hormones and sarcopenia [J]. Curr Pharm Des，2017，23（30）：4484－4492.

[250] LOPEZ J，QUAN A，BUDIHARDJO J，et al. Growth hormone improves nerve regeneration，muscle re-innervation，and functional outcomes after chronic denervation injury [J]. Sci Rep，2019，9（1）：3117.

[251] FUENTES EN，BJÖRNSSON BT，VALDÉS JA，et al. IGF-1/PI3K/Akt and IGF-1/MAPK/ERK pathways in vivo in skeletal muscle are regulated by nutrition and contribute to somatic growth in the fine flounder [J]. Am J Physiol Regul Integr Comp physiol，2011，300（6）：R1532－R1542.

[252] SCHIAF S，DYAR KA，CICILIOT S，et al. Mechanisms regulating skeletal muscle growth and atrophy [J]. Febs Journal，2013，280（17）：4294－4314.

[253] BRIOCHE T. Sarcopenia：mechanisms and prevention：role of exercise and growth hormone：involvement of oxidative stress and Glucose-6-phosphate dehydrogenase [D]. Paris：French National Institute for Agriculture，Food，and Environment，2014.

[254] RIIS AL，JØRGENSEN JO，GJEDDE S，et al. Whole body and forearm substrate metabolism inhyperthyroidism：evidence of increased basal muscle protein breakdown [J]. Am J Physiol Endocrinol Metab，2005，288（6）：1067－1073.

[255] MADARIAGA MG，GAMARRA N，DEMPSEY S，et al. Polymyositis-like syndrome in hypothyroidism：review of cases reported over the past twenty-five years [J]. Thyroid，2002，12（4）：331－336.

[256] MIYASHITA A，SUZUKI S，SUZUKI M，et al. Effect of thyroid hormone on in vivo contractility of the caninediaphragm [J]. The American Review of Respiratory Disease，1992，145（6）：1452－1462.

[257] BLOISE FF, CORDEIRO A, ORTIGA-CARVALHO TM. Role of thyroid hormone in skeletal muscle physiology [J]. Journal of Endocrinology, 2017, 236 (1): 57 – 68.

[258] UCCI S, RENZINI A, RUSSI V, et al. Thyroid hormone protects from fasting-induced skeletal muscle atrophy by promoting metabolic adaptation [J]. Int J Mol Sci, 2019, 20 (22): 5754.

[259] KIZILTUNÇ A, BASOĞLU M, AVCI B, et al. Serum IL-6 and TNF-\ \ alpha in patients with thyroid disorders [J]. Turkish Journal of Medical Sciences, 1999, 29: 25 – 30.

[260] SHENG YL, MA D, ZHOU Q, et al. Association of thyroid function with sarcopenia in elderly Chinese euthyroid subjects [J]. Aging Clin Exp Res, 2019, 31 (8): 1113 – 1120.

[261] SZLEJF C, SUEMOTO CK, JANOVSKY CCPS, et al. Thyroid function and sarcopenia: results from the ELSA-brasil study [J]. Journal of the American Geriatrics Society, 2020, 68 (7): 1545 – 1553. DOI: 10. 1111/jgs. 16416.

[262] BERTOLI A, VALENTINI A, CIANFARANI MA, et al. Low FT3: a possible marker of frailty in the elderly [J]. Clinical Interventions in Aging, 2017, 12: 335 – 341.

[263] SURIYAARACHCHI P, GOMEZ F, CURCIO CL, et al. High parathyroid hormone levels are associated with osteosarcopenia in older individuals with a history of falling [J]. Maturitas, 2018, 133: 21 – 25.

[264] VISSER M, DEEG DJH, LIPS L. Low vitamin D and high parathyroid hormone levels as determinants of loss of muscle strength and muscle mass (sarcopenia): the longitudinal aging study amsterdam [J]. Journal of Clinical Endocrinology & Metabolism, 2004, 88 (12): 5766 – 5772.

[265] BRENT MB, BRÜEL A, THOMSEN JS. PTH (1-34) and growth hormone in prevention of disuse osteopenia and sarcopenia in rats [J]. Bone, 2018, 110: 244 – 253.

[266] ITO R, HIGA M, GOTO A, et al. Activation of adiponectin receptors has negative impact on muscle mass in C2C12 myotubes and fast-type mouse skeletal muscle [J]. PLoS One, 2018, 13 (10): e0205645.

[267] 黄聪. 成人血清脂联素水平与肌肉力量的关联研究 [C]. 第十一届全国体育科学大会, 2019.

[268] SHIMOKATA H, ANDO F, OTSUKA R. Longitudinal association between serum adiponectin and sarcopenia in a community-living population [J]. Innovation in Aging, 2017, 1 (Issue 1): 1125.

[269] KOHARA K, OCHI M, TABARA Y, et al. Leptin in sarcopenic visceral obesity: possible link between adipocytes and myocytes [J]. PLoS One, 2011, 6 (9): e24633.

[270] HAMRICK MW. Role of the cytokine-like hormone leptin in musclebone crosstalk with aging [J]. 대한골대사한회지, 2017, 24 (1): 1 – 8.

[271] ROUBENOFF R, RALL LC, VELDHUIS JD, et al. The relationship between growth hormone kinetics and sarcopenia in postmenopausal women: the role of fat mass and leptin [J]. Journal of Clinical Endocrinology & Metabolism, 2009, 83 (5): 1502 – 1506.

[272] CARBÓ N, RIBAS V, BUSQUETS S. Short-term effects of leptin on skeletal muscle protein metabolism in the rat [J]. The Journal of Nutritional Biochemistry, 2000, 11 (9): 431 – 435.

[273] 梁月红, 及化娟, 王凤阳. 运动、肌肉与血浆瘦素水平关系的研究进展 [J]. 北京体育大学学报, 2006, 29 (11): 1525 – 1528.

[274] ROSENBAUM M, GOLDSMITH R, BLOOMFIELD D, et al. Low-dose leptin reverses skeletal muscle, autonomic, and neuroendocrine adaptationsto maintenance of reduced weight [J]. The Journal of Clinical Investigation, 2005, 115 (12): 3579 – 3586.

[275] BOSTROM P, WU J, JEDRYCHOWSKI MP, et al. A PGC1-alphadependent myokine that drives brown-fat-

like development of white fat and thermogenesis [J]. Nature, 2012, 481 (7382): 463 – 468.

[276] KURDIOVA T, BALAZ M, VICIAN M, et al. Effects of obesity, diabetes and exercise on Fndc5 gene expression and irisin release in human skeletal muscle and adipose tissue: in vivo and in vitro studies [J]. The Journal of Physiology, 2014, 592 (5): 1091 – 1107.

[277] COLAIANNI G, CUSCITO C, MONGELLI T, et al. The myokine irisin increases cortical bone mass [J]. PNAS, 2015, 112 (39): 12157 – 12162.

[278] CHANG JS, KIM TH, NGUYEN TT, et al. Circulating irisin levels as a predictive biomarker for sarcopenia: a cross-sectional community-based study [J]. Geriatrics & Gerontology International, 2017, 17 (11): 2266 – 2273.

[279] 郭丽君，杨俊朋，史晓阳，等. 血浆肌肉因子鸢尾素含量与肌肉减少症的相关性 [J]. 中华骨质疏松和骨矿盐疾病杂志，2019，12 (3)：226 – 232.

[280] PARK HS, KIM HC, ZHANG DD, et al. The novel myokine irisin: clinical implications and potential role as a biomarker for sarcopenia in postmenopausal women [J]. Endocrine, 2018, 64 (4): 341 – 348.

[281] ROTTER V, NAGAEV I, SMITH U. Interleukin-6 (IL-6) induces insulin resistance in 3T3-L1 adipocytes and is, like IL-8 and tumor necrosis factor-alpha, overexpressed in human fat cells from insulin-resistant subjects [J]. The Journal of Biological Chemistry, 2003, 278 (46): 45777 – 45784.

[282] GWOZDZIEWICZOVÁ S, LICHNOVSKÁ R, YAHIA RB, et al. TNF-α in the development of insulin resistance and other disorders in metabolic syndrome [J]. Biomed Pap Med Fac Univ Palacky Olomouc Czech Repub, 2005, 149 (1): 109 – 117.

[283] KIM JE, LEE YH, HUH JH, et al. Early-stage chronic kidney disease, insulin resistance, and osteoporosis as risk factors of sarcopenia in aged population: the fourth Korea National Health and Nutrition Examination Survey (KNHANES Ⅳ), 2008 – 2009 [J]. Osteoporosis International, 2014, 25 (9): 2189 – 2198.

[284] BIJLSMA AY, MESKERS CGM, VAN HEEMST D, et al. Diagnostic criteria for sarcopenia relate differently to insulin resistance [J]. Age, 2013, 35 (6): 2367 – 2375.

[285] ABBATECOLA AM, FERRUCCI L, CEDA G, et al. Insulin resistance and muscle strength in older persons [J]. J Gerontol A Biol Sci Med Sci, 2005, 60 (10): 1278 – 1282.

[286] UMEGAKI H. Sarcopenia and diabetes: hyperglycemia is a risk factor for age-associated muscle mass and functional reduction [J]. J Diabetes Investig, 2015, 6 (6): 623 – 624.

[287] CLEASBY ME, JAMIESON PM, ATHERTON PJ. Insulin resistance and sarcopenia: mechanistic links between common co-morbidities [J]. Journal of Endocrinology, 2016, 229 (2): 67 – 81.

[288] SOYSAL P, KOCYIGITT SE, DOKUZLAR O, et al. Relationship between sarcopenia and orthostatic hypotension. Age and Ageing, 2020, 49 (6): 959 – 965.

[289] TANAKA K, KANAZAWA I, SUGIMOTO T. Reduction in endogenous insulin secretion is a risk factor of sarcopenia in men with type 2 diabetes mellitus [J]. Calcified Tissue International, 2015, 97 (4): 385 – 390.

[290] FERRARA LA, CAPALDO B, MANCUSI C, et al. Cardiometabolic risk in overweight subjects with or without relative fat-free mass deficiency: the strong heart study [J]. Nutrition, Metabolism, and Cardiovascular Diseases: NMCD, 2014, 24 (3): 271 – 276.

[291] SRIKANTHAN P, HEVENER AL, KARLAMANGLA AS. Sarcopenia exacerbates obesity-associated insulin

resistance and dysglycemia: findings from the National Health and Nutrition Examination Survey Ⅲ [J]. PLoS One, 2010, 5 (5): e10805.

[292] KWON SS, LEE SG, LEE YH, et al. Homeostasis model assessment of insulin resistance in a general adult population in Korea: additive association of sarcopenia and obesity with insulin resistance [J]. Clinical Endocrinology, 2017, 86 (1): 44 – 51.

[293] CHUNG SM, HYUN MH, LEE E. Novel effects of sarcopenic osteoarthritis on metabolic syndrome, insulin resistance, osteoporosis, and bone fracture: the national survey [J]. Osteoporosis International, 2016, 27 (8): 2447 – 2457.

[294] MESINOVIC J, ZENGIN A, DE COURTEN B, et al. Sarcopenia and type 2 diabetes mellitus: a bidirectional relationship [J]. Diabetes, Metabolic Syndrome and Obesity: Targets and Therapy, 2019, 12: 1057 – 1072.

[295] 姜勋平，杨利国．卵泡抑制素主动和被动免疫及基因免疫研究进展 [J]. 畜牧与兽医，2000，32 (4): 38 – 40.

[296] 隋龙．卵泡抑素与生殖调节 [J]. 国外医学：妇产科学分册，1995，22 (5): 259 – 262.

[297] DASARATHY S, MCCULLOUGH AJ, MUC S, et al. Sarcopenia associated with portosystemic shunting is reversed by follistatin [J]. J Hepatol, 2011, 54 (5): 915 – 921.

[298] 千田益生，堅山佳美，兼田大輔，等．サルコペニアとリハビリテーション [J]. Jpn J Rehabil Med, 2017, 54: 609 – 616.

[299] 乔玉成，王卫军．全球人口体力活动不足的概况及特征 [J]. 体育科学，2015 (8): 8 – 15.

[300] HIDETAKA W. Rehabilitation nutrition for sarcopenia [J]. Japanese J Surg Metab Nutr, 2016, 50: 43 – 49.

[301] 杜明斗．代谢综合征体力活动不足病因论 [M]. 杭州：浙江大学出版社，2015.

[302] REIHMANE D, GRAM M, VIGELSØ A, et al. Exercise promotes IL-6 release from legs in older men with minor response to unilateral immobilization [J]. Eur J Sport Sci, 2016, 16 (8): 1039 – 1046.

[303] GOULD DW, LAHART I, CARMICHAEL AR, et al. Cancer cachexia prevention via physical exercise: molecular mechanisms [J]. J Cachexia Sarcopenia Muscle, 2013, 4 (2): 111 – 124.

[304] GIANOUDIS J, BAILEY CA, DALY RM. Associations between sedentary behaviour and body composition, muscle function and sarcopenia in community-dwelling older adults [J]. Osteoporosis International, 2015, 26 (2): 571 – 579.

[305] SANTOS VR, ARAUJO MYC, CARDOSO MR, et al. Association of insufficient physical activity with sarcopenia and sarcopenic obesity in individuals aged 50 years or more [J]. Revista de Nutrição, 2017, 30 (2): 175 – 184.

[306] 刘震超，赵新波，王猛，等．临沂地区成年人骨骼肌量减少的危险因素 [J]. 中华骨质疏松和骨矿盐疾病杂志，2018，11 (3): 248 – 254.

[307] SANTOS VR, CORREA BD, PEREIRA CGDS, et al. Physical activity decreases the risk of sarcopenia and sarcopenic obesity in older adults with the incidence of clinical factors: 24-month prospective study [J]. Experimental Aging Research, 2020, 46 (1): 1 – 12.

[308] ORME M, WIJNDAELE K, SHARP SJ, et al. Combined influence of epoch length, cut-point, and bout duration on accelerometry-derived physical activity [J]. International Journal of Behavioral Nutrition & Physical Activity, 2014, 11 (1): 34.

[309] SCOTT D, JOHANSSON J, GANDHAM A, et al. Associations of accelerometer-determined physical activity and sedentary behavior with sarcopenia and incident falls over 12 months in community-dwelling Swedish older adults [J]. Journal of Sport and Health Science, 2020, Feb 5: 1-9.

[310] AGGIO DA, SARTINI C, PAPACOSTA O, et al. Cross-sectional associations of objectively measured physical activity and sedentary time with sarcopenia and sarcopenic obesity in older men [J]. Preventive Medicine, 2016, 91: 264-272.

[311] SÁNCHEZ-SÁNCHEZ JL, MAÑAS A, GARCÍA-GARCÍA FJ, et al. Sedentary behaviour, physical activity, and sarcopenia among older adults in the TSHA: isotemporal substitution model [J]. J Cachexia Sarcopenia Muscle, 2019, 10 (1): 188-198.

[312] KIM M, KIM MK. Physical activity and sedentary behavior patterns according to body composition phenotypes of sarcopenia and obesity in frail older women [J]. The Korean Journal of Obesity, 2014, 23 (3): 194.

[313] 谷本芳美，渡辺美鈴，樋口由美，等. 地域高齢者における筋肉量の評価方法について [J]. 日本老年医学会雑誌，2008，45 (2)：213-214.

[314] 장윤희, 김규석, 강정선, et al. 근감소증 노인의 앉은 상태에서 일어서기 동작 시 체간및 체중심 특성 분석 [J]. 재활복지공학회논문지, 2019, 13 (1): 85-91.

[315] 김명철, 김해인, 박상웅, et al. 근감소증 성인의 신체 기능 분석 [J]. 대한통합의학회지, 2020, 8 (2): 199-209.

[316] 原口和史，細井由美，中野唯，等. 筋量サルコペニアと運動器不安定症 [J]. 整形外科と災害外科，2017，66 (2)：310-311.

[317] 苏浩，王卉，谢敏豪. 体力活动不足的判断标准探讨 [J]. 中国运动医学杂志，2013，32 (2)：179-181，185.

[318] KIM HT. An analysis of age-related loss of skeletal muscle mass and its significance on osteoarthritis in a Korean population [J]. 언어와 정보, 2016, 31 (3): 585-593.

[319] NA W, KIM J, CHUNG BH, et al. Relationship between diet quality and sarcopenia in elderly Koreans: 2008-2011 Korea National Health and Nutrition Examination Survey [J]. Nutrition research and practice, 2020, 14 (4): 352-364.

[320] LEE H, NA W, SOHN C. Associations of dietary patterns with sarcopenic obesity among middle-aged women [J]. 한국생활과학회지, 2019, 28 (1): 21-32.

[321] JANG BY, BU SY. Total energy intake according to the level of skeletal muscle mass in Korean adults aged 30 years and older [J]. Nutrition Research and Practice, 2018, 12 (3): 222-232.

[322] OH C, NO JK. The relationship between nutrient intakes and health indicators according to rice consumption in korean elderly [J]. Culinary Science & Hospitality Research, 2017, 23 (1): 19-27.

[323] 오승은, 박윤정. 폐경 후 여성의 근감소증과 식사 내 섬유소 섭취 및 산-염기 부하의 상관성[J]. 한국식품영양과학회지, 2019, 48 (3): 352-361.

[324] LIM HS. Association of dietary variety status and sarcopenia in korean elderly [J]. 대한골대사학회대한골대사학회지대한골대사학회지, 2020, 27 (2): 143-149.

[325] 山田実. サルコペニア・フレイルに対する介入 [J]. 体力科学，2017，66 (1)：34.

[326] PADDON-JONES D, RASMUSSEN B. Dietary protein recommendations and the prevention of sarcopenia [J]. Current Opinion in Clinical Nutrition & Metabolic Care, 2009, 12 (1): 86-90.

[327] CRAMER J, CRUZ-JENTOFT AJ, LANDI F, et al. Impacts of high-protein oral nutritional supplements a-

mong malnourished men and women with sarcopenia: a multicenter, randomized, double-blinded, controlled trial [J]. Journal of the American Medical Directors Association, 2016, 17 (11): 1044 - 1055.

[328] DARDEVET D, RIEU I, FAFOURNOUX P, et al. Leucine: a key amino acid in ageing-associated sarcopenia? [J]. Nutrition Research Reviews, 2003, 16 (1): 61 - 70.

[329] DREYER HC, VOLPI E. Role of protein and amino acids in the pathophysiology and treatment of sarcopenia [J]. Journal of the American College of Nutrition, 2005, 24 (2): 140S - 145S.

[330] KOBAYASHI H. Age-related sarcopenia and amino acid nutrition [J]. The Journal of Physical Fitness and Sports Medicine, 2013, 2 (4): 401 - 407.

[331] FUJITA S, VOLPI E. Amino acids and muscle loss with aging [J]. Journal of Nutrition, 2006, 136 (S1): 277S - 280S.

[332] KAO M, COLUMBUS D, SURYAWAN A, et al. Enteral β-hydroxy-β-methylbutyrate supplementation increases protein synthesis in skeletal muscle of neonatal pigs [J]. AJP Endocrinology and Metabolism, 2015, 310 (11): E1072 - E1084.

[333] ALWAY S, PEREIRA SL, EDENS N, et al. β-hydroxy-β-methylbutyrate (HMB) enhances the proliferation of satellite cells in fast muscles of aged rats during recovery from disuse atrophy [J]. Experimental gerontology, 2013, 48 (9): 973 - 984.

[334] KIM JY, KIM DH, KIM YH, et al. Associations of breastfeeding duration and reproductive factors with sarcopenia in elderly Korean women: a cross-sectional study from the Korea National Health and Nutrition Examination Survey 2010 - 2011 [J]. Korean Journal of Family MedicineKorean Journal of Family Medicine, 2019, 40 (3): 165 - 170.

[335] ÖZTÜRK ZAA, TÜRKBEYLER IH, DEMIR Z, et al. The effect of blood glucose regulation on sarcopenia parameters in obese and diabetic patients [J]. Turk J Phys Med Rehab, 2018, 64 (1): 72 - 79.

[336] 백경완, 차희재, 박정준. Effects of high-fat diet on type-I muscle loss in rats [J]. 생명과학회지, 2013, 23 (12): 1509 - 1515.

[337] KIM MK, BAEK KH, SONG KH, et al. Vitamin D deficiency is associated with sarcopenia in older Koreans, regardless of obesity: the Fourth Korea National Health and Nutrition Examination Surveys (KNHANES Ⅳ) 2009 [J]. The Journal of Clinical Endocrinology and Metabolism, 2011, 96 (10): 3250 - 3256.

[338] CEGLIA L. Vitamin D and skeletal muscle tissue and function [J]. Molecular Aspects of Medicine, 2008, 29 (6): 407 - 414.

[339] 松井康素. サルコペニアとフレイルの概念と予防 - ロコモティブシンドロームとの関連性を含め [J]. Jpn J Rehabil Med, 2016, 53: 894 - 899.

[340] SCOTT D, BLIZZARD L, FELL J, et al. A prospective study of the associations between 25-hydroxy-vitamin D, sarcopenia progression and physical activity in older adults [J]. Clinical Endocrinology, 2010, 73 (5): 581 - 587.

[341] KUWABARA A, TSUGAWA N, KONDO H, et al. Associations between serum 25-hydroxyvitamin D3 level and skeletal muscle mass and lower limb muscle strength in Japanese middle-aged subjects [J]. Osteoporosis and Sarcopenia, 2017, 3 (1): 53 - 58.

[342] SALLES J, CHANET A, GIRAUDET C, et al. 1, 25 (OH) 2-vitamin D3 enhances the stimulating effect of leucine and insulin on protein synthesis rate through Akt/PKB and mTOR mediated pathways in murine

C2C12 skeletal myotubes [J]. Mol Nutr Food Res, 2013, 57 (12): 2137-2146.

[343] ZHAO G. Is iron accumulation a possible risk factor for sarcopenia? [J]. Biol Trace Elem Res, 2018, 186 (2): 379-383.

[344] 정승호, 김종규, 조현철. Relationship of age-associated accumulation of intracellular iron with protein oxidative damages in skeletal muscle of rats [J]. 운동과학, 2010, 19 (4): 391-400.

[345] 유준일, 하용찬, 이영균, et al. High levels of heavy metals increase the prevalence of sarcopenia in the elderly population [J]. 대한골대사학회지, 2016, 23 (2): 101-109.

[346] RODRÍGUEZ CPM, JACQUELINE P, DAVID B. Congenital myasthenic syndromes and the neuromuscular junction [J]. Current Opinion in Neurology, 2014, 27 (5): 566-575.

[347] URANO T, INOUE S. Recent genetic discoveries in osteoporosis, sarcopenia and obesity [J]. Endocrine Journal, 2015, 62 (6), 475-484.

[348] HUANG J, HSU YH, MO CL, et al. METTL21C is a potential pleiotropic gene for osteoporosis and sarcopenia acting through the modulation of the NF-κB signaling pathway [J]. Journal of bone and mineral research: the official journal of the American Society for Bone and Mineral Research, 2014, 29 (7): 1531-1540.

[349] CHO J, LEE I, SONG M, et al. ACTN3 gene and susceptibility to sarcopenia and osteoporotic status in older korean adults [C]. 제 29 회 88 서울올림픽기념 국제스포츠과학학술대회, 2017, 6: 215.

[350] CHO J, LEE I, KANG H. ACTN3 gene and susceptibility to sarcopenia and osteoporotic status in older korean adults [J]. BioMed research international, 2017, 2017: 4239648.

[351] MARTA GF, RODRIGUEZ G, Santiago C, et al. The K153R variant in the myostatin gene and sarcopenia at the end of the human lifespan [J]. Age, 2010, 32 (3): 405-409.

[352] 高原，张伟波，陈健，等. 老年肌肉衰减综合征基因表达性别差异的生物信息学分析 [J]. 中国康复理论与实践，2018，24 (3): 249-255.

[353] 이광표, 신여진, 권기선. microRNA for determining the age-related myogenic capabilities of skeletal muscle [J]. BMB Reports, 2015, 48 (11): 595-596.

[354] 千田益生，堅山佳美，兼田大輔，等. サルコペニアとリハビリテーション [J]. Jpn J Rehabil Med, 2017, 54: 609-616.

第三章　肌少症的检查与诊断

肌少症的诊断标准目前较多，包括 EWGSOP、IWGOS、AWGS 等，这些参考标准除个别采用简易筛选方法外，均从骨骼肌质量、肌力、体力能力三方面评估。骨骼肌质量的测量方法较多，目前应用最广的为双能 X 线吸收测量法和生物电阻抗测量法，肌力的测定则主要以握力判定为主，体力能力检测以步速检测为主。由于人种、生活环境、生活习惯的不同，目前各个标准的相关指标临界值具有差异。

第一节　肌少症的检查

肌少症多从骨骼肌量和机体机能两个方面进行综合评估，前者采用双能 X 线吸收测量法（dual energy X-ray absorptiometry，DXA）、生物电阻抗测量法（bioelectrical impedance analysis，BIA）、电子计算机断层扫描（computed tomograhy，CT）和磁共振成像（magnetic resonance imaging，MRI）。后者多采用步速和握力测定。

一、骨骼肌量测定

CT 和 MRI 被视作是评估骨骼肌量的金标准，多以第 3 腰椎为测量标志物进行测量，肌肉质量通常通过 CT 使用 Hounsfied 单位（HU）的组织差异进行测量。CT 图像由吸收率的相对值定义，其中水的吸收率为 0，空气的吸收率为 1000 HU；骨骼为 200 HU 或更高；脂肪为 -30 ~ -190 HU（或 -50 ~ -150 HU），肌肉为 0 ~ 100 HU，并计算面积。在断层图像的特定区域中设置关注区域（region of interest，ROI），并根据该区域的 CT 值测量身体成分。研究发现，在肌少症中，脂肪等非收缩性组织增加，肌肉组织的 HU 减少。此外，使用 CT 图像测量肌肉质量的方法还可以准确地描绘肌肉的轮廓，因此，在通用图像的 ROI 中，使用区域测量功能来利用断层图像测量其面积值。由于癌症恶病质的进展，腰部 CT 中腰大肌的面积显著减少，这可以应用于临床实践中，包括恶病质的肌肉质量减少的观察。除了 CT 以外，MRI 的测量方法也被作为使用断层图像检测肌少症的方法，其可以更准确地测量与肌肉组织相对应的区域，但是检查时间长且检查成本高导致此方法尚未普及。使用 CT 图像评估腰大肌面积的优势在于，可以对接受腹部 CT 的患者同时评估腰大肌面积，可以客观地评估肌肉质量[1-3]。但 CT 和 MRI 价格昂贵，并且器械的使用受到各种条件限制，故这两种方法为目前普及方面不及双能 X 线吸收测量法和生物电阻抗测量法。

双能 X 线吸收测量法是目前几种诊断标准中首选采用的骨骼肌量测量方法，具有价格适中、操作简便和辐射暴露极小的优势。1998 年，Baumgartner 等制定肌少症采用 DXA 测定四肢的肌肉质量指数（skeletal muscle mass index，SMI）的标准，即低于同性别健康成年人

(18～40 岁)两个标准差，或男性低于 7.26 kg/m^2，女性低于 5.45 kg/m^2 为肌少症[4]。DXA 利用双能 X 射线骨密度仪（Lunar Prodigy，GE Healthcare，Madison，WI，USA）进行全身和局部身体成分的估算，其一般由 X 射线发生装置和限束扫描装置、X 射线接收器和信号处理系统以及机架和患者支撑装置组成。其原理为基于通过 X 射线物质的能量衰减程度因该物质的质量和数量而异的光子吸收原理能，工作时可释放高能（70 keV）和低能（38 keV）这两类光子，并呈细条束状发出，在穿过人体的过程中，射线能够直接被人体组织所吸收，对于肌肉等密度较低的组织其吸收射线的含量比较低，而骨骼等高密度的组织则能够吸收大量射线，即根据两种具有不同能量类型的 X 射线透射率的差异来测量骨骼矿物质含量、人体脂肪量和脂肪损失量[2,5]。其系统软件可以提供全身和特定区域的肌肉、脂肪和骨矿物质质量的测量。四肢瘦软组织被认为等同于左右上肢和下肢中瘦软组织的总和。检测时嘱受试者去除佩戴的金属物件后，在室温静息状态下仰卧于测量床上，通过在前视图平面图上使用 DXA 区域计算机生成的默认线将躯干和头部的附属物隔离开，使用特定的解剖标志，将上下肢定义为软组织，该软组织从一条穿过并垂直于股骨颈轴线的线延伸，并与骨盆边缘成一定角度，指向趾骨尖端和软组织从臂托的中心分别延伸到指尖[6]。尽管 DXA 法使用 X 射线，但其照射剂量可以忽略不计，对人体的影响小，无创，重现性极好，而且不易受水分变化的影响，但是它需要一定的空间。另外，由于通过 DXA 法测定的去脂脂肪量不能直接评价肌肉量，因此不能评价肌少症中的肌肉变性，并且从敏感性的角度不能评价肌肉量的变化[2]。

生物电阻抗测量法是一种利用生物组织与器官的电特性及其变化规律提取与人体生理、病理状况相关信息的检测技术，其借助置于体表的电极系统向检测对象送入一微小的交流测量电流或电压，检测相应的电阻抗及其变化，获取相关人体组织的信息[7]。BIA 法的优点是操作简便，侵入性小，并且可以在短时间内获得结果，也可以携带测量设备，较为经济，具有简捷、优惠的优势。但是 BIA 法根据去除的脂肪量估算肌肉质量，因此它会受到体内水量的极大影响，并且当由于诸如水肿或脱水之类的体液失去平衡时，很难做出准确的评估，同时 BIA 法也受到电导率波动的影响，因此，在利用 BIA 法评价肌肉质量时，需要统一检查时、测定时和进餐时等的条件。另外，测量设备仍然存在问题，如测量方法、肌肉质量的估计公式及确定身体成分的标准，这在制造商之间并不是恒定不变的缺乏标准化，使用不同设备进行 BIA 评估导致检测出的肌少症患病率差异很大，即使在同一人群中进行检测也是如此，由于 BIA 方程和截断值是总体和特定于设备的，因此对不同设备的数据应谨慎解释结果[2,8]。此外，通过 BIA 方法进行的肌肉质量评价与通过断层图像进行的肌肉质量测量值和通过匹配条件的 DXA 测量值具有良好的相关性[8]。

超声波回波方法近年来也是应用于肌少症的检测方法之一，超声波能对靠近体表的肌肉确定其准确的厚度，例如获取垂直于肌肉长轴的横截面图像并进行测量，具有易于使用和非侵入性的优点，也具有一定的运用价值[2]。肌少症的部位差异被称为局部肌少症，并且已知随着年龄的增长，腹部直肌和股四边形肌肉的减少比其他部位大，而 B 超方法可用于判断局部肌少症，并且该方法已被证实具有很高的重现性，可以作为评估体内肌肉大小的方法。作为诊断成像设备，超声方法比 CT、MRI 便宜，没有暴露的风险，可以通过简单的操作在短时间内进行测量，即使在临床实践中进行集体测量也可以快速准确地进行测量。基于这些事实，超声方法被认为作为肌少症的临床诊断方法是可靠的[9]。

综上，每种测量方法都有其优缺点，选择时必须考虑劳动力和成本、患者情况、侵入性、暴露性、技能的必要性，尤其是所需数据的准确性和类型，从而选择适当的测量方法。

二、骨骼肌和机体机能测量

主要用于评估骨骼肌和机体能力的参数，包括步速和握力测量两部分。步速测量采用 6 m 步行试验，患者用日常步速走完 6 m 直线距离，用秒表记录行走所需时间，取 2 次步行时间的平均值计算步速。

Jang[10]对 9132 名参与者数据分析表明，握力与自我评估的健康状况呈负相关（OR = 0.94，95% CI =0.93 ~0.94，$P<0.0001$），65 岁及 65 岁以上且分数较低的患者自我评估的健康状况不佳，握力可能被视为诊断肌少症的指标，并且也可能影响自我评估的健康状况。肌力与肌肉质量相关，研究表明，与衰老相关的手部肌肉大小和强度的减少比内在肌肉的变化更大，并做出了肌少症对远侧肌肉的大小和力量的影响可能比对近端肌肉的影响更大的假设[11]。

关于握力测试，目前研究发现不同的姿势，肘部和手腕相对位置不同，用于测试的手和测力计的设置都可能会影响测量强度，这些都会对最终的握力造成误差。因此，手部治疗师学会于 1981 年建议测量握力使用 Jamar 测力计，每个受试者坐位并保持肩膀内收，双肘弯曲 90°，前臂处于中立位置[12]。하용찬等[13]分析 34 项肌少症流行病学研究中用于测量握力的方法，包括在坐姿下测量最大握力，肘部弯曲 90°测量，肩膀弯曲 0°手腕处于中立位置（0°）测量，在肩膀弯曲 180°肘部完全伸展且手腕处于中立位置（0°）的情况下测量，测量站立时的最大握力，每隔 30 秒在左右两侧进行 3 次测量等，分析结果表明右侧和左侧坐姿的总不确定度分别为 1.14% 和 0.38%，右侧和左侧站立姿势的组合不确定度分别为 0.35% 和 1.20%，右侧和左侧坐姿的扩展不确定度分别为 2.28% 和 0.79%，右侧和左侧站立位置的扩展不确定度分别为 0.71% 和 2.41%，这表明握力强度测量存在不确定性，并且在测量之间存在显著差异，为了更精确地诊断肌少症，需要校正握力计以克服不确定性。

第二节　肌少症的诊断

1998 年，Baumgartner 等采用 DXA 测量法，以四肢骨骼肌质量与身高平方的比值即 SMI 制定肌少症诊断标准，男性 SMI 低于 7.26 kg/m^2，女性 SMI 低于 5.45 kg/m^2 为肌少症[1]。之后出现的 BIA 法标准也采取 SMI 作为评价指标，其中正常值男性≥10.76 kg/m^2，女性≥6.76 Kg/m^2；中度肌少症男性 8.51 ~10.75 kg/m^2，女性 5.76 ~6.75 kg/m^2；重度肌少症男性≤8.50 kg/m^2，女性≤5.75 kg/m^2[14]。但是后续的研究对 SMI 作为肌少症诊断参数提出了挑战，김형국等[15]进行了一项更大范围的研究，通过对 10 岁及 10 岁以上 14 544 名男性和 17 971 名女性的研究显示，就老化过程的替代指标而言，四肢骨骼肌质量/BMI 表现出相似的变化，而四肢骨骼肌质量/体重和四肢骨骼肌质量/身高平方没有相关性，在肌少症的肌肉

指标中，似乎只有四肢骨骼肌质量/BMI 代表衰老过程。

关于 CT 和 MRI 的检查结果诊断标准，岩村真樹等[16]对 80 名女性（75 ± 11 岁）进行 DXA 和腹部 CT 成像检测，分析腹部 CT 上的腰大肌（T_{12} ~ L_4 椎体与横突之间）横断面积与 DXA 计算的肌肉质量之间的关系，结果肌少症组腰大肌的横截面积显著低于非肌少症组，DXA 计算的全身肌肉质量与 CT 上腰大肌的横截面积之间具有相关性，而全身肌肉质量与腰部肌肉的横截面积显示出高度相关性，腰大肌的萎缩发生早于其他肌肉群，横截面积可以作为早期筛查肌少症的指标。佐藤憲明[3]对 41 名接受心脏外科手术的男性患者进行研究，发现患者腰大肌的面积与下肢的肌肉质量、SMI 之间存在很强的相关性，腰大肌的面积可以作为肌少症的诊断标准。腰大肌起源于第 12 胸椎至第 4 腰椎的椎体和椎间盘，附着在股骨小转子上，是弯曲大腿的内部蠕动肌肉之一。由于肌肉躯干是独立运行的，因此很容易通过 CT 检查识别，既往研究多选取在第 3 或第 4 腰椎下边缘的椎间盘水平处测量腰大肌的横截面积，但是以椎间盘水平为指标的腰大肌面积不一定是腰大肌的最大横截面，腰大肌面积的改变也不能代表总肌肉面积的改变，并且测量部位因报告者而异，还没有建立统一的标准值。此外，还没有考虑驼背和侧后凸畸形的情况，如果脊椎有这种畸形，则参考椎间盘表面和较大的腰肌测量表面会错位。由于最近开发了多探测器原始 CT（多行 CT 装置）、血管立体重建图像、虚拟结肠造影（CT 结肠造影），使得肝切除时的残留物创建和分析肝脏容量等的测量变得非常容易，并且基于这些图像的手术（图像导航手术）已经广泛进行，使用该技术可以测量腰大肌的体积，因此，体积可能比横截面积测量更准确地反映肌肉质量[17-18]。平山一久[17]通过 3D-CT 对 20 岁以上 500 名（男性 250 名，女性 250 名）受试者进行腰大肌体积测定，结果男性的平均腰大肌体积值为（295.7 ± 106.8）cm^3，女性的平均腰大肌体积值为（165.2 ± 58.9）cm^3，与男性和女性年龄均呈高度负相关，年龄与身体表面积（以下简称为 BSA）显示出最高的相关性，肌少症患者测得的腰大肌体积小于经身体表面积计算的理想腰大肌体积的 80%，通过 3D-CT 获得的腰大肌体积是老年人的有效营养指标，预计将来通过增加包括年轻人在内的被测量病例的数量，评价的准确性将进一步提高。

现有的多项研究表明，腰大肌的厚度/身高（psoas muscle thickness per height，PMTH）对于肝硬化患者的肌少症检测和预后预测也有效，Gu[19]对 653 例平均年龄为 53.6 ± 10.2 岁患者研究发现，PMTH 与 SMI 高度相关（$r = 0.526$，$P < 0.001$），预测肌少症的最佳腰肌厚度临界值为男性 17.3 mm/m，女性 10.4 mm/m，这被定义为针对性别的腰肌厚度临界值（sex-specific cutoffs of PMTH，SsPMTH），之前发布的 PMTH 临界值定义为 PMTH 的性别非特异性临界值（sex-nonspecific cutoff of PMTH，SnPMTH），230 例患者（35.2%）被诊断患有 SsPMTH 肌少症，而 280 例患者（44.4%）被诊断患有 SnPMTH 肌少症。多因素 Cox 回归分析，SsPMTH 肌少症（HR = 1.944，95% CI = 1.144 ~ 3.304，$P = 0.014$）与死亡率显著相关，而 SnPMTH 肌少症则与死亡率无关（HR = 1.446，95% CI = 0.861 ~ 2.431，$P = 0.164$）。以上结果表明，肝硬化患者 PMTH 与 SMI 密切相关，SsPMTH 肌少症是这些患者死亡率的独立预测因子，与 SnPMTH 肌少症相比，死亡率预测更准确。Anette 等[20]提出基于 MRI 的身高平方（TTVi）标准化的大腿肌肉总体积定量，男性阈值为 TTVi = 3.64 L/m^2，女性阈值为 TTVi = 2.76 L/m^2，小于阈值者为肌少症。문정재等[21]分析了 409 例年龄 65 岁以上老年患

者，包括231名男性和178名女性，发现基于下肢骨骼肌质量指数的肌少症诊断与生活质量评估显著相关，下肢骨骼肌质量指数是一种基于骨骼肌质量的理想指标，适合老年人的身体成分评估。

此外，特殊情况下，简易的小腿周径测量也可以应用于肌少症的评估。而随着EWGSOP、IWGOS、AWGS根据骨骼肌质量和握力、步速的测定结果相继出台了各自的诊断标准，肌少症的诊断才有了完整的评估体系。目前所采用的肌少症几种诊断标准由于四肢骨骼肌质量的校正方法的不统一，故多数采用身高平方校正四肢骨骼肌质量，即SMI = 四肢骨骼肌质量/身高平方。

一、EWGSOP 诊断标准

2010年由欧洲老年医学学会、欧洲临床营养与代谢学会、国际老年医学和老年医学协会－欧洲地区以及国际营养与衰老协会组成的EWGSOP为年龄相关的肌少症制定了临床定义和共识性诊断标准[22]：EWGSOP将肌少症定义为一种以骨骼肌质量和力量进行性和普遍性丧失为特征的综合征，并具有诸如身体残疾、生活质量差和死亡等不良后果的风险。对于肌少症的诊断，EWGSOP建议同时将低肌肉质量和低肌肉功能（力量或性能）用于肌少症的诊断，并进一步将概念阶段定义为“肌少症前期”“肌少症”和“严重肌少症”，其中仅存在骨骼肌量的减少为“肌少症前期”，同时伴有肌力或体力功能的下降为“肌少症”，同时伴有肌力和体力功能的下降为“严重肌少症”。该标准分别采用DXA和BIA法作为检测方法，DXA诊断标准为：骨骼肌量低于同种族成年青年人2个标准差，同时伴有肌力下降或体力功能下降。EWGSOPDXA诊断界值为骨骼肌量水平：SMI，男 $<7.26\ kg/m^2$，女 $<5.5\ kg/m^2$。BIA诊断标准为骨骼肌量水平：SMI，男 $<8.87\ kg/m^2$，女 $<6.42\ kg/m^2$；握力，男 <30 kg，女 <20 kg；步速≤0.8 m/s。具体诊断流程见图3-1。

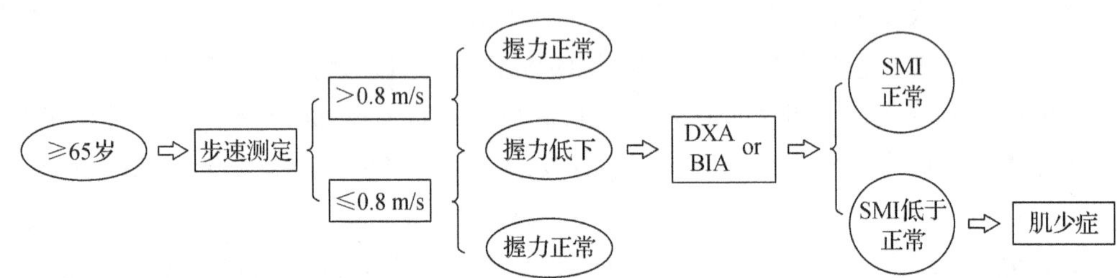

图3-1 EWGSOP2010肌少症诊断流程

2018年，EWGSOP过去十年中积累的科学和临床证据对肌少症的原始定义进行了更新，发布了EWGSOP 2018版肌少症共识，即EWGSOP 2.0版[23]。EWGSOP 2018提出既往人们对于肌少症的认识认为都与老化和老年人有关，但进一步研究发现，肌少症的发生始于生命早期，且除了老化增龄以外还有许多致病因素，并且低肌力的评估作用要重要于较低的骨骼肌量，强调通过早期的有效干预可以很大程度预防、推迟甚至逆转肌少症的发生。此外，EWGSOP 2018还将肌少症区分为急性和慢性两种亚型，将持续少于6个月的肌少症定为急性肌少症，其病因多为急性疾病和损伤所致，而持续时间长于6个月的肌少症为慢性肌少

 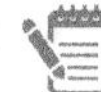

症，其病因多为慢性疾病导致。在 EWGSOP 2018 中，机体物理性能评估仅用于评估肌少症的严重程度。这与 EWGSOP 2010 认为运动性能改变是肌少症的主要组成部分相反。

EWGSOP 2018 使用低肌力作为肌少症的主要参考值，即检测到低肌力时，就可能发生肌少症。其最新的诊断标准具体为：符合肌力低下诊断标准可能是肌少症；符合肌力低下诊断标准，并证实满足骨骼肌量减少的标准，可以确诊为肌少症；同时伴有体力能力下降者可诊断为严重肌少症。

EWGSOP 2018 对肌少症的诊断流程进行了更为细致的规划：

（1）采用简易五项评分问卷（SARC-F）* 或者 Ishii（石井）评分 * 进行病例筛查；

（2）采用握力或椅立测试 * 进行肌力的评估；

（3）采用 DXA、BIA、CT、MRI 进行骨骼肌量的评估；

（4）采用步速、简易体能状况量表（short physical performance battery，SPPB）*、起立 – 行走计时测试（timed-up and go test，TUG）*、400 m 步行 * 进行体力能力的评估。

*SARC-F 问卷（表 3–1）：共包括肌力等 5 项测试内容，SARC-F≥4 定义为肌少症，研究显示与 EWGSOP、AWGS 等标准相比，SARC-F 的敏感性较低（男性 11%～60%，女性 28%～34%），但是 SARC-F 显示出高特异性（男性 96.6%～98%，女性 85%～87.7%）和高阴性预测值（男性 89.2%～99.3%，女性 88.5%～98.4%），对国内老年人的评估效果也较为理想[24-26]。

表 3–1　SARC-F 问卷具体内容

1. 举起/搬运 10 磅重物
简单，0 分；较难，1 分；困难/无法完成，2 分
2. 步行穿越房间
简单，0 分；较难，1 分；困难/无法完成，2 分
3. 从床上或椅子起立
简单，0 分；较难，1 分；困难/无法完成，2 分
4. 爬 10 层阶梯
简单，0 分；较难，1 分；困难/无法完成，2 分
5. 过去 1 年内跌倒次数
无，0 分；1～3 次，1 分；≥4 次，2 分

*Ishii 评分[27]：Ishii 评分具体计算公式，男性得分 = 0.62（Age-64）– 3.09（Grip strength-50）– 4.64（Calf circumference-42）；女性得分 = 0.80（Age-64）– 5.09（Grip strength-34）– 3.28（Calf circumference-42），其阈值为男性 105 分，女性 120 分。

关于两种评分，Li 等[28]研究认为 SARC-F 和 Ishii 的分数都有助于在临床中及早发现肌少症，SARC-F 的高特异性可防止对没有危险的人群进行不必要和不便的检查，虽然 Ishii 分数显示出比 SARC-F 更高的准确度，但 Ishii 评分项目小腿围和握力强度可能不足以代表患者的功能状态。

*椅立测试：受试者不依靠手臂从测试椅上坐立到站立 5 次所需要的时间。

*SPPB：是包含步速、平衡测试和椅立测试在内的复合测试，总分 12 分，≤8 分判定为体力能力低下。

*TUG：受试者从标准座椅起立，然后行走至 3 m 标记处，再折返坐回的检测手段。

*400 m 步行：受试者尽可能快地完成 20 圈步行（20 米/圈）的测试，测试期间允许休息 2 次。

EWGSOP 2018 诊断标准各项目临界值见表 3-2。

表 3-2　EWGSOP 2018 诊断标准各项目临界值

项目	男性临界值	女性临界值
SMI（kg/m^2）（DXA）	<7.0	<6.0
四肢骨骼肌量（Kg）	<20	<15
握力（kg）	<27	<16
椅立测试（s）	>15	
4 m 步速（m/s）	≤0.8	
SPPB	≤8	
TUG（s）	≥20	
400 m 步行（min）	≥6 或不能完成	

具体诊断流程见图 3-2。

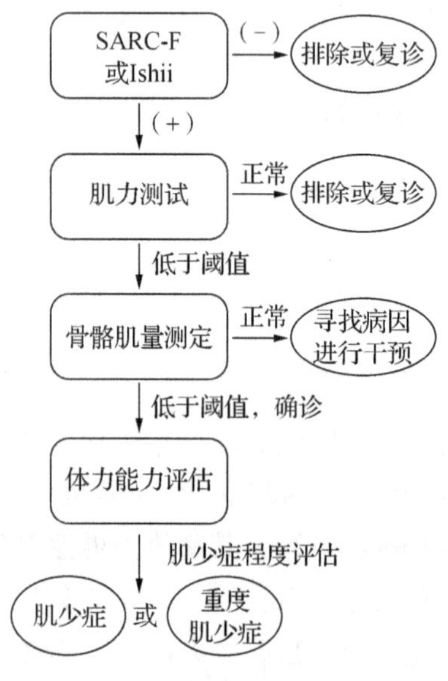

图 3-2　EWGSOP 2018 肌少症诊断流程

 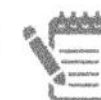

二、IWGOS 诊断标准

国际肌少症会议工作组于 2009 年在罗马举行第一次会议并提出了肌少症的共识定义[29]：肌少症是与年龄相关的骨骼肌质量和功能丧失，并认为肌少症的原因是多方面的，包括失用、内分泌功能改变、慢性疾病、炎症、胰岛素抵抗和营养缺乏。尽管恶病质可能是肌少症的一个组成部分，但这两种情况并不相同。

IWGOS 认为，所有表现出身体机能、力量或整体健康状况下降的老年患者均应考虑肌少症的诊断。长期卧床，不能独立从椅子上站立起来或步态速度 <1 m/s 的患者应特别考虑肌少症。符合这些标准的患者应进一步使用 DXA 进行身体成分评估。

IWGOS 的诊断标准给出的各项检查的临界值为：SMI，男 <7.23 kg/m^2，女 <5.67 kg/m^2；步速≤1.0 m/s。

随后 IWGOS 在新墨西哥州阿尔伯克基举行的第二次会议[30]：根据对肌少症的共识定义，考虑当前的科学和临床证据，以评估ⅡB 期临床试验设计和开发中必要的测量变量和结果。Ⅱ期临床试验按病例系列或随机对照试验评估治疗效果，而ⅡB 期临床试验专门设计用于研究在经济上合理的时间范围内以指定剂量服用药理剂或治疗方案的疗效。在阿尔伯克基举行的会议上，该小组讨论的有关ⅡB 期临床试验设计的主题包括文献综述、目标人群、研究设计（样本量、方法等）、主要结果和当前经验，严格地将肌少症的范围视为可治疗的老年病，提出了理论定义并评估了ⅡB 期肌少症临床试验的效用，得出以下结论：①肌少症是一种重要的普遍性老年病，应引起研究人员、临床医生和公共卫生管理人员的更多关注；②肌少症的筛查和评估工具集需要达成共识；③肌少症预防和治疗的临床试验应考虑到衰老过程中的异质性和复杂性，尽可能设置对照组；④方法学及结果的准确性和可靠性对于记录变化非常重要，因为它们在识别肌少症中的敏感性和特异性也很重要。

三、AWGS 诊断标准

2014 年 AWGS 旨在亚洲促进肌少症的研究，从亚洲国家收集了关于肌少症研究的最佳可用证据，建立了相关肌少症诊断的共识[31]：AWGS 认同既往的研究，认为肌少症应被描述为低骨骼肌质量加上低肌肉力量和（或）低体力能力，并且 AWGS 还建议了结局指标以供进一步研究，以及评估肌少症的条件。除了对社区老年人的肌少症进行筛查外，AWGS 还建议在某些临床条件和医疗环境中评估肌少症，以促进在临床实践中实施肌少症的筛查和研究。

同时，AWGS 认为亚洲为多种族组成区域。目前可获得的大多数研究均为东亚地区的人群研究，因此，应促进加强对南亚、东南亚和西亚的肌少症研究。另外，大多数亚洲肌少症研究都是采用横断面设计进行的，很少有纵向研究，不像西方国家的其他报告一样收集了常用的成果指标。

AWGS 2014 诊断标准各项目临界值：

骨骼肌量 - DXA 诊断界值为骨骼肌量水平：SMI，男 <7.0 kg/m^2，女 <5.4 kg/m^2；BIA 诊断标准为骨骼肌量水平：SMI，男 <7.0 kg/m^2，女 <5.7 kg/m^2；握力，男 <26 kg，

女＜18 kg；步速≤0.8 m/s。

AWGS 2014 诊断流程见图 3-3，图 3-4。

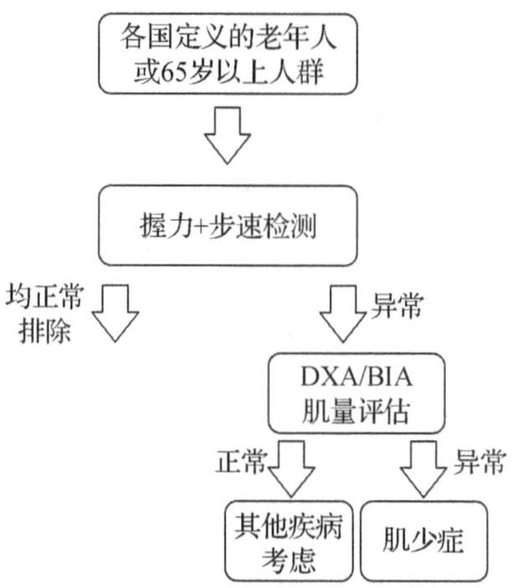

图 3-3　AWGS 2014 肌少症诊断流程

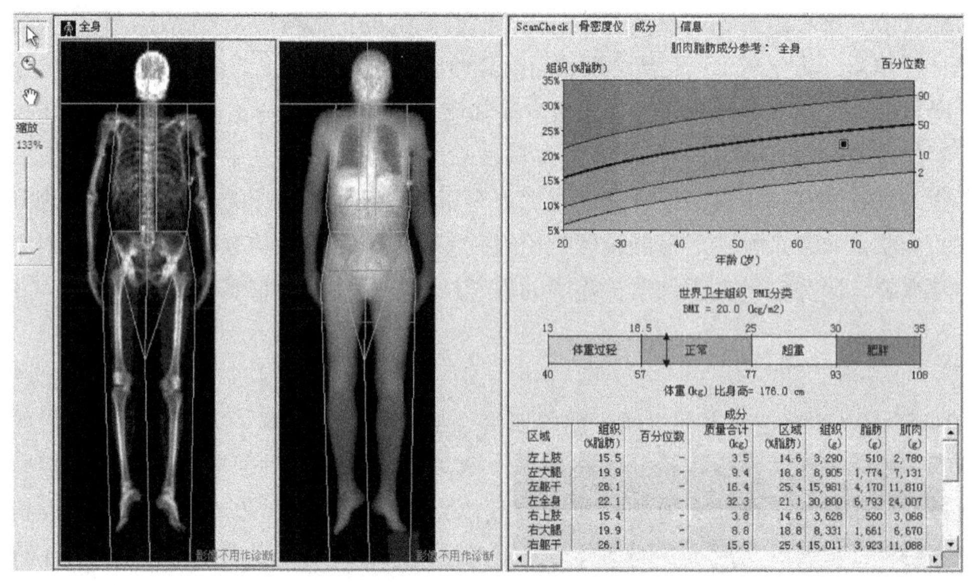

（男，年龄：67.9 岁，SMI：6.34 kg/m^2）

图 3-4　AWGS 2014 肌少症诊断确诊的肌少症患者

（临沂市人民医院东医疗区骨密度检测室提供）

继 EWGSOP 于 2018 年修订了其肌少症的定义及诊断后，AWGS 也于 2019 年基于亚洲各国研究数据对 AWGS 肌少症共识做出了调整[32]：不同于 EWGSOP 2018 将肌力放在了首要位置，AWGS 2019 认为肌力和体力功能下降均是肌少症的重要因素，且对预后有不良影响，因此只要二者之一水平下降，并合并骨骼肌质量下降即可诊断肌少症，若二者同时下降，则为严重肌少症。

此外，AWGS 2019 还引入了“可能肌少症”的概念，仅由低强度的肌肉或低体力表现定义，专门用于初级保健或社区健康推广，以实现较早的生活方式干预。

与 EWGSOP 2018 一样，AWGS 2019 也对诊断流程做了进一步的详细规划。

（1）采用 SARC-F、小腿周径*或 SARC-F 结合小腿围（SARC-CalF）*进行病例筛查；

（2）采用握力*进行肌力的评估；

（3）采用 DXA、BIA、CT、MRI 进行骨骼肌量的评估；

（4）采用 SPPB、6 m 步速*、5 次起坐试验*评估躯体功能。

*小腿周径：AWGS 2019 建议将小腿周径的筛查纳入肌少症的初步筛查中，其界值为男性 <34 cm，女性 <33 cm。Rolland 等[33]研究认为，小腿周径与四肢骨骼肌质量相关（r = 0.63）。31 cm 以下小腿周径是肌少症的最佳临床指标（sensitivity = 44.3%，specificity = 91.4%），但小腿周径不能用于预测肌少症，但其意义为可以提供相关肌肉和身体功能的信息。Kawakami 等[34]对日本肌少症人群研究发现，小腿周径与四肢骨骼肌质量（男性 r = 0.81，女性 r = 0.73）和 SMI（男性 r = 0.80，女性 r = 0.69）均呈正相关，且预测男性肌少症的最佳小腿周径临界值是 34 cm（sensitivity = 88%，specificity = 91%），女性肌少症的最佳小腿周径临界值是 33 cm（sensitivity = 76%，specificity = 73%）。因此，Kawakami 等认为小腿周径可作为诊断肌少症肌肉质量的替代指标，并建议小腿围预测低肌肉质量的临界值在男性中为 <34 cm，在女性中为 <33 cm。Kim 等[35]对韩国老年肌少症人群的研究也发现，四肢骨骼肌质量（男性 r = 0.55，女性 r = 0.54）和 SMI（男性 r = 0.55，女性 r = 0.42）与小腿周径也呈正相关，且预测肌少症的最佳小腿周径临界值是男性 35 cm，女性 33 cm，认为小腿周径也是评估韩国老年人肌少症的良好指标。

*SARC-CalF（表 3-3）：将 SARC-F 与小腿周径检测相关联，总分≥可考虑为肌少症。

表 3-3 SARC-CalF 问卷具体内容

1. 举起/搬运 10 磅重物

简单，0 分；较难，1 分；困难/无法完成，2 分

2. 步行穿越房间

简单，0 分；较难，1 分；困难/无法完成，2 分

3. 从床上或椅子起立

简单，0 分；较难，1 分；困难/无法完成，2 分

4. 爬 10 层阶梯

简单，0 分；较难，1 分；困难/无法完成，2 分

5. 过去 1 年内跌倒次数

无，0 分；1 ~ 3 次，1 分；≥4 次，2 分

6. 小腿周径

<临界值，10 分；≥临界值，0 分

Yang 等[36]进行了 SARC-F 与 SARC-CalF 的比较研究，SARC-CalF 的敏感性为 60.7%，特异性为 94.7%，而 SARC-F 的敏感性为 29.5%，特异性为 98.1%，认为 SARC-CalF 显著

提高了 SARC-F 在社区老年人中筛查肌少症的敏感性和总体诊断准确性。Bahat 等[37]采用小腿周径 31 cm 和 33 cm 两个临界值的 SARC-CalF 进行研究显示，SARC-F 的灵敏度为 25%（EWGSOP）和 50%（IWGS）；特异性约为 82%。SARC-CalF-31 和 SARC-CalF-33 的敏感性为 25%～50%，这表明 SARC-CalF 在所调查人群的敏感性并不优于 SARC-F，但是 SARC-CalF-31 和 SARC-CalF-33 的特异性高于 SARC-F，且在 90%～98%。此外，SARC-CalF-33 的 AUC 值高于 SARC-F 和 SARC-CalF-31，Bahat 等认为将小腿周径纳入 SARC-F 可以提高肌少症筛查的特异性和诊断准确性，但是需要考虑不同的人群和居住环境。

* AWGS 2019 对握力的测定分别对两种不同原理的握力器的检测方法进行了区分：①液压式握力器，受试者取坐位，90°屈肘检测；②弹簧式握力器，受试者取站立位，伸肘检测。如果受试者不能独立站立，则选用坐位进行检测。用惯用手或两手分别以最大力量进行检测，至少检测 2 次，选取最大值。

* 更多的研究显示，步速临界值提高至 1.0 m/s 对于肌少症的评估可靠性高于 0.8 m/s[38]，因此，AWGS 2019 将步速界值提高至 1.0 m/s。

* EWGSOP 2018 采用了 SPPB≤8 分为临界值，但 AWGS 2019 采用了 SPPB≤9 分作为临界值，Moon 等[39]研究显示，SPPB＜9 在受试者百分比更高。Ishiyama 等[40]研究确定肌少症的 SPPB 得分的临界点是 9.5。

* Nishimura 等[41]研究显示，椅子 5 次起坐试验时间临界值为 13.3 s，5 次起坐试验用于肌少症评估的敏感性和特异性分别为 75% 和 94%，因此，Nishimura 等认为筛查肌少症时，5 次起坐试验可以替代步态速度作为肌少症体力能力的筛查方法。

Park 等[42]基于 AWGS 提出的临界值评估了健康的 196 名韩国老年妇女的肌少症和严重肌少症的患病率，结果受试妇女的平均年龄为 71.2 岁，平均 SMI 为 5.94 kg/m^2，平均握力为 20.3 kg，平均步速为 1.08 m/s。在 196 名女性中，有 41 名（20.9%）的 SMI 降至 5.4 kg/m^2 以下，59 名妇女（30.1%）的握力小于 18 kg，步态速度低于 0.8 m/s 的妇女有 12 名（6.1%），26 名女性（13.3%）被归为肌少症前期，15 名女性（7.6%）被诊断为肌少症（表 3-4）。

表 3-4　AWGS 2019 诊断标准各项目临界值

项目		男性临界值	女性临界值
SMI（Kg/m^2）	DXA	＜7.0	＜5.4
	BIA	＜7.0	＜5.7
四肢骨骼肌量（kg）		＜20	＜15
握力（kg）		＜28	＜18
SPPB		≤9	
6 m 步速（m/s）		＜1.0	
5 次起坐试验（s）		≥12	

关于 AWGS 标准对亚洲地区肌少症人群的诊断与其他标准的比较，刘陪沛等[43]分别采

用 SARC-F 问卷、AWGS 标准、EWGSOP 2.0 标准对北京地区老年男性进行检测评估，肌少症患病率分别为6.45%、17.08%、17.46%，AWGS 标准与 EWGSOP 2.0 标准下肌少症患病率无显著差异，2 个标准具有几乎完全的一致性，而采用 SARC-F 问卷，肌少症患病率明显偏低，与 AWGS 标准、EWGSOP 2.0 标准相比，差异均有统计学意义。

关于两版 AWGS 诊断标准的比较，Kim 等[44]对 2123 名年龄在 70 ~ 84 岁（平均 75.9 ± 3.9 岁；女性占 49.5%）的社区非流动老年人进行研究比对显示，根据 AWGS 2019 肌少症共识诊断标准检测的患病率为男性 21.3%，女性 13.8%，显著高于 AWGS 2014 肌少症共识诊断标准检测的患病率男性 10.3%，女性 8.1%，严重肌少症的患病率男性为 6.4%，女性为 3.2%，且使用小腿周径和 SARC-CalF 筛查疑似肌少症可能比单独使用 SARC-F 调查表更适合 70 岁以上社区居住老年人群。

此外，권형준等[45]使用 AWGS 建议的 5.4 kg/m^2 临界值的研究发现，以 5.4 kg/m^2 为临界值的肌少症的患病率在 50 多岁女性中为 19.5%，在 60 多岁女性中为 16.6%，在 70 多岁女性中为 23.7%，80 岁以上女性中有 30.8%；65 ~ 74 岁女性的肌少症患病率为 19.0%，75 ~ 84 岁女性为 27.4%，85 岁以上女性为 40.5%；50 岁以上女性的总体患病率为 20.2%，65 岁以上女性的肌少症患病率为 22.1%。韩国女性肌少症的患病率在先前有关肌少症的研究范围内，使用 5.4 kg/m^2 作为临界值有助于比较韩国人肌少症的各种研究。Park 等[46]对 11 633 名 10 ~ 97 岁平均年龄为 46.73 ± 18.54 岁的女性研究显示，韩国女性肌少症的 SMI 最适宜临界值为 4.4 kg/m^2。因此，可能需要进一步的研究来确定 SMI 对于肌少症的临界值，特别是对于东亚地区的女性。

四、美国国立卫生研究院基金会肌少症诊断标准

美国国立卫生研究院基金会（Foundation for the National Institutes of Health，FNIH）于 2012 年在巴尔的摩举办“肌少症共识”峰会，FNIH 共识定义为[47]：肌少症是老化过程中肌肉质量的变化，其特征是在不进行治疗的条件下，肌肉强度下降会导致虚弱、残疾，跌倒的风险增加和失去独立活动的能力；而遗传和表观遗传因素似乎有助于肌少症的发生，合理饮食和体力活动至少可以有效减缓肌少症的进展和严重程度；并将肌少症的等级范围进行了从亚临床到虚弱的分化。FNIH 诊断标准各项目临界值见表 3-5。

表 3-5　FNIH 诊断标准各项目临界值

项目	男性临界值	女性临界值
DXA 四肢骨骼肌质量/BMI（kg/BMI）	0.789	<0.512
四肢骨骼肌质量（kg）	<19.75	<15.02
握力（kg）	<26	<16
步速*（m/s）	<0.8	

注：* FNIH-slowness。

FNIH - 肌少症项目从 1999—2004 年国家健康和营养检查调查中筛选出了 4984 名 60 岁

以上受试者，使用四肢骨骼肌质量和根据 BMI 调整的四肢骨骼肌质量来定义肌少症，并将肌少症肥胖定义为同时满足肌少症和肥胖症标准的受试者[48]。

研究显示，分别使用四肢骨骼肌质量和四肢骨骼肌质量/BMI 标准，男性肌少症的患病率分别为 16.0% 和 27.8%，女性患病率分别为 40.5% 和 19.3%。因此，FNIH 认为肌肉量需要进行身高和脂肪质量的校正，同时 FNIH 认为脂本量巨大，对于老年人群具有非常好的代表性[48-49]。

Lim 等[50]对 560 名年龄在 65 岁以上韩国老年人进行了 6 年的随访观察，评估了肌肉质量、握力和步行速度与全因死亡率的关系，最终认为四肢骨骼肌质量/BMI 比 SMI 具有更好的预后评估价值，FNIH 对肌少症的新定义可以更好地预测韩国男性的 6 年死亡率。Cooper 等[51]对英国 1566 名 60 ~ 64 岁老年人进行了四肢骨骼肌质量、握力的测量，并使用了 FNIH 和 EWGSOP 两种诊断标准，被确认为低肌量和虚弱的人群之间的重叠有限［K = 0.23（男），0.09（女）］；两种标准被确诊为肌少症的人群之间重叠也有限（K = 0.10 in men，0.02 in women）。根据至少一种标准，有约 31.6% 男性和 40.5% 女性被诊断为低肌量，但根据这两个定义，只有 4.8% 的男性和 5.0% 的女性被诊断为低肌量。根据 FNIH 标准，低肌量和虚弱都与步速慢和行走困难有关，而使用 EWGSOP 标准低肌量与行动受限无关。根据两种标准，介于 2.7% ~ 7.3% 的人被确定为低肌量且虚弱或行动缓慢（FNIH，男性 3.1%，女性 2.7%；EWGSOP，男性 4.4%，女性 7.3%）。Cooper 等认为，EWGSOP 对低肌量的定义并未提供进一步的证据，在确定低肌量运动能力虚弱的人时需要考虑 BMI 或脂肪质量。

五、肌少症，恶病质和消耗性疾病学会诊断标准

肌少症，恶病质和消耗性疾病协会（The Society on Sarcopenia，Cachexia and Wasting Disorders，SCWD）是一个国际性跨学科的非营利组织，成立于 2008 年，该协会专注于恶病质和肌少症的研究和防治。SCWD 将肌少症定义为“肌肉质量下降，伴随活动受限”的疾病[52]。

SCWD 提出将步行速度 <1 m/s 或在 6 min 的步行过程中步行距离小于 400 m，并且其四肢骨骼肌质量校正量是同一族裔 20 ~ 30 岁健康人的平均水平的标准差作为肌少症的诊断标准[52]。与 IWGOS 建议区分对待恶病质不同，虽然 2011 年 SCWD 最初认为恶病质、周围性血管疾病、中枢和周围神经系统疾病等引起的骨骼肌量下降、活动受限等不应包括在肌少症的范围，但是 2014 年 SCWD 将恶病质、COPD、心力衰竭等引起的骨骼肌量下降和活动受限都列入了肌少症的分类，且认为应当包括恶病质前期以及任何形式的恶病质[52-53]。

SCWD 还提出临床上重要的干预措施为：步行 6 min 至少增加 50 m，或者步行速度至少增加 0.1 m/s[52]。

六、中国肌少症共识

2016 年，中华医学会骨质疏松和骨矿盐疾病分会推出了国内的肌少症共识，该共识参考国外的有关标准及我国现有的研究，建议筛查与评估步骤为[54]：①先行步速测试，若步速≤0.8 m/s，则进一步测评肌量；若步速 >0.8 m/s，则进一步测评握力。②若静息情况

下，优势手握力正常，即男性握力 >25 kg，女性握力 >18 kg，则排除肌少症；若握力低于正常，则要进一步测评肌量。③若肌量正常，则排除肌少症；若肌量减少，则诊为肌少症。骨骼肌量测定应首选 DXA，亦可根据实际情况选择 BIA、CT、MRI 测量。骨骼肌量诊断阈值为低于参照青年健康人峰值的 -2SD，优势手握力结果可能受上肢骨关节疾病和测量体位或姿势等因素的影响，年轻继发肌少症患者也可参照该流程进行评估。

七、肝病肌少症诊断标准

2015 年 5 月，日本肝病学会成立了肌少症标准制定工作组，并根据老年肌少症诊断标准，制定了专门针对肝脏疾病的肌少症评估标准。研究显示，肝硬化患者的肌少症发生率显著高于非肝硬化患者，肝病引起的骨骼肌质量减少已经是肝病研究领域普遍的共识，并且已经进行了基础研究和临床研究。因此，日本肝病学会决定创建一种诊断标准，该标准可用于研究由于肝脏疾病引起的骨骼肌质量下降和功能下降[55]。

日本肝病协会根据肝脏疾病引起的骨骼肌质量下降和功能下降的特点，认为 65 岁以下患者应纳入肝病肌少症的标准，因此取消年龄限制[55]。同此观点一致的是，肾病学领域也倾向于患有慢性肾脏病和透析患者的骨骼肌质量下降和能力下降也应该不考虑年龄因素[52]。不仅如此，目前较多的疾病并发肌少症的研究已经展现出与年龄因素无关的趋势，因此，尽管在此之前的共识和诊断标准将肌少症人群定义为 65 岁以上老年人，但日本肝病协会依然删除了年龄的限制。

Yoshida 等[56]对 4811 名日本老年人的研究显示，步速 <0.8 m/s 的人数检出率仅为 3.6%（174/4811），同时由于日常医疗活动中进行步速测量的复杂性和极不方便性，因此，日本肝病协会未将步速作为肌少症体力能力诊断的指标。

关于骨骼肌量的测定，日本肝病学会考虑到 CT 在肝脏疾病的日常临床检查中使用的频繁性，因此首选 CT 检查作为肝病肌少症的诊断方法，采用第 3 腰椎（L_3）水平的总肌肉质量已通过身高的平方校正，即 L_3 水平肌肉质量校正值来评估骨骼肌量[55]。对于肝硬化腹水可能对 CT 检测造成的影响，岐阜大学和广岛大学的研究发现，肝硬化腹水对于 CT 骨骼肌量检测没有干扰，BIA 方法和 CT 方法之间的肌肉质量检查结果没有显著差异[55]。此外，Iwasa 等[57]提出，上肢的骨骼肌质量除以身高（臂指数）对于避免 BIA 方法中水肿的干扰具有一定效果。

肝病肌少症诊断标准各项目临界值见表 3-6。

表 3-6 肝病肌少症诊断标准各项目临界值

项目	男性临界值	女性临界值
L_3 水平肌肉质量校正值（cm^2/m^2）	<42	<38
BIA-SMI（kg/m^2）	<7.0	<5.7
握力（kg）	<26	<18

八、短时便携式肌少症检测措施

印第安纳大学老化研究中心在非洲裔美国人健康项目中开发并验证了的一种简短便携式肌少症措施——短时便携式肌少症检测措施（short portable sarcopenia measure，SPSM）。

SPSM 作为肌少症的一种测量指标，具体内容为[58]：将肌肉量和功能的估计值合并为一个比例，基于可在现场轻松获得的组成项目，代表单个时间点的肌肉状态，无须性别即可使用，且可以用来跟踪每个人，并作为自己的控件来观察自己随时间变化的肌肉状态。SPSM 使用探索性因素分析根据定时的椅子上升、肌肉质量和抓地力除以身高确定一维尺度，使用这三个项目及其探索性因素分析因子权重来构建 SPSM（平均 9.0，中位数 9，范围从 0 最差到 18 最佳）。SPSM 需要 8.5 磅的设备和 12.4 分钟才能完成，研究显示 SPSM 表现出良好的分数分布，并且在横断面测量肌肉功能、身体组成、身体表现、心理因素和功能限制以及在纵向测量肌肉功能和身体组成时，具有收敛、判别和预测有效性。

目前关于肌少症的诊断标准多基于老年肌少症人群的研究基础上，而评价方法主要集中于骨骼肌质量、肌力、体力能力三个方面。对骨骼肌量的检测除了肝病肌少症诊断标准外都以 DXA 为主；对于恶病质等引起的继发性肌少症的定义和诊断目前尚存争议。随着进一步的研究，各国学者们已经认识到了这些问题，诸如 EWGSOP 2018 中已经提出肌少症不再是仅限于老年人群的疾病，SCWD 在二次修订中也将恶病质引起的骨骼肌量减少和功能下降纳入肌少症的定义之中，Janice 等[59]对几种评估方法研究后更是认为不能使用单一经过验证的筛查工具来同时评估恶病质、肌少症和营养不良。日本肝病学会肝病肌少症诊断标准的发布更是为我们对肌少症的新认识打开了一扇大门。目前动态身体表现也得到了广泛的衡量，也将有望作为评估的手段[60]。总之，目前已有许多方法可以评估肌少症，每种方法都有其优点和局限性，要根据应用环境、操作方便度和经济情况合理选择。

肌少症各诊断标准主要临界值比较见表 3-7。

表 3-7　肌少症各诊断标准主要临界值比较

项目	骨骼肌量	握力（kg）	步速（m/s）
EWGSOP 2018	SMI（kg/m^2） DXA 男 <7.0，女 <6.0	男 <27，女 <16	≤0.8（4 m）
IWGS	SMI（kg/m^2） DXA 男 <7.23，女 <5.67	—	<1.0
AWGS 2019	SMI（kg/m^2） DXA 男 <7.0，女 <5.4 BIA 男 <7.0，女 <5.7	男 <20，女 <15	<1.0（6 m）

续表

项目	骨骼肌量	握力（kg）	步速（m/s）
FNIH	DXA 四肢骨骼肌 质量/BMI（kg/BMI） 男 <0.789，女 <0.512	男 <26，女 <16	≤0.8
SCWD	同一族裔 20～30 岁健康人 平均水平标准差	—	<1.0 or <400 m（6 min）
中国肌少症共识	SMI（kg/m^2） DXA 男 <7.0，女 <5.4	男 <26，女 <16	≤0.8
肝病肌少症共识	L_3 水平肌肉质量校正值（cm^2/m^2） 男 <42，女 <38 SMI（kg/m^2） BIA 男 <7.0，女 <5.7	男 <26，女 <18	—

（王　云　左成艳　刘　光）

参考文献

[1] KHAN AI，REITER DA，SEKHAR A，et al. MRI quantitation of abdominal skeletal muscle correlates with CT-based analysis：implications for sarcopenia measurement［J］. Applied Physiology，Nutrition，and Metabolism，2019，44（8）：814－819.

[2] 森直治，東口高志，伊藤彰博，等．サルコペニアの診断：BIA，CT［J］. 外科と代謝・栄養，2016，50（1）：7－11.

[3] 佐藤憲明，椛島寛子，星木宏之，等．CT 大腰筋面積のサルコペニア診断基準値の検討男性心大血管疾患患者の骨格筋量指標に着目して［C］. 第 51 回日本理学療法学術大会，2016.

[4] BAUMGARTNER RN，KOEHLER KM，GALLAGHER D，et al. Epidemiology of sarcopenia among the elderly in New Mexico［J］. Am J Epidemiol，1998，147（8）：755－763.

[5] 吴月明．双能 X 射线骨密度仪的工作原理与计量检定［J］. 计量与测试技术，2018，45（2）：47－52.

[6] KIM J，WANG ZM，HEYMSFIELD SB，et al. Total-body skeletal muscle mass：estimation by a new dual-energy X-ray absorptiometry method［J］. Am J Clin Nutr，2002，76（2）：378－383.

[7] 任超世．生物电阻抗测量技术［J］. 中国医疗器械信息，2004，10（1）：21－25.

[8] GONZALEZ MC，BARBOSA-SILVA TG，HEYMSFIELD SB. Bioelectrical impedance analysis in the assessment of sarcopenia［J］. Current Opinion in Clinical Nutrition and Metabolic Care，2018，21（5）：1.

[9] 真田樹義，宮地元彦，石井好二郎 等．サルコペニアおよびサルコペニア肥満の簡易推定法［J］. 体力科学，2016，65（1）：149.

[10] JANG SK，KIM JH. Association between Hand Grip Strength and Self-Rated Health in Middle-and Old-Aged

Korean Citizens [J]. Korean Journal of Family Medicine, 2020, 41 (1): 53 – 60.

[11] HSU J, KOH K, PARK YS, et al. Aging-related changes in hand intrinsic and extrinsic muscles and hand dexterity: an MRI investigation [J]. 한국운동역학회지, 2015, 25 (4): 371 – 381.

[12] SANTOS ARS, AMARAL TF. Differences in handgrip strength protocols to identify sarcopenia and frailty-a systematic review [J]. BMC Geriatrics, 2017, 17 (1): 238.

[13] 하용찬, 유준일, 박영진, et al. Measurement of uncertainty using standardized protocol of hand grip strength measurement in patients with sarcopenia [J]. 대한골대사학회지, 2018, 25 (4): 243 – 249.

[14] JANSSEN I, BAUMGARTNER R, ROSS R, et al. Skeletal muscle cutpoints associated with elevated physical disability risk in older men and women [J]. Am J Epidemiol, 2004, 159 (4): 413 – 421.

[15] 김형국, 이유진, 이영균, et al. Which index for muscle mass represents an aging process? [J]. 대한골대사학회지, 2018, 25 (4): 219 – 226.

[16] 岩村真樹, 横田淳司, 加藤洋, 等. サルコペニアのスクリーニングを目的とした大腰筋横断面積計測の試み [J]. 整形・災害外科, 2017, 60 (8): 1035 – 1040.

[17] 平山一久. 3D-CTを用いた大腰筋体積の計測と栄養状態の検討 [J]. 日本静脈経腸栄養学会雑誌, 2017, 32 (1): 871 – 877.

[18] RUTTEN IJG, UBACHS J, KRUITWAGEN RFPM, et al. Psoas muscle area is not representative of total skeletal muscle area in the assessment of sarcopenia in ovarian cancer [J]. J Cachexia Sarcopenia Muscle, 2017, 8 (4): 630 – 638.

[19] GU DH, KIM MY, SEO YS, et al. Clinical usefulness of psoas muscle thickness for the diagnosis of sarcopenia in patients with liver cirrhosis [J]. Clin Mol Hepatol, 2018, 24 (3): 319 – 330.

[20] ANETTE K, JENNIFER L, JANNE W, et al. Defining Sarcopenia with MRI-Establishing Threshold Values within a Large-Scale Population Study [C]. presented at the Radiological Society of North America 2016, 102nd Scientific Assembly and Annual Meeting, Chicago, Illinois, USA, November 27-December 2, 2016.

[21] 문정재, 박삼국, 류승민, et al. New skeletal muscle mass index in diagnosis of sarcopenia [J]. 대한골대사학회지, 2018, 25 (1): 15 – 21.

[22] CRUZ-JENTOFT AJ, BAEYENS JP, BAUER JM, et al. European Working Group on Sarcopenia in Older people: sarco penia: European consensus on definition and diagnosis. Report of the European Working Group on Sarcopenia in Older people [J]. Age Ageing, 2010, 39 (4): 412 – 423.

[23] CRUZ-JENTOFT AJ, BAHAT G, BAUER J, et al. Sarcopenia: revised European consensus on definition and diagnosis [J]. Age Ageing, 2018, 48 (4): 601.

[24] MALMSTROM TK, MILLER DK, SIMONSICK EM, et al. SARC-F: a symptom score to predict persons with sarcopenia at risk for poor functional outcomes [J]. Journal of Cachexia, Sarcopenia and Muscle, 2016, 7 (1): 28 – 36.

[25] KIM S, KIM M, WOO CW. Validation of the korean version of the SARC-F questionnaire to assess sarcopenia: korean frailty and aging cohort study [J]. Journal of the American Medical Directors Association, 2018, 19 (1): 40 – 45.

[26] CAO L, CHEN S, ZOU C, et al. A pilot study of the SARC-F scale on screening sarcopenia and physical disability in the Chinese older people [J]. The Journal of Nutrition, Health & Aging, 2014, 18 (3): 277 – 283.

[27] ISHII S, TANAKA T, SHIBASAKI K, et al. Development of a simple screening test for sarcopenia in older adults [J]. Geriatr Gerontol Int, 2014, 14 (S1): 93 – 101.

[28] LI M, KONG Y, CHEN HC, et al. Accuracy and prognostic ability of the SARC-F questionnaire and Ishii's score in the screening of sarcopenia in geriatric inpatients [J]. Brazilian Journal of Medical and Biological Research, 2019, 52 (9): e8204.

[29] FIELDING RA, EVANS WJ, BHASIN S, et al. Sarcopenia: an undiagnosed condition in older adults. current consensus definition: prevalence, etiology, and consequences. International working group on sarcopenia [J]. J Am Med Dir Assoc, 2011, 12 (4): 249-256.

[30] CHUMLEA WMC, CESARI M, EVANS WJ, et al. Sarcopenia: designing phase iib trials international working group on sarcopenia [J]. The Journal of Nutrition, Health & Aging, 2011, 15 (6): 450-455.

[31] CHEN LK, LIU LK, WOO J, et al. Sarcopenia in Asia: consensus report of the Asian Working Group for Sarcopenia [J]. Journal of the American Medical Directors Association, 2014, 15 (2): 95-101.

[32] CHEN LK, WOO J, ASSANTACHAI P, et al. Asian working group for sarcopenia: 2019 consensus update on sarcopenia diagnosis and treatment [J]. Journal of the American Medical Directors Association, 2020, 21 (3): 300-307.

[33] ROLLAND Y, LAUWERS-CANCES V, COURNOT M, et al. Sarcopenia, calf circumference, and physical function of elderly women: a cross-sectional study [J]. Journal of the American Geriatrics Society, 2003, 51 (8): 1120-1124.

[34] KAWAKAMI R, MURAKAMI H, SANADA K, et al. Calf circumference as a surrogate marker of muscle mass for diagnosing sarcopenia in Japanese men and women [J]. Geriatrics & Gerontology International, 2014, 15 (8): 1-8.

[35] KIM S, KIM M, LEE Y, et al. Calf circumference as a simple screening marker for diagnosing sarcopenia in older Korean adults: the Korean Frailty and Aging Cohort Study (KFACS) [J]. Journal of Korean Medical Science, 2018, 33 (20): e151.

[36] YANG M, HU X, XIE LL, et al. Screening sarcopenia in community-dwelling older adults: SARC-F vs SARC-F combined with calf circumference (SARC-CalF) [J]. Journal of the American Medical Directors Association, 2018, 19 (3): 277. e1-277. e8.

[37] BAHAT G, ÖREN M, YILMAZ O, et al. Comparing SARC-F with SARC-CalF to screen sarcopenia in community living older adults [J]. The Journal of Nutrition Health and Aging, 2018, 22 (9): 1034-1038.

[38] WU CK, SMIT E, XUE QL, et al. Prevalence and correlates of frailty among community-dwelling chinese older adults: the china health and retirement longitudinal study [J]. Journals of Gerontology: Medical Sciences, 2018, 73 (1): 102-108.

[39] MOON JH, MOON JH, KIM KM, et al. Sarcopenia as a predictor of future cognitive impairment in older adults [J]. The Journal of Nutrition Health and Aging, 2015, 20 (5): 496-502.

[40] ISHIYAMA D, YAMADA M, MAKINO A, et al. The cut-off point of short physical performance battery score for sarcopenia in older cardiac inpatients [J]. European Geriatric Medicine, 2017, 8 (4): 299-303.

[41] NISHIMURA T, ARIMA K, OKABE T, et al. Usefulness of chair stand time as a surrogate of gait speed in diagnosing sarcopenia [J]. Geriatrics & Gerontology International, 2016, 17 (4): 659-661.

[42] PARK HM, LEE ES. Prevalence of sarcopenia in healthy korean elderly women [J]. 대한골대사학회지, 2015, 22 (4): 191-195.

[43] 刘陪沛，王惠，周明，等. 3 种诊断标准下北京社区老年男性的肌少症患病率比较 [J]. 老年医学与保健，2020，26 (4): 524-527.

[44] KIM M, WON C. Sarcopenia in korean community-dwelling adults aged 70 years and older: application of screening and diagnostic tools from the asian working group for sarcopenia 2019 update [J]. Journal of the American Medical Directors Association, 2020, 21 (6): 752 –758.

[45] 권형준, 하용찬, 박형무. Prevalence of sarcopenia in the korean woman based on the korean national health and nutritional examination surveys [J].대한골대사학회지, 2016, 23 (1): 23 –26.

[46] PARK HM, 하용찬. The reference value of skeletal muscle mass index for defining the sarcopenia of women in korea [J].대한골대사학회지, 2015, 22 (2): 71 –75.

[47] BROTTO M. Lessons from the FNIH-NIA-FDA sarcopenia consensus summit [J]. IBMS Bone KEy, 2012, 9: 210.

[48] BATSIS JA, MACKENZIE TA, LOPEZ-JIMENEZ F, et al. Sarcopenia, sarcopenic obesity, and functional impairments in older adults: National Health and Nutrition Examination Surveys 1999 –2004 [J]. Nutrition Research, 2015, 35 (12): 1031 –1039.

[49] Studenski SA, Peters KW, Alley DE, et al. The FNIH sarcopenia project: rationale, study description, conference recommendations, and final estimates [J]. The Journals of Gerontology Series A Biological Sciences and Medical Sciences, 2014, 69 (5): 547 –558.

[50] LIM S, KIM K, MOON J, et al. Predictive values of new sarcopenia index by fnih sarcopenia project for mortality in korean elderly [J]. PLoS ONE, 2016, 11 (11): e0166344.

[51] COOPER R, BANN D, WLOCH EG, et al. "Skeletal Muscle Function Deficit" in a nationally representative British birth cohort in early old age [J]. The Journals of Gerontology Series A Biological Sciences and Medical Sciences, 2014, 70 (5): 604 –607.

[52] MORLEY JE, BCH MB, ABBATECOLA AM, et al. Sarcopenia with limited mobility: an international consensus [J]. J Am Med Dir Assoc, 2011, 12 (6): 403 –409.

[53] ANKER DS, COATS AJS, MORLEY JE, et al. Muscle wasting disease: a proposal for a new disease classification [J]. J Cachexia Sarcopenia Muscle, 2014, 5 (1): 1 –3.

[54] 中华医学会骨质疏松和骨矿盐疾病分会. 肌少症共识 [J]. 中华骨质疏松和骨矿盐疾病杂志, 2016, 9 (3): 215 –227.

[55] 西口修平, 日野啓輔, 森屋恭爾, 等. 肝疾患におけるサルコペニアの判定基準 (第 1 版) [J]. 肝臓, 2016, 57 (7): 353 –367.

[56] YOSHIDA D, SUZUKI T, SHIMADA H, et al. Using two different algorithms to determine the prevalence of sarcopenia [J]. Geriatr Gerontol Int, 2014, 14 (S1): 46 –51.

[57] IWASA M, HARA N, TERASAKA E, et al. Evaluation and prognosis of sarcopenia using impedance analysis in patients with liver cirrhosis [J]. Hepatology Research, 2014, 44 (10): E316 –E317.

[58] MILLER DK, MALMSTROM TK, ANDRESEN EM, et al. Development and validation of a short portable sarcopenia measure in the African American health project [J]. The Journals of Gerontology. Series A, Biological Sciences and Medical Sciences, 2009, 64 (3): 388 –394.

[59] JANICE M, LIZ W, UGOCHINYERE N, et al. Validated screening tools for the assessment of cachexia, sarcopenia, and malnutrition: a systematic review [J]. American Journal of Clinical Nutrition, 2018, 108 (6): 6.

[60] CAWTHON PM. Assessment of lean mass and physical performance in sarcopenia [J]. J Clin Densitom, 2015, 18 (4): 467 –471.

第四章　肌少症与肥胖

在之前的章节中我们已经介绍了肥胖（脂肪）和胰岛素抵抗可能与肌少症发生的潜在关联，因此，肥胖造成的脂肪堆积可能会引起慢性炎症反应、胰岛素抵抗等导致肌少症的发生。目前认为，肌少症肥胖（sarcopenic obesity，SO）是肌少症和肥胖症的结合，而且不仅仅是病理状况的组合，其伴随着严重的代谢异常和功能障碍。虽然目前有较多的肌少症共识，但是关于肌少症肥胖尚无明确的诊断标准。

第一节　肌少症肥胖

Heber 等[1]最早提出了肌少症肥胖的概念，从 306 例肥胖患者检测出 102 例肌少症患者，并提出了 BIA 可以运用于肌少症肥胖的检测。Batsis 等[2]对美国国家健康与营养检查调查 1999 年至 2004 年的数据进行了分析，根据之前的肌少症定义发现老年人的肌少症肥胖具有较高的患病率，根据不同的定义诊断估计肌少症肥胖的患病率为 4%～94%。衰老可以引起身体组成的变化，如内脏脂肪的增加和肌肉质量的减少。肌少症肥胖症的新概念，反映了肌少症和肥胖症的结合，研究显示，65 岁及 65 岁以上女性中肥胖妇女肌少症的患病率显著低于非肥胖妇女。肌少症患病率的迅速增加和严重后果被认为是老龄化社会中的关键公共健康风险，肌少症和肥胖症的病理生理机制可能相互促进[3-4]（图 4-1）。

肥胖与机体功能障碍有关，根据对脂肪量的评估显示，脂肪量增加与日常生活的活动障碍有较强的关联[5]。研究显示，尽管肥胖的老年人比非肥胖者的股四头肌肌肉质量更大，但是肥胖者的峰值扭矩明显低于非肥胖者，这意味着肥胖老年人群有着较低的肌肉收缩力，普通老年人的肌肉功能在生理上优于肥胖老年人[6]。Rolland 等[7]研究显示，单纯的肌少症女性在评估身体机能受限方面相对健康女性没有显著差异，单纯肥胖的女性在评估身体机能受限方面相对健康女性困难的概率增高 44%～79%，评估存在显著差异（$P<0.05$）；肌少症肥胖妇女上楼梯困难的概率相对健康女性增加 2.60 倍（$P<0.05$），而下楼梯困难的概率相对健康女性增加 2.35 倍（$P<0.05$），因此推测在没有肥胖的情况下，单纯肌少症与身体机能困难无关，在肥胖的情况下，肌少症往往会进一步增加某些身体机能的难度。Himes 等[8]研究认为，肥胖者的跌倒风险似乎比正常体重的人高 10%～50%，肥胖 1 级和 2 级与跌倒后发生更大日常生活活动障碍的风险更高（分别为 OR = 1.17，95% CI = 1.02～1.34；OR = 1.39，95% CI = 1.10～1.75），但肥胖却可以减少跌倒造成受伤的风险；而患有肌少症的患者跌倒和骨折风险普遍较高（分别为 OR = 2.51，95% CI = 1.09～5.81；OR = 2.50，95% CI = 1.05～5.92）[9]。从这些研究我们可以认为，肌少症肥胖则会导致患者具有更高的跌倒和骨折的风险。Davison 等[10]对 70 岁年龄段的 2917 名男性和女性进行交叉分类研究发

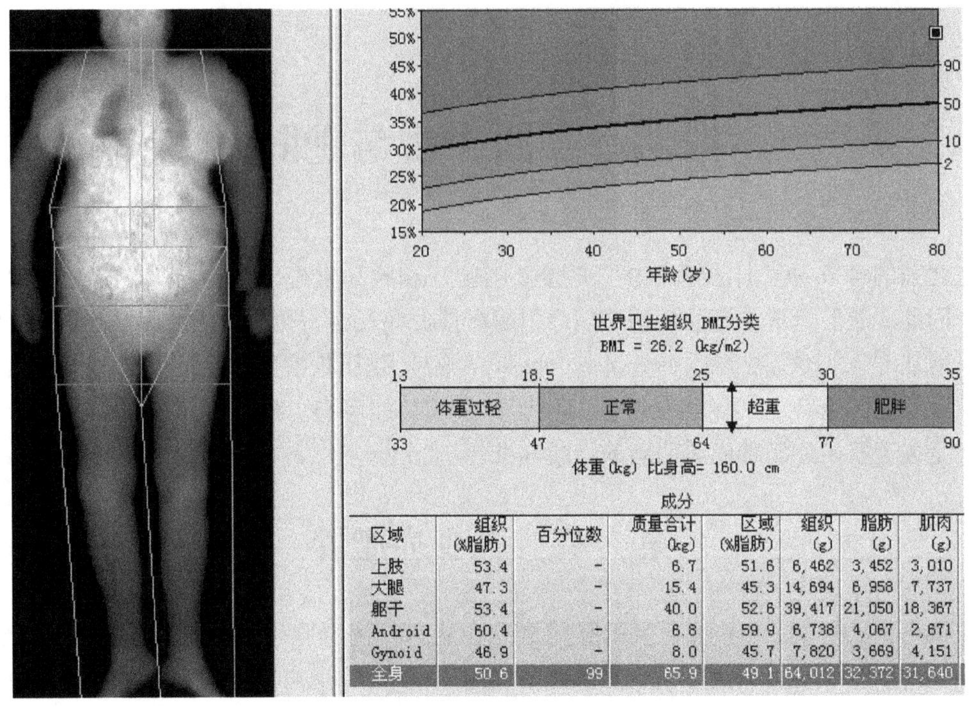

区域	組织(%脂肪)	百分位数	质量合计(kg)	区域(%脂肪)	組织(g)	脂肪(g)	肌肉(g)
上肢	53.4	-	6.7	51.6	6,462	3,452	3,010
大腿	47.3	-	15.4	45.3	14,694	6,958	7,737
躯干	53.4	-	40.0	52.6	39,417	21,050	18,367
Android	60.4	-	6.8	59.9	6,738	4,067	2,671
Gynoid	46.9	-	8.0	45.7	7,820	3,669	4,151
全身	50.6	99	65.9	49.1	64,012	32,372	31,640

患者呈现明显的向心性肥胖，其需要子女搀扶方能正常行走，骨骼肌能力已经严重下降；年龄 79.9 岁，SMI 4.20。

图 4-1　一名超重伴有肌少症的患者

现，骨骼肌质量低下和肌少症与高百分比的身体脂肪并没有显著的相关性，防止脂肪过多积聚和将 BMI 维持在正常范围内可能会减少老年人机体功能受限。Baumgartner 等[5]对 451 名老年男性和妇女进行了长达 7 年的随访，结果显示年龄、性别、习惯性体育锻炼的水平和患病率无关，患有肌少症肥胖的非残疾老年人其以后患有工具性或复杂性生活活动残疾的可能性比普通人要高 2.5 倍，单纯的肌少症或肌少症非肥胖症和单纯的肥胖与工具性或复杂性生活活动残疾的发作没有显著相关性。不仅是衰老因素，肌少症肥胖可能由饮食因素和肥胖相关因素引发，而肌肉减少和脂肪增加可能会对骨骼健康造成负面影响。肌少症肥胖发展的复杂性应与饮食不平衡及运动量减少有关，这可能通过减少骨量、肌肉量并伴随着肥胖而导致肌少症肥胖，随着年龄增长，肌少症肥胖症会降低骨密度，从而引起骨质疏松症，最终导致身体机能下降。另外，肌少症肥胖可以引起免疫细胞的老化，对人体免疫造成损伤[11-12]。

肌少症肥胖不仅仅是对骨骼肌运动功能造成更大的影响，在代谢方面，与单纯肥胖症相比，肌少症肥胖症与更多的身体代谢机能下降有关，肌少症肥胖患者发生胰岛素抵抗的可能性更大，并且发生代谢综合征和动脉粥样硬化的风险也要显著高于单纯肥胖人群[13]。肌少症肥胖由于脂肪的堆积可以分泌较多的炎症因子，具有较高的炎症风险，慢性炎症是各种慢性疾病的发病机制之一。이인환等[14]对 261 名老年妇女（年龄 74.0 ± 6.9 岁）研究发现，在肌少症肥胖人群中，腰围、甘油三酯、收缩压显著增加，高密度脂蛋白胆固醇降低，与健康人群相比，肌少症组、肥胖症组和肌少症肥胖组具有明显的代谢综合征表现。Oh[15]对 4452 名年龄 60 岁以上老年人研究显示，非肥胖的肌少症组与肌少症肥胖组相比，代谢综合

征风险显著增加，非肥胖肌少症组显示腹部肥胖增加、高甘油三酯血症、低密度脂蛋白胆固醇增加、空腹血糖升高等都是代谢综合征的风险因素，与非肌少症组相比，肌少症组中代谢综合征风险总计增加2.269%，在研究预防代谢综合征的总体策略时，应该考虑是否包括肥胖症和肌少症。这些研究结果表明，应促进老年人群健康饮食和经常运动以减少肌少症肥胖，这对于老年人群代谢综合征的预防是十分必要的。此外，随着超声方法诊断腹部肌少症的应用，研究显示与普通肥胖症相比，腹部肌少症肥胖症患者的代谢综合征风险数显著更高，但是这在全身性肌少症肥胖和普通肥胖症之间没有显著差异，这也是临床上需要注意的[16]。

研究发现，男性肌少症肥胖患者的血清睾酮和IGF-1水平明显低于肌少症非肥胖患者和健康人群，而睾酮可以增加肌肉质量，促进肌肉蛋白质合成代谢，IGF-1也可以促进蛋白质合成，并抑制蛋白质分解，最终使肌肉量增加[17-19]。

肥胖相关的C－反应蛋白和IL-6可能在导致肌少症与年龄相关的过程中起重要作用[20]。肥胖尤其是内脏肥胖者伴随着脂肪质量的增加，堆积的脂肪细胞会分泌大量的促炎性IL-6，会导致骨骼肌蛋白的分解和肌肉力量的下降[21-23]；肥胖中细胞还能引起TNF-α释放增加，TNF-α在脂肪组织中表达并由脂肪组织分泌，其水平与肥胖程度和相关的胰岛素抵抗相关[24]。TNF-α可以通过诱导多种途径最终导致骨骼肌质量的下降，引起肌少症[25-27]。C－反应蛋白和IL-6一样引起炎症反应参与肌少症的发生[28-30]，可以推测肌少症和肥胖症可能存在重叠的炎性反应[31-32]。此外，低水平的IL-15也可能是导致肌少症肥胖的原因之一，IL-15在骨骼肌组织中高度表达，会随着增龄而下降，IL-15能抑制脂肪沉积和胰岛素抵抗，在某些情况下对骨骼肌具有同化作用[33]。

研究显示，血清鸢尾素水平与肌少症相关（OR＝0.20，95% CI＝0.07～0.60，$P<0.01$），其机制可能为鸢尾素与IGF-1的水平调控有关[34]。鸢尾素是骨骼肌在运动时产生的代偿性肌肉因子[35]。运动诱导过氧化物酶体增殖PGC-1α的表达上调，触发含Ⅲ型纤连蛋白域蛋白5水解切割，从而产生鸢尾素。其循环至脂肪组织时，由p38/ERK MAPK途径引起皮下白色脂肪转变为棕色脂肪，并通过解耦联蛋白1（uncoupling protein 1，UCP-1）介导的生热作用增加了人体总能量消耗[36]。此外，鸢尾素降低新鲜内脏和皮下脂肪组织中TNF-α、IL-6、MCP-1α和MIP-1α的表达，提高IL-10的表达，表明鸢尾素在人类白色脂肪组织中具有抗炎特性[37]。鸢尾素可以使骨骼肌与脂肪组织之间存在复杂的串扰，导致肌少症的发生与发展。

肌少症肥胖的研究对于人体体质的评估具有一定的意义，目前已经有较多的观点认为BMI作为体质评估基准可能会系统地造成分类错误，诸如BMI正常但是骨骼肌质量和能力低下的人群，抑或是BMI指数分类为超重但实际为低脂肪高骨骼肌水平的人群。尤其是“脂肪悖论”概念的出现，BMI成为肥胖症中广泛应用的判定基准，肥胖悖论最常被描述为BMI≥28是肥胖的标准。目前虽然关于肥胖悖论的争议较多，但有观点认为肥胖悖论可被视为BMI悖论，认为BMI作为体质标准的评价指标已经不具有准确性[22]。随着DXA、BIA等检查手段的普及，我们认为采用SMI联合腰围能更好地反映体脂成分状况。

此外，Ohsugi等[38]对87位平均年龄77.9岁的老人（男性23人，女性64人）的研究显示，肌少症肥胖不仅是身体机能降低，而且精神机能也降低，许多肌少症肥胖患者具有抑郁的倾向，回归分析表明，肌少症肥胖是影响抑郁倾向的一个因素。Sanchez-Villegas 等[39]研究显示，体力活动少和久坐是患抑郁症的高风险因素，Strawbridge 等[40]研究也发现，体育锻炼对老年人抑郁症的保护作用。Ohsugi 等[38]认为，肌少症肥胖引起的运动能力下降导致体力活动减少可能与患者的抑郁有关，并且这表明身体组成的变化，如肌肉质量下降和体内脂肪百分比增加，与心理功能密切相关。既往研究较多地关注了肌少症和肌少症肥胖患者运动能力、免疫炎症、代谢水平等方面的变化，对于患者精神面貌的研究较少，该研究首次关注了骨骼肌质量和体脂成分的变化对情绪因素的影响，对全面地研究肌少症具有重要意义。

肌少症肥胖不仅会导致患者的身体成分发生变化和身体机能下降，还对患者的健康存在多方面的影响。Yoo 等[41]对 29 942 名受试者的数据分析显示，在 7 年的随访期内，蛋白尿累积发生率为 3.3%，肌少症肥胖患者发生蛋白尿的风险要比普通人高得多（HR = 1.49，95% CI = 1.21 ~ 1.81，$P < 0.001$），肌少症肥胖有可能会诱发蛋白尿。Petermann-Rocha 等[42]对 5459 名受试者进行平均随访期为 7 年的研究显示，有 780 名受试者因呼吸道疾病而死亡，与没有肥胖或肌少症的人相比，肥胖者、肌少症患者或肌少症肥胖患者发生呼吸道疾病的风险更高，肌少症患者的呼吸系统疾病死亡风险较高，而肥胖者则较低。Trestini 等[43]研究发现，肌少症肥胖是胰腺导管腺癌治疗后生存期的重要独立预测因子。Kobayashi 等[44]研究显示，肌少症肥胖是导致肝癌切除术后死亡的重要危险因素。Kamo 等[45]对 277 名活体供肝移植患者的观察发现，低 SMI、高肌内脂肪组织含量和高皮下脂肪组织面积比是肝移植死亡的独立危险因素，与非肌少症或非肥胖症患者相比，肌少症肥胖患者的活体供肝移植患者生存期较差。Low 等[46]对 1235 名 2 型糖尿病患者研究发现，在患有 2 型糖尿病的亚洲人群中，肌少症肥胖的患病率较高，肌少症肥胖与降低的认知能力之间存在独立的关联，尤其是在记忆和语言领域，这可能会削弱复杂动作的执行功能。Ida 等[47]对 65 岁以上糖尿病患者研究显示，在男性老年糖尿病患者中，肌少症肥胖与左心室舒张功能障碍显著相关，在检查男性老年肌少症肥胖患者时考虑左心室舒张功能障碍是十分必要的。Piovezan 等[48]研究发现，肌少症肥胖与阻塞性睡眠呼吸暂停相关。因此，肌少症肥胖对人体的影响是多方面的。

对于肌少症肥胖的预防和治疗研究，Santos 等[49]研究显示，体力活动可降低老年人发生肌少症肥胖的风险，Petroni 等[50]研究显示，抗阻训练似乎可以有效预防女性肌少症肥胖，改善肌肉质量、力量和功能，促进脂肪量的减少。此外，蛋白质含量高（1.2 g/kg 体重）的饮食及大豆异黄酮对于肌少症肥胖的预防也有较好的前景，但对已经发生的肌少症肥胖的治疗效果仍不理想。研究显示，由于炎症和抗炎反应之间的平衡在老年时被打破，使得肌少症肥胖处于免疫老化状态，而运动可以恢复免疫细胞的衰老，经常运动可以促使 T 细胞促有丝分裂过程中分裂期的恢复，并在维持维持 CD4：CD8 的比率（小于 1 的比率）方面起着重要作用。因此，通过适度的体育锻炼对于细胞凋亡过程和免疫功能的调节可能是有益的，可以减少衰老过程中的炎症和免疫功能障碍，有规律的体育锻炼可能会发挥抗免疫衰老作用，这意味着体育锻炼具有延迟免疫细胞衰老并增强淋巴细胞免疫监测的功能。所以，为了预防肌少症肥胖，建议通过锻炼达到峰值骨量并建立最佳的肌肉和脂肪量，而有氧运动和抗阻训练的结合是肌少症肥胖人群的有效干预措施[11-12]。综上，运动锻炼可能是预防肌少症肥胖的有效手段。Huang 等[51]进行体内研究表明，白藜芦醇可防止肌肉损失和肌纤维尺寸减小，增强握力并消除过多的脂肪堆积；体外研究表明，白藜芦醇抑制了棕榈酸介导的肌球蛋白重链含量和肌管直径的减少；此外，白藜芦醇改善了线粒体功能障碍和氧化应激，从而改善了蛋白质代谢并有助于预防肌肉萎缩，这些发现表明白藜芦醇可能具有预防和治疗肌少症肥胖的潜在疗效。

总之，目前肌少症肥胖已经受到普遍关注，肌少症和肌少症肥胖的研究对于人体成分变化不仅仅局限运动能力的改变，对于机体代谢免疫的变化甚至是情绪精神的影响都具有重要价值，但是目前的关键是肌少症肥胖依然缺少一个准确的定义和诊断标准，这是下一步首先要达成的共识。

（宋　梅　王妍之）

第二节　从“肥胖悖论”看 BMI 与 SMI

身体质量指数是 BMI 指数，是目前国际上常用的衡量人体胖瘦程度的一个标准，计算公式为 BMI = 体重（kg）/身高（m）^{2}。肌少症参考指数（skeletal muscle mass index，SMI），由双能 X 线吸收测量法测定四肢的肌肉质量除以身高的平方得出。既往划分肥胖依据是 BMI，但越来越多的学者认为 BMI 并不能准确反映身体各部分脂肪与骨骼肌的比例。

“肥胖悖论”的概念最早由 Gruberg 等[52]提出，这项研究对经皮冠状动脉介入治疗后体重指数对短期和长期结局的影响进行了评估，结果显示与超重或正常 BMI 患者相比，肥胖患者较年轻，并且有更多的冠心病危险因素，但是与超重和肥胖患者相比，正常 BMI 患者的重大出血和主要血管并发症的发生率更高，正常 BMI 患者的心脏死亡率较高。总体死亡率也较高。对于这个结果作者提出这与之前一些较早的研究结果相一致，如英国一项研究表明 BMI 与死亡率之间呈“U”形关系，其中最瘦的男性死亡率最高等，笔者认为自己的研究并未考虑人体脂肪分布，因此肥胖悖论有待进一步证实。此后，Lainscak 等[53]对大量文献进行分析后发现，大多数研究均使用 BMI 来评估与全因死亡率相关的体重，从小规模到大规模研究得出的结论是一致的，表明具有最低死亡风险的最佳 BMI 属于超重或肥胖类别。在较多的心血管和糖尿病心血管疾病的研究中都发现了“肥胖悖论”的现象，如 Curtis 等[54]对 7767 例稳定的心力衰竭患者进行研究显示，随着 BMI 线性升高，全因死亡率几乎以线性方式降低，从体重不足组的 45.0% 降至肥胖组的 28.4%，经过多变量调整后，与健康体重的患者相比超重和肥胖患者的死亡风险较低（HR = 0.88，95% CI = 0.80 ~ 0.96；HR = 0.81，95% CI = 0.72 ~ 0.92）。Lissner 等[55]对此的解释是，增加外周的脂肪，特别是腿部脂肪，似乎可以降低心血管疾病的死亡率。较大臀围的保护作用可能是由于脂联素浓度高的抗炎作用引起的，而脂联素在股骨区的脂解率较低[56]。但是这些似乎说服力不足，关于肥胖对心血管疾病的影响由此产生了较多的争议。

左心室质量是左心室功能的重要因素，尤其对于左心室舒张性能十分重要。冠心病等心血管疾病可导致左心室的重构，使左心室腔变形、扩张，容积增大，心肌肥厚，心肌质量增加，左心室心肌质量对心脏疾病的状态判断、预后分析及治疗选择均具有重要意义[57]。较多的研究显示，BMI 与左室重量和室壁厚度相关，在每个腰围类别中随着 BMI 升高，发生冠心病的风险增加，同样，在每个 BMI 类别中，风险也随着腰围的增加而增加[58-61]。但是也有研究表明，与 BMI 正常的患者相比，超重和肥胖的心血管疾病患者的预后更好，这似乎进一步坐实了“肥胖悖论”的概念[62]。BMI 作为肥胖指数具有局限性，以及方法学偏见和混杂因素的存在，后续的研究显示“肥胖悖论”可能与瘦体重有关，即肌肉质量越少的人，死亡率可能越高[63-64]。Prado 等[65]分析了大量研究肥胖悖论现象的文章，其中只有不到 10% 的研究直接测量了受试者的人体成分，高 BMI 在低肌肉质量的情况并不能指向对健康具有良好的保护作用。Messerli 等[66]的研究显示，肥胖者左心房内径、左室收缩末期和舒张末期内径、室间隔和左室后壁厚度、左室肌重量均要大于非肥胖人群。肥胖可导致超负荷状态，导致心肌原纤维增加，以补偿壁压力的增加[67]。但是，BMI 作为评估身体肥胖的指标已经受到质疑，BMI 不能区分新陈代谢健康和新陈代谢不良，亦不能区分体脂成分的具体差异（脂肪和肌肉的比例），而肥胖对健康的影响最重要的是体内脂肪的分布，腰围可以识别出腹部脂肪的分布类型[68]。Lissner 等[55]认为，臀部和腰部的评估对于心血管疾病患者是必要的，因此不仅是腰围，髋围也应该纳入心血管疾病患者健康状况的评估标准之中。此外，Kastorini 等[69]认为，采用 BMI 评估身体状况并未考虑随着年龄增长而造成的肌肉质量的损失，因此，BMI 作为评估肥胖相关并发症的工具，对于老年人群来说并不那么准确。

越来越多的研究显示，SMI、肌力等肌少症参数似乎对于心血管疾病等慢性疾病患者的身体健康状况的评估具有更好的效果，肌少症是心血管疾病的潜在风险因素[70-71]。Campos 等[70]研究显示，肌肉质量而不是脂肪质量与冠状动脉钙评分类别呈负相关（OR = 2.54，95% CI = 1.06 ~ 6.06，P = 0.018）。步态速度的降低与冠状动脉钙评分类别 > 100（OR = 2.36，95% CI = 1.10 ~ 5.06，P = 0.028），而骨骼肌指数与血流介导的扩张直接相关（OR = 5.44，95% CI = 1.22 ~ 24.24，P = 0.026）。总热量摄入与脂肪量呈正相关（OR = 2.71，95% CI = 1.09 ~ 6.72），P = 0.031），但与冠状动脉钙评分类别无关，肌少症的相关评价参数均与亚临床动脉粥样硬化和内皮功能障碍有关，而与脂肪的过量似乎无关。体内脂肪分布也跟肌肉一样随着年龄而变化，皮下脂肪减少而内脏脂肪增加，这导致了许多心脏代谢疾病，如 2 型糖尿病、血脂异常和心血管疾病等，肌少症通常伴随着体内脂肪的增加，反之亦然，这种情况被称为肌少症肥胖，这可能导致肌少症和肥胖症的累积风险。现有的流行病学研究表明，肌少症肥胖与心血管疾病和死亡率有关[71]。Bellanti 等[72]的研究显示，肌少症肥胖患者中颈动脉内膜中层厚度或 Framingham 心血管危险评分风险类别与血液氧化型谷胱甘肽/谷胱甘肽比值或血清 4 - 羟基 - 2，3 - 壬烯醛蛋白加合物之间有很强的联系，而肌少症会导致患者血中的氧化型谷胱甘肽/谷胱甘肽比值和血浆丙二醛 -/4 - 羟基 - 2，3 - 壬烯醛蛋白加合物显著升高，高于非肌少症患者。目前较多的研究表明，与肌少症或单纯肥胖症相比，肌少症肥胖与高血压、血脂异常、胰岛素抵抗和代谢综合征的风险增加关联更高[73]。Fukuda 等[73]研究了 716 名 2 型糖尿病患者后发现，低 SMI 和高 BMI 的肌少症肥胖与患者心血管事件的风险增加无关，对于2型糖尿病患者，全身DXA对诊断肌少症具有重要的价值，可确定心血管事件的风险。Gonzalez等[74]对175名癌症患者进行化疗前评估的观察性研究发现，肌少症患者的生存期较短，无论其脂肪质量指数（脂肪质量除以身高的平方）大小如何，肥胖仅在伴随肌少症时才能预测存活率，肌少症是患者死亡率的独立预测因子。

综上，BMI由于不能很好地区分脂肪和肌肉，且无法体现年龄对体脂成分的影响，因此对于心血管、糖尿病和肿瘤等疾病的评估可能会出现各种有反传统疾病认知的问题，而SMI等肌少症参数指标似乎可能起到更好的评估效果。但是，测量SMI由于操作较为复杂，极不方便，因此，建议在对患者进行评估时首先进行BMI配合腰围、髋围、握力、步速、小腿围的评估筛查，然后再进行DXA或BIA的人体成分测量。

（刘震超　刘　光）

参考文献

[1] HEBER D, INGLES S, ASHLEY JM, et al. Clinical detection of sarcopenic obesity by bioelectrical impedance analysis [J]. Am J Clin Nutr, 1996, 64 (3 Suppl): 472S-477S.

[2] BATSIS JA, BARRE LK, MACKENZIE TA, et al. Variation in the prevalence of sarcopenia and sarcopenic obesity in older adults associated with different research definitions: dual-energy X-ray absorptiometry data from the National Health and Nutrition Examination Survey 1999-2004 [J]. Journal of the American Geriatrics Society, 2013, 61 (6): 974-980.

[3] CHOI KM. Sarcopenia and sarcopenic obesity [J]. The Korean Journal of Internal Medicine, 2016, 31 (6): 1054-1060.

[4] NAM KY, SANG YS, KYUNG-HAG L. Sarcopenic obesity in elderly Korean women: a nationwide cross-sectional study [J]. Journal of Bone Metabolism, 2018, 25 (1): 53-58.

[5] BAUMGARTNER RN, WAYNE SJ, WATERS DL, et al. Sarcopenic obesity predicts instrumental activities of daily living disability in the elderly [J]. Obesity Research, 2005, 12 (12): 1995-2004.

[6] CHOI S J, PARK S M, KWAK Y S, et al. Comparison of the thigh composition and its functional contractility in obese and nonobese elderly patients [J]. Journal of Life Science, 2014, 24 (10): 1125-1131.

[7] ROLLAND Y, LAUWERS-CANCES V, CRISTINI C, et al. Difficulties with physical function associated with obesity, sarcopenia, and sarcopenic-obesity in community-dwelling elderly women: the EPIDOS (EPIDemiologie de l'OSteoporose) study [J]. American Journal of Clinical Nutrition, 2009, 89 (6): 1895-1900.

[8] HIMES CL, REYNOLDS SL. Effect of obesity on falls, injury, and disability [J]. Journal of the American Geriatrics Society, 2012, 60 (1): 124-129.

[9] CLYNES MA, EDWARDS MH, BUEHRING B, et al. Definitions of sarcopenia: associations with previous falls and fracture in a population sample [J]. Calcified Tissue International Volume, 2015, 97 (5): 445-452.

[10] DAVISON KK, FORD ES, COGSWELL ME, et al. Percentage of body fat and body mass index are associated with mobility limitations in people aged 70 and older from NHANES Ⅲ [J]. Journal of the American Geriatrics Society, 2002, 50 (11): 1802-1809.

[11] 서한교. The impacts of physical activity on metabolism and immune reduction in sarcopenic obesity [J].

코칭능력개발지, 2018, 20 (2): 91 -96.

[12] LEE N. A review of osteosarcopenic obesity related to nutritional intake and exercise [J]. 한국응용과학기술학회지, 2019, 36 (3): 797 -803.

[13] KOHARA K. Sarcopenic obesity in aging population: current status and future directions for research [J]. Endocrine, 2014, 45 (1): 15 -25.

[14] 이인환, 공지영, 진영윤, et al. 여성 노인의 근감소성 비만과 대사증후군 위험인자 간의 연관성 검증 [J]. 한국생활환경학회지, 2017, 24 (2): 179 -186.

[15] OH CR. Association between sarcopenia and metabolic syndrome on the obese status in korean elderly: KNHANES 2009—2011 [J]. Culinary Science & Hospitality Research, 2020, 26 (9): 153 -160.

[16] 真田樹義, 宮地元彦, 石井好二郎, 等. サルコペニアおよびサルコペニア肥満の簡易推定法 [J]. 体力科学, 2016, 65 (1): 149.

[17] BAUMGARTNER R. Body composition in healthy aging. in: In vivo body composition studies [J]. Annals of the New York Academy of Sciences, 2000, 904: 437 -448.

[18] STORER TW, BASARIA S, TRAUSTADOTTIR T, et al. Effects of testosterone supplementation for 3 years on muscle performance and physical function in older men [J]. The Journal of Clinical Endocrinology and Metabolism, 2017, 102 (2): 583 -593.

[19] SCHIAF S, DYAR KA, CICILIOT S, et al. Mechanisms regulating skeletal muscle growth and atrophy [J]. Febs Journal, 2013, 280 (17): 4294 -4314.

[20] CESARI M, KRITCHEVSKY SB, BAUMGARTNER RN, et al. Sarcopenia, obesity, and inflammation—results from the Trial of Angiotensin Converting Enzyme Inhibition and Novel Cardiovascular Risk Factors study [J]. The American Journal of Clinical Nutrition, 2005, 82 (2): 428 -434.

[21] PARK HS, PARK JY, YU R. Relationship of obesity and visceral adiposity with serum concentrations of CRP, TNF-alpha and IL-6 [J]. Diabetes Research and Clinical Practice, 2005, 69 (1): 29 -35.

[22] BIAN AL, HU HY, RONG YD. A study on relationship between elderly sarcopenia and inflammatory factors IL-6 and TNF-α [J]. European Journal of Medical Research, 2017, 22 (1): 25.

[23] STENHOLM S, MAGGIO M, LAURETANI F, et al. Anabolic and catabolic Biomarkers as predictors of muscle strength decline: the In Chianti study [J]. Rejuvenation Res, 2010, 13 (1): 3 -11.

[24] TZANAVARI T, GIANNOGONAS P, KARALIS KP. TNF-α and obesity [J]. Tnf Pathophysiology, 2010, 11: 145 -156.

[25] ONAMBÉLÉ-PEARSON GL, BREEN L, STEWART CE, et al. Influence of exercise intensity in older persons with unchanged habitual nutritional intake: skeletal muscle and endocrine adaptations [J]. AGE, 2010, 32 (2): 139 -153.

[26] LI JB, YI XJ, YAO ZQ, et al. TNF receptor-associated factor 6 mediates TNF-α-induced skeletal muscle atrophy in mice during aging [J]. Journal of Bone and Mineral Research, 2020, 35 (5): 1 -14.

[27] PHILLIPS T, LEEUWENBURGH C. Muscle fiber specific apoptosis and TNF-alpha signaling in sarcopenia are attenuated by life-long calorierestriction [J]. FASEB Journal, 2005, 19 (6): 668 -670.

[28] ABBATECOLA AM, PAOLISSO G, FATTORETTI P, et al. Discovering pathways of sarcopenia in older adults: a role for insulin resistance on mitochondria dysfunction [J]. The Journal of Nutrition Health and Aging, 2011, 15 (10): 890 -895.

[29] BIANCHI VE. Metabolic syndrome, obesity paradox and testosterone level [J]. Bianchi, Endocrinol Metab

Synd, 2015, 4: 2.

[30] SCHRAGER MA, METTER EJ, SIMONSICK E, et al. Sarcopenic obesity and inflammation in the In CHIANTI study [J]. J Appl Physiol (1985), 2007, 102 (3): 919-925.

[31] SANADA K, IEMITSU M, TABATA I, et al. Cross-sectional analysis of the relationship between Japanese sarcopenia reference levels and cardiovascular disease risk and metabolic syndrome [J]. Japanese Journal of Geriatrics, 2012 (49): 715-717.

[32] PERNA S, PERONI G, FALIVA MA, et al. Sarcopenia and sarcopenic obesity in comparison: prevalence, metabolic profile, and key differences. A cross-sectional study in Italian hospitalized elderly [J]. Aging Clinical and Experimental Research, 2017, 29 (6): 1249-1258.

[33] LUTZ CT, QUINN LS. Sarcopenia, obesity, and natural killer cell immune senescence in aging: altered cytokine levels as a common mechanism [J]. Aging, 2012, 4 (8): 535-546.

[34] CHANG JS, KIM TH, NGUYEN TT, et al. Circulating irisin levels as a predictive biomarker for sarcopenia: a cross-sectional community-based study [J]. Geriatrics & Gerontology International, 2017, 17 (11): 2266-2273.

[35] BOSTROM P, WU J, JEDRYCHOWSKI MP, et al. A PGC1-α-dependent myokine that drives brown-fat-like development of white fat and thermogenesis [J]. Nature, 2012, 481 (7382): 463-468.

[36] ZHANG Y, XIE C, WANG H, et al. Irisin exerts dual effects on browning and adipogenesis of human white adipocytes [J]. American Journal of Physiology-endocrinology and Metabolism, 2016, 311 (2): E530-E541.

[37] LI H, ZHANG Y, WANG F, et al. Effects of irisin on the differentiation and browning of human visceral white adipocytes [J]. American Journal of Translational Research, 2019, 11 (12): 7410.

[38] OHSUGI H, MURATA S, YADA Y, et al. Physical, cognitive, and mental function in people with sarcopenia and sarcopenic obesity [J]. Japanese Journal of Health Promotion and Physical Therapy, 2017, 6 (4): 183-189.

[39] SANCHEZ-VILLEGAS A, ARA I, GUILLÉN-GRIMA F, et al. Physical activity, sedentary index, and mental disorders in the SUN cohort study [J]. Medicine and Science in Sports and Exercise, 2008, 40 (5): 827-834.

[40] STRAWBRIDGE WJ, DELEGER S, ROBERTS RE, et al. Physical activity reduces the risk of subsequent depression for older adults [J]. American Journal of Epidemiology, 2002, 156 (4): 328-334.

[41] YOO JH, KIM G, PARK SW, et al. Effects of low skeletal muscle mass and sarcopenic obesity on albuminuria: a 7-year longitudinal study [J]. Scientific Reports, 2020, 10 (1): 5774.

[42] PETERMANN-ROCHA F, YANG S, GRAY SR, et al. Sarcopenic obesity and its association with respiratory disease incidence and mortality [J]. Clinical Nutrition, 2020, 39 (11): 3461-3466.

[43] TRESTINI I, PAIELLA S, SANDINI M, et al. Sarcopenia and sarcopenic obesity in pancreatic ductal adenocarcinoma (PDAC) patients undergoing surgery after neoadjuvant therapy (NAT): clinical implications [J]. Journal of Clinical Oncology, 2020, 38 (15_suppl): e16769.

[44] KOBAYASHI A, KAIDO T, HAMAGUCHI Y, et al. Impact of sarcopenic obesity on outcomes in patients undergoing hepatectomy for hepatocellular carcinoma [J]. Annals of Surgery, 2017, 269 (5): 1.

[45] KAMO N, KAIDO T, HAMAGUCHI Y, et al. Impact of sarcopenic obesity on outcomes in patients undergoing living donor liver transplantation [J]. Clin Nutr, 2019, 38 (5): 2202-2209.

[46] LOW S, GOH KS, NG TP, et al. The prevalence of sarcopenic obesity and its association with cognitive performance in type 2 diabetes in Singapore [J]. Clinical Nutrition, 2020, 39 (7): 2274 – 2281.

[47] IDA S, MURATA K, IMATAKA K, et al. Relationship of sarcopenic obesity with left ventricular diastolic dysfunction in elderly patients with diabetes [J]. Nippon Ronen Igakkai zasshi. Japanese Journal of Geriatrics, 2019, 56 (3): 290 – 300.

[48] PIOVEZAN R, HIROTSU C, MOIZINHO R, et al. Sarcopenic obesity is associated with obstructive sleep apnea: a population-based study [J]. Sleep Medicine, 2019, 64: S303.

[49] SANTOS VR, CORREA BD, PEREIRA CGDS, et al. Physical activity decreases the risk of sarcopenia and sarcopenic obesity in older adults with the incidence of clinical factors: 24-month prospective study [J]. Experimental Aging Research, 2020, 46 (1): 1 – 12.

[50] PETRONI ML, CALETTI MT, GRAVE RD, et al. Prevention and treatment of sarcopenic obesity in women [J]. Nutrients, 2019, 11 (6): 1302.

[51] HUANG Y, ZHU XH, CHEN K, et al. Resveratrol prevents sarcopenic obesity by reversing mitochondrial dysfunction and oxidative stress via the PKA/LKB1/AMPK pathway [J]. Aging, 2019, 11 (8): 2217 – 2240.

[52] GRUBERG L, WEISSMAN NJ, WAKSMAN R, et al. The impact of obesity on the short-term andlong-term outcomes after percutaneous coronary intervention: the obesity paradox? [J]. Journal of the American College of Cardiology, 2002, 39 (4): 578 – 584.

[53] LAINSCAK M, VON HAEHLING S, DOEHNER W, et al. The obesity paradox in chronic disease: facts and numbers [J]. J Cachexia Sarcopenia Muscle, 2012, 3 (1): 1 – 4.

[54] CURTIS JP, SELTER JG, WANG Y, et al. The obesity paradox: body mass index and outcomes in patients with heart failure [J]. Arch Intern Med, 2005, 165 (1): 55 – 61.

[55] LISSNER L, BJRKELUND C, HEITMANN B L, et al. Larger hip circumference independently predicts health and longevity in a swedish female cohort [J]. Obes Res, 2012, 9 (10): 644 – 646.

[56] MANOLOPOULOS KN, KARPE F, FRAYN KN. Gluteofemoral body fat as a determinant of metabolic health [J]. Int J Obes (Lond), 2010, 34 (6): 949 – 959.

[57] 潘永寿，庾红玉，阮坚，等．实时三维超声心动图评价冠心病患者左心室心肌质量的研究 [J]．河北医药，2011，33 (2)：202 – 203.

[58] CANOY D, CAIRNS BJ, BALKWILL A, et al. PP50 body mass index, waist circumference and incident coronary heart disease in the million women study [J]. Journal of Epidemiology & Community Health, 2013, 67 (S1): A69.

[59] ARTHAM SM, LAVIE CJ, MILANI RV, et al. Obesity and hypertension, heart failure, and coronary heart disease-risk factor, paradox, and recommendations for weight loss [J]. The Ochsner Journal, 2009, 9 (3): 124 – 132.

[60] MESSERLI FH, SUNDGAARD-RIISE K, REISIN ED, et al. Dimorphic cardiac adaptation to obesity and arterial hypertension [J]. Ann Intern Med, 1983, 99 (6): 757 – 761.

[61] WONG C Y, O'MODRE-SULLIVAN T, LEANO R, et al. Alterations of left ventricular myocardial characteristics associated with obesity [J]. Circulation, 2004, 110 (19): 3081 – 3087.

[62] ANTONOPOULOS AS, OIKONOMOU EK, ANTONIADES C, et al. From the BMI paradox to the obesity paradox: the obesity-mortality association in coronary heart disease. [J]. Obesity Reviews, 2016, 17

(10): 989 - 1000.

[63] LAVIE CJ, DE SCHUTTER A, PATEL DA, et al. Body composition and survival in stable coronary heart disease: impact of lean mass index and body fat in the "obesity paradox" [J]. Journal of the American College of Cardiology, 2012, 60 (15): 1374 - 1380.

[64] PENG Y, CHEN F, HUANG F Y, et al. Body composition and mortality in coronary artery disease with mild renal insufficiency in chinese patients [J]. Journal of Renal Nutrition, 2017, 27 (3): 187 - 193.

[65] PRADO CM, GONZALEZ MC, HEYMSFIELD SB. Body composition phenotypes and obesity paradox. [J]. Current Opinion in Clinical Nutrition and Metabolic Care, 2015, 18 (6): 535 - 551.

[66] MESSERLI FH, SUNDGAARD-RIISE K, REISIN ED, et al. Dimorphic cardiac adaptation to obesity and arterial hypertension [J]. Ann Intern Med, 1983, 99 (6): 757 - 761.

[67] LORELL BH, CARABELLO BA. Left ventricular hypertrophy: pathogenesis, detection, and prognosis [J]. Circulation, 2000, 102 (4): 470 - 479.

[68] STRÖHLE A, WORM N. Healthy obesity? Why the adiposity paradox is only seemingly paradox [J]. Medizinische Monatsschrift fur Pharmazeuten, 2014, 37 (2): 54 - 66.

[69] KASTORINI CM, PANAGIOTAKOS DB. The obesity paradox: methodological considerations based on epidemiological and clinical evidence—new insights [J]. Maturitas, 2012, 72 (3): 220 - 224.

[70] CAMPOS AM, MOURA FA, SANTOS SN, et al. Sarcopenia, but not excess weight or increased caloric intake, is associated with coronary subclinical atherosclerosis in the very elderly [J]. Atherosclerosis, 2017, 258: 138 - 144.

[71] KIM TN, CHOI KM. The implications of sarcopenia and sarcopenic obesity on cardiometabolic disease [J]. Journal of Cellular Biochemistry, 2015, 116 (7): 1171 - 1178.

[72] BELLANTI F, ROMANO AD, LO BUGLIO A, et al. Oxidative stress is increased in sarcopenia and associated with cardiovascular disease risk in sarcopenic obesity [J]. Maturitas, 2018, 109: 6 - 12.

[73] FUKUDA T, BOUCHI R, TAKEUCHI T, et al. Sarcopenic obesity assessed using dual energy X-ray absorptiometry (DXA) can predict cardiovascular disease in patients with type 2 diabetes: a retrospective observational study [J]. Cardiovascular Diabetology, 2018, 17 (1): 55.

[74] GONZALEZ MC, PASTORE CA, ORLANDI SP, et al. Obesity paradox in cancer: new insights provided by body composition [J]. Am J Clin Nutr, 2014, 99 (5): 999 - 1005.

第五章　肌少症与失用性肌萎缩

肌肉萎缩可以分为急性发展（如由于失用导致的肌肉萎缩）或慢性发展（如肌少症），这两种在概念上和临床上不同的萎缩类型是通过部分不同的机制发生的，并且对特定的纤维类型有影响，其中慢肌纤维，姿势纤维优先参与急性萎缩，而在衰老的肌肉中快肌纤维随着年龄的增长出现神经肌接头（neuromuscular junction，NMJ）功能下降，Ⅱ型快肌纤维比Ⅰ型慢肌纤维显示出更多的萎缩和NMJ退化[1-2]。失用性肌萎缩是失用状态下肌肉组织发生的萎缩性病变，不仅表现为肌肉结构形态的变化，如肌肉的质量减少和体积减小、肌纤维类型和肌肉超微结构的改变等，而且肌肉的代谢与功能活动也可发生明显的变化[3]。肌少症与失用性肌萎缩之间存在着诸多相同的方面，如肌肉质量和体积的减少、肌纤维类型的改变等，在发病机制上，二者都可以由于胰岛素和IGF-1受体介导的mTOR信号缺乏导致骨骼肌蛋白质合成减少；同时，二者也可以因慢性炎症引起FOXO及NF-κB的激活促进肌肉蛋白质降解，骨骼肌蛋白质降解超过合成，最终导致肌肉萎缩[4]，但是二者不可混为一体。

失用在肌少症的发生中起到一定的作用，研究显示与年龄相关的肌肉质量和力量丧失始于生命的第50个年头左右，质量的丧失每年为0.5%~1.2%，强度的丧失每年约3%，而短暂的肌肉失用可能会加速肌肉和力量的丧失，这可能导致肌少症发生的风险增加。卧床休息或固定不动（如由于外科手术或需要住院的急性疾病）可导致肌肉失用，然而，最新的研究表明，相对减少运动（如减少日常步伐）也会导致肌肉质量和力量显著下降，并有可能增加疾病风险。研究表明，减少2~3周的每日步伐可能会导致身体成分发生负面变化，肌肉力量和质量下降，合成代谢抵抗，并降低老年人的血糖控制能力[5]。日常步伐的减少，通常称为“step reduction”，这被视作是一种“温和”的失用形式，但它可能对骨骼肌的健康产生不利影响，对“step reduction”模型研究显示即使是短期不活动，其造成的生理后果也显示肌肉质量和强度下降、胰岛素敏感性受损及全身炎症增加[6]。

线粒体功能的改变被认为是肌少症和失用性肌肉萎缩发生的主要因素，线粒体损伤不仅在生物能源效率上较低，而且还会产生更多的活性氧，干扰细胞质量控制机制，并更有可能触发细胞凋亡[1,7]。细胞凋亡可能导致单个肌核的消除（肌核细胞凋亡）和肌浆的相对部分的消除，而不会使整个纤维消失，受损的线粒体清除能力受损，生物发生减少，最终可能导致线粒体功能整体丧失，这可能导致衰老时肌肉质量和功能丧失，而线粒体功能的改变也可能在慢性失用后在骨骼肌丢失中起作用[7]。此外，肌肉营养的调节机制、线粒体的自噬机制都可能会对肌少症和失用性肌萎缩产生影响[1]。自噬对于维持骨骼肌细胞的稳态和老化肌肉线粒体更新至关重要，增强基础自噬可通过促进错误折叠的蛋白质和功能障碍的细胞器的选择性降解来预防与年龄相关的肌肉功能障碍，相反，自噬抑制作用会导致肌肉力量下降，并引起老年人肌纤维萎缩的适应不良应激反应，因此自噬在肌少症的发生中可能存在双重机制[1,8]；然而与肌少症不同，在急性萎缩即失用性的情况下，自噬的激活会加剧肌肉损失[1]。

长时间不活动的肌肉会导致 ROS 的产生增加，ROS 是负责介导下游肌肉功能障碍和萎缩的重要信号分子[1]。线粒体是慢性肌肉不活动时 ROS 的主要来源，线粒体易受氧化损伤的影响，特别是线粒体 DNA，此外，由于线粒体基因组的紧密性（即缺乏内含子），每个突变都可能影响基因完整性，从而影响蛋白质功能，mtDNA 中的突变可导致呼吸链组件的缺陷合成，从而可能导致氧化磷酸化受损，促使 ATP 生成减少和 ROS 进一步产生[1,7]。慢性肌肉不活动会导致细胞内钙稳态的严重紊乱，这可能导致线粒体钙处理方式的改变和氧化剂产量的增加，线粒体钙超载可通过多种机制促进 ROS 的生成，包括激活柠檬酸循环，从而导致 NADH 形成增加，刺激一氧化氮合酶和激活 ROS 生成酶，最后氧化应激会降低蛋白质的合成，从而进一步促进肌肉萎缩[1]。

除了上述机制外，探寻重力转录因子也可能对阐明肌萎缩的机制有一定的意义。微重力环境引起的骨骼肌负荷的减少被认为直接或间接影响了负责这些细胞机械支持的基底膜和结缔组织，肌肉组织的基底层（一种细胞外基质）作为细胞外机械支持，是骨骼肌收缩对包括重力在内的机械刺激做出反应的张力并且还起着传递到肌腱组织的作用，许多细胞需要黏附到细胞外基质，黏附到细胞外基质的解离会诱导细胞凋亡，这些使骨骼肌通过细胞内的细胞骨架和细胞外基质对细胞内和细胞外机械刺激做出反应[9]。热休克蛋白 47（47 kDa heat shock protein，HSP47）是位于内质网内的一种应激蛋白，可以与胶原特异性结合在细胞内参与原胶原的折叠、装配、修饰、转运等过程[10]。研究显示，在重力转换后 30 分钟，HSP47 与胶原蛋白相关的快速变化，在短短的 1～2 小时内 HSP47 即可对重力产生响应。了解 *HSP47* 基因的重力反应序列并寻找重力转录因子，将有助于阐明由微重力引起的肌肉萎缩的机制[9]。

综上，我们发现，虽然肌少症与失用性肌萎缩都存在肌肉质量下降、肌力低下的共同特征，发病机制也有相同的部分，但是二者具有较大的区别。肌少症是由于衰老或其他疾病引发的疾病，其肌纤维的改变以快肌纤维的改变尤为突出，而失用性肌萎缩的肌纤维改变主要参与对象为慢肌纤维。因此，二者不可相混，同时对失用性肌萎缩发病机制的研究对于肌少症的研究有一定的借鉴意义。

（刘震超　郭配明）

参考文献

[1] CALVANI R，JOSEPH AM，ADHIHETTY PJ，et al. Mitochondrial pathways in sarcopenia of aging and disuse muscle atrophy [J]. Biol Chem，2013，394（3）：393－414.

[2] XU ZR，FENG X，DONG J，et al. Cardiac troponin T and fast skeletal muscle denervation in ageing [J]. Journal of cachexia，sarcopenia and muscle，2017，8（5）：808－823.

[3] 邢国刚，樊小力．废用性肌肉萎缩的研究［J］. 国外医学：物理医学与康复学分册，2000，20（4）：148－150.

[4] 杉本研. サルコペニアにおける骨格筋ミトコンドリア機能と Myokine の意義 [J]. 日本老年医学会雑誌, 2012, 49 (2): 199-202.

[5] BELL KE, VON ALLMEN MT, DEVRIES MC, et al. Muscle disuse as a pivotal problem in sarcopenia-related muscle loss and dysfunction [J]. J Frailty Aging, 2016, 5 (1): 33-41.

[6] OIKAWA SY, HOLLOWAY TM, PHILLIPS SM. The impact of step reduction on muscle health in aging: protein and exercise as countermeasures [J]. Front Nutr, 2019, 6: 75.

[7] MARZETTI E, HWANG JCY, LEES HA, et al. Mitochondrial death effectors: Relevance to sarcopenia and disuse muscle atrophy [J]. Biochim Biophys Acta, 2010, 1800 (3): 235-244.

[8] JIAO J, DEMONTIS F. Skeletal muscle autophagy and its role in sarcopenia and organismal aging [J]. Current Opinion in Pharmacology, 2017, 34: 1-6.

[9] 安藤麻美. 骨格筋の重力応答と廃用性萎縮: 細胞外基質コラーゲンと分子シャペロンから探る [J]. Biological ences in Space, 2008, 22 (4): 167-171.

[10] 李琳, 王佐林. 转录后水平的基因沉默技术在 HSP47 中的应用 [J]. 口腔颌面外科杂志, 2006, 16 (4): 361-365.

第六章　肌少症与恶病质

慢性消耗性疾病引起的恶病质是继发性肌少症的主要原因之一，恶病质可以导致机体疲劳、虚弱、骨骼肌质量和能力的下降。恶病质相关的肌少症的发病机制尚未完全了解。前面章节已经介绍了恶性肿瘤、COPD、慢性心力衰竭、风湿免疫疾病、慢性肾脏疾病等慢性消耗性疾病引起的恶病质人群，通常伴随着较高的肌少症患病率。

恶病质被定义为与潜在疾病相关的复杂代谢综合征，其特征是肌肉丢失或脂肪量减少或没有损失。恶病质的主要临床特征是成年人的体重减轻或儿童生长衰竭（内分泌失调除外），畏食、炎症、胰岛素抵抗和肌蛋白分解增加通常与恶病质相关[1]。目前已经证明，恶病质的肌肉中有含量丰富的肌肉生长抑制素和凋亡相关分子[2]，恶病质所导致的骨骼肌流失不同于长期饥饿和增龄所导致的骨骼肌流失。

恶性肿瘤细胞需要消耗大量的能量和营养以维持活力，这种消耗主要以蛋白质尤其是肌肉中蛋白质的降解为主，最终会导致肌蛋白降解的速度超过肌蛋白合成的速度，以致骨骼肌质量下降。肿瘤细胞产生的促炎和促恶病质因子可能在恶病质引起的肌少症的发生中起重要作用。TNF－α 可引起脂肪组织损失和蛋白水解，同时导致蛋白质、脂质和糖原合成减少，在恶病质状态下增加骨骼肌中解耦联蛋白 2（uncoupling-protein 2，UCP2）和 UCP3 的表达[3]；TNF-α 还可激活 NF-κB 信号通路，继而参与激活恶病质机体肌肉萎缩的泛素蛋白酶体途径，加速机体肌肉萎缩速度；另外，炎症因子 TNF-α 可诱导激活 NF-κB 途径，还可对生肌决定因子基因产生抑制作用来抑制骨骼肌分化[4]。目前发现，NF-κB 信号在恶病质肌肉中被激活，但在普通肌少症中却未被激活[2]。除了 NF-κB 途径，IGF-1/PI3-K/Akt 途径被认为在恶病质肌少症的发生中也存在一定的作用。IGF-1/PI3-K/Akt 途径已被证明可防止诱导必要的萎缩介质，即肌肉特异性泛素连接酶 MAFbx 和 MuRF1。此外，这种抑制的机制涉及 Akt 介导的 FOXO 家族的转录因子抑制，FOXO1 的突变形式，可防止 Akt 磷酸化，从而防止 Akt 介导的肌肉特异性环指蛋白 1 抑制和肌肉萎缩盒 F 基因上调[5]。Chen 等[6]还发现，IGF-1 能通过增强 IGF-1R/PI3-K/Akt 信号传导抑制氧化应激促进的细胞凋亡，并增强骨髓来源的抑制性细胞的旁分泌功能，对防治肌肉萎缩具有一定的价值。目前认为，骨骼肌中至少有四个主要的蛋白水解途径（溶酶体途径、Ca^{2+} 依赖性途径、Caspase 依赖性途径和泛素蛋白酶体依赖性途径），这些途径在恶病质和肌少症的过程中可能会发生改变[7]。除了这四个不同的途径外，自噬/溶酶体途径也是不能忽视的，自噬是清除细胞功能紊乱的细胞器和改变的蛋白质所必需的，衰老过程中自噬系统的故障可能会导致与年龄有关的器官功能障碍，并且通常会导致衰弱。自噬的抑制加剧了肌肉与衰老相关的特征，如萎缩、线粒体功能障碍、氧化应激和极度虚弱，线粒体功能障碍和氧化应激直接影响肌动蛋白－肌球蛋白的相互作用和力的产生。增强基础自噬可以通过促进错误折叠的蛋白质和功能障碍的细胞器的选择性降解来预防肌肉功能障碍，相反，自噬抑制作用会导致肌肉力量下降，并引起肌纤维萎缩适应不良的应激反应[8-10]。对癌症恶病质的动物模型及癌症患者的研究表明，泛素－蛋白酶体系统（ubiquitin-proteasome system，UPS）在肌原纤维蛋白的降解中起着重要作用，特别是在体重减轻的患者中，UPS 增加可导致恶病质患者的蛋白质降解和骨骼肌萎缩[2]。

类风湿性关节炎的炎症活动可能会对肌肉质量的变化产生较大的影响，从而导致继发性肌少症的发生，通常称为类风湿恶病质（rheumatoid cachexia，RC），IL-1β 和 TNF-α 等炎症因子过量被认为是 RC 的主要特征[11]。Little 等[12]通过对雄性成年兔的研究发现，关节炎组的体重增加显著减少，肌肉量显著低于健康对照组并伴有肌核增加。关节炎组与肌少症相关的 CRP、IL-1β 显著高于对照组，IL-1β 可以刺激 NF-κB 和 p38 MAPK 信号诱导 atrogin-1 和 MuRF-1 表达的增加导致触发蛋白水解、肌管萎缩和肌肉减少；关节炎组还伴有 MyoD 和肌生成素水平升高，高水平的 MyoD 促使卫星细胞增生和肌细胞生成素上升从而促进成肌细胞分化和肌肉再生；关节炎组的具有肌肉修复作用的 CCL-2 也降低。总之，类风湿性关节炎会诱发 RC 样继发性肌少症，并增加肌肉蛋白分解。

Fulster 等[13]对 200 名慢性心力衰竭患者进行研究，检测到骨骼肌量低下者有 39 人（19.5%），患者的骨骼肌质量低下可能会单独出现或与恶病质结合。研究表明，慢性心力衰竭患者特定的骨骼肌缺陷不足，可以用单独的肌肉质量大小变化或身体活动水平来解释。在慢性心力衰竭患者中，呼吸肌组织也可能出现虚弱现象，除了经典定义恶病质的细胞因子，瘦素等脂肪因子、胰岛素抵抗等，都可能在慢性心力衰竭的骨骼肌功能障碍中起到一定的作用[14]。研究发现，慢性心力衰竭恶病质患者首先是肌肉流失，随后伴随着脂肪组织的减少，而且这些患者的骨骼肌流失似乎与年龄无关。慢性心力衰竭患者骨骼肌线粒体密度降低了 20%，骨骼肌细胞凋亡增加，纤维类型分布向Ⅱ型纤维转移，并且其骨骼肌的毛细血管长度密度也降低了[15]。

COPD 的肺外病变包括骨质疏松症和骨骼肌流失，与其他慢性消耗性疾病导致的恶病质相似，肌肉纤维成分从Ⅰ型（氧化性）转变为Ⅱ型（糖酵解），伴随着氧化能力的降低，最终导致肌肉耐力的降低并伴有运动能力的降低，而且还会导致骨骼肌质量的下降；COPD 患者内部研究显示，恶病质患者与非恶病质患者相比肌原纤维蛋白分解显著增加，蛋白质的羰基化水平升高，脂肪含量显著升高[16-17]。其机制可能与 GDF-15 过度表达，超氧阴离子、超氧化物歧化酶水平升高，诱导型一氧化氮合酶（iNOS）表达上调，FOXO 和 NF-κB 分解代谢信号的增加诱导泛素－蛋白酶体系统和自噬溶酶体通路中关键因子的基因表达等有关[16-19]。研究发现，COPD 患者的肌肉生长抑制素 mRNA 降低，但其蛋白质的核和细胞质含量显著增加，表明 COPD 患者的膈肌中，泛素－蛋白酶体途径、NF-κB 途径和肌肉生长抑制素蛋白上调，而 MyoD 表达降低，这可能导致了 COPD 膈肌萎缩[20]。此外，COPD 会导致患者的运动不耐症，运动减少，这反过来会进一步加重骨骼肌的失用流失[2]。

虽然对于恶病质引起的肌少症或者说骨骼肌质量和能力低下的定义还存在不同的认识，但是 Miller 等[21]已经对成人恶病质、肌少症和营养不良的筛查方法进行了研究和验证，最终发现恶病质评分（cachexia score，CASCO）是唯一经过验证的恶病质筛查工具，相对于共识定义而言表现良好。有两种方法可以用于评估肌少症：短时便携式肌少症措施和 SARC-F

评分，前者需要大量设备，而 SARC-F 的灵敏度较低。没有一个单一的经过验证的筛查方法可用于同时评估恶病质、肌少症和营养不良。

总之，目前对于恶病质引起的肌少症尚缺乏更多的研究来对其做出更准确的共识定义，其筛查和诊断也尚无较为理想的评估方法。对恶病质引起的骨骼肌质量减少和肌力、体力下降的机制研究和预防评估方法，对于相关疾病患者的康复和生命质量的延续都具有重要意义。

（刘震超　刘天蔚）

参考文献

[1] EVANS WJ, MORLEY JE, ARGILÉS J, et al. Cachexia: a new definition [J]. Clinical nutrition (Edinburgh, Scotland), 2008, 27 (6): 793 –799.

[2] SAKUMA K, YAMAGUCHI A. Sarcopenia and cachexia: the adaptations of negative regulators of skeletal muscle mass [J]. Journal of Cachexia, Sarcopenia and Muscle, 2012, 3 (2): 77 –94.

[3] PATEL HJ, PATEL BM. TNF-α and cancer cachexia: molecular insights and clinical implications [J]. Life Sciences, 2017, 170 (1): 56 –63.

[4] MCKINNELL IW, RUDNICKI MA. Molecular mechanisms minireview of muscle atrophy [J]. Cell, 2004, 119 (7): 907 –917.

[5] STITT TN, DRUJAN D, CLARKE BA, et al. The IGF-1/PI3K/Akt pathway prevents expression of muscle atrophy-induced ubiquitin ligases by inhibiting FOXO transcription factors [J]. Molecular cell, 2004, 14 (3): 395 –403.

[6] CHEN CJ, XU Y, SONG YF. IGF-1 gene-modified muscle-derived stem cells are resistant to oxidative stress via enhanced activation of IGF-1R/PI3K/AKT signaling and secretion of VEGF [J]. Molecular and Cellular Biochemistry, 2013, 386 (1 –2): 167 –175.

[7] LENK K, SCHULER G, ADAMS V. Skeletal muscle wasting in cachexia and sarcopenia: molecular pathophysiology and impact of exercise training [J]. J Cachexia Sarcopenia Muscle, 2010, 1 (1): 9 –21.

[8] JIAO JP, DEMONTIS F. Skeletal muscle autophagy and its role in sarcopenia and organismal aging [J]. Current Opinion in Pharmacology, 2017, 34: 1 –6.

[9] FAN JJ, KOU XJ, JIA SH, et al. Autophagy as a potential target for sarcopenia [J]. Journal of Cellular Physiology, 2015, 231 (7): 1 –10.

[10] SEBASTIÁN D, SORIANELLO E, SEGALÉS J, et al. Mfn2 deficiency links age-related sarcopenia and impaired autophagy to activation of an adaptive mitophagy pathway [J]. The EMBO Journal, 2016, 35 (15): 1 –17.

[11] SANTO RCE, FERNANDES KZ, LORA PS, et al. Prevalence of rheumatoid cachexia in rheumatoid arthritis: a systematic review and meta-analysis [J]. Journal of Cachexia, Sarcopenia and Muscle, 2018, 9 (5): 816 –825.

[12] LITTLE RD, PRIETO-POTIN I, PÉREZ-BAOS S, et al. Compensatory anabolic signaling in the sarcopenia of experimental chronic arthritis [J]. Scientific Reports, 2017, 7 (1): 6311.

[13] FÜLSTER S, TACKE M, SANDEK A, et al. Muscle wasting in patients with chronic heart failure: results

from the studies investigating comorbidities aggravating heart failure (SICA-HF) [J]. European Heart Journal, 2013, 34 (7): 512-519.

[14] COATS AJS. Research on cachexia, sarcopenia and skeletal muscle in cardiology [J]. Journal of Cachexia, Sarcopenia and Muscle, 2012, 3 (4): 219-223.

[15] VON HAEHLING S. The wasting continuum in heart failure: from sarcopenia to cachexia [J]. Proceedings of the Nutrition Society, 2015, 74 (4): 367-377.

[16] SANDERS KJC, KNEPPERS AEM, VAN DE BOOL C, et al. Cachexia in chronic obstructive pulmonary disease: new insights and therapeutic perspective [J]. Journal of Cachexia, Sarcopenia and Muscle, 2015, 7 (1): 1-18.

[17] FERMOSELLE C, RABINOVICH R, AUSÍN P, et al. Does oxidative stress modulate limb muscle atrophy in severe COPD patients? [J]. The European Respiratory Journal, 2012, 40 (4): 851-862.

[18] PATEL M, LEE JY, BAZ M, et al. Growth differentiation factor-15 is associated with muscle mass in chronic obstructive pulmonary disease and promotes muscle wasting in vivo [J]. Journal of Cachexia Sarcopenia and Muscle, 2015, 7 (4): 1-13.

[19] AGUSTÍ A, MORLÁ M, SAULEDA J, et al. NF-kappa B activation and iNOS upregulation in skeletal muscle of patients with COPD and low body weight [J]. Thorax, 2004, 59 (6): 483-487.

[20] TESTELMANS D, CRUL T, MAES K, et al. Atrophy and hypertrophy signalling in the diaphragm of patients with COPD [J]. The European Respiratory Journal, 2010, 35 (3): 549-556.

[21] MILLER J, WELLS L, NWULU U, et al. Validated screening tools for the assessment of cachexia, sarcopenia, and malnutrition: a systematic review [J]. The American Journal of Clinical Nutrition, 2018, 108 (6): 1196-1208.

第七章　肌少症与骨质疏松

随着年龄的增长，人体各项机能会出现各种功能性衰退，其中，作为人体运动支撑的骨骼肌和骨骼也会随着增龄而出现肌少症和骨质疏松的病理变化，严重影响着老年人群的健康和生存质量。此外，2 型糖尿病、恶性肿瘤、各种慢性消耗性疾病也会引起人体免疫系统异常、内分泌代谢紊乱、慢性炎症等，最终对人体的骨骼肌和骨骼造成损伤，继发性地引起肌少症和骨质疏松。骨骼肌与骨骼在解剖学、生理学、分子生物学角度都具有一定的关联，肌少症和骨质疏松之间可能会相互影响，因此，肌少症和骨质疏松又被称作“危险的二重奏”[1]。研究表明，瘦体重与骨量呈正相关，较高的瘦体重能够降低骨折风险。遗传、内分泌和机械因素同时影响肌肉和骨骼，骨糖蛋白可能是源自肌肉的体液性骨合成代谢因子之一，维生素 D、生长激素/胰岛素样生长因子 -1 和睾丸激素作为内分泌因子在生理和病理上都很重要，这些发现表明肌肉与骨骼之间存在相互作用，对于理解肌少症和骨质疏松症的生理学和病理生理学可能非常重要。肌肉与骨骼的关系包括两个因素：肌肉对骨骼的局部控制，以及肌肉与骨骼之间的体液交互作用[2]。此外，研究发现握力与几种慢性疾病、认知能力下降、住院时间长短和死亡率有关，更重要的是，握力与骨密度和骨质疏松性骨折也有相关性[3]。

第一节　骨骼肌与骨骼的相互影响

肌肉占人体体重的 40%～50%，其中包括骨骼肌、心肌和平滑肌三种类型，其中骨骼肌（skeletal muscle）是附着在骨骼上的肌肉，主要负责运动，骨骼肌通过收缩与放松促使骨骼移动，除了运动锻炼和保持姿势外，骨骼肌在维持关节稳定和人体产热产能中也起着重要作用。骨骼肌成分包括水约 75%、蛋白质（包括肌球蛋白和肌动蛋白）约 20%、糖、中性脂肪、胆固醇、磷脂、矿物盐、各种酶、尿素、乳酸等。骨骼肌由肌纤维密集排列而成，肌纤维由纤维结缔组织连接起来。骨骼肌可以根据收缩速度分为快肌和慢肌，快肌纤维直径较大，具有高酵解能力和低氧化能力，慢肌纤维直径较小，具有较高的氧化能力和较低的酵解能力。肌纤维的类型包括 Ⅰ 纤维、Ⅱa 纤维、Ⅱb 纤维，高强度爆发力运动主要是肌肉中快肌纤维的参与，长时间强耐力运动主要是肌肉中慢肌纤维的参与。纤维比率因肌肉而异，腓肠肌中有许多Ⅱb 纤维，而比目鱼肌的特征则是含有大量的 Ⅰ 纤维。另外，这些肌肉纤维的组成因个体而异并且受到遗传因素的影响。现有研究显示，运动尤其是抗阻运动会改变肌肉类型，人体的老化和各种疾病也会影响肌纤维的类型。骨骼肌的收缩运动受中枢神经系统控制，大脑运动皮质神经元将冲动传送至脊髓腹角 α 运动神经元引起骨骼肌的收缩。骨骼肌的收缩形式包括单收缩、复合收缩、强直收缩，强直收缩分为不完全强直收缩、完全强直收缩。单收缩是肌肉受到一次刺激产生动作电位后出现一次机械收缩，可分为收缩期与舒张期；复合收缩是刺激频率增加到一定程度后，可使后一个刺激收缩波形与前一个发生重叠；不完全强直收缩为每次新的收缩都出现在前一个收缩的舒张过程中，完全强直收缩是每次新的收缩都出现在前一个收缩的收缩期，每次收缩的张力或长度变化融合而叠加的收缩。肌肉收缩的强度取决于受刺激的细胞数量，当仅少数的细胞受到刺激时，肌肉收缩较弱，调动所有运动单位并刺激所有肌肉细胞时，肌肉收缩最强[4-7]。

骨骼肌参与三大营养物质的代谢，尤其参与葡萄糖的存储和利用以利于人体产能[8-12]。增强体力活动时骨骼肌也会增加脂肪利用，促进脂肪组织存储减少，而在减轻体力活动时作用则相反[13]。同时，骨骼肌也可以存储氨基酸，在其他能源耗尽时支持机体其他部位的蛋白质合成，维持机体的能量产生[14]。当骨骼肌收缩放松时，会消耗大量能量，该能量由ATP提供，收缩时，肌球蛋白头部所含的ATP降解酶会将ATP分解为ADP，此时释放的能量会导致肌动蛋白和肌球蛋白滑动，从而使肌肉收缩。骨骼肌主要的能量补充系统包括磷酸肌酸，它可以快速调动糖原分解的能量补充（糖补充系统）和有氧补充。在磷酸肌酸系统中，当磷酸肌酸被肌球蛋白肌酸磷酸激酶分解为肌酸和磷酸时，会释放出大量能量。另外，肌酸磷酸由肌酸和磷酸根通过肌肉中糖原分解成乳酸时产生的能量合成[7]。运动后即刻的血糖值会有所升高，这可能是机体的应激机制导致的，使得肝脏将储存的糖原受到刺激转化为葡萄糖释放到血液中，当血糖升高的速率大于肌肉吸收血糖的速率时，血糖升高[15]。肌肉通过肌腱和具有高抵抗力及稍有弹性的纤维结构将力量传递给骨骼[7]。

骨骼肌与骨骼之间的紧密结合在胚胎发育过程中从近轴中胚层的形成就开始了，据推测，发育中的胎儿肌肉收缩通过改变机械力导致骨骼的生长发育，还有对骨骼进行的调整[16]。对健康的青春期前儿童的骨骼与骨骼的关系研究显示，在快速生长期间，肌肉的质量（如下肢肌肉治疗）对骨骼强度的影响可能大于肌肉强度。从每个年龄预测者的年龄、性别、身高和体重控制模型中获得相关性和多元回归偏 R 值，肌肉的质量、力量与极性力量应变指数呈正相关[17]。动物研究显示，四肢中近端区域的肌肉肥大与骨营养不良有关，而远端部分的肌肉肥大与相对较重的骨骼有关[18]。骨骼会根据机械负荷的变化来调整其质量和结构，并且由于骨骼肌的收缩对运动至关重要，这些收缩会向骨骼施加负荷，这种机械观点意味着：随着肌肉功能的下降，可以导致骨骼负荷降低，并导致骨量减少[16]。骨骼肌可对骨骼起到保护作用，肌肉黏滞性是吸收机械冲击所必需的，可以对骨骼起到保护作用，碰撞时间是在碰撞物体中产生破坏性应力的关键参数之一，黏滞性是有助于延长冲击时间并吸收机械冲击的特性，质量为 M 的物体以速度 V 移动时产生的力 F 与冲击的持续时间 T 成反比：$F = MV/T$[19]。骨骼肌可以维持人体的姿势，研究显示大型动物采用直立姿势，大大降低了肌肉必须施加的力（与体重成正比），因此减少了骨骼必须抵抗的力以抵消关节力矩[20]。

肌肉和骨骼都作为内分泌器官参与人体的代谢，骨骼肌可以分泌大量的肌肉因子，如抗炎性 IL-6、参与肌肉和脂肪调节的 IL-5、成肌分化过程中可能对卫星细胞有特定作用的 IL-7、可刺激血管生成的 IL-8、脑源性神经营养因子、成纤维细胞生长因子、在脂肪和肌肉代谢中起重要作用的鸢尾素等[16]。其中，IL-6 是促进骨吸收的重要细胞因子。研究显示，老年男性骨量减少和骨质疏松患者血清中 IL-6 水平明显高于健康人群，IL-6 可刺激破骨细胞生成，促进骨吸收增强，其机制可能是通过调节 CCAAT/增强子结合蛋白 β 通路来发挥作用的[21-22]。研究显示，血清鸢尾素水平与骨密度水平呈正相关，鸢尾素可直接诱导成骨细胞分化，并增加成骨细胞表面碱性磷酸酶和 I 型胶原蛋白的表达[22-23]。成纤维细胞生长因子 2 参与对成骨细胞分化的调节，诱导核因子 - κB 受体活化因子配体/破骨细胞分化因子或环氧合酶 2 刺激成骨细胞的活性，阻断巨噬细胞集落刺激因子信号从而抑制破骨细胞前体的活性[22]。

综上，骨骼肌与骨骼相互配合完成运动，同时骨骼肌可以起到保护骨骼的作用，并通过分泌的各种肌肉因子对骨密度进行调节，相辅相成。

第二节　肌少症与骨质疏松及骨折

骨质疏松症（osteoporosis，OP）是一种由多种原因引起的以骨密度和骨质量下降、微结构破坏、骨脆性增加和高风险骨折为特征的骨代谢疾病。骨质疏松症可分为原发性和继发性两类，继发性可由影响骨代谢的任何疾病和（或）药物所致[24-25]。骨质疏松的病因主要与遗传、衰老、内分泌激素异常（雌激素缺乏、甲状旁腺激素增多、降钙素降低、雄激素缺乏）、活性维生素 D 不足、营养不足、失用等因素相关[26]。骨质疏松症是髋部骨折的关键预测指标，可以使用多种安全有效的干预措施进行治疗。甲状腺功能亢进症、抗惊厥药、咖啡因和吸烟可能降低骨量并增加任何年龄段的骨折风险，对于年龄较大的个体，重要的是还要考虑其他危险因素，包括各种药物、视力低下和肌少症[27]。另外，研究表明骨质疏松症与骨折前后的肌少症密切相关，肌少症被认为是老年骨质疏松症患者功能受限和运动依赖性的主要因素之一，因此骨骼重塑受肌肉形态和功能障碍的影响[28]。Locquet 等[29]对 288 名老年受试者研究显示共检测肌少症 43 人，骨质疏松症 36 人。患有肌肉障碍（如低肌肉质量、低肌肉强度和低体能）的老年男性和女性骨密度值较低，在老年妇女中，肌肉力量与骨密度相关，肌肉力量较低的老年妇女的小梁骨评分值较低。Jeon[30]为了阐明骨质减少和肌少症之间的关系，将 23 名中年妇女根据骨密度分组进行研究显示，正常组的下肢肌肉质量显著高于骨质减少组，而骨质减少组的体脂质量显著高于正常组，其等速肌力测试显示出在膝关节伸展度为 60°/s 时峰值扭矩/体重和总功较低，在膝关节伸展度为 180°/s 时也显示较低的峰值扭矩/体重和总功，且骨质减少组 IGF-1 显著低于正常组。此外，下肢肌肉质量与骨密度 T 评分之间存在统计相关性，总脂肪质量和肌肉力量呈负相关。总之，骨质减少和肌少症与中年妇女的脂肪质量、肌肉质量和肌肉力量密切相关。Go 等[31]对 1397 名 50 岁以上男性研究发现，肌少症患者的腰椎、总股骨和股骨颈的骨密度 T 分值均低于无肌少症患者的骨密度 T 分值，肌少症与男性的骨密度降低有关，而且肌少症与生活质量差有关，特别是在活动能力和日常活动方面，对于骨密度低的受试者，需要更多地关注和评估肌少症，以预防和干预不良的生活质量。우상구[32]进行了老年人的骨密度和肌少症与活动平衡自信之间关系的研究，对 308 位老年人的研究显示活动平衡自信与全身骨密度、腰部骨密度、股骨颈骨密度、步速、握力和肢体肌肉比率指数有显著相关性，步速、握力和股骨颈骨

密度是影响老年人活动平衡自信的独立因素，并且通过老年人的负重制订定期步行锻炼和力量锻炼计划可提高老年人的活动平衡自信。

肌少症与骨质疏松性骨折关系密切，一项对108名年龄在50岁或50岁以上且患有骨质疏松性骨折（髋部、脊柱或腕部）患者的回顾性观察研究显示，有39例患者（36.1%）被诊断为肌少症，其中，髋部骨折占41.5%，脊柱骨折占35%，桡骨远端骨折占29.6%[33]。但是，Lee等[34]对诊断为脆性桡骨远端骨折的患者进行的回顾性审查结果显示，桡骨远端骨折患者的平均瘦体重没有明显降低，只有BMD明显低于健康对照组。전득수等[35]对98名腰椎骨质疏松性压迫性骨折患者进行探讨，定量量化脊柱周围肌肉（肌少症的重要因素）的总脂肪渗透率与影响骨质疏松性椎体压迫性骨折的因素之间的关系研究显示，多裂肌和竖脊肌的平均总脂肪渗透率为14.66±10.16，脊柱BMD与髋部BMD呈正相关，而与总脂肪渗透率呈负相关，髋部BMD与BMI之间呈正相关，维生素D与髋部和脊柱BMD呈正相关，而与总脂肪渗透率呈负相关，增加维生素摄入量可以减缓肌肉萎缩的进展，而肌肉生长有助于治疗骨质疏松症，并可以预防骨质疏松症患者中频繁发生的骨折。Kim等[36]对49例经节段性脊柱器械融合治疗成人脊柱畸形的研究显示，近端关节后凸畸形组的脊椎T_{10}至L_2水平的平均BMD和平均背部肌肉体积明显较低，术前BMD、椎骨矢状面不平衡以及胸腰肌体积与近端关节后凸畸形的存在密切相关。很少有关于肌少症对骨质疏松性髋部骨折手术后后果（包括死亡率）的影响的研究。Kim等[37]对因骨质疏松性髋部骨折而接受了髋部手术的患者进行了目的为确定连续一系列骨质疏松性髋部骨折患者的肌少症患病率，以及肌少症与1年和5年死亡率之间的关系的研究，该研究包括91例在髋部手术后1年内接受腹部CT扫描的患者，使用第3腰椎水平的骨骼肌指数的性别特定截止点来定义肌少症，结果所有患者1年和5年死亡率分别为20.9%和67.2%。在45例肌少症患者中，其1年和5年死亡率分别为22.2%和82.7%，在46例无肌少症患者中，其1年和5年死亡率分别为19.6%和52.7%，生存分析的结果表明，肌少症并不影响1年死亡率（$P=0.793$），但对5年死亡率有显著影响（$P=0.028$），围手术期肌少症（$P=0.018$）和骨质疏松症（$P<0.001$）均影响5年死亡率，并增加了骨质疏松性髋部骨折患者5年死亡的风险。而Lee[38]对71例行髋部骨折手术的患者根据肌少症的有无评估术后肌力测量中Biodex等速肌力评估训练系统和表面肌电图（surface electromyography，sEMG）的测量值之间的相关性，将34例肌少症患者和37例非肌少症患者分为2组，两组之间使用Biodex和sEMG进行肌肉力量比较时，结果证实Biodex和sEMG在所有变量中均显示出与肌肉力量非常紧密的相关性，因此可以使用sEMG评估髋部骨折手术后的肌肉力量，从而对患者的预后做出更准确的评估。

内分泌因素在肌少症和骨质疏松发生过程中都起到重要作用，各种内分泌激素紊乱引起的骨骼肌异常调节是肌少症发生的机制之一，而继发性骨质疏松症可能与各种内分泌功能障碍和代谢异常有关，如库欣综合征、甲状腺功能亢进症、原发性甲状旁腺功能亢进症、肢端肥大症、性腺功能减退症和一些代谢性疾病如糖尿病、慢性肾衰竭和吸收不良综合征患者的骨质疏松症[39-41]。老龄引起的肌肉体积和质量下降会增加身体虚弱和髋部骨折的风险，特别是与功能性活动能力降低，股四头肌力量降低，以及平衡或身体摇摆不佳相关，内分泌失调可能是肌少症与骨质疏松和骨折之间发生关联的重要机制，如绝经后血清雌激素和雄激素

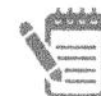

水平的下降导致局部骨水平的细胞碎裂因子增加，随后破骨细胞增多和骨质流失增加；同样，性腺激素和 IGF-1 减少，再加上外周细胞因子水平异常高，以及炎症介质和凝血标志物的存在，都增加了肌少症和虚弱的风险[27]。

慢性炎症在肌少症和骨质疏松的发生中都具有重要作用。IL-6 和 TNF-α 都是经典的炎症因子，在肌少症和骨质疏松的发生中能够引起炎症反应促使骨骼肌和骨矿物质的流失。周丕琪等[42]对绝经后妇女研究显示绝经后骨质疏松症妇女与正常青年妇女比较，血清水平显著高于青年女性，IL-6 与骨密度呈负相关，TNF-α 与骨密度呈负相关。TNF-α 可使破骨细胞活性增强，可刺激类破骨细胞的前体增生并分化为破骨细胞，同时，TNF-α 可抑制成骨细胞碱性磷酸酶的生成，减少骨矿含量，抑制骨胶原合成、骨形成和钙化[42-43]。TNF-α 可以通过抑制脂多糖活性影响蛋白表达促使肌肉分解，TNF-α 诱导的细胞凋亡也是造成骨骼肌损伤的原因，并能造成肌力低下[44-46]。而促炎性 IL-6 可以破坏骨骼肌蛋白质的合成，直接参与骨骼肌蛋白质分解，而导致骨骼肌量的减少，并能抑制 IGF-1 对肌肉组织的促进作用[47-49]。

过量 ROS 的生成在骨质疏松的发展进程中具有重要作用，氧化损伤和力学刺激是造成骨质疏松的两个主要原因，一方面氧化损伤可通过刺激 FOXOs 信号通路抑制成骨细胞分化，引起骨质疏松；另一方面机体在长期缺乏负荷力刺激时也会发生失用性骨丢失。二者之间存在着紧密的联系，FOXOs 对防御细胞氧化应激发挥着至关重要的作用，是参与介导细胞抗氧化应激活动的转录因子，FOXO1 可直接结合骨钙基因启动子致骨钙素表达，FOXO3 能够减少氧化应激，并能够促进成骨细胞的凋亡，二者通过不同的表达形式和机制调控氧化应激，影响成骨细胞的增生与凋亡；FOXOs 能够直接影响破骨细胞的生成及其功能，FOXO 也通过成骨细胞间接地影响破骨细胞，特异性过表达 FOXO3 可引起破骨细胞的数量减少，而 *FOXO1* 基因缺失能引起破骨细胞的数量增加[50-51]。ROS 的过度产生和氧化损伤也可能是诱发肌少症的原因之一[52-53]。Nrf2 作为细胞应对氧化损伤的主要防御机制，可调控多种抗氧化蛋白酶转录，在氧化损伤所造成的骨质疏松和肌肉消瘦中起重要作用[50,54-55]。

Mettl21c 被视作骨骼和肌肉的暗示多效性基因，Mettl21c 蛋白家族可以使陪伴分子甲基化陪伴分子，因此，Mettl21c 可能是骨质疏松和肌少症的潜在多效基因。研究显示，Mettl21c 可能通过调节 NF-κB 信号通路发挥其骨骼肌多效性功能，调节四肢髋部肌肉质量，这对于骨骼和肌肉的动态平衡至关重要[56]。

在肌少症和骨质疏松的发生中都伴随维生素 D 缺乏，虽然 Albala 等[57]对智利的社区老年人的研究显示，肌少症比维生素 D 缺乏症对于骨质疏松的影响是重要，但是维生素 D 缺乏对二者的影响是不能忽视的。与年龄相关的骨骼（骨质疏松症）和肌肉（肌少症）的质量和力量下降会导致随着年龄的增长，与骨质疏松症相关的骨折风险呈指数增加，维生素 D 不足可能是造成这些下降的原因，维生素 D 不足对骨骼和肌肉的直接和间接影响可能增加骨折风险[58]。Tanaka 等[59]研究发现，活性维生素 D 通过成骨细胞表达在肌生成和肌肉诱导的成骨细胞生成中起着重要作用。Scimeca 等[60]研究显示，维生素 D 受体基因的多态性 FokI 和 Cdx2 与维生素 D 受体激活和肌少症的发生之间存在可能的关联。综上，补充维生素 D 和钙可能是针对骨矿物质密度、肌肉力量和跌倒风险的有前途的治疗策略，维生素 D 在骨质疏松的预防和治疗中效果显著。目前研究表明，运动锻炼和维生素 D 相配合可以改善肌肉质量和力量，运动可使肌肉质量和步行速度显著增加，可有效预防骨质疏松老年人肌少症的发生[61-63]。

김용환等[64]对873 名老年男性的数据分析显示，整体肌肉质量增加可降低骨质减少的发生率，而老年男性的下肢肌肉量的减少可能导致腰椎和股骨颈的骨质减少，因此，增加骨骼肌质量是预防肌少症和骨质疏松的最有效方法。除维生素 D 以外，药物治疗和运动疗法也显示出了对骨质疏松和肌少症治疗的一定效果。荟萃分析显示，抗阻运动不仅可以增强四肢骨骼肌质量，而且还可以增强膝关节的伸展力量[65]。双膦酸盐（bisphosphonates，BPs）类药物是临床防治骨质疏松性骨折最常用的一线药物，可以防止进一步的骨质流失，减少初始或后续骨折的风险，显著降低骨质疏松性骨折的发生，是治疗骨质疏松症的金标准。现有研究显示，双膦酸盐疗法可能有助于维持肌肉质量[66-67]。双膦酸盐类药物帕米膦酸可以增加股骨的皮质骨结构和强度，以及对骨折的抵抗力，而对烧伤患者的治疗显示经帕米膦酸治疗的患者的血清恢复了 Akt 和 mTOR 的磷酸化，并降低了蛋白质的泛素化，可以预防肌肉分解代谢和恢复肌肉合成代谢[68-69]。

在肌少症和骨质疏松的预防和治疗中，运动可以起到良好的效果。低到中强度抗阻力训练，慢速或快速肌肉收缩，可使老年人肌肉肥大，力量增加；快走或慢跑也可以引起下肢肌肉肥大。研究显示向心运动产生的肌源性 IL-6 具有抗炎效应，可促进抗炎物质 IL-1α 和 IL-10 的合成，可对抗 TNF-α 对骨骼肌的损害[70-72]。朱欢丽等[73]研究显示，运动不仅能增加老年骨质疏松患者腰椎和髋部的骨量，同时还能促进骨形成和抑制骨吸收，对老年骨质疏松具有治疗作用，可以有效地预防骨质疏松骨折的发生。关于运动强度的研究显示，适宜强度的运动也可以有效地增加峰值骨量、减缓随年龄增长而发生的骨质疏松，而高强度运动引起的女性激素失调、月经紊乱、闭经可导致骨丢失和骨质疏松的发生[74]。

综上，肌少症和骨质疏松之间关系紧密，相互影响，而免疫和内分泌机制在其中发挥了巨大的作用，补充维生素 D 和运动是预防和治疗骨质疏松及肌少症的有效手段。

（王　云　王碧颖　刘震超）

参考文献

[1] CREPALDI G，MAGGI S. Sarcopenia and osteoporosis：a hazardous duet [J]. J Endocrinol Invest，2005，28 (10 Suppl)：66 – 68.

[2] KAJI H. Interaction between muscle and bone [J]. 대한골대사학회지，2014，21 (1)：29 – 40.

[3] GONG HS. Measurement and interpretation of handgrip strength for research on sarcopenia and osteoporosis [J]. 대한골대사학회지，2020，27 (2)：85 – 96.

[4] LEVY MN，STANTON BA，KOEPPEN BM. 生理学原理 [M]. 梅岩艾，王建军，主译. 北京：高等教育出版社，2008.

[5] TOTORA GJ，DERRICKSON B. トートラ人体解剖生理学 [M]. 佐伯由香，黒澤美枝子，細谷安彦，等译. 東京：丸善株式会社，2007.

[6] 王瑞元. 生理学 [M]. 北京：人民卫生出版社，2008.

[7] 片野由美，内田勝雄. 図解ワンポイント生理学 [M]. 東京：サイオ出版，2015.

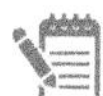

[8] RICHTER EA, SONNE B, CHRISTENSEN NJ, et al. Role of epinephrine for muscular glycogenolysis and pancreatic hormonal secretion in running rats [J]. American Journal of Physiology, 1981, 240 (5): E526 - E532.

[9] ROSE AJ, RICHTER EA. Skeletal muscle glucose uptake during exercise: how is it regulated? [J]. Physiology, 2005, 20 (20): 260 - 270.

[10] VIRSALADZE D. Wide clinical implementation of insulin resistance syndrome? [J]. Metabolic Syndrome & Related Disorders, 2006, 4 (3): 165 - 171.

[11] PILLON NJ, BILAN PJ, FINK LN, et al. Cross-talk between skeletal muscle and immune cells: muscle-derived mediators and metabolic implications [J]. American Journal of Physiology Endocrinology & Metabolism, 2013, 304 (5): E453 - E465.

[12] MEYER C, DOSTOU JM, WELLE SL, et al. Role of human liver, kidney, and skeletal muscle in postprandial glucose homeostasis [J]. American Journal of Physiology Endocrinology & Metabolism, 2002, 282 (2): E419 - E427.

[13] 杜明斗. 代谢综合征体力活动不足病因论 [M]. 杭州: 浙江大学出版社, 2015: 235.

[14] ARGILÉS JM, CAMPOS N, LOPEZPEDROSA JM, et al. Skeletal muscle regulates metabolism via interorgan crosstalk: roles in health and disease [J]. Journal of the American Medical Directors Association, 2016, 17 (9): 789 - 796.

[15] LIRA FS, PANISSA VLG, JULIO UF, et al. Differences in metabolic and inflammatory responses in lower and upper body high-intensity intermittent exercise [J]. European Journal of Applied Physiology, 2015, 115 (7): 1467 - 1474.

[16] BROTTO M, JOHNSON ML. Endocrine crosstalk between muscle and bone [J]. Curr Osteoporos Rep, 2014, 12 (2): 135 - 141.

[17] BINKLEY TL, SPECKER BL. Muscle-bone relationships in the lower leg of healthy pre-pubertal females and males [J]. J Musculoskelet Neuronal Interact, 2008, 8 (3): 239 - 243.

[18] SHAHIN KA, BERG RT. Influence of bone growth on muscle growth and bone-muscle relationships in double-muscled and normal cattle [J]. Animal Production, 1987, 44 (2): 219 - 225.

[19] SARVAZYAN A, RUDENKO O, AGLYAMOV S, et al. Muscle as a molecular machine for protecting joints and bones by absorbing mechanical impacts [J]. Medical Hypotheses, 2014, 83 (1): 6 - 10.

[20] BIEWENER AA. Scaling body support in mammals: limb posture and muscle mechanics [J]. Science, 1989, 245 (4913): 45 - 48.

[21] 罗南萍, 李金花, 王瑞山, 等. IL-4、IL-6、IL-10 及骨代谢指标与老年男性骨质疏松症的关系 [J]. 中国老年学杂志, 2004, 24 (1): 32 - 33.

[22] 陈冬梅, 赵柯湘, 肖谦. 肌肉与骨骼相互作用中的肌源性和骨源性因子 [J]. 中华老年医学杂志, 2017, 36 (3): 344 - 347.

[23] 时超楠, 李雪梓, 刘玲玲. 绝经后妇女血清鸢尾素与骨密度和骨代谢的相关性研究 [J]. 中国骨质疏松杂志, 2019, 25 (8): 1125 - 1128.

[24] 李超, 马毅. 骨质疏松症的中药防治研究进展 [J]. 世界最新医学信息文摘 (电子版), 2019, 18 (76): 89 - 90.

[25] 谷卫. 糖皮质激素与骨质疏松症 [C]. 2014 浙江省骨质疏松与骨矿盐疾病学术年会暨国家级继教项目 “骨质疏松症和骨质疏松性骨折诊治进展” 专题研讨会. 2014.

[26] 毛文晴，田甜．原发性骨质疏松的病因及发病机制［J］．中国骨质疏松杂志，2011，17（10）：937－940.

[27] JOSEPH C，KENNY AM，TAXEL P，et al. Role of endocrine-immune dysregulation in osteoporosis，sarcopenia，frailty and fracture risk［J］. Mol Aspects Med，2005，26（3）：181－201.

[28] TARANTINO U，BALDI J，SCIMECA M，et al. The role of sarcopenia with and without fracture［J］. Injury，2016，47（Suppl 4）：S3－S10.

[29] LOCQUET M，BEAUDART C，BRUYÈRE O，et al. Bone health assessment in older people with or without muscle health impairment［J］. Osteoporos Int，2018，29（5）：1057－1067.

[30] JEON BH. Comparative study between bone mineral density，body composition and muscular strength，blood metabolites and growth factors in osteopenic middle-aged women［J］. Korean Journal of Sports Science，2017，26（1）：1043－1053.

[31] GO SW，CHA YH，LEE JA，et al. Association between sarcopenia，bone density，and health-related quality of life in Korean men［J］. Korean J Fam Med，2013，34（4）：281－288.

[32] 우상구. 노인의 균형자신감과 골밀도 및 근감소증 지표와의 연관성［J］. 한국스포츠학회，2019，17（1）：377－385.

[33] YOON BH，LEE JK，CHOI DS，et al. Prevalence and associated risk factors of sarcopenia in female patients with osteoporotic fracture［J］. Journal of Bone Metabolism，2018，25（1）：59.

[34] LEE JK，YOON BH，OH CH，et al. Is sarcopenia a potential risk factor for distal radius fracture? Analysis using propensity score matching［J］. Journal of Bone Metabolism，2018，25（2）：99－106.

[35] 전득수, 백종민, 최지욱. 골다공증성 척추 압박 골절 환자에서 다열근과 척추기립근의 지방 침투율과 골다공증 관련 인자의 상관 관계 분석［J］. 대한정형외과학회지，2020，55（4）：318－323.

[36] KIM DK，KIM JY，KIM DY，et al. Risk factors of proximal junctional kyphosis after multilevel fusion surgery：more than 2 years follow-up data［J］. J Korean Neurosurg Soc，2017，60（2）：174－180.

[37] KIM YK，YI SR，LEE YH，et al. Effect of sarcopenia on postoperative mortality in osteoporotic hip fracture patients［J］. J Bone Metab，2018，25（4）：227－233.

[38] LEE CH. Evaluating postoperative muscle strength using surface electromyography in hip fracture patient［J］. 대한골대사학회지，2020，27（2）：125－132.

[39] 樊倩影，郑丽丽．肌少症的研究进展［J］．中国实用医刊，2019，46（17）：119－122.

[40] 赵艳莉，岳冀蓉．营养代谢与肌少症的关系及研究进展［J］．实用老年医学，2019，33（9）：854－857.

[41] TOMITA A. Osteoporosis associated with endocrine dysfunctions or metabolic disorders［J］. Nihon Rinsho，1994，52（9）：2415－2419.

[42] 周丕琪，沈霖，杜靖远，等．绝经后骨质疏松症与血清 IL-6，TNF-α 浓度关系的临床研究［J］．中国骨质疏松杂志，2001，7（1）：1－3，8.

[43] 杨丽，蔡宇，张荣华．TNF-α 与绝经后骨质疏松症研究进展［J］．陕西医学杂志，2005，34（2）：216－217.

[44] ONAMBÉLÉ-PEARSON GL，BREEN L，STEWART CE，et al. Influence of exercise intensity in older Persons with unchanged habitual nutritional intake：skeletal muscle and endocrine adaptations［J］. Age，2010，32（2）：139－153.

[45] PHILLIPS T，LEEUWENBURGH C. Muscle fiber specific apoptosis and TNF-alpha signaling in sarcopenia are

attenuated by life-long calorierestriction [J]. Faseb Journal, 2005, 19 (6): 668 - 670.

[46] EMANUELE M, RICCARDO C, MATTEO C, et al. Mitochondrial dysfunction and sarcopenia of aging: from signaling pathways to clinical trials [J]. International Journal of Biochemistry & Cell Biology, 2013, 45 (10): 2288 - 2301.

[47] BIAN AL, HU HY, RONG YD. A study on relationship between elderly sarcopenia and inflammatory factors IL-6 and TNF-α [J]. European Journal of Medical Research, 2017, 22 (1): 25.

[48] SIPILÄ S, NARICI M, KJAER M, et al. Sex hormones and skeletal muscle weakness [J]. Biogerontology, 2013, 14 (3): 231 - 245.

[49] SCHIAF S, DYAR KA, CICILIOT S, et al. Mechanisms regulating skeletal muscle growth and atrophy [J]. Febs Journal, 2013, 280 (17): 4294 - 4314.

[50] 李爽，李丽，魏力军，等．氧化损伤和微重力致骨质疏松症的研究进展 [J]. 现代生物医学进展，2018 (7): 1376 - 1379.

[51] 李近，杨亚军，刘钰瑜．FoxOs 与骨质疏松 [J]. 中国药理学通报，2016, 32 (2): 169 - 171.

[52] MCARDLE A, JACKSON M J. Reactive Oxygen Species Generation and Skeletal Muscle Wasting-Implications for Sarcopenia [J]. Sarcopenia-Age-Related Muscle Wasting and Weakness, 2010: 317 - 331.

[53] JACKSON MJ. Reactive oxygen species in sarcopenia: should we focus on excess oxidative damage or defective redox signalling? [J]. Mol Aspects Med, 2016, 50: 33 - 40.

[54] KADOGUCHI T, SHIMADA K, KOIDE H, et al. Possible role of NADPH oxidase 4 in angiotensin Ⅱ-induced muscle wasting in mice [J]. Frontiers in physiology, 2018, 9: 340.

[55] SULLIVAN-GUNN M. An investigation of NADPH oxidase in normal and diseased skeletal muscle [D]. Manchester: Victoria University, 2009.

[56] HUANG J, HSU YH, MO CL, et al. METTL21C is a potential pleiotropic gene for osteoporosis and sarcopenia acting through the modulation of the NF-κB signaling pathway [J]. Journal of Bone & Mineral Research, 2014, 29 (7): 1531 - 1540.

[57] ALBALA C, SÁNCHEZ H, LERA L, et al. Sarcopenia is more important than vitamin D deficiency as determinant of osteoporosis in Chilean elders [J]. In Osteoporosis International, 2012, 23: 343 - 344.

[58] BINKLEY N. Vitamin D and osteoporosis-related fracture [J]. Arch Biochem Biophys, 2012, 523 (1): 115 - 122.

[59] TANAKA K, KANAZAWA I, YAMAGUCHI T, et al. Active vitamin D possesses beneficial effects on the interaction between muscle and bone [J]. Biochemical & Biophysical Research Communications, 2014, 450 (1): 482 - 487.

[60] SCIMECA M, CENTOFANTI F, CELI M, et al. Vitamin D receptor in muscle atrophy of elderly patients: a key element of osteoporosis-sarcopenia connection [J]. Aging & Disease, 2018, 9 (6): 952 - 964.

[61] BISCHOFF-FERRARI HA, CONZELMANN M, DICK W, et al. Wirkung von vitamin D auf die muskulatur im rahmen der osteoporose [Effect of vitamin D on muscle strength and relevance in regard to osteoporosis prevention] [J]. Z Rheumatol, 2003, 62 (6): 518 - 521.

[62] 鲍利，刘庆鹏．维生素 D 在治疗骨质疏松症中的作用 [J]. 标记免疫分析与临床，2015, 22 (10): 1069 - 1072.

[63] ABOU-RAYA S, ABOU-RAYA A, EL KHADRAWY T, et al. OP0264 effect of vitamin D supplementation and physical activity in preventing sarcopenia in older adults with osteoporosis: a randomized controlled trial

[J]. Annals of the Rheumatic Diseases, 2013, 71 (Suppl 3): 145.

[64] 김용환, 지혜미. Incidence rates of osteopenia based on the appendicular muscle mass in the elderly korean males [J]. 운동과학, 2016, 25 (3): 189 - 196.

[65] 김경민, 강현주. 근감소증을 가진 고령자의 근육량, 근력 및 신체 수행력에 저항 운동의 효과: 체계적 고찰과 메타분석 [J]. 운동과학, 2020, 29 (2): 109 - 120.

[66] 柯呈辉，何立江，吴文华．双膦酸盐防治骨质疏松性骨折的研究进展 [J]. 中国骨质疏松杂志，2019, 25 (6): 870 - 874.

[67] WATANABE T, MATSUI Y. Aging-related frailty and sarcopenia. Efficacy of osteoporosis treatment drugs for frailty and sarcopenia [J]. Clin Calcium, 2018, 28 (9): 1263 - 1267.

[68] YOON SH, SUGAMORI KS, GRYNPAS MD, et al. Positive effects of bisphosphonates on bone and muscle in a mouse model of Duchenne muscular dystrophy [J]. Neuromuscul Disord, 2016, 26 (1): 73 - 84.

[69] PIN F, BONETTO A, BONEWALD LF, et al. Molecular mechanisms responsible for the rescue effects of pamidronate on muscle atrophy in pediatric burn patients [J]. Front Endocrinol (Lausanne), 2019, 10: 543.

[70] 李芳，李伟，李莉，等．增龄性肌肉衰减症和骨质疏松的运动处方研究进展 [J]. 中国康复理论与实践，2015, 21 (1): 58 - 61.

[71] KIM HJ, HIGASHIMORI T, PARK SY, et al. Differential effects of interleukin-6 and-10 on skeletal muscle and liver insulin action in vivo [J]. Diabetes, 2004, 53 (4): 1060 - 1067.

[72] SONG C, ZHANG JW, HAI B, et al. The Effects of concentric exercise on the anti-inflamm ation of interleukin-6 in skeletal muscle [J]. Chinese Journal of Sports Medicine, 2015, 34 (4): 329 - 333.

[73] 朱欢丽，刘晓晴，夏秦．运动对老年骨质疏松症患者骨量和骨代谢影响的研究 [J]. 中国妇幼保健，2007, 22 (9): 1251 - 1252.

[74] 章晓霜，高顺生．运动对骨质疏松的影响 [J]. 北京体育师范学院学报，1999, 11 (2): 64 - 68.

第八章　心肌肌少症

目前，无论是关于肌少症的定义还是关于肌少症研究的焦点都是集中在骨骼肌上，已有研究显示平滑肌也会发生肌少症[1]，那么心肌中是否也存在着肌少症的现象呢？即是否存在“心肌肌少症”是一个新兴的关于肌少症的问题。

肌少症是高龄者尤其是65岁以上者为主要发病人群的一种以肌肉质量和肌肉功能丧失为特征的老年综合征，随着增龄而引起生理性骨骼肌量衰减和能力衰退。肌少症可分为原发性和继发性，原发性主要原因是增龄，伴随着年龄的增长人类机体老化引起的各种机制导致骨骼肌量的流失和能力的下降，包括炎症、营养吸收能力下降、神经激素调节水平异常等。继发性原因主要包括恶性肿瘤、慢性心力衰竭等慢性消耗性疾病引起的严重消耗、炎症、营养摄取异常等继发的骨骼肌量流失、肌力体力下降，营养不平衡以及体力活动不足[2]。研究表明，慢性心力衰竭患者会伴有严重的骨骼肌流失，患者的骨骼肌耐力受损，且患者的呼吸肌组织也可能出现虚弱现象，这种骨骼肌方面的缺陷与年龄无关，用单独的肌肉质量大小变化或身体活动水平来解释并不充分[3-5]。2016年，欧洲心脏病学会将肌少症正式视作是心脏疾病的并发症，建议心脏病患者需要对肌少症引起重视[6]。

Lin等[7]利用小鼠模型进行了研究，结果显示，与成年小鼠相比，老年小鼠的左心室舒张末期内径增加，壁厚减小和射血分数降低，扩张和收缩性能降低；同时老年小鼠心肌细胞数量减少并伴有细胞内脂质积累，糖原存储减少，因此，Lin等认为与年龄有关的心脏肌少症可发生在小鼠中。Keng等[8]对378名受试者中的88名肌少症患者进行研究发现，肌少症患者的左心室尺寸、重量相对健康人较小较低，左心室收缩末期内径较低，左心室后壁舒张末期和左室后壁收缩末期也都缩短，左心房体积也较小，骨骼肌质量与左心室直径（$\beta = 0.06$，95% CI = 0.03 ~ 0.09，$P < 0.001$）、左心室质量（$\beta = 4.04$，95% CI = 1.78 ~ 6.29，$P = 0.001$）、左心房直径（$\beta = 0.05$，95% CI = 0.01 ~ 0.09，$P = 0.007$）、左心房体积（$\beta = 1.26$，95% CI = 0.38 ~ 2.13，$P = 0.005$）均具有相关性。在左心室质量和握力之间存在正相关关系（$r = 0.25$；$P < 0.001$），提示心肌和骨骼肌系统可能同时存在肌少症，并以此提出“Cardio-Sarcopenia”，即“心肌肌少症”的概念。Wang M等[9]对120例60岁以上慢性心力衰竭患者的研究显示，伴有肌少症的慢性心力衰竭患者的左心室质量（169.6 ± 35.4 g vs. 206.5 ± 42.9 g）和左心室质量指数（101.8 ± 22.2 g/m^2 vs. 119.9 ± 25.3 g/m^2）均显著低于骨骼肌水平正常的慢性心力衰竭患者（$P < 0.001$），左心室质量与骨骼肌指数呈显著线性正相关（$r = 0.869$，$P < 0.001$）。Wang XT等[10]对冠心病患者的研究则显示，伴有肌少症冠心病患者的左心房、心室内径均较非肌少症组明显增大，肌少症可能会导致冠心病患者心脏的结构和功能发生改变。井田諭等[11]研究发现，老年糖尿病患者的肥胖、肌少症和肌少症肥胖与左心室舒张末期内径的关系。综上，肌少症对心脏结构和功能变化存在潜在的影响，肌

少症可能会导致心肌质量和功能的低下。

关于“心肌肌少症”的机制尚无针对性的研究，但是从既往关于冠心病、慢性心力衰竭和肌少症的研究中我们可以探究一二，心肌的“肌少”机制主要集中在肌肉生长抑制素、细胞凋亡等方面。

肌少症作用于慢性心力衰竭而影响心肌质量，随着病情的加剧，慢性心力衰竭患者心肌逐渐受到缺氧和坏死的影响，取代受损心肌的纤维细胞会进一步导致心肌质量的下降[12]。研究发现，在慢性心力衰竭的动物模型中，肌肉生长抑制素蛋白表达在骨骼肌中升高 2.4 倍，在心肌中升高 4 倍以上。肌肉生长抑制素位于心脏组织中的普肯耶纤维和心肌细胞中，且在心肌梗死之后，在梗死区域周围的心肌细胞中肌肉生长抑制素表达上调[13-14]。目前已证实，肌肉生长抑制素与肌少症有关，对肌肉生长抑制素的短期阻断作用可显著增强损伤后肌少症的肌肉再生，因此肌肉生长抑制素可能是“心肌肌少症”发生的潜在影响因子[15-16]。TNF-α 已被证实与肌少症有关，研究表明在分化的小鼠成肌细胞中，TNF-α 与肌肉生长抑制素 mRNA 和蛋白质水平显著增加有关，通过激活 NF-κB 和 p38 MAPK，TNF-α 水平升高会刺激肌肉生成抑制素，而 TNF-α 在慢性心力衰竭患者的心肌和骨骼肌中都可以观察到显著上升[13,17]，因此，TNF-α 可能参与了肌肉生长抑制素在心肌中的表达从而对心肌质量和功能造成一定的影响。在心肌细胞中，血管紧张素Ⅱ可能通过修饰胰岛素样生长因子－1 信号导致凋亡，泛素－蛋白酶体系统激活，持续的交感神经活动和过度的氧化应激，去甲肾上腺素异常，这些机制都可能导致线粒体损伤，最终导致肌肉量下降和肌力低下[17-18]。此外，骨骼肌也可能直接影响心肌质量，骨骼肌分泌的 Akt 蛋白激酶 B 具有心肌保护作用，可减少心脏损伤，但是肌少症患者骨骼肌的病理变化可能会降低其对心肌的保护作用从而导致心肌肌肉质量减少[12]。泛素－蛋白酶系统也可能在骨骼肌与心肌的病变中起到一定的作用。研究显示，E3 泛素连接酶 atrogin-1 与骨骼肌纤维大小有关，*atrogin-1* 基因的转录直接受 FOXO 因子调控，发生萎缩的培养肌管显示 PI3-K/Akt 途径随着 FOXO 转录活性的增加而减少，在缺血性心力衰竭患者中观察到 Akt 活性降低，FOXO3a 的表达显著增加，研究显示用编码 FXOX3a 的腺病毒构建体转导大鼠心室心肌细胞可导致心肌细胞大小显著减少，这表明 FXOX3a 参与体外对心肌细胞质量的调节[19]。

左心室质量会随着年龄的增长发生结构变化，而左心室质量的增加是冠心病的危险因素之一，左心室质量指数和慢性心力衰竭严重程度之间也存在显著相关性[20-21]。左心室质量是左心室功能的重要因素，尤其对左心室舒张性能十分重要，冠心病可导致左心室重构，使左心室腔变形、扩张，容积增大，心肌肥厚，心肌质量增加。左心室心肌质量对心脏疾病的状态判断、预后分析及治疗选择均具有重要意义。研究显示，左心室肥厚是冠心病的特征之一，而在左心室射血分数正常的心力衰竭患者中左心室质量指数显著升高[22-23]。既往研究认为，合并肌少症的慢性心力衰竭患者更易出现心脏功能衰弱、恶病质甚至死亡[9]。研究认为，肌肉的代谢活动和血管舒张功能密切相关，具有代谢活性的负荷骨骼肌，AMPK 信号转导通路增加了肌细胞 nNOS 和血管内皮 nNOS 催化的 NO 合成，运动后胰岛和 AMPK 都可以激活血管 eNOS，进而激活 nNOS，从而调控代谢。此外，下肢肌力训练可在一定程度上改善心血管功能，其机制可能为小腿肌肉可以通过将下肢中的缺氧血推至心脏并促进舒张性充

 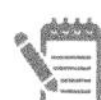

盈毛细血管，从而以坐姿或站立姿来辅助心脏的泵吸能力，因此，小腿肌肉的肌少症和运动障碍可能会增加心脏的负担并恶化心血管疾病[24-26]。但是，Keng 等[9]研究认为，尽管左心室质量减少，但这种减少对左心室功能似乎影响不大。

冠心病易导致左心室重构，使左室腔容积增大，心肌质量增加，其主要原因可能为心肌梗死后神经激素刺激及 Frank-Starling 机制等造成舒张期末容量增加，致左心室充盈压及室壁张力增高，导致心肌细胞肥大和心肌肥厚[27-29]。心肌内皮细胞可通过释放生长因子，促进心肌细胞肥大，研究显示分泌的 C1q－肿瘤坏死因子相关蛋白 9（C1q-tumor necrosis factor-related protein-9，CTRP9）可作为压力超负荷时调节心脏重塑的内皮衍生蛋白，促进心脏肥大和心力衰竭[30]。心脏肥大是心脏的一种代偿反应，最终导致心功能不全甚至心力衰竭，而既往研究[8-9]显示左心室质量可能会随着下肢骨骼肌质量的减少而下降。IL-6 在肌少症和心肌中起到的机制也是令人兴趣较大的，肌少症患者会伴随着高水平的血浆 IL-6，心力衰竭患者血清 IL-6 的水平都会升高，IL-6 与骨骼肌流失有关[31-32]，而研究表明在心肌疾病中，IL-6 家族的细胞因子可能通过诱导代偿性肥大而预防心力衰竭，从而抑制心肌细胞的凋亡[33-34]。研究显示，老年肌少症患者外周血中具有较高水平的 IL-1β，IL-1β 可以最终导致心肌细胞萎缩[35-36]。综上，肌少症的发生是否会对冠心病和慢性心力衰竭患者的这种代偿起到潜在的抑制作用，目前依然缺少足够的证据。代偿性心肌肥大是临床上冠心病等许多心血管疾病共有的一种适应性病理改变，长期压力超负荷导致的心肌结构代偿性改变，虽然是一种有益的代偿反应，以求平衡心肌应激的增加，但长期应激所致的持续性心肌肥厚最终可导致扩张性心肌病、心力衰竭和猝死[37-39]，而心肌肌少症是否能够对这种代偿性肥大起到制衡效果也是一种假想，目前尚未有相关的研究证实这一设想，因此这是下一步临床观察需要研究的方向。

虽然目前关于“心肌肌少症”及“平滑肌肌少症”的研究较少，基础研究和临床观察证据仍不够充分，但是这依然对现有肌少症的定义提出了挑战，即肌少症不仅仅是骨骼肌的“专利”，三者之间具有可能的共同机制，如细胞凋亡、慢性炎症等，并且对“心肌肌少症”的研究可以为慢性心力衰竭等疾病治疗和预防机制的研究提供方向。

（刘震超　刘　光）

参考文献

[1] KUNIEDA T，MINAMINO T，NISHI J，et al. Angiotensin Ⅱ induces premature senescence of vascular smooth muscle cells and accelerates the development of atherosclerosis via a p21-dependent pathway [J]. Circulation，2006，114 (9)：953－960.

[2] CRUZ-JENTOFT AJ，BAEYENS JP，BAUER JM，et al. European Working Group on Sarcopenia in older people：Sarco Penia：European consensus on definition and diagnosis. Report of the European Working Group on Sarcopenia in older people [J]. Age Ageing，2010，39 (4)：412－423.

[3] COATS AJS. Research on cachexia，sarcopenia and skeletal muscle in cardiology [J]. Journal of Cachexia，Sarcopenia and Muscle，2012，3 (4)：219－223.

[4] VON HAEHLING S. The wasting continuum in heart failure：from sarcopenia to cachexia [J]. Proceedings of

the Nutrition Society, 2015, 74 (4): 367 -377.

[5] MINOTTI JR, CHRISTOPH I, OKA R, et al. Impaired skeletal muscle function in patients with congestive heart failure. Relationship to systemic exercise performance [J]. Journal of Clinical Investigation, 1992, 88 (6): 2077 -2082.

[6] PONIKOWSKI P, VOORS AA, ANKER SD, et al. ESC guidelines for the diagnosisand treatment of acute and chronic heart failure: the task force for the diagnosis and treatment of acute and chronic heart failure of the European Society of Cardiology (ESC). Developed with the special contribution of the heart failure association (HFA) of the ESC [J]. Eur J Heart Fail, 2016, 18 (8): 891 -975.

[7] LIN J, LOPEZAC EF, JIN YF, et al. Age-related cardiac muscle sarcopenia: combining experimental and mathematical modeling to identify mechanisms [J]. Experimental Gerontology, 2008, 43 (4): 296 -306.

[8] KENG BMH, GAO F, TEO LLY, et al. Associations between skeletal muscle and myocardium in aging: a syndrome of "Cardio-Sarcopenia"? [J]. J Am Geriatr Soc, 2019, 67 (12): 2568 -2573.

[9] WANG M, LIU J, HU S, et al. Effect of sarcopenia on myocardial mass in patients with chronic heart failure [J]. Advances in Clinical Medicine, 2020, 10 (6): 981 -988.

[10] WANG XT, LIU ML. Relationship between coronary heart disease and sarcopenia in the elderly [J]. Journal of Clinical Cardiology, 2018, 34 (12): 1182 -1186.

[11] 井田諭，村田和也，今高加奈子，等. 高齢糖尿病患者におけるサルコペニア肥満と左室拡張障害との関連性 [J]. 日本老年医学会雑誌，2019，56：290 -300.

[12] WANG M, HU S, ZHANG F, et al. Correlation between sarcopenia and left ventricular myocardial mass in chronic heart failure patients [J]. Aging Medicine, 2020, 3 (2): 138 -141.

[13] LENK K, SCHUR R, LINKE A, et al. Impact of exercise training on myostatin expression in the myocardium and skeletal muscle in a chronic heart failure model [J]. Eur J Heart Fail, 2009, 11 (4): 342 -348.

[14] SHARMA M, KAMBADUR R, MATTHEWS KG, et al. Myostatin, a transforming growth factor-beta superfamily member, is expressed in heart muscle and is upregulated in cardiomyocytes after infarct [J]. Journal of Cellular Physiology, 1999, 180 (1): 1 -9.

[15] SIRIETT V, PLATT L, SALERNO MS, et al. Prolonged absence of myostatin reduces sarcopenia [J]. Journal of Cellular Physiology, 2006, 209 (3): 866 -873.

[16] SIRIETT V, SALERNO MS, BERRY C, et al. Antagonism of myostatin enhances muscle regeneration during sarcopenia [J]. Molecular therapy: the journal of the American Society of Gene Therapy, 2007, 15 (8): 1463 -1470.

[17] DOS SANTOS MR, SAITOH M, EBNER N, et al. Sarcopenia and endothelial function in patients with chronic heart failure: results from the Studies Investigating Comorbidities Aggravating Heart Failure (SICA-HF) [J]. Journal of the American Medical Directors Association, 2017, 18 (3): 240 -245.

[18] SABBAH HN, SHAROV V, RIDDLE JM, et al. Mitochondrial abnormalities in myocardium of dogs with chronic heart failure [J]. Journal of Molecular and Cellular Cardiology, 1992, 24 (11): 1333 -1347.

[19] CHIARIELLO M. Myocardial expression of FOXO3a-Atrogin-1 pathway in human heart failure [J]. European Journal of Heart Failure, 2010, 12 (12): 1290 -1296.

[20] LEVY D, GARRISON RJ, SAVAGE DD, et al. Left ventricular mass and incidence of coronary heart disease in an elderly cohort. The framingham heart study [J]. Annals of Internal Medicine, 1989, 110 (2): 101 -107.

[21] 徐海琨，杨萍，麻薇. 慢性心衰患者甲状腺功能和左心质量指数的相关性 [J]. 中国老年学杂志，

2014 (17): 4848 - 4850.

[22] KANNEL WB, GORDON T, CASTELLI WP, et al. Electrocardiographic left ventricular hypertrophy and risk of coronary heart disease. The framingham study [J]. Annals of Internal Medicine, 1970, 72 (6): 813 - 822.

[23] 冯芸，姚亚丽．射血分数正常心力衰竭中左心室质量指数与心功能关系的研究 [J]. 医药前沿，2014 (21): 92.

[24] LEVINE TB, LEVINE AB. 代谢综合征与心血管疾病 [M]. 张华，张代富，译．北京：人民卫生出版社，2010.

[25] GENG J, SUN QX, LIU YS, et al. Effects of lower limb exercise on cardiac function during 30 d head-down tilt bed rest. GEBG Jie [J]. Space Medicine & Medical Engineering, 2009, 22 (2): 84 - 88.

[26] SASAKI KI, MATSUSE H, AKIMOTO R, et al. Cardiac cycle-synchronized electrical muscle stimulator for lower limb training with the potential to reduce the heart's pumping workload [J]. PloS One, 2017, 12 (11): e0187395.

[27] DALIA P, ELENA S, REDA Ž, et al. Cardiomyocyte remodeling in ischemic heart disease [J]. Medicina (Kaunas), 2008, 44 (11): 848 - 854.

[28] CHRISTIAN H, THORSTEN R, DANIEL G, et al. Ventricular hypertrophy/CHF: existence of the frank-starling mechanism in the failing human heart: investigationson the organ, tissue, and sarcomere levels [J]. Circulation, 1996, 94 (4): 683 - 689.

[29] KITZMAN DW, HIGGINBOTHAM MB, COBB FR, et al. Exercise intolerance in patients with heart failure and preserved left ventricular systolic function: failure of the Frank-Starling mechanism [J]. Journal of the American College of Cardiology, 1991, 17 (5): 1065 - 1072.

[30] 刘莉，叶鹏．C1q - 肿瘤坏死因子相关蛋白 9 促进心脏肥大和心力衰竭 [J]. 中华高血压杂志，2016 (11): 1002.

[31] BIAN AL, HU HY, RONG YD. A study on relationship between elderly sarcopenia and inflammatory factors IL-6 and TNF-α [J]. European Journal of Medical Research, 2017, 22 (1): 25.

[32] CARBÓ N, RIBAS V, BUSQUETS S. Short-term effects of leptin on skeletal muscle protein metabolism in the rat [J]. The Journal of Nutritional Biochemistry, 2000, 11 (9): 431 - 435.

[33] ANCEY C, MENET E, CORBI P, et al. Human cardiomyocyte hypertrophy induced in vitro by gp130 stimulation [J]. Cardiovascular Research, 2003, 59 (1): 78 - 85.

[34] CHENG G, GIRGIS M, DAVANI A, et al. Genetic deletion of IL-6 attenuates pressure overload-induced left ventricular hypertrophy and failure [J]. Circulation, 2013, 128 (22 S): A18105.

[35] 王一栋，王双双，郑永克．老年肌少症患者外周血细胞因子水平 [J]. 中华骨质疏松和骨矿盐疾病杂志，2019, 12 (3): 221 - 225.

[36] HUANG N, KNY M, RIEDIGER F, et al. Deletion of Nlrp3 protects from inflammation-induced skeletal muscle atrophy [J]. Intensive Care Medicine Experimental, 2017, 5 (1): 3.

[37] 姜腾勇，韩智红，吴学思，等．肥厚型心肌病合并冠心病的诊断 [J]. 中华心血管病杂志，2004, 32 (9): 822 - 824.

[38] 严惠．S1P 通过抑制 HDAC2 活性改善心肌肥大的作用及其机制研究 [D]. 武汉：华中科技大学，2016.

[39] 柯俊，张存泰，马业新．CaMKⅡ与心肌肥厚 [J]. 中国心血管病研究，2006, 4 (12): 936 - 938.

第九章　肌少症与循环系统疾病

与衰老相关的身体成分的重要变化是骨骼肌质量下降和体内脂肪增加，体内脂肪分布也随着年龄增长而变化。皮下脂肪减少而内脏脂肪增加，导致了许多心脏代谢疾病、血脂异常和心血管疾病。

肌少症的存在使老年人心血管疾病发病率及死亡率升高，其机制可能与激素水平变化、促炎细胞因子、体育活动减少、胰岛素抵抗等因素有关，但具体机制目前还不明确，有待于大量前瞻性研究的证明。肌少症肥胖可能导致肌少症和肥胖症的累积风险，肌肉损失与异位脂肪蓄积之间的恶性循环可能通过复杂的因素相互作用而与心脏代谢疾病相关，这些因素包括促炎性细胞因子、氧化应激、线粒体功能障碍、胰岛素抵抗、饮食能量、身体活动，线粒体功能障碍和其他因素还有待确定[1]。Chin 等[2]对 1578 名年龄在 65 岁及 65 岁以上老年人研究显示，肌少症与心血管疾病的存在有关，与其他心血管危险因素无关，是心血管疾病的独立危险因素，并且肌少症肥胖患者的心血管疾病的发病趋势高于单纯肥胖者。2016 年欧洲心脏病学会将肌少症正式视作心脏疾病的并发症，建议心脏病患者重视肌少症[3]。

第一节　冠心病与肌少症

冠状动脉硬化性心脏病是由冠状动脉血管粥样硬化病变引起的血管腔狭窄或阻塞，造成心肌缺血、缺氧或坏死的心脏疾病，与冠状动脉功能性病变一起统称为冠状动脉性心脏病（coronary heart disease，CHD），简称冠心病，多发生在 40 岁以后，男性多于女性，脑力劳动者偏多。本病根据病变部位、范围、血管阻塞程度和心肌供血程度等可分为隐匿性、心绞痛型、心肌梗死型、心力衰竭和心律失常型，常由运动、情绪波动和体力活动引起，寒冷、精神紧张、饱餐可诱发心绞痛，主要位于胸骨后部，可放射至心前区和左上肢，持续数分钟，休息或用药可缓解[4-5]。既往认为，高龄、高血糖、高血脂、肥胖等是冠心病的主要风险因素，但是随着近年来肌少症研究的深入，较多的研究显示肌少症也可能是冠心病的潜在风险因素。体重超标与冠心病风险增加相关，因此肌少症肥胖对冠心病的影响可能更大。

Zhang 等[6]对 345 名 65 岁以上冠心病患者研究显示，采用亚洲肌少症工作组 2014 诊断标准共 78 名患者（22.6%）被诊断出肌少症，在患有肌少症的老年冠心病患者中，发现无不良心脑事件生存时间更短。肌少症是老年人动脉粥样硬化性心血管疾病的独立危险因素，老年冠心病患者更易患肌少症。王茜婷[7]等研究发现老年冠心病患者肌少症发病率为 26.69%，其中男性、女性分别为 25.10% 和 34.62%，且随着年龄增长患病率呈升高趋势；冠心病肌少症患者具有更高的平均年龄及吸烟率，而肌酐清除率、血红蛋白浓度、高密度脂蛋白胆固醇、25 - 羟基维生素 D、三酰甘油及血尿酸水平相对骨骼肌水平正常者要低，同时

 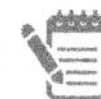

内脏脂肪面积、腹部皮下脂肪面积、体脂肪质量及 BMI 也显著低于非肌少症患者。Nichols 等[8]研究显示，冠心病患者的 VO_{2peak} 与 SMI 和四肢骨骼肌质量/总体重的比例均显著相关（$r=0.431$ 和 $r=0.473$），低的四肢骨骼肌质量/总体重的比例与全因死亡率较高的风险有关。Ko 等[9]对 31 108 名心血管疾病的成人进行了横断面研究，结果有 3374 位受试者（10.9%）的冠状动脉钙化积分得分在 1～100，而 628 位受试者（2.0%）的冠状动脉钙化积分得分 >100，SMI 与冠状动脉钙化积分得分比率成反比。Campos 等[10]研究显示，肌肉质量而不是脂肪质量与冠状动脉钙评分类别呈负相关（OR =2.54，$P=0.018$），步态速度的降低与冠状动脉钙评分 >100 相关（OR =2.36，$P=0.028$），SMI 与血管内皮功能直接相关（OR =5.44，$P=0.026$），但出人意料的是，脂肪过量似乎与老年人的动脉粥样硬化负担无关，因此，探讨肌少症和肌少症肥胖与冠心病之间的机制对冠心病和肌少症的预防治疗十分必要。

骨骼肌作为人体最主要的运动器官，其对心脏最直接的影响便是运动。体育锻炼与降低冠心病患者全因和心血管死亡率相关，进行体育锻炼可降低冠心病风险[11-12]。Sundquist 等[13]对 2551 名女性和 2645 名男性进行的一项长达 12 年的跟踪研究显示，闲暇时间进行体育锻炼可降低冠心病的风险，每周至少 2 次体力活动者比不进行任何体力活动者冠心病风险降低了 41%，Hui 等[14]研究则显示，体育锻炼水平不足的人群冠心病的患病率较高。尽管研究显示在未经治疗的高血压状态下过度运动可能会对心脏重构产生有害影响，加速心脏衰竭的发展[15]，但是 Guiraud 等[16]对冠心病患者的研究显示高强度间歇运动似乎并不会造成冠心病患者的心肌损伤。动脉粥样硬化的基本病理变化是血管内皮细胞的损伤，内皮功能障碍是冠心病患者的危险因素，而有氧运动可以有效改善冠心病患者冠状动脉循环中的内皮血管舒缩功能，通过对内皮细胞维护血管结构功能的改善达到对抗冠心病的作用[17-19]。

胰岛素抵抗和冠心病有关，胰岛素抵抗是导致脂质紊乱的主要原因之一，胰岛素抵抗因为脂蛋白的过度阐释和不适当清除会导致极低密度脂蛋白增多，并能诱发高甘油三酯症[20]。胰岛素敏感性降低可能会通过抑制哺乳动物 mTOR 途径的靶点而引起自噬，从而加速肌肉的流失，而刺激蛋白质合成的 IGF-1 的功能在胰岛素抵抗中也受到抑制，因此可以通过泛素 - 蛋白酶体途径诱导肌肉蛋白质降解。所以，长期胰岛素抵抗可能与肌肉质量和力量的丧失有关，相反，低肌肉质量可能会增加胰岛素抵抗，因为肌肉是全身胰岛素介导的葡萄糖处置的主要部位[9]。胰岛素抵抗性疾病，例如肥胖症和糖尿病，与线粒体功能障碍有关，而线粒体功能障碍极可能导致线粒体介导的细胞凋亡。线粒体是真核细胞中 ROS 的重要来源，与呼吸链复合物的功能障碍有关的线粒体 ROS 产生涉及许多变性疾病和生物衰老，作为凋亡的关键因素，线粒体被认为与诱发年龄相关的肌少症有关[9,21-22]。因此，胰岛素抵抗可能是连接冠心病与肌少症的关键。研究显示，冠心病患者损伤的主要病理生理是脂质过氧化，脂质过氧化产物（lipid peroxide，LPO）显著升高，谷胱甘肽过氧化酶却下降，ROS 上升，引发氧化损伤最终引发肌少症[5,23-24]。

研究显示，冠心病患者经典炎症因子 TNF-α 的水平明显增高，高水平的血清 TNF-α 与冠心病有关，可能通过细胞凋亡和炎症反应途径参与冠状动脉粥样硬化斑块的发生发展[25-27]。TNF-α 对骨骼肌具有促分解作用，可以通过抑制脂多糖活性影响蛋白表达，也可以通过细胞凋亡，最终促使肌肉分解[28-29]。

Safer 等[30]研究表明，肌少症肥胖男性的心血管疾病全因死亡率最高。肥胖与肌少症和冠心病的发生都有关联。肥胖引起的脂肪增加可促使 TNF-α、IL-6 和 C－反应蛋白的分泌增多，引起慢性炎症反应，最终会导致骨骼肌蛋白分解和骨骼肌质量下降，引起肌少症[31-36]。肥胖释放的促炎性因子可以在脂肪细胞和邻近组织里产生胰岛素抵抗，这些炎症因子的增加还会使脂肪组织里的巨噬细胞上升、包围及渗透肌肉，骨骼肌是胰岛素作用的主要靶位，使得肥胖患者的肌肉内胰岛素敏感性降低，而胰岛素抵抗可以诱导血管壁的炎症反应，使循环中的 C－反应蛋白及其他炎症因子升高，产生炎症和氧化应激，最终胰岛素抵抗可以导致内皮功能和血管平滑肌功能的障碍，诱发冠心病[20]。研究认为，肌肉的代谢活动和血管舒张功能密切相关，具有代谢活性的负荷骨骼肌，AMPK 信号转导通路增加了肌细胞 nNOS 和血管内皮 nNOS 催化的 NO 合成，运动后胰岛和 AMPK 都可以激活血管 eNOS，进而激活 nNOS，从而调控代谢。此外，下肢肌力训练可在一定程度上改善心血管功能，其机制可能为小腿肌肉可以通过将下肢中的缺氧血推至心脏并促进舒张性充盈毛细血管，从而以坐姿或站立姿来辅助心脏的泵吸能力，因此，小腿肌肉的肌少症和运动障碍可能会增加心脏的负担并恶化心血管疾病[20,37-38]。综上，肌少症肥胖同时发生可以引起慢性炎症、氧化损伤、脂质紊乱以及各种心血管损伤，而骨骼肌水平的下降又导致骨骼肌参与代谢的能力和辅助心脏功能能力的下降，因此，肌少症肥胖对冠心病的影响可能会甚于单独肥胖。

在预防治疗方面，运动被认为是首选的治疗方法。既往研究认为，衰老引起的身体成分和血管弹性变化会增加患心血管疾病的风险，有氧运动对老年人的身体成分和血管弹性产生积极的影响。김대열[39]对 65 岁以上老年妇女进行的研究表明，12 周有氧运动不仅可以引起骨骼肌质量显著增加，还能使左右两侧的血管弹性脉搏波速度显著降低，而不进行运动的对照组受试者的骨骼肌质量和左右两侧脉搏波速度均无显著变化，因此，有氧运动可以在降低患心血管疾病风险的同时预防和延迟肌少症的发生。

（郑重文　宋媛媛）

第二节　心功能不全与肌少症

心功能不全又称心力衰竭，是指在静脉回流正常的情况下，由于原发的心脏损伤引起心排血量减少，不能满足组织代谢需要的综合征，临床上以肺循环和体循环淤血及组织血液灌注不足为主要特征，按临床表现可分为左心、右心和全心衰竭。主要病因为：原发性心肌舒缩功能减弱，心肌负荷过度，心肌舒张充盈受限[4,40]。慢性心功能不全可以引起继发性肌少症[41]。Narumi 等[42]对 267 名心力衰竭患者进行观察发现，在随访期间发生了 83 例心脏事件，包括 19 例心脏死亡，有心脏事件患者的无脂肪质量指数低于无心脏事件患者，多变量 Cox 风险分析显示无脂肪质量指数降低与不良结局相关，低无脂肪质量指数组的心脏事件发生率显著更高。岡馬隆晶等[43]对 43 例 65 岁以上老年心力衰竭患者研究发现，肌少症患者的患病率为 19 例（44.2%），步行速度或握力达到标准值的患者为 31 例（72.1%），其中有12例（38.7%）的SMI等于或高于标准值。Suzuki等[44]研究表明，与健康的老年人相比，老年心力衰竭患者中肌少症的患病率约为20%，患有慢性心力衰竭的患者显示出肌肉质量和肌肉功能丧失的表现。Fulster等[45]对200名慢性心力衰竭患者进行研究，检测到骨骼肌量低下者有39人（19.5%），患者的骨骼肌质量低下可能会单独出现或与恶病质结合。Dos Santos等[46]对228名慢性心力衰竭患者研究显示，肌少症患者的前臂基线血流比无肌少症或健康对照组的患者低，伴有肌少症的慢性心力衰竭患者的内皮功能会有炎症受损，较低的血管舒张度对运动能力有负面影响，尤其在肌少症患者中普遍存在。

心力衰竭中的恶病质被称为心脏恶病质，表现为进行性非自愿体重减轻。恶病质主要是蛋白质合成途径的活性降低和蛋白质降解过度活化所致的肌肉蛋白质合成和降解的体内平衡失衡的结果。心脏恶病质是慢性心力衰竭的一种严重并发症，变化复杂，总体上导致分解代谢/合成代谢失衡，从而导致身体消耗和不良预后，心脏恶病质严重影响身体的所有组成成分，尤其是骨骼肌，导致极度疲劳和虚弱[47-48]。在心力衰竭恶病质患者中，代谢、神经激素和免疫异常会导致骨骼肌中增殖、分化、凋亡和新陈代谢的调节发生改变，最终导致骨骼肌质量下降、机能降低、功能障碍[48]。von Haehling等[49]研究显示，肌少症与约20%心动过速卧床患者的恶病质有关，肌少症主要影响姿势性而非非姿势性肌肉的骨骼肌质量和强度的丧失，且骨骼肌的丢失要早于脂肪组织，并可能从肌少症发展到恶病质。

在对患有心脏恶病质的动物骨骼肌活检中，观察到蛋白质降解的速率增加，而泛素－蛋白酶体水解途径的活性增加[50]。泛素－蛋白酶体途径是细胞内蛋白质选择性降解的重要途径，其对靶蛋白的降解是一种级联反应过程，参与机体多种代谢活动，主要降解细胞周期蛋白Cyclin、纺锤体相关蛋白、细胞表面受体如表皮生长因子受体、转录因子如NF-κB、肿瘤抑制因子如P53、癌基因产物等；应激条件下胞内变性蛋白及异常蛋白也是通过该途径降解，其具体过程为泛素激活酶E1利用ATP在泛素分子C端甘氨酸残基与其自身的半胱氨酸的SH间形成高能硫酯键，活化的泛素再被转移到泛素结合酶E2上，在泛素连接酶E3的作用下，泛素分子从E2转移到靶蛋白，与靶蛋白的赖氨酸的ε-NH2形成异肽键，接着下一个泛素分子的C－末端连接到前一个泛素的赖氨酸48上，完成多聚泛素化，随后多聚泛素化的蛋白质被26S蛋白酶体的盖状调节颗粒识别，并被运送到20S的圆柱状核心内，在多种酶的作用下水解为寡肽，最后从蛋白酶体中释放出来[51]。泛素－蛋白酶体途径在肌少症的发生中起关键作用，有研究显示在心力衰竭患者中Akt的活性随着FOXO3a的激活和atrogin-1的诱导而降低，患者FOXO3a的表达显著增加，从而导致有利于心肌丢失和左心功能不全的分子状态。E3泛素连接酶atrogin-1参与确定骨骼肌纤维大小，*atrogin-1*基因的转录直接受FOXO因子调控，在萎缩的肌肉中，PI3-K/Akt途径的活性降低，从而导致FOXO转录因子的过度激活，并诱导泛素连接酶atrogin-1/MAFbx表达，进而使肌肉降解增加，骨骼肌萎缩，导致肌少症的发生[52-53]。

骨骼肌细胞凋亡也可能在心功能不全肌少症的发生中起重要作用。研究发现，慢性心力衰竭恶病质患者首先是肌肉流失，随后伴随着脂肪组织的减少，而且这些患者的骨骼肌流失似乎与年龄无关。研究发现，慢性心力衰竭患者骨骼肌线粒体密度降低了20%，骨骼肌细胞凋亡增加，纤维类型分布向Ⅱ型纤维转移，并且骨骼肌的毛细血管长度密度也降低了[49]。

目前关于细胞凋亡与肌少症的研究显示，细胞凋亡可以导致单个肌核的消除，线粒体的氧化损伤、呼吸功能受损和线粒体更新被认为是线粒体凋亡信号的潜在触发因素。另外，线粒体中铁的积累可能会在肌少症的发展过程中增强对凋亡的敏感性，并可能导致急性肌肉萎缩，这可能是氧化应激加剧所致[54]。

此外，严重的心力衰竭患者的呼吸肌组织也可能出现虚弱现象，这可能与心肺反射异常有关，包括 Cheyne-Stokes 呼吸。心脏恶病质减轻体重的神经激素基础的研究也取得了一定的进展，研究发现经典的心力衰竭相关神经激素（Ang Ⅱ）在抑制食欲中起作用，Ang Ⅱ可能独立于食物的摄入而引起骨骼肌中明显的 ATP 消耗，并可能通过蛋白质磷酸酶 PP2Cα 的表达增加而阻止了热量限制诱导的 AMPK 激活，Ang Ⅱ除了增加腓肠肌中 PP2Cα 的表达外，并不能激活 PP2C 的酶活性；Ang Ⅱ可以通过减少蛋白质合成中的关键分子 Akt 的磷酸化，增加 E3 泛素连接酶 MuRF1 表达来诱导骨骼肌萎缩，Acadesine（一种 AMPK 激活剂）可以阻止 Ang Ⅱ诱导这种机制；Ang Ⅱ还可以提高活性氧的水平，其诱导的氧化应激可以导致肌肉萎缩[55-58]。

NADPH 氧化酶 4 在骨骼肌和心肌细胞中大量表达，在增龄性肌少症、癌症恶病质和抗氧化剂超氧化物歧化酶过表达模型中，NADPH 氧化酶的基因表达都发生了变化，同时还可以观察到超氧化物歧化酶的变化，这些变化可能促进了细胞活性氧种类的改变，并导致骨骼肌消耗，其机制可能与 NADPH 氧化酶对泛素－蛋白酶途径的影响有关。对 NADPH 氧化酶 4 敲除小鼠的研究显示，NADPH 氧化酶 4 缺乏可以恢复降低的 Akt 磷酸化，还可使增高的 MuRF-1、atrogin-1、p38MAPK 和 NF-κB 磷酸化得以恢复。先前研究表明，NADPH 氧化酶的激活可减少骨骼肌细胞中 Ser473 处的 Akt 磷酸化，这是胰岛素受体底物 1（IRS-1）磷酸化减少所致。此外，NADPH 氧化酶 4 是 ROS 的主要来源，在心力衰竭和肺损伤的病理生理中也起着重要作用，转录因子 Nrf2 是氧化应激的主要调节因子，在抗氧化酶的诱导中起着核心作用，现有研究显示，NADPH 氧化酶 4-Nrf2 在 Ang Ⅱ引起的肌肉消瘦中起重要作用[59-60]。

除了经典定义的恶病质细胞因子以外，在慢性心力衰竭患者中，瘦素等脂肪因子、胰岛素抵抗等都可能在慢性心力衰竭的骨骼肌功能障碍中起到一定的作用[55]。

Berthonneche 等[61]研究显示，慢性心力衰竭患者的血浆 TNF-α 明显升高，TNF-α 在大鼠心梗后 7 天的心脏改变中起主要作用，并在随后的 CHF 中促进血流动力学紊乱，但不影响心脏重塑。Toth 等[62]研究显示，心力衰竭患者的肌肉力量持续下降，相比健康对照组，心力衰竭患者的 IL-6、C－反应蛋白等炎症指标均升高，虽然 TNF-α 的比较无显著差异，但 TNF-α 与较低的骨骼肌质量相关，IL-6 水平也与较低的骨骼肌质量相关。TNF-α、sTNF-αRII、IL-6 和 C－反应蛋白与有氧能力之间显示出强烈的负相关关系，此外，IL-6 和 TNF-α 的升高与腿部和前臂骨骼肌强度的降低有关。IL-6 与骨骼肌质量减少和肌力下降有关[32,63]，Janssen 等[64]研究显示 IL-6 可以引起心肌衰竭，之后造成的血流再分配可能是肌肉萎缩的原因。TNF-α 也是引起肌少症的重要炎症因子，可以造成骨骼肌蛋白分解、肌球蛋白重链降解，诱导细胞凋亡造成肌纤维损失，引起骨骼肌的流失[29,33,65-66]。

已经证实，在动物和患有慢性心力衰竭的患者的骨骼肌中 IGF-1 的表达降低，IGF-1 可以根据营养状态的不同而调节 MAPK/ERK 和 PI3-K/Akt 信号传导途径，然后通过一系列的

 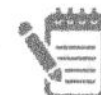

营养调节对骨骼肌的生长造成影响。生长激素/IGF-1 轴的激活可以介导骨骼肌细胞的存活和增生，伴随着生长激素的下降，IGF-1 浓度也会随之下降。研究显示，高水平的生长激素对肌肉萎缩具有一定的预防效果，生长激素可以通过增加肌肉质量来恢复充血性心力衰竭比目鱼肌的肌力及肌肉收缩和松弛时间的改变。生长激素的影响可能是直接的，也可能是由 IGF-1 介导的，在心力衰竭患者中，尽管血浆水平正常，肌肉的 IGF-1 水平却会降低，并且会出现生长激素抵抗，IGF-1 可以通过抑制细胞凋亡、防止细胞肥大来预防肌肉萎缩，而研究显示 IGF-1 可以防止心力衰竭患者发生的凋亡和胰岛素抵抗，此外，生长激素/IGF-1 轴与促炎性细胞因子之间也具有相互作用，TNF-α 的抑制作用可以促使 IGF-1 对骨骼肌的保护作用减弱，并促进 TNF-α 的肌肉分解代谢作用，引起骨骼肌分化流失，IL-6 则可以抑制 IGF-1 对肌肉组织的促进作用，阻碍其对骨骼肌的保护[65,67-74]。

瘦素是脂肪细胞分泌的细胞因子，能对肌肉质量和代谢产生影响，瘦素可能通过垂体或下丘脑调节生长激素的分泌，进而对肌肉量产生影响，瘦素还可以刺激肌肉中蛋白激酶的活化，提高胰岛素的敏感性，加强肌细胞对葡萄糖的摄入[73,75-76]。Schulze 等[77]研究显示，晚期充血性心力衰竭患者的血清瘦素及其可溶性受体水平升高，认为瘦素可能参与能量消耗和体重调节，从而参与充血性心力衰竭病程中心脏恶病质的发展。

在治疗方面，现有证据表明运动干预是治疗心力衰竭肌少症最有效的方法，运动干预通过调节骨骼肌蛋白质合成与降解失衡、抑制炎症与氧化应激、改善骨骼肌线粒体功能障碍和调节骨骼肌细胞因子的表达与分泌等途径来改善肌少症[78]。Barazzoni 等[79]研究证实，持续的外周胃饥饿素（ghrelin，胃内分泌的一种肽，可参与食欲、进食的调节）治疗可使心力衰竭诱导的骨骼肌线粒体功能障碍、促炎性变化和胰岛素信号减少正常化，酰基化胃饥饿素（acyl ghrelin，AG）极可能是治疗心力衰竭相关性肌肉分解代谢异常的潜在新疗法，对骨骼肌功能和患者预后具有潜在的积极影响。

（刘震超　郑重文）

第三节　肺动脉高压与肌少症

肺动脉高压是一类以肺血管阻力进行性升高为主要特征的疾病，患者的临床特点是渐进性劳力性呼吸困难，右心排血量的减少和右心房压力的升高导致右心功能不全，最终可以引起右心衰竭而死亡[40,80]。肺动脉高压与肌少症相关[81]，大多数肺动脉高压患者具有持续的运动耐受性，这是心脏功能受损和骨骼肌功能障碍所致。Batt 等[82]研究发现，肺动脉高压患者的运动能力降低（最大摄氧量降低，无氧阈值降低，分钟通气/CO_2 升高），患者的股四头肌肌肉横截面积明显较小，股外侧肌进行活检表现出Ⅰ型/Ⅱ型肌纤维比率降低，且Ⅰ型纤维的横截面积更小。Ahn 等[83]研究发现，肺动脉高压可以导致体重减轻和隔膜肌肉功能障碍。此外，肺动脉高压患者还伴有收缩力下降、毛细血管密度降低和微循环水平的氧合受损的情况[84]。

TGF-β 具有抑制上皮细胞生长、促使 ryanodine 受体 Ca^{2+} 通道表达、减少血管内皮生长因子表达、抑制血管平滑肌细胞迁徙和增生、促成肌纤维分化、抑制 NO 合成酶诱导、调节内皮细胞凋亡等功能，能诱导血管生成，在中膜血管平滑肌细胞增生和系膜区细胞外基质沉积中起到重要作用，进而促进肺血管重构。TGF-β 是肺动脉高压发生的因素之一，在肺动脉高压的发病和进展中有一定的意义[80,85]。研究显示，TGF-β 信号转导的增加有助于衰老骨骼肌中卫星细胞功能的受损和肌肉的修复[86]。因此，TGF-β 可能在肺动脉高压肌肉病变中起到一定的作用。研究显示，一种 TGF-β 蛋白、GDF-15 是特发性肺动脉高压的预后指标，而且 GDF-15 还与重症监护室获得性肌无力、COPD 和癌症中的肌肉消瘦有关，分析发现血浆 GDF-15 与肺动脉高压患者的肌肉力量有关，GDF-15 可以抑制食欲，其机制为通过神经营养因子家族受体 - α，以及通过增加 atrogin 的局部表达直接影响肌肉[87]。GDF-15 可以影响肌管中泛素连接酶 atrogin-1 和 MuRF-1 的表达增加，研究显示泛素 - 蛋白酶体途径与肌少症有关，特别是通过增加 MuRF1 和 atrogin-1 的表达[87-88]。

既往研究显示，肺动脉高压患者血清 IL-1 和 IL-6 升高，提示肺组织炎症细胞因子可能增加，低氧和 IL-1 可以诱导血管内皮生长因子释放增加，引起血管增生[80]。IL-6 通过促增殖抗凋亡机制促进肺血管重塑和 PAH 的发展和进程，IL-6 还可以诱导动脉病变伴随着促血管生成因子、血管内皮生长因子、促增殖激酶、细胞外信号调节酶、促增殖转录因子 c-MYC 和 MAX、抗凋亡蛋白 survivin 和 Bcl-2、下调生长抑制剂 TGF-β 以及促凋亡激酶 JNK 和 p38 的表达[89]。IL-6 和 IL-1 浓度水平可预测肌肉力量下降，IL-6 可以促进骨骼肌蛋白的分解，IL-1 可以调节肌肉中的蛋白质代谢，其可以诱导腓肠肌蛋白质合成减少，这与来自 IL-1 处理的腓肠肌中真核起始因子 2B 的 ε - 亚基减少相关[32,90-91]。

普遍认为，肺动脉高压可以导致右心衰竭，并最终导致心脏恶病质，心脏恶病质诱发骨骼肌萎缩和收缩功能障碍，E3 泛素连接酶 MAFbx 和 MuRF1 是两个关键蛋白，与肺动脉高压肌肉萎缩有关[92]。研究显示，MuRF1 和 MAFbx 的表达增加与骨骼肌质量流失有关[93]。Nguyen 等[92]对肺动脉高压心脏恶病质的小鼠模型研究显示，除了 MuRF1 以外，MuRF2 的失活还为心脏恶病质中的外周肌病和骨骼肌功能障碍提供了有效的保护，MuRF1 和 MuRF2 敲除小鼠中代谢酶的保护及 MuRF2 表达对 MuRF1 的依赖性，表明在肌肉萎缩信号传导过程中 MuRF1 和 MuRF2 之间有着密切的关系。

虽然目前关于肺动脉高压与肌少症的研究极少，但是肺动脉高压患者骨骼肌水平的变化是不能忽视的，它涉及多个机制的复杂变化，对肺动脉高压的预后具有评估价值。

（许　浩　王妍之）

第四节　外周动脉疾病与肌少症

外周动脉疾病是指去除冠状动脉和主动脉，主要包括下肢动脉、颈动脉、椎动脉、上肢动脉、肾动脉、肠系膜动脉病变，以动脉硬化为主要因素，外周动脉疾病的存在是心血管事件的独立预测因子，患者的全因和心血管疾病死亡风险是健康人群的 3 倍[94-95]。上泉理等[96]对 51 例相关患者研究显示一半以上患者处于肌肉质量下降的状态，最大步行距离、握力、单腿站立和 WIQ 身体功能都呈现下降趋势，肌少症的患病率为 17.6%。Matsubara 等[97]对 64 名 Fontaine 分类为Ⅲ或Ⅳ外周动脉疾病患者研究显示，共有 28 例患者发生肌少症，肌少症患者的 5 年生存率显著降低，肌少症的存在需要血液透析，术后并发症是外周动脉疾病重度肢体缺血患者总体生存的预后因素。

外周动脉疾病患者的肌少症比普通老年人更为常见，患者下肢肌肉严重流失，下肢肌肉的变化与患者的步行能力和力量具有相关性，最大步行距离与膝关节伸展强度和握力之间存在很强的相关性，但与膝关节伸展强度之间存在更强的相关性，外周动脉疾病下肢功能下降与发病率和死亡率有关。因此，肌少症具有作为预测患者不良心血管和脑血管事件的有用生物标志物的潜力，运动疗法可能对外周动脉疾病患者的肌少症发生有预防治疗作用[95-96,98]。Sasaki 等[99]研究显示，外周动脉疾病患者无论肌肉质量和力量如何，步行速度都会降低，这表明需要对步态进行早期干预。治疗方面，除了运动治疗以外，若林秀隆[100]提出从营养学角度对外周动脉疾病进行治疗，以及肌少症和虚弱的干预建议。

（刘震超）

参考文献

[1] KIM TN, CHOI KM. The implications of sarcopenia and sarcopenic obesity on cardiometabolic disease [J]. Journal of Cellular Biochemistry, 2015, 116 (7): 1171 - 1178.

[2] CHIN SO, RHEE SY, CHON S, et al. Sarcopenia is independently associated with cardiovascular disease in older korean adults: the korea national health and nutrition examination survey (KNHANES) from 2009 [J]. PloS One, 2013, 8 (3): e60119.

[3] PONIKOWSKI P, VOORS AA, ANKER SD, et al. ESC guidelines for the diagnosisand treatment of acute and chronic heart failure: the task force for the diagnosis and treatment of acute and chronic heart failure of the European Society of Cardiology (ESC). Developed with the special contribution of the heart failure association (HFA) of the ESC [J]. Eur J Heart Fail, 2016, 18 (8): 891 - 975.

[4] 黄安艳，陈洪芳，王如焕．实用内科手册 [M]. 上海：第二军医大学出版社，2007.

[5] 赵克然，扬毅军，曹道俊．氧自由基与临床 [M]. 北京：中国医药科技出版社，2000.

[6] ZHANG N, ZHU WL, LIU XH, et al. Prevalence and prognostic implications of sarcopenia in older patients with coronary heart disease [J]. J Geriatr Cardiol, 2019, 16 (10): 756 - 763.

[7] 王茜婷，刘梅林．老年冠心病患者合并肌肉减少症的相关性研究 [J]. 临床心血管病杂志，2018 (12): 1182 - 1186.

[8] NICHOLS S, O'DOHERTY AF, TAYLOR C, et al. Low skeletal muscle mass is associated with low aerobic capacity and increased mortality risk in patients with coronary heart disease-a CARE CR study [J]. Clin Physiol Funct Imaging, 2019, 39 (1): 93 - 102.

[9] KO BJ, CHANG Y, JUNG HS, et al. Relationship between low relative muscle mass and coronary artery calcification in healthy adults [J]. Arteriosclerosis, Thrombosis, and Vascular Biology, 2016, 36 (5): 1016 - 1021.

[10] CAMPOS AM, MOURA FA, SANTOS SN, et al. Sarcopenia, but not excess weight or increased caloric intake, is associated with coronary subclinical atherosclerosis in the very elderly [J]. Atherosclerosis, 2017,

258: 138 -144.

[11] BOUCHARD C. Can weight control and regular physical activity increase survival in cHD patients? [J]. Journal of the American College of Cardiology, 2018, 71 (10): 1102 -1104.

[12] IAN S. Physical activity reduces CHD risks [J]. Physician & Sportsmedicine, 2001, 29 (5): 21.

[13] SUNDQUIST K, QVIST J, JOHANSSON SE, et al. The long-term effect of physical activity on incidence of coronary heart disease: a 12-year follow-up study [J]. Preventive Medicine, 2005, 41 (1): 219 -225.

[14] HUI S, THOMAS GN, TOMLINSON B. Relationship between physical activity, fitness, and CHD risk factors in middle-age chinese [J]. Journal of Physical Activity & Health, 2005, 2 (3): 307 -323.

[15] SCHULTZ RL, SWALLOW JG, WATERS RP, et al. Effects of excessive long-term exercise on cardiac function and myocyte remodeling in hypertensive heart failure rats [J]. Hypertension, 2007, 50 (2): 410 -416.

[16] GUIRAUD T, NIGAM A, JUNEAU M, et al. Acute responses to high-intensity intermittent exercise in CHD patients [J]. Medicine and Science in Sports and Exercise, 2011, 43 (2): 211 -217.

[17] ZHENG C, LI Q, SHEN W, et al. Roles of miR-16 in vascular endothelial injury in patients with coronary heart disease [J]. Biomedical Research, 2017, 28 (5): 2337 -2343.

[18] GOKCE N, VITA JA, BADER DS, et al. Effect of exercise on upper and lower extremity endothelial function in patients with coronary artery disease [J]. The American Journal of Cardiology, 2002, 90 (2): 124 -127.

[19] MCGORISK GM, TREASURE CB. Endothelial dysfunction in coronary heart disease [J]. Current Opinion in Cardiology, 1996, 11 (4): 341 -350.

[20] LEVINE TB, LEVINE AB. 代谢综合征与心血管疾病 [M]. 张华，张代富，译. 北京：人民卫生出版社，2010.

[21] ASIMINA H. The role of mitochondrial DNA mutations in sarcopenia: implications for the mitochondrial "vicious cycle" theory and apoptosis [D]. Florida: University of Florida, 2007.

[22] VAYS VB, ELDAROV CM, VANGELY IM, et al. Antioxidant SkQ1 delays sarcopenia-associated damage of mitochondrial ultrastructure [J]. Aging, 2014, 6 (2): 140 -148.

[23] THOMA A, AKTER-MIAH T, READE R L, et al. Targeting reactive oxygen species (ROS) to combat the age-related loss of muscle mass and function [J]. Biogerontology, 2020, 21 (5): 1 -10.

[24] FULLE S, PROTASI F, TANO D, et al. The contribution of reactive oxygen species to sarcopenia and muscle ageing [J]. Experimental Gerontology, 2004, 39 (1): 17 -24.

[25] 李了兰. 冠心病患者血清 TNF-α 水平测定的临床意义 [J]. 中外医学研究，2012，10 (22): 57.

[26] 梁卓燕，郭文怡，王海昌，等. CRP、TNF-α 与冠脉病变的相关性研究 [J]. 山西医科大学学报，2006，37 (3): 272 -274.

[27] 胡司淦，蔡鑫，包宗明，等. 冠心病患者血清可溶性 Fas 和 TNF-α 水平变化 [J]. 中国心血管病研究，2006，4 (2): 133 -135.

[28] ONAMBÉLÉ-PEARSON GL, BREEN L, STEWART CE, et al. Influence of exercise intensity in older persons with unchanged habitual nutritional intake: skeletal muscle and endocrine adaptations [J]. Age, 2010, 32 (2): 139 -153.

[29] PHILLIPS T, LEEUWENBURGH C. Muscle fiber specific apoptosis and TNF-alpha signaling in sarcopenia are attenuated by life-long calorierestriction [J]. Faseb Journal, 2005, 19 (6): 668 -670.

[30] SAFER U, TASCI I, SAFER VB. Comment on "Sarcopenic obesity and risk of cardiovascular disease and mortality: a population-based cohort study of older men" [J]. J Am Geriatr Soc, 2014, 62 (6): 1208.

[31] PARK HS, PARK JY, YU R. Relationship of obesity and visceral adiposity with serum concentrations of CRP, TNF-alpha and IL-6 [J]. Diabetes Research and Clinical practice, 2005, 69 (1): 29 - 35.

[32] BIAN AL, HU HY, RONG YD. A study on relationship between elderly sarcopenia and inflammatory factors IL-6 and TNF-α [J]. European Journal of Medical Research, 2017, 22 (1): 25.

[33] ONAMBÉLÉ - PEARSON GL, Breen L, Stewart CE, et al. Influence of exercise intensity in older persons with unchanged habitual nutritional intake: skeletal muscle and endocrine adaptations [J]. Age, 2010, 32 (2): 139 - 153.

[34] ABBATECOLA AM, PAOLISSO G, FATTORETTI P, et al. Discovering pathways of sarcopenia in older adults: a role for insulin resistance on mitochondria dysfunction [J]. The Journal of Nutrition Health and Aging, 2011, 15 (10): 890 - 895.

[35] BIANCHI VE. Metabolic syndrome, obesity paradox and testosterone level [J]. Bianchi, Endocrinol Metab Synd, 2015, 4: 2.

[36] SCHRAGER MA, METTER EJ, SIMONSICK E, et al. Sarcopenic obesity and inflammation in the InCHIANTI study [J]. J Appl Physiol (1985), 2007, 102 (3): 919 - 925.

[37] GENG J, SUN QX, LIU YS, et al. Effects of lower limb exercise on cardiac function during 30 d head-down tilt bed rest. GEBG Jie [J]. Space Medicine & Medical Engineering, 2009, 22 (2): 84 - 88.

[38] SASAKI KI, MATSUSE H, AKIMOTO R, et al. Cardiac cycle-synchronized electrical muscle stimulator for lower limb training with the potential to reduce the heart's pumping workload [J]. PloS One, 2017, 12 (11): e0187395.

[39] 김대열. Effects of rhythm exercise training on body composition and arterial compliance in elderly females [J]. 한국산학기술학회논문지, 2017, 17 (5): 243 - 250.

[40] 许迪，徐东杰. 心血管科临床处方手册 [M]. 2 版. 南京：江苏凤凰科学技术出版社，2015.

[41] 若林秀隆. リハビリテ-ション栄養とサルコペニア [J]. 外科と代謝. 栄養，2016，50 (1)：43 - 49.

[42] NARUMI T, WATANABE T, KADOWAKI S, et al. Sarcopenia evaluated by fat-free mass index is an important prognostic factor in patients with chronic heart failure [J]. European Journal of Internal Medicine, 2015, 26 (2): 118 - 122.

[43] 岡馬隆晶，大塚翔太，大畑拓也，等. 当院における心不全入院患者のサルコペニア有症率と身体機能の関連性について [J]. 理学療法学，2016，43 (2)：https://doi.org/10.14900/cjpt.2015.1207.

[44] SUZUKI T, PALUS S, SPRINGER J. Skeletal muscle wasting in chronic heart failure [J]. ESC Heart Fail, 2018, 5 (6): 1099 - 1107.

[45] FULSTER S, TACKE M, SANDEK A, et al. Muscle wasting in patients with chronic heart failure: results from the studies investigating comorbidities aggravating heart failure (SICA-HF) [J]. European Heart Journal, 2013, 34 (7): 512 - 519.

[46] DOS SANTOS MR, SAITOH M, EBNER N, et al. Sarcopenia and endothelial function in patients with chronic heart failure: results from the studies investigating comorbidities aggravating heart failure (SICA-HF) [J]. J Am Med Dir Assoc, 2017, 18 (3): 240 - 245.

[47] SAITOH M, ISHIDA J, DOEHNER W, et al. Sarcopenia, cachexia, and muscle performance in heart failure: review update 2016 [J]. Int J Cardiol, 2017, 238: 5 - 11.

[48] STRASSBURG S, SPRINGER J, ANKER SD. Muscle wasting in cardiac cachexia [J]. Int J Biochem Cell Biol, 2005, 37 (10): 1938 - 1947.

[49] VON HAEHLING S. The wasting continuum in heart failure: from sarcopenia to cachexia [J]. Proc Nutr Soc, 2015, 74 (4): 367 - 377.

[50] FILIPPATOS GS, ANKER SD, KREMASTINOS DT. Pathophysiology of peripheral muscle wasting in cardiac cachexia [J]. Curr Opin Clin Nutr Metab Care, 2005, 8 (3): 249 - 254.

[51] 杨荣武. 生物化学原理 [M]. 北京: 高等教育出版社, 2012.

[52] SANDRI M, SANDRI C, GILBERT A, et al. Foxo transcription factors induce the atrophy-related ubiquitin ligase atrogin-1 and cause skeletal muscle atrophy [J]. Cell, 2004, 117 (3): 399 - 412.

[53] CHIARIELLO M. Myocardial expression of FOXO3a-Atrogin-1 pathway in human heart failure [J]. European Journal of Heart Failure, 2010, 12 (12): 1290 - 1296.

[54] MARZETTI E, HWANG JC, LEES HA, et al. Mitochondrial death effectors: relevance to sarcopenia and disuse muscle atrophy [J]. Biochim Biophys Acta, 2010, 1800 (3): 235 - 244.

[55] COATS AJS. Research on cachexia, sarcopenia and skeletal muscle in cardiology [J]. Journal of Cachexia, Sarcopenia and Muscle, 2012, 3 (4): 219 - 223.

[56] BOIS PD, TORTOLA CP, LODKA D, et al. Angiotensin Ⅱ induces skeletal muscle atrophy by activating TFEB-mediated MuRF1 expression [J]. Circulation Research, 2015, 117 (5): 424 - 436.

[57] SUKHANOV S, YOSHIDA T, MICHAEL A, et al. Angiotensin Ⅱ, oxidative stress and skeletal muscle wasting [J]. American Journal of the Medical Sciences, 2011, 342 (2): 143 - 147.

[58] TABONY AM, YOSHIDA T, GALVEZ S, et al. Angiotensin Ⅱ upregulates PP2Calpha and inhibits AMPK signaling and energy balance leading to skeletal muscle wasting [J]. Hypertension, 2011, 58 (4): 643 - 649.

[59] KADOGUCHI T, SHIMADA K, KOIDE H, et al. Possible role of NADPH oxidase 4 in angiotensin Ⅱ-induced muscle wasting in mice [J]. Frontiers in physiology, 2018, 9: 340.

[60] SULLIVAN-GUNN M. An investigation of NADPH oxidase in normal and diseased skeletal muscle [D]. Manchester: Victoria University, 2009.

[61] BERTHONNECHE C, SULPICE T, BOUCHER F, et al. New insights into the pathological role of TNF-alpha in early cardiac dysfunction and subsequent heart failure after infarction in rats [J]. Am J Physiol Heart Circ Physiol, 2004, 287 (1): H340 - H350.

[62] TOTH MJ, ADES PA, TISCHLER MD, et al. Immune activation is associated with reduced skeletal muscle mass and physical function in chronic heart failure [J]. International Journal of Cardiology, 2006, 109 (2): 179 - 187.

[63] STENHOLM S, MAGGIO M, LAURETANI F, et al. Anabolic and catabolic biomarkers as predictors of muscle strength decline: the In Chianti study [J]. Rejuvenation Res, 2010, 13 (1): 3 - 11.

[64] JANSSEN SP, GAYAN-RAMIREZ G, VAN DEN BERGH A, et al. Interleukin-6 causes myocardial failure and skeletal muscle atrophy in rats [J]. Circulation, 2005, 111 (8): 996 - 1005.

[65] MEYER SU, THIRION C, POLESSKAYA A, et al. TNF-α and IGF1 modify the microRNA signature in skeletal muscle cell differentiation [J]. Cell Communication & Signaling, 2015, 13 (1): 1 - 14.

[66] LI JB, YI XJ, YAO ZQ, et al. TNF receptor-associated factor 6 mediates TNF-α-induced skeletal muscle atrophy in mice during aging [J]. Journal of Bone and Mineral Research, 2020, 35 (8): 1535-1548.
[67] SCHULZE PC, SPÄTE U. Insulin-like growth factor-1 and muscle wasting in chronic heart failure [J]. Int J Biochem Cell Biol, 2005, 37 (10): 2023-2035.
[68] FUENTES EN, BJÖRnsson BT, VALDÉS JA, et al. IGF-I/PI3K/Akt and IGF-I/MAPK/ERK pathways in vivo in skeletal muscle are regulated by nutrition and contribute to somatic growth in the fine flounder [J]. Ajp Regulatory Integrative & Comparative physiology, 2011, 300 (6): R1532-R1542.
[69] SCHULZE PC, GIELEN S, ADAMS V, et al. Muscular levels of proinflammatory cytokines correlate with a reduced expression of insulinlike growth factor-I in chronic heart failure [J]. Basic Res Cardiol, 2003, 98 (4): 267-274.
[70] 马艳芬，彭绵，陈澍. IGF-1 和胰岛素对成骨细胞功能影响的研究进展 [J]. 中华生物医学工程杂志，2003，9 (6): 528-531.
[71] LIBERA LD, RAVARA B, VOLTERRANI M, et al. Beneficial effects of GH/IGF-1 on skeletal muscle atrophy and function in experimental heart failure [J]. Am J Physiol Cell Physiol, 2004, 286 (1): C138-C144.
[72] SIPILÄ S, NARICI M, KJAERSEX M, et al. Sex hormones and skeletal muscle weakness [J]. Biogerontology, 2013, 14 (3): 231-245.
[73] SCHIAF S, DYAR KA, CICILIOT S, et al. Mechanisms regulating skeletal muscle growth and atrophy [J]. Febs Journal, 2013, 280 (17): 4294-4314.
[74] FERNÁNDEZ-CELEMÍN L, PASKO N, BLOMART V, et al. Inhibition of muscle insulin-like growth factor I expression by tumor necrosis factor-alpha [J]. Am J Physiol Endocrinol Metab, 2002, 283 (6): E1279-E1290.
[75] ROUBENOFF R, RALL LC, VELDHUIS JD, et al. The relationship between growth hormone kinetics and sarcopenia in postmenopausal women: the role of fat mass and leptin [J]. Journal of Clinical Endocrinology & Metabolism, 2009, 83 (5): 1502-1506.
[76] 梁月红，及化娟，王凤阳. 运动、肌肉与血浆瘦素水平关系的研究进展 [J]. 北京体育大学学报，2006，29 (11): 1525-1528.
[77] SCHULZE PC, KRATZSCH J, LINKE A, et al. Elevated serum levels of leptin and soluble leptin receptor in patients with advanced chronic heart failure [J]. Eur J Heart Fail, 2003, 5 (1): 33-40.
[78] 徐祖杰，蔡梦昕，田振军. 心衰合并肌少症的运动干预研究进展 [J]. 生理科学进展，2019，50 (5): 348-352.
[79] BARAZZONI R, CAPPELLARI GG, PALUS S, et al. Acylated ghrelin treatment normalizes skeletal muscle mitochondrial oxidative capacity and AKT phosphorylation in rat chronic heart failure [J]. Journal of Cachexia, Sarcopenia and Muscle, 2017, 8 (6): 991-998.
[80] PEACOCK AJ, RUBIN LJ. 肺动脉高压治疗学 [M]. 张石江，译. 南京：江苏科学技术出版社，2007.
[81] WILLETTE RN. The challenge of heart failure drug discovery [J]. Drug Discovery Today Therapeutic Strategies, 2012, 9 (4): e129-e130.
[82] BATT J, SHADLY S, CORREA J, et al. Skeletal muscle dysfunction in idiopathic pulmonary arterial hypertension [J]. American journal of respiratory cell and molecular biology, 2014, 50 (1): 74-86.
[83] AHN B, EMPINADO HM, AL-RAJHI M, et al. Diaphragm atrophy and contractile dysfunction in a murine

model of pulmonary hypertension [J]. PLoS One, 2013, 8 (4): e62702.

[84] LAI YC, PROVENCHER S, GONCHAROVA EA. TAKling GDF-15 and skeletal muscle atrophy in pulmonary hypertension: are we there yet? [J]. Thorax, 2018, 74 (2): 103 - 105.

[85] 朱蓉，张艳玲，冉珂，等. TGF-β1 和 CTGF 在大鼠高动力性肺动脉高压模型中的表达及意义 [J]. 现代生物医学进展，2012，12 (1)：12 - 15，8.

[86] BURKS TN, ANDRES-MATEOS E, MARX R, et al. Losartan restores skeletal muscle remodeling and protects against disuse atrophy in sarcopenia [J]. Science Translational Medicine, 2011, 3 (82): 82ra37.

[87] GARFIELD BE, CROSBY A, SHAO D, et al. Growth/differentiation factor 15 causes TGFβ-activated kinase 1-dependent muscle atrophy in pulmonary arterial hypertension [J]. Thorax, 2019, 74 (2): 164.

[88] CLAVEL S, COLDEFY AS, KURKDJIAN E, et al. Atrophy-related ubiquitin ligases, atrogin-1 and MuRF1 are up-regulated in aged rat Tibialis Anterior muscle [J]. Mech Ageing Dev, 2006, 127 (10): 794 - 801.

[89] STEINER MK, SYRKINA OL, KOLLIPUTI N, et al. IL-6 overexpression induces pulmonary hypertension [J]. other, 2009, 104 (2): 236 - 244.

[90] STENHOLM S, MAGGIO M, LAURETANI F, et al. Anabolic and catabolic biomarkers as predictors of muscle strength decline: The In Chianti study [J]. Rejuvenation Res, 2010, 13 (1): 3 - 11.

[91] COONEY RN, GILPIN T, SHUMATE ML, et al. Mechanism of IL-1 induced inhibition of protein synthesis in skeletal muscle [J]. Shock, 1999, 11 (4): 235 - 241.

[92] NGUYEN T, BOWEN TS, AUGSTEIN A, et al. Expression of MuRF1 or MuRF2 is essential for the induction of skeletal muscle atrophy and dysfunction in a murine pulmonary hypertension model [J]. Skeletal Muscle, 2020, 10 (1): 12.

[93] BODINE SC, BAEHR LM. Skeletal muscle atrophy and the E3 ubiquitin ligases MuRF1 and MAFbx/atrogin-1 [J]. Am J Physiol Endocrinol Metab, 2014, 307 (6): E469 - E484.

[94] 袁丁，赵纪春，马玉奎，等. 2017 年 ESC 外周动脉疾病诊断治疗指南解读——下肢动脉疾病篇 [J]. 中国循证医学杂志，2017，17 (12)：1381 - 1387.

[95] OTAKI Y, TAKAHASHI H, WATANABE T, et al. Cystatin C-based eGFR is a superior prognostic parameter to creatinine-based eGFR in post-endovascular therapy peripheral artery disease patients [J]. Circulation journal: official journal of the Japanese Circulation Society, 2015, 79 (11): 2480 - 2486.

[96] 上泉理，江端純治，高橋友哉，等. 末梢動脈疾患 (PAD) 患者におけるサルコペニアの潜在性と身体機能 [J]. 理学療法学，2016，44 (2)：1165.

[97] MATSUBARA Y, MATSUMOTO T, AOYAGI Y, et al. Sarcopenia is a prognostic factor for overall survival in patients with critical limb ischemia [J]. J Vasc Surg, 2015, 61 (4): 945 - 950.

[98] KOKKINIDIS DG, ARMSTRONG EJ, GIRI J. Balancing weight loss and sarcopenia in elderly patients with peripheral artery disease [J]. Journal of the American Heart Association, 2019, 8 (13): e013200.

[99] SASAKI T, IRIE H, UEDA K, et al. Gait characteristics in peripheral artery disease without sarcopenia [J]. Rigakuryoho Kagaku, 2020, 35 (2): 289 - 294.

[100] 若林秀隆. 末梢動脈疾患のサルコペニア・フレイルとリハビリテーション栄養 [J]. 日本下肢救済・足病学会誌，2019，11 (1)：2 - 9.

第十章　肌少症与内分泌代谢疾病

肌少症的发生涉及诸多内分泌因素的影响，包括胰岛素、甲状腺激素等，糖尿病、甲状腺功能亢进等内分泌疾病都会伴随肌少症的发生，因此，弄清内分泌代谢疾病肌少症的发病机制对于研究骨骼肌与人体内分泌代谢的关系十分必要，同时对于改善糖尿病、甲状腺功能亢进患者的预后和生存质量也是非常重要的。

第一节　2 型糖尿病与肌少症

糖尿病是由于胰岛素绝对或相对不足以及靶细胞对胰岛素敏感性降低而引起的以糖、蛋白质和脂肪代谢紊乱，继而发生水和电解质紊乱的内分泌代谢疾病，其主要特征是高血糖。研究显示，2 型糖尿病的主要病因为遗传、营养失调、肥胖、体力活动不足、环境因素等，典型的表现为“三多一少”，即多饮、多食、多尿和体重下降，同时伴有严重的各类并发症[1]。国际糖尿病联盟调查显示，2019 年全球糖尿病患病率为 9.3%，预计 2045 年将上升到 10.9%，在这些糖尿病患者中，较多的患者并不知道自己患有糖尿病[2]。肌少症是 2 型糖尿病的并发症之一，流行病学调查数据显示，老年 2 型糖尿病患者发生肌少症的概率为健康人群的 2 ~3 倍，是肌少症发生的高危人群[3]。

一、2 型糖尿病肌少症的发病机制

2 型糖尿病肌少症的发病机制比较复杂，两者联系密切被认为是一个硬币的两个面：一方面认为是糖尿病的高血糖状态产生的一系列反应，可以降低糖尿病患者肌肉的质量和力量[4]；另一方面认为骨骼肌是负责处理胰岛素介导葡萄糖的最大器官，骨骼肌的减少影响了血糖的处理，导致血糖升高[5]。2 型糖尿病患者肌少症发生的可能机制主要包括慢性炎症、氧化应激等。

（一）氧化应激

活性氧和活性氮是细胞的代谢产物，糖尿病引起的高血糖症可以引起产生过量的活性氧，这些活性氧会在多种组织中引起氧化应激。研究发现，2 型糖尿病患者胰岛 B 细胞抗氧化酶 - 超氧化物歧化酶、过氧化氢酶、谷胱甘肽过氧化物酶活性相对较低，对氧自由基介导的损失十分敏感，而四氧嘧啶具有产生氧自由基的能力，可以通过氧化损伤导致糖尿病的发生[6]。一方面氧化应激与淀粉样蛋白形成有关，淀粉样蛋白是由在间隙或生物液中的可溶性蛋白通过变构形成的难溶分子组装体，这些分子组装体会在不同器官的薄壁组织和血管内以细胞外纤维状聚集物的形式积累，这类蛋白对水解降解具有高度抵抗力，这一特性会损害

其有效的生理去除能力，并导致其在组织蓄积，从而引起局部缺氧和细胞损伤，并伴有整体器官功能障碍，甚至是死亡[7]。另一方面 B 细胞抗氧化能力较低，对氧化应激比较敏感，在细胞中氧化剂可以引起细胞的 ATP 通道功能障碍从而影响能量的代谢。此外，除了对代谢的影响外，氧化剂对线粒体的干扰还可诱导凋亡[8]。

（二）胰岛素抵抗

胰岛素抵抗是指在胰岛素靶组织如骨骼肌、脂肪细胞和肝脏中胰岛素作用的损伤。胰岛素抵抗有两种状态，一方面是真胰岛素抵抗，胰岛素抵抗与身体多余脂肪积累有关，尤其是向心性肥胖[9]，同时骨骼肌内如果脂肪含量或脂肪代谢产物含量过高也可以引起胰岛素的抵抗[10]；另一方面是骨骼肌作为人体最大的胰岛素靶器官，在损伤时会导致胰岛素利用率的降低，同样造成胰岛素抵抗指数升高，引起一种假的胰岛素抵抗状态。无论真假抵抗，都可以造成血糖不受胰岛素调节的异常升高，胰岛素抵抗是糖尿病肌少症患者发病的主要原因[11]。肌肉的增加依赖于胰岛素介导的 p38 MAPK 的活化和 mTOR/p70S6 激酶的靶标激活途径，从而刺激了 mRNA 的翻译，使得肌蛋白的合成增加。胰岛素抵抗还可以使胰岛素介导的蛋白水解抑制作用降低，从而导致骨骼肌量的减少，而肌肉的减少又可导致胰岛素的有效作用进一步降低，形成恶性循环[12]。

（三）炎症细胞因子

胰岛素抵抗和脂毒性会引起炎症介质的产生，进而引发炎症。研究显示，2 型糖尿病患者的 IL-1、IL-6 和 TNF-α 等炎症因子的水平显著高于健康人群[13-15]，研究表明，IL-6 和 IL-1 血清水平与肌力有关，IL-6 可以促进骨骼肌蛋白的分解，影响骨骼肌的收缩，IL-1 可以调节肌肉中的蛋白质代谢，TNF-α 能导致肌肉中的蛋白质降解，促使肌肉分解[16-20]。IGF 对肌肉再生和维持肌肉完整性至关重要，而炎症会对 IGF1 的合成和活性产生负面影响。体外研究表明，炎症因子 IL-1α，IL-6 和 TNF-α 可抑制 IGF1 介导的合成代谢，且 IL-6 可以抑制 IGF1 和 IGF 结合蛋白 3 的产生，高水平的 IL-6 和低水平的 IGF1 与较低的肌肉力量和力量协同相关。炎症还损害内皮反应性和肌肉灌注，干扰长支链氨基酸的摄取，而长支链氨基酸是肌肉能量和蛋白质合成代谢必不可少的。此外，衰老细胞产生炎性介质也可能在肌少症的发病机制中起作用，同时，有证据表明炎症会引起胰岛素抵抗，肥胖的直接结果之一就是促使大量 IL-6 分泌，而 IL-6 则可以引起胰岛素抵抗，IL-6 和胰岛素抵抗都是引起肌少症的原因[21-24]。

（四）肥胖

肥胖对肌少症的影响，主要体现在脂肪肌内脂肪浸润和低度炎症，可导致产生肌肉生长抑制素的肌细胞失衡[25]。肌肉生长抑制素是 TGF-β 超家族的成员，是骨骼肌生长的负调节剂，在骨骼肌生长发育中有重要作用，同时，研究发现在衰老的细胞中肌肉生长抑制素水平也比较高，因此肌肉生长抑制素可能是肥胖诱发肌少症的原因之一[25-26]。现有研究指出，在肥胖人的脂肪组织中 TNF-α 过量表达，而抑制甚至缺乏 TNF-α 或其受体表达的肥胖小鼠胰岛素抵抗则会得到改善。TNF-α 可以通过脂多糖途径促使骨骼肌加速蛋白分解，同时通过

TNF-α 途径诱导的氧化应激可以在骨骼肌细胞中产生活性氧，从而导致肌肉质量下降[20,25,27]。肌肉质量与肥胖之间相互影响的另一个因素是鸢尾素，它是一种在运动过程中主要从骨骼肌分泌的肌动蛋白，可能介导运动对人体的某些有益作用，如体重减轻和体温调节的增加。鸢尾素的增加可导致人白色脂肪组织褐变，而鸢尾素的减少可增加促炎细胞因子并诱导 M2 巨噬细胞极化，从而导致鸢尾素对脂肪细胞的抗炎作用。此外，鸢尾素还可以促进氧化代谢和线粒体生物发生，并降低代谢风险[25,28-29]。

二、2 型糖尿病并发症与肌少症

糖化血红蛋白（hemoglobin A1c，HbA1c）是反映长期血糖控制水平的主要指标之一。在对 60 岁以上老人研究中发现，HbA1c 评估的血糖控制水平与肌少症相关，尤其是在非肥胖个体中，这种关联在分析中比肌肉质量更突出，而不是与肌肉性能（即握力和步态速度）相关[30]。Anbalagan 等[31]研究发现，在患有 2 型糖尿病的亚洲印度裔个体中，SMI 与糖化血红蛋白呈负相关，但是最新研究认为 HbA1c 水平似乎与骨骼肌减少症的发生存在一个“U”形关系。研究发现，低水平的糖化血红蛋白同样是患有骨骼肌减少性衰弱的一个危险因素，血糖控制不佳可以导致体外循环早期骨骼肌小动脉中内皮黏附连接蛋白的失活和表达降低，这些改变可能导致外周血管通透性和微血管内皮功能障碍的增加，进而促进骨骼肌减少的发生[32-33]。此外，2 型糖尿病患者的肥胖相关基因表达增加，可以对肌肉的氧化代谢、脂肪生成和氧化应激产生潜在影响，可能参与 2 型糖尿病的肌肉损伤[34]。

糖基化终末产物（advanced glycation end-products，AGEs）是葡萄糖、果糖等单糖与蛋白质、脂质、核酸的氨基发生非酶促反应，形成的衰老大分子，AGEs 与 AGEs 受体的相互作用会引起炎症和血栓形成反应[35]。糖尿病患者长期的高血糖，造成血脂异常和氧化应激并导致 AGEs 的产生和积累，AGEs 又可促进糖尿病及其他并发症中心血管疾病的发生和发展[36]。同时，AGEs 可导致内皮细胞的损伤从而释放更多的活性氧产生氧化应激诱发线粒体障碍[37]。研究表明，线粒体通过代谢、活性氧或线粒体功能障碍而影响肌肉健康[38]。累积的 AGEs 可能导致 2 型糖尿病患者的肌肉质量和力量下降，从而导致肌肉减少和运动障碍[39]。对 AGEs 的测量没有标准的评估方法，通常采用荧光、光谱、质谱、色谱法和免疫学方法，Eguchi 等[40]采用皮肤自发荧光研究发现，AGEs 与老年女性的肌少症有关。

长期高血糖、AGEs 的积累及氧化应激和慢性炎症可引起血管并发症。血管并发症是糖尿病并发症比较基础的一种并发症，在大血管和微血管同时发生，但由于大血管有较大的直径及微血管较强的再生能力，发病初期往往表现不明显，需要长时间的积累。因此，我们推测 2 型糖尿病的血管并发症与骨骼肌功能和质量的下降密切相关。

糖尿病微血管并发症主要包含糖尿病性神经病变和糖尿病性视网膜病变及糖尿病性肾病。神经组织中血流量减少会损害神经纤维，长时间的糖尿病性周围神经病变会导致该患者人群中出现明显的骨骼肌受损，包括神经性肌肉萎缩、肌力和体力丧失[41]。一项对 230 名 2 型糖尿病患者的调查发现，男性周围神经病变患者的肌肉力量明显低于非周围神经病变患者，但是未在女性中发现这种差别，这可能是样本量较小的缘故[42]。另一项对不同程度的 2 型糖尿病性周围神经病变患者肌纤维传导速度进行比较发现，随着周围神经病变的进展，肌电传导速度逐渐升高，这可能与2型糖尿病发展过程中Ⅰ型纤维减少和受损、Ⅱ型纤维直径较大且被保留、肌肉组织建立有效张力的时间更少有关[43]。然而，Allen 等[44]研究显示，2型糖尿病性周围神经病变患者随着疾病的严重程度，肌肉收缩反而变得缓慢，肌力降低，下肢肌肉收缩质量下降，肌肉收缩受到一系列因素的影响。其可能原因，一是兴奋收缩耦联和 Ca^{2+} 通道可能发生变化取代了肌肉纤维类型和肌球蛋白重链表达对收缩速度的影响，或者它们是竞争关系，根据肌肉或疾病的严重程度而影响有所不同；二是肌内非收缩组织的异常发育和脂肪浸润，使骨骼肌的部分结构受损，由于神经系统的异常，受神经系统支配的2型糖尿病性周围神经病变患者骨骼肌量损失更大。

糖尿病性视网膜病变与肌少症之间并没有直接的关系，这方面的研究比较少。有研究通过测量糖尿病性视网膜病变与骨骼肌毛细血管基底层厚度之间的关系发现，糖尿病患者的肌肉毛细血管宽度明显大于非糖尿病组，但两者的值有很大的重叠，认为视网膜病变程度与肌肉毛细血管基底层宽度之间的相关性不强。国外一项针对157例40~85岁糖尿病性视网膜病变患者进行为期7天的肌肉强化活动干预研究中，中等以上运动强度体育锻炼每天增加30分钟，C-反应蛋白就会降低0.12 mg/dL，作为炎性指标的C-反应蛋白升高的概率就会降低88%[45]。运动对肌肉的促进作用已广为人知，而增加C-反应蛋白也已被证明与视网膜病变有关。综上，在健康和患病人群中，体育活动和肌肉增强活动可能能够改善与视网膜病变相关的炎症反应，从而使糖尿病视网膜病变的风险降低[46-47]。Fukuda 等[48]研究指出，糖尿病性视网膜病变与肌少症显著相关，糖尿病性视网膜病变的存在增加2型糖尿病患者肌肉质量低下的风险，其结果表明糖尿病增生性视网膜病变发生的风险增加受到肌少症（OR =7.78，95% CI =1.52~39.81）和低肌力（OR =6.25，95% CI =1.15~33.96）的影响，与肌肉质量呈负相关。Abu 等[49]通过对14例增生期糖尿病性视网膜病变患者的视网膜前膜进行研究，首次证明了内皮细胞表达的CD31参与了成纤维细胞/肌成纤维细胞的形成，而成纤维细胞负责增生期糖尿病性视网膜病变的纤维化和进展。在视网膜增生的过程中，升高的IL-1β、IL-6和TNF-α细胞因子也可能是对骨骼肌的损失造成影响的因素之一[50-51]。

糖尿病性肾病与骨骼肌减少有关，吴巧[52]对128例60岁以上2型糖尿病患者进行调查，结果显示肌少症与糖尿病性肾病独立相关（OR =0.382，95% CI =0.283~0.558）。糖尿病性肾病患者骨骼肌减少的病理机制尚不完全清楚，动物实验研究发现，低蛋白饮食加酮酸可减少对2型糖尿病性肾病大鼠骨骼肌自噬的激活，并减少了肌肉损失。这可能是因为胰岛素抵抗或缺乏症的影响与尿毒症相关因素的影响相加，导致了糖尿病性肾病的肌肉萎缩。此外，尿毒症本身可能主要通过使胰岛素抵抗水平恶化而进一步增加肌肉蛋白质分解的速率，而酮酸提供足够数量的必需氨基酸，并减少内源性尿素、有毒离子和代谢产物的形成，消除自噬相关基因表达的上调，使得糖尿病性肾病大鼠的骨骼肌损失减少[53-55]。

众所周知，2型糖尿病的大血管并发症主要原因是动脉粥样硬化，而动脉粥样硬化发病机制是从内皮损伤开始的。内皮细胞中高葡萄糖诱导慢性内质网应激，内质网应激反应可能最终导致内皮功能障碍和动脉粥样硬化[56]。慢性高血糖症与晚期糖基化终产物的积累有关，后者同样会导致动脉硬化[37]。此外，高血糖状态产生的氧化应激使活性氧物质产生增加，活性氧物质也可以损坏内皮系统，使得血管的舒张作用减弱[57]。动脉粥样硬化和血管舒张

 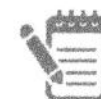

功能减弱是高血压发病的两个主要原因。临床研究已经证实，2 型糖尿病伴高血压患者动脉粥样硬化及内皮功能受损程度加重，且其动脉粥样硬化程度的增加与内皮功能受损程度的加重相关，同时这两者损伤越重对高血压影响越大，高血压可以导致多种靶器官功能障碍[58-59]。刘莉等[60]对 91 名受试者研究发现，高血压患者的骨骼肌的氧合能力显著减低，在同等运动强度刺激下氧合速率也减慢，与非高血压人员相比，要想达到同样的氧合水平，需要更高的血压。高血压与肌少症的关系也可能是相互作用的，赵旭冉等[61]认为，肌少症是高血压的独立危险因素，对肌少症进行有效的防治可以控制或减少高血压的发生。

外周动脉疾病是糖尿病的主要并发症之一，Kallio 等[62]进行的一项 2 型糖尿病性周围动脉病变患者的 11 年随访研究显示，周围动脉疾病的风险随糖尿病的严重程度而增加，而外周动脉疾病又会伴随着较高的肌少症发生率[63]。越来越多的证据表明，运动训练可以引起骨骼肌中几种基因表达水平的显著改变，在周围动脉疾病小鼠模型中检测到运动后骨骼肌基因表达的显著变化，并表征了它们的表达模式[64]。同样，运动减少也可以增加周围动脉疾病的风险，Felício 等[65]对 711 例 2 型糖尿病患者调查研究发现，久坐的生活方式与周围动脉疾病的存在和严重程度密切相关，长期的失用可能会对骨骼肌产生严重的影响，而运动可以起到抑制作用。周围动脉疾病产生的骨骼肌障碍又可以反过来影响运动，形成恶性循环。

三、治疗和预防

2 型糖尿病通常使用药物治疗，有一些药物可能会使肌肉质量降低，但大部分药物对骨骼肌的影响尚缺乏临床证据。AMP 激活的蛋白激酶是脂质和葡萄糖代谢的主要细胞调节剂。二甲双胍激活肌肉蛋白激酶并促进葡萄糖摄取，间接通过调控蛋白激酶（adenosine 5′-monophosphate-activated protein kinase，AMPK）来调控一些与血脂异常发病机制相关的并导致胰岛素抵抗的转录因子[66]。此外，二甲双胍治疗可能会在阻止高血糖的同时触发通向细胞的 Toll 样受体炎症途径，从而使得炎症途径激活减弱。胰岛素对小动脉和小静脉具有直接扩张作用，通过增加微血管血流量部分地刺激骨骼肌中的葡萄糖处置，并且在胰岛素抵抗期间这种作用减弱，二甲双胍可以降低胰岛素需求，减轻这种反应[67-69]。Bradley 等[70]用高脂饮食诱导的胰岛素抵抗大鼠模型中，经二甲双胍治疗可有效改善肌肉的血管和代谢胰岛素反应性。鸢尾素是一种介导运动对代谢有益作用的新型心肌分泌激素，被认为是肥胖症和糖尿病等代谢性疾病的理想治疗靶标。有研究发现，二甲双胍可促进鸢尾素从鼠骨骼肌释放到血液中，而与 AMPK 途径的激活无关[71]。二甲双胍对体重成分的抑制具有良好的选择性，可以减少人体负担过多的脂肪积累。Wang 等[72]研究发现，二甲双胍可通过促进脂肪酸氧化来抑制体重增加，改善胰岛素敏感性并抑制骨骼肌中脂质的积累，但目前尚未彻底清楚二甲双胍对人的肌肉质量和力量的影响，需要更多的研究支持。

胰岛素作为一种合成激素，它除了参与糖类的代谢外，还参与了脂类和蛋白质的代谢。在脂类代谢中降低脂肪组织中脂解的速率，从而降低血浆脂肪酸水平；刺激组织中脂肪酸和甘油三酯的合成；增加脂肪组织和肌肉对甘油三酯从血液中的摄取，并降低肌肉和肝脏中脂肪酸的氧化速率。在蛋白质代谢中，它提高了某些氨基酸向组织中的运输速率，并增加了肌肉、脂肪组织、肝脏和其他组织中蛋白质的合成速率，还降低了肌肉中蛋白质的降解速率[73]。慢性炎症是肌少症的发病机制之一，胰岛素抗炎作用的机制尚未完全了解，但它具有抗炎作用是毋庸置疑的。已有研究证明，胰岛素可以通过激活巨噬细胞中的SR-A1/ERK轴拮抗脂多糖诱导的炎症反应[74]。人们重视胰岛素抗炎作用的同时，往往忽视它带来的另一个作用就是促进脂肪合成从而导致脂肪总量增加。脂肪组织作为一个关键的内分泌器官，可以释放多种具有促炎或抗炎活性的生物活性物质，这种物质被称为脂肪因子，最典型的如IL-6，当脂肪组织增生导致脂肪细胞功能障碍（如由过度营养或身体不活动所致）时，脂肪因子生成失调可能对炎症反应产生局部或全身性影响[75]，炎症反应又可以产生胰岛素抵抗，因而从短期来看胰岛素在体外是抗炎作用，但长期来看胰岛素是促炎作用[76]。

目前市面上还没有单纯的糖尿病和肌少症特效药物，研究显示中药可能在糖尿病合并肌少症的过程中起到一定的作用，但目前未有大规模的临床数据支持。Tseng等[77]通过使用糖尿病性肌萎缩小鼠模型发现，六味地黄提取物对糖尿病性肌萎缩具有保护作用。研究显示，另一种中医方剂人参养荣汤在治疗肌少症方面也有一些疗效，这些药物通过抑制氧化应激、神经萎缩和神经细胞凋亡，提高机体细胞内线粒体活性，促进海马神经干细胞的生长和分化，上调过氧化物酶体增殖物激活的受体γ共激活因子1α（骨骼肌新陈代谢的重要因素）共同发挥作用[78]。以后可能出现治疗肌少症的药物还包括激素类药物，如生长激素、胰岛素样生长因子-1和雄激素，这些都是健康和疾病中肌肉代谢的主要调节剂，对肌肉有深远影响，是合成代谢因子[79]。另外，研究发现睾丸激素可增加年轻男子的瘦体重并减少脂肪量；睾丸激素引起的瘦肉和脂肪量变化的幅度与睾丸激素剂量和体内睾丸激素的基础水平相关。相对于老年男性，青少年应用睾丸激素对肌肉的合成代谢作用更高，但更高剂量的睾丸激素会增加不良反应的发生率[80]。如何找到一个可以治疗但不引起不良事件的浓度是睾丸激素在治疗肌少症方向上面临的一个问题。以上激素类药物需要进一步研究以确定其安全性和有效性，即使将来药理学批准用于治疗肌少症，运动和营养等生活方式的改变治疗也很可能仍然是治疗2型糖尿病性肌少症的主要疗法。

目前在没有有效药物干预措施的前提下，运动干预是预防肌少症患者不良预后的唯一选择。进行运动锻炼对糖尿病和肌少症可以起到很好的预防作用。运动锻炼有多种形式，包含抗阻运动与非抗阻运动、有氧运动与无氧运动。抗阻运动具有刺激合成代谢的效果，在年轻人和老年人中均可增加肌原纤维的蛋白质合成。有研究显示一次重阻力运动后2~3小时内，肌肉合成代谢增加，并且在运动后2天内仍保持升高，而在抗阻运动后的早期恢复阶段，骨骼肌中的mTOR信号传导途径与肌肉蛋白质合成的速率增加有关[81]。van Dijk等[82]对15名糖耐量受损和糖尿病患者的研究发现，抗阻运动和耐力训练可降低葡萄糖耐量受损患者及胰岛素治疗和非胰岛素治疗的2型糖尿病患者的高血糖发生率。肌细胞是运动过程中重要的能量储备库，有氧运动可以通过增加能量消耗（即增加肌肉活动）来减少肌细胞内过多的脂质[83]。Motahari-Tabari等[84]对43名2型糖尿病女性患者进行了一个为期8周的有氧训练研究发现，除了降低2型糖尿病患者的血糖水平外，有氧运动还可以降低胰岛素的抵抗。Duruturk等[85]进行的一项43例2型糖尿病患者为对象的实验研究中，通过远程指导不同方式的有氧运动，6周后肌肉力量得到显著改善。Tomas-Carus等[86]对43例2型糖尿病患者进行

 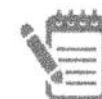

为期 12 周的有氧耐力运动的随机对照试验显示，有氧耐力运动可有效改善 2 型糖尿病患者的肌肉力量和疲劳、血糖控制及健康相关生活质量。有氧训练仍可改善心血管健康状况，而阻力训练可改善强度，Villareal 等[87]对 160 名肥胖老人研究发现，有氧和抵抗训练相结合可以使心血管适应性提高到与单独有氧训练相同的程度，而力量则可以达到与单独进行阻力训练相同的程度。因此，有氧和阻力训练相结合产生了累加效应，这转化为身体机能干预和体弱症干预中最大的改善，单纯阻力训练及阻力和有氧训练的结合都可以减少有氧训练期间肌肉质量的损失。

热量限制是超重和肥胖个体减肥的有效策略。体重减轻可能会加速与年龄相关的肌肉和骨质流失，并导致肌少症和骨质减少[87]，从而间接导致不良事件的发生。减肥期间的肌肉质量损失也可能是蛋白质摄入不足所致，蛋白质对于骨骼肌的维持和生长很重要。根据《中国居民膳食营养素参考摄入量（2013 版）》的推荐摄入量（recommended nutrient intake，RNI）和平均需要量（estimated average requirement，EAR）进行膳食蛋白质摄入数据的评价，得出中国 18～64 岁成人居民膳食蛋白质 RNI 为男性 65 g/d，女性 55 g/d；EAR 为男性 60 g/d，女性 50 g/d，但是少数居民仍存在蛋白质摄入不足的现象[88]。蛋白质的摄入除了增加肌肉合成外，还与脂联素、瘦素、C－反应蛋白和细胞间黏附分子－1 等因子水平的有益变化有关[89]。另外，van Vliet 等[90]认为，植物蛋白比动物蛋白含有更多的必需氨基酸，植物蛋白具有更低的肌肉蛋白质合成反应，可以采用动物蛋白加入必需氨基酸的策略。一项为期 12 周的随机对照试验，分别食用大豆和乳清蛋白补充剂补充亮氨酸后，肌肉生长和力量发展无明显差异，这个试验验证了上述观点[91]。

吴佳佳等[92]研究发现，25－羟基维生素 D 是 2 型糖尿病性肌少症发生的相关因素。维生素 D 对代谢健康有直接影响。骨骼肌作为维生素 D 的直接靶标，与骨骼肌修复、再生和肥大密切相关[93]。在肌少症和骨质疏松的发生中都伴随维生素 D 缺乏，与年龄相关的骨骼和肌肉的质量和力量下降会导致随着年龄的增长，与骨质疏松症相关的骨折风险呈指数增加，由于维生素 D 不足可能是造成这些下降的原因，维生素 D 不足对骨骼和肌肉的直接和间接影响可能增加骨折风险[94]。Tanaka 等[95]研究发现，活性维生素 D 通过成骨细胞表达在肌生成和肌肉诱导的成骨细胞生成中起着重要作用。Scimeca 等[96]研究显示，维生素 D 受体基因的多态性 FokI 和 Cdx2 与维生素 D 受体激活和肌少症的发生之间存在可能的关联。目前研究表明，老年人中维生素 D 状况的改善可能会导致肌肉质量和力量的改善，但单纯维生素 D 似乎对骨骼肌质量的改变效果不大，不能增强对身体功能的影响，需要配合运动锻炼才能增强肌肉力量防止跌倒[97-98]。옥진아[99]对 2 型糖尿病和维生素 D 缺乏的老年妇女进行维生素 D 补充联合 12 周运动疗法的研究，结果显示与空白对照组和维生素 D 相比，仅维生素 D 联合运动组的四肢骨骼肌质量和 SMI 显著增加也证实了这一观点。综上，补充维生素 D 和钙可能是针对骨矿物质密度、肌肉力量和跌倒风险的有前途的治疗策略，维生素 D 在骨质疏松的预防和治疗中效果显著。目前已有研究表明，运动锻炼和维生素 D 相配合可以改善肌肉质量和力量，运动可使肌肉质量和步行速度显著增加，可有效预防骨质疏松老年人肌少症的发生[100-102]，因此，运动配合维生素 D 的补充才能起到理想的治疗效果。

研究显示，单独添加 Omega-3 脂肪酸并与运动结合可以改善代谢和使肌肉健康。补充膳食中 Omega-3 脂肪酸可增加老年人肌肉蛋白质的合成速率，进而对肌少症的预防和治疗有用[103]。虽然有研究表明 Omega-3 脂肪酸在肌营养不良中具有抗炎作用，可以降低促炎性标志物，并增加抗炎性标志物[104]，但补充 Omega-3 脂肪酸抵抗训练并不能改善身体组成或降低炎症的生物标志物，抗阻运动要比单纯补充 Omega-3 更有效[105]。

此外，2 型糖尿病患者通常会出现术后高血糖症，因此可能会采取限制能量摄入以控制血糖的方法，但过多的能量限制会导致肌少症的发展，除了旨在通过运动和康复来改善胰岛素抵抗之外，还期望通过适当地使用口服药物和胰岛素来控制血糖。近年来，已有研究结果报道，使用 DPP4 抑制剂和胰岛素可抑制骨骼肌的丢失[106]。

2 型糖尿病与肌少症之间存在相互联系，又互为影响。它们之间共同作用机制如胰岛素抵抗、炎症、AGE 积累、氧化应激增加和血管并发症等因素，都会影响肌肉的质量和力量；同时肌肉受损也可以加快 2 型糖尿病的发展和进程。肌少症虽然也并发于其他疾病，诸如肿瘤、风湿、甲状腺功能亢进等，但是与糖尿病的关系更为密切。在治疗上，干预 2 型糖尿病与肌少症其中的一种，都可以对另一种的发展产生良好的影响。临床上在治疗糖尿病的同时，还应注意患者肌肉质量和功能的变化，以安排更为合理的治疗方式。

（刘　光　崔凤娟）

第二节　1 型糖尿病与肌少症

1 型糖尿病与肌少症多发于青少年，起病急，病情重，可分为免疫介导性 1 型糖尿病和特发性 1 型糖尿病，遗传因素和病毒感染是本病的主要致病因素[1,107]。Mori 等[108]对 40 岁以上 1 型糖尿病患者研究发现，肌少症的患病率为 16.6%，并发现皮肤自体荧光作为晚期糖基化终产物的标志物，是 2 型糖尿病患者骨骼肌质量和强度及 1 型糖尿病患者肌肉强度的独立决定因素。Maratova 等[109]将 95 例患有 1 型糖尿病的儿童和青少年根据疾病的持续时间（分别为不足 6 年和 9 年以上）分为两组，观察显示 1 型糖尿病相对肌肉力量和体重显著降低，1 型糖尿病的持续时间对肌肉力量产生负面影响，但对体重没有影响。研究显示，1 型糖尿病肌肉功能障碍的发生比正常衰老更快，而且会导致在患有 1 型糖尿病的年轻人中出现肌少症[110]。

肌肉生长抑制素是一种肌动蛋白，在肌少症的发生中有重要作用。动物研究显示，肌肉生长抑制素过度表达的小鼠骨骼肌质量呈现减少趋势。对老年人群研究显示，肌肉生长抑制素水平在肌少症患者（47.59 ng/mL）和非肌少症患者（39.7 ng/mL）之间存在显著差异[111-113]，其表达增加与肌肉萎缩性疾病有关，在 1 型糖尿病患者中尚未见有类似报道，但已证明在临床前糖尿病模型中其已升高。Dial 等[114]对 1 型糖尿病患者研究显示，患有 1 型糖尿病的患者的血清肌肉生长抑制素表达显著升高，血清肌肉生长抑制素水平与糖化血红蛋白（glycated hemoglobin，HbA1c）和病史没有显著关系，但是与瘦肉质量相关，且 1 型糖尿病妇女的肌肉生长抑制素水平表达显著高于男性。动物研究显示，在 1 型糖尿病小鼠中，肌肉生长抑制素水平显著升高，其原因可能为 1 型糖尿病性低胰岛素血症可通过叉头框蛋白

 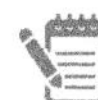

A2（forkhead box protein A2，FoxA2）升高肌肉生长抑制素水平，升高的肌肉生长抑制素通过 TNF-α 触发活性氧的产生，而升高的 TNF-α 则反过来刺激肌肉生长抑制素的表达，持续产生的活性氧导致蛋白酶体介导的蛋白质降解增加，导致骨骼肌消耗[115]。氧化应激在肌肉萎缩中起重要作用，其可能的机制为过氧化物干扰蛋白质合成与分解之间的平衡，导致线粒体功能障碍并诱导细胞凋亡[116]。研究显示，1 型糖尿病骨骼肌中具有较高程度的氧化应激，而小鼠骨骼肌中肌肉生长抑制素的基因失活则可以增加基础抗氧化酶水平，并降低 NF-κB 水平，从而提供了对氧化应激的抵抗力。进一步研究显示，在不存在剔除肌肉生长抑制素的关键下游靶标 Smad3 的情况下，肌肉生长抑制素的失活可部分缓解氧化应激[115]。此外，Sriram 等[117]研究发现，经链脲佐菌素处理的 1 型糖尿病野生型小鼠 Akt 的磷酸化不足，导致肌肉中 FoxA2 转录因子的激活，FoxA2 转录上调了肌肉生长抑制素，导致骨骼肌中的 p63/REDD1 途径引起 DNA 损伤；而在肌肉生长抑制素缺乏的小鼠中，尽管 IRS-1 信号转导减少，链脲佐菌素处理仍未降低 Akt 磷酸化。此外，FoxA2 水平在肌肉生长抑制素缺乏的小鼠中保持不变，而 p63/REDD1 的水平则高于野生型小鼠，在肌肉生长抑制素缺乏小鼠肌肉中观察到相对较少的 DNA 损伤和肌肉萎缩。综上，肌肉生长抑制素可以诱导氧化应激，导致 1 型糖尿病患者骨骼肌流失，出现肌少症。

线粒体在生理和病理条件下均是调节肌核结构域的核心，是驱动肌肉衰老的主要因素之一，线粒体损伤引起的氧化应激，凋亡信号在肌少症发生中有重要作用[118]。线粒体功能障碍可能在 1 型糖尿病肌少症的发生中起到一定的作用，活跃的 1 型糖尿病成年人的骨骼肌内线粒体超微结构和生物能学的改变很明显，线粒体功能障碍是调节衰老和 1 型糖尿病中肌肉衰减的共同环节。1 型糖尿病和肌少症之间的线粒体功能障碍相似，其中包括线粒体活性氧产生增加、线粒体氧化能力降低，以及线粒体通透性孔的开放增多，导致线粒体诱导的细胞死亡信号传导凋亡；但是，1 型糖尿病患者肌肉流失的速度似乎更快[119-120]。

1 型糖尿病由于巨噬细胞和树突状细胞浸润胰岛会导致患者产生高水平的 TNF-α，受到 TNF-α 水平升高的影响，对非肥胖糖尿病幼鼠给予 TNF-α 可加速 1 型糖尿病的发作，而在同一时期内进行 TNF-α 的阻断可导致糖尿病的完全消失，这与 TNF-α 通过调节树突细胞的成熟影响胰岛细胞的免疫耐受有关[121-123]。TNF-α 可以引起骨骼肌蛋白的分解，并能诱发细胞凋亡，与增龄引起的肌少症有密切关系[20,124]，但是目前关于 TNF-α 对 1 型糖尿病骨骼肌的影响的研究尚属于空白，因此，需要有相关的研究来探讨 TNF-α 是否也在 1 型糖尿病肌少症的发生中起到了重要作用。

在治疗方面，殷琳等[125]研究显示，葛根素具有缓解 1 型糖尿病骨骼肌萎缩的效果，葛根素能显著增强 1 型糖尿病大鼠的前肢拉力，下调肌肉萎缩标志物 Fbxo32（F-box protein 32）和 Trim63（tripartite motif containing 63）的表达，并增加 1 型糖尿病大鼠肌纤维面积。蔡佩珊[126]研究发现，草莓叶富含高含量维生素 C 及多酚、类黄酮、单宁等植化素，补充草莓叶水萃物可通过减少 p38 MAPK、肌肉生长抑制素、ROS 和促炎物质，使 FOXO1、NF-κB、转录激活因子 3（signal transducer and activator of transcription3，STAT3）及 C/EBP-δ 无法进入细胞核，降低泛素－蛋白水解酶通路及血清碱性磷酸酶相关分子表达，同时提高抗氧化酵素蛋白水平，减少体内发炎反应并改善 1 型糖尿病引起的肌肉萎缩。Tang 等[127]观察发现，低强度脉冲超声显著激活了Akt并上调了mTOR的表达，下调了肌肉生长抑制素其受体ActRIIB和FOXO1的表达，并最终改善由1型糖尿病引起的肌肉萎缩。

（刘震超　宋媛媛）

第三节　肌少症与胰岛素抵抗及代谢综合征

胰岛素最重要的作用是通过向组织中引入比正常血液更多的葡萄糖来维持正常血糖水平，胰岛素抵抗（insulin resistance，IR）是正常剂量的胰岛素产生低于正常生物学效应的一种状态。血糖是直接影响胰岛素抵抗的因素之一，高糖引起胰岛素抵抗的机制可能为抑制IRS-1/PI3-K信号途径的激活及通过己糖胺途径所致，而运动过程中胰岛素分泌减少的原因也与血糖有关，可能是血糖的降低刺激交感神经相关激素的（肾上腺素和去甲肾上腺素）释放进而抑制胰岛素分泌，另一个原因可能是因为胰岛素敏感性增加。由于血糖调节不仅在糖尿病中而且在所有介导胰岛素抵抗的疾病中都起着非常重要的作用，因此保持血糖水平正常十分重要。较多的研究已经表明，骨骼肌对葡萄糖的摄取和利用减少在胰岛素抵抗的发病中起着重要作用[128-129]。骨骼肌中的IR是介导肥胖与2型糖尿病之间联系的关键，由于骨骼肌负责人体大部分餐后葡萄糖的处置，因此，该组织中的IR会导致大量的全身代谢紊乱，肌少症是老年人中许多与衰弱相关的疾病的危险因素，与2型糖尿病相关的代谢紊乱极可能是随着骨骼肌质量的严重丧失而进一步加剧的[12]。

肥胖是产生胰岛素抵抗的重要因素，其主要机制可能为内脏肥胖者通过负反馈机制下调胰岛素受体基因，减少胰岛素受体蛋白的合成，减少与受体结合及妨碍胰岛素信号转导；且其内脏脂肪细胞肥大，而体积增大的脂肪细胞，其细胞膜胰岛素受体密度降低，胰岛素与受体的结合相应减少；此外，肥胖者血清瘦素水平也会增高，这些提示肥胖患者胰岛素抵抗的存在[129]。Kwon等[130]对8707名受试者进行研究显示，患有肌少症肥胖的男性比患有肥胖或肌少症的男性的IR风险明显更高，但是在女性中未观察到肌少症与肥胖对IR风险的累加作用。Hong[131]对1595名60岁以上老年人进行了肌少症肥胖是否与胰岛素抵抗和葡萄糖稳态的损害有关的研究，结果显示女性中肌少症肥胖的比例高于男性（7.3% vs. 4.1%），单纯肥胖与胰岛素抵抗的稳态模型评估升高有显著相关，肌少症肥胖患者的胰岛素抵抗的稳态模型评估显著高于肌少症患者，非肌少症和肌少症肥胖都与女性糖尿病前期和糖尿病的患病率显著相关，这表明，不仅肥胖，肌少症肥胖也应被视为老年妇女糖尿病前期和Ⅱ型糖尿病的重要危险因素。肥胖在胰岛素抵抗和肌少症之间可能有重要串联作用，目前已经证明脂肪细胞不仅起脂肪积累的作用，而且还可以作为分泌C－反应蛋白的内分泌器官，脂肪组织的增加会增加炎症因子（如C－反应蛋白、IL-6），并由于炎症因子的增加而增加胰岛素抵抗，进而降低肌肉质量[128-129]。Bijlsma等[132]对301名非糖尿病患者研究显示，在中老年非糖尿病成年人中，相对肌肉质量（总或附属的瘦体重占体重的百分比）与糖耐量试验衍生的胰岛素抵抗测量值成反比，绝对肌肉质量，表示为ALM/身高^2×总体重，与胰岛素抵抗的稳态模型评估呈正相关，相对肌肉质量是中老年非糖尿病患者胰岛素抵抗的最佳预测指标。

 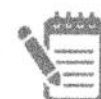

胰岛素抵抗易导致代谢综合征，因此，代谢综合征（metabolism syndrome，MS）又称作胰岛素抵抗综合征，是以胰岛素抵抗为中心环节、肥胖为启动因素所引起的代谢紊乱综合征，是人体的糖类、蛋白质、脂肪等物质发生代谢紊乱的病理状态，其组成部分包括内脏性肥胖、胰岛素抵抗、高血压、高脂血症、高血糖、高血凝和微炎症状态等，这些危险因素最易导致动脉粥样硬化性心血管事件的发生[133]。肌少症的存在可使代谢综合征的风险增加[134]，신현주等[135]对309名受试者（85名男性和224名女性）进行了肌少症与代谢综合征之间关系的研究，结果发现在根据肌肉质量定义的是否患有肌少症的人群中，比较代谢综合征的年龄校正风险比（risk ratios，RRs），男性为1.25，女性为1.12，这在统计学上具有显著性关系，在患有肌少症肥胖者中，代谢综合征的RRs在男性中为1.31，在女性中为1.17，这在统计学上也具有统计学意义。

更年期会导致内脏脂肪量的增加并减少肌肉蛋白质合成，강선영[136]对4183名绝经后妇女研究显示，绝经期和绝经后妇女的肌少症和肥胖与代谢综合征相关，而与其他代谢障碍危险因素无关。Scott等[137]研究发现，低水平的瘦体重/BMI与澳大利亚成年人中代谢综合征的可能性显著增加相关，表明低肌肉质量与代谢综合征的可能相关。Park等[138]对6832名受试者的研究显示，在正常腰围范围中，肌少症患者的代谢综合征风险比没有肌少症的男性高近3.5倍，在高腰围范围中，肌少症女性的代谢综合征风险比没有肌少症的女性高2.5倍，肌少症男性的相应风险也高于无肌少症的男性，肌少症可能会导致代谢异常的风险增加，并且对代谢综合征的预测性优于腹部肥胖。

关于肌少症的另一个参数握力与代谢综合征的关系，박성화[139]研究了731名12～18岁男性青少年，结果与相对握力最低的组相比，相对握力最高的组的体重、腰围、BMI、空腹血糖、血胆固醇和甘油三酸酯及低密度脂蛋白胆固醇显著降低，高密度脂蛋白胆固醇明显更高，相对握力最高的组比相对握力最低的组具有明显更高的中等强度体育活动和总体体育活动水平，而代谢综合征的发生率则明显更低。这些结果表明，相对握力越高，代谢综合征的风险越低，并且相对握力随着身体活动量和抗阻运动天数的增加而增加，因此，体力活动和运动锻炼是预防肌少症和代谢综合征的积极应对策略。

Zhang等[140]荟萃分析表明，肌少症与代谢综合征之间存在正相关（OR＝2.01，95% CI＝1.63～2.47），中老年和非肥胖肌少症患者中代谢综合征的比例更高。肥胖与代谢综合征有关，研究显示肌少症肥胖也与代谢综合征相关。Yoo等[141]对224名65岁以上妇女进行了代谢综合征危险因素与肌少症肥胖之间关系的研究，结果显示60岁年龄段受试者比70岁年龄段受试者和80岁年龄段受试者具有更高的上肢质量、下肢质量和四肢骨骼肌质量，60岁年龄段受试者和70岁年龄段受试者的舒张压高于80岁年龄段受试者；正常体重组的高密度脂蛋白胆固醇水平和70岁年龄段受试者的高密度脂蛋白胆固醇水平高于80岁年龄段受试者，而60岁年龄段受试者的甘油三酸酯含量低于70岁年龄段受试者和80岁肌少症组及肌少症肥胖组，肌少症组的高密度脂蛋白胆固醇水平低于肥胖组，肥胖组的舒张压高于正常体重组和肌少症肥胖组。总之，60岁年龄段受试者的肌肉质量比70岁年龄段受试者和80岁年龄段受试者更多，且代谢综合征风险因素最小，体重正常没有肌少症和肥胖症的老年人代谢综合征的危险因素最少。Choi[142]对1155名年龄在60岁以上受试者观察结果显示，肌少症肥胖是老年人代谢综合征的主要危险因素。而 Scott 等[143]研究表明，在老年男性中，与仅单纯肥胖症相比，肌少症肥胖症似乎没有更高的代谢综合征或胰岛素抵抗风险。

总之，肌少症与人体的代谢紊乱有关，肌少症患者要加强运动以预防胰岛素抵抗和代谢综合征的发生，进而对内分泌疾病和心血管疾病起到预防效果。

（赵新波）

第四节　甲状腺功能亢进与肌少症

甲状腺功能亢进，简称甲亢，是由多种病因导致甲状腺激素分泌过多而引起的疾病，可见于任何年龄，以 20～40 岁女性发病率最高。本病常见的病因包括免疫功能障碍、遗传因素和应激因素，由于基础代谢率上升，患者可出现怕热、多汗、皮肤温暖湿润、倦怠乏力并可伴随低热等症状，本病还可伴随神经过敏、兴奋性增强、易激动、烦躁、双手颤抖神经系统症状[1]。目前认为，甲亢属于严重的慢性消耗性疾病，可以引起继发性肌少症[144]。甲亢患者大多在发病以后会出现消瘦的症状，相关研究显示甲亢患者最初的体重消瘦减少的成分主要是肌肉，而不是脂肪[145]。目前，甲亢肌少症相对于 2 型糖尿病继发性肌少症关注度较低，研究较少。Brennan 等[146]研究发现，甲亢和亚临床甲亢患者在治疗前，膝关节屈肌和伸肌力量均显著低于甲状腺功能正常的对照组，治疗后，甲亢组的所有患者力量检测指标均得到改善，而亚临床甲亢组的大多数患者的肌肉力量测量指标得到了显著的改善，与甲状腺功能正常对照组相比，甲亢和亚临床甲亢患者组的大腿肌肉横截面积均显著较低，而治疗后显著增加。Riis 等[147]研究发现，甲亢患者治疗前肌肉质量和肌肉功能下降了 10%～20%，治疗后所有异常均恢复正常。Peterson 等[145]以 462 只未经治疗的甲亢患猫作为研究对象，发现大多数甲亢患猫体重减轻，这些患猫会出现肌肉流失的情况，并对其中 117 只治疗后重新评估，发现虽然甲亢治愈后大多数猫的体重会增加，但其中一半的患猫肌肉量却不能恢复正常，甲亢和老龄似乎都独立地与这些猫中低身体状况评分和肌肉状况评分相关。现有采用亚洲肌少症工作组共识 2014 的诊断标准的研究显示，甲亢患者肌少症患病率较高，为 36.7%～41.6%，由于甲亢发病年龄普遍较低，观察发现肌少症发病人群主要集中于 40～50 岁年龄段，而且 20 岁以上患者就可出现骨骼肌质量下降的情况[148-149]，因此，对于甲亢患者肌少症发病建议可以不考虑年龄因素（图 10-1）。

人们较早便意识到了甲亢伴随的肌肉病变，但对于其机制一直不明确[150-151]，直到近年来才有观点提出骨骼肌可能是甲状腺激素作用的重要靶点，甲状腺功能亢进伴随 T_3、T_4、FT_3、FT_4、TSH 等甲状腺激素的异常，会加速全身蛋白质更新并分解肌肉组织[1,145]。Yamano 等[152]对比目鱼的研究发现，在比目鱼的变态发育过程中，T_4 会诱导比目鱼幼苗的肌肉组织出现早熟的发育变化，而抗甲状腺药物硫脲则可以抑制这种变化，因此 Yamano 等认为比目鱼肌肉组织的发育变化可能受到甲状腺激素的调节。Joseph 等[153]研究显示，各种内分泌因素的失调，如性腺激素和 IGF-1 减少，外周细胞因子水平异常高，炎症介质和凝血标志物的存在，都增加了肌少症和虚弱的风险。研究发现，甲亢导致的肌肉氨基酸释放增加与肌

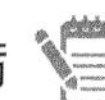

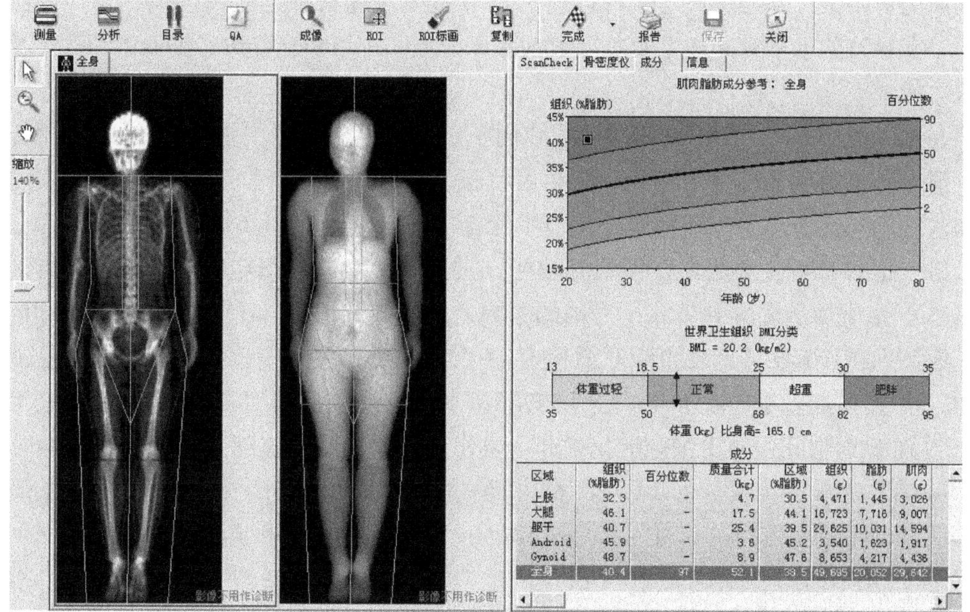

年龄 23.3 岁，SMI = 4.42，FT_3 = 18.34，FT_4 = 42.53，TSH = 0.01。

图 10-1　一名甲亢合并骨骼肌量减少患者

蛋白分解增加有关[147]。甲状腺激素异常可以对肌纤维产生影响，如甲减患者会伴有Ⅰ型纤维肥大和Ⅱ型纤维的萎缩[154]。去神经支配可以引起严重的肌肉萎缩和特定类型的肌球蛋白重链转化，而此作用可能会受到甲状腺激素的影响[155]。高水平的 T_4 会降低肌肉的收缩能力，而 T_3 可以刺激肌球蛋白重链 1、肌球蛋白重链 2、肌球蛋白重链 4 表达并抑制肌球蛋白重链 7 基因表达，肌球蛋白重链是重要的收缩蛋白，T_3 降低可能会导致肌球蛋白重链的水平下降从而造成骨骼肌收缩能力下降，与肌少症的发生存在一定的关系。T_3 不仅通过调节肌球蛋白表达来影响骨骼肌的松弛和收缩，还可以通过影响祖细胞的增生和分化来控制肌肉的生成[156-157]。

T_3 是骨骼肌代谢和体内稳态的重要调节剂，甲亢会增加新陈代谢及耗氧量和热量的产生；相反，甲状腺功能减退与代谢率降低有关。研究显示，T_3 可以显著影响骨骼肌中许多 T_3 靶基因的表达，而并没有增加骨骼肌中 Dio2 基因的表达水平，T_3 治疗可预防饥饿引起的肌肉萎缩，但它并未干扰促萎缩性刺激后的 FOXO3、蛋白酶体或自噬激活，也未发现显著调节 atrogin-1 和 MuRF1 的表达，T_3 对肌肉质量的介导似乎不依赖于分解代谢途径激活引起的损伤。现已证明，甲状腺激素可在其他组织中诱导 PI3-K/Akt 信号传导，这可能有助于预防饥饿引起的肌肉萎缩，但是 T_3 给药表明其作用可能仅仅会抑制萎缩而不会触发在骨骼肌饥饿后肌肉再生[158]。研究显示，T_3 还能够抑制自噬作用来对抗骨骼肌萎缩。综上可以表明，T_3 治疗对于骨骼肌的流失具有一定的效果，但是过度高水平的 T_3 却可以抑制卫星细胞增生，促进过早分化，并阻碍肌肉再生。甲状腺激素抵抗小鼠的观察结果表明，卫星细胞的活化和增生不足可导致骨骼肌再生受损，而甲状腺激素受体 α 可以保护卫星细胞有助于受损骨骼肌的再生[158-160]。综上，T_3 可以通过调节肌肉代谢来抑制肌肉萎缩，而 T_3 的异常，无论是甲亢导致的水平升高还是甲减导致的水平降低，都可能会导致骨骼肌的流失、质量下降和肌力的低下。

甲亢患者血清 IL-6、TNF-α 等多种炎症因子水平明显不同于正常人[161-163]，在甲亢患者中，血清 IL-6 升高可能有多种来源，包括甲状腺、血液单核细胞和骨组织。在 Graves 病中，尽管卵泡细胞能够表达某些细胞因子，但甲状腺内淋巴细胞是 IL-6 产生的主要来源，显著较高水平表达的 IL-6 主要集中在甲状腺功能亢进的甲状腺滤泡细胞中，即甲亢患者的甲状腺内 IL-6 产生增加是血清 IL-6 水平升高的原因之一。此外，由于 TNF-α 刺激成骨细胞产生 IL-6，高水平的 TNF-α 可能发生级联效应有助于增加 IL-6 的产生；而在甲状腺功能减退症患者中，由于甲状腺内 IL-6 产生减少和 TNF-α 水平降低，血清 IL-6 浓度可能降低[161,164]。由于 IL-6 在 B 细胞分化和 T 细胞活化中起主要作用，因此甲状腺细胞释放 IL-6 又可能会增加 Graves 病和桥本甲状腺炎的甲状腺内自身免疫应答[165]。此外，研究显示促甲状腺激素（thyroid stimulating hormone，TSH）会通过 cAMP 信号通路上调甲状腺上皮细胞和非甲状腺细胞（如 3T3-L1 前脂肪细胞）中的 IL-6 产生[166]。Fernandez 等[167]对甲亢大鼠研究发现，甲亢在肝脏中建立的氧化应激通过在 Kupffer 细胞水平上的作用可增加 TNF-α 的循环水平。Tapia 等[168]研究表明，T_3 诱导的氧化应激增强了 NF-κB 的 DNA 结合活性以及 NF-κB 依赖的 TNF-α 和 IL-10 基因的表达。现有研究显示，促炎性 IL-6 与 TNF-α 引起的慢性炎症与肌少症的发生有关，促炎性 IL-6 可以破坏骨骼肌蛋白质的合成，引起骨骼肌蛋白质分解，而导致骨骼肌量的减少，TNF-α 可以通过抑制脂多糖活性影响蛋白表达，加剧肌肉中的蛋白质降解，促使肌肉分解[16,20]。IL-6 减少了胰岛素依赖性肝糖原合成和脂肪细胞中的葡萄糖摄取，却增强了胰岛素依赖性糖原合成和肌管中的葡萄糖摄取，最终引起胰岛素抵抗；TNF-α 促进脂肪分解，游离脂肪酸增多，导致肝糖原增多，极低密度脂蛋白分泌增多，降低肌肉组织对葡萄糖摄取，甲亢患者游离脂肪酸水平增高，高游离脂肪酸可导致胰岛素抵抗，因此，TNF-α 水平升高与脂解中胰岛素抵抗的发展之间存在潜在的关联[169-170]。综上，这些细胞因子的升高可能会导致甲亢患者同时伴随着胰岛素抵抗。胰岛素抵抗和全身性炎症，可能会加剧身体机能问题，导致过度分解并损害肌肉的合成代谢，最终刺激蛋白质分解并抑制肌肉合成[12,171]。

较多研究已经证实，氧自由基介导的氧化应激在甲状腺疾病的发病机制中的作用，甲状腺激素参与基础代谢状态的调节和氧化代谢，它们可导致线粒体呼吸链数量和活性发生许多变化，这可能导致增加 ROS 的产生。研究显示，甲亢患者活性氧的产生增加，丙二醛和髓过氧化物酶活性升高，抗氧化系统受损[172-173]。TSH 影响新陈代谢，并可能受到甲状腺素分泌的影响，当 TSH≥2.5 mIU/L 时与正常甲状腺状态的育龄妇女膜脂氧化损伤有关，高浓度的甲状腺激素通过影响氧代谢来刺激线粒体中自由基的形成。尽管活性氧在生理机制中起着重要作用，但是活性氧极高的自由基会严重破坏分子，如果细胞机制无法清除这些活性氧，则会在生物膜中发现毒性并发生脂质过氧化。这种损伤通常在细胞膜中更为明显[173-174]。T_3 和 T_4 循环激素参与生理性线粒体呼吸过程的调节，并能够改变线粒体呼吸链成分的数量和活性。这些激素的上调可能导致线粒体呼吸紊乱，从而导致 ROS 产生增加，这些 ROS 会导致生物大分子的氧化损伤，包括脂质、蛋白质和 DNA；相反，在甲状腺功能减退的情况下，代谢率受到抑制，ROS 释放下降[173]。另外，NO 也参与甲状腺功能的调节，NO 会引起氧化反应，该氧化反应会产生自由基，并可能启动损害细胞的链式反应，导致 ROS 的产生，这些氧化剂可通过启动化学链反应（如脂质过氧化或氧化 DNA 或蛋白质）来破坏细胞[175]。通过人体研究和动物实验均证实，增龄原发性肌少症患者同时会发生骨骼肌和运动神经的病变[176-178]，尤其线粒体功能损伤被认为是肌少症骨骼肌细胞和运动神经元共有的一种发病机制[179-180]。老化骨骼肌中的线粒体可能受到高水平的氧化物、DNA 损伤或神经支配异常影响，目前发现 ROS 的积累具有破坏细胞线粒体和降低骨骼肌和神经元细胞中的抗氧化酶水平的能力，并最终使得神经肌肉接头的神经支配丧失和诱发细胞凋亡导致肌少症的发生[181-183]，而抗氧化治疗的运用目前认为可能会起到一定的治疗效果[184]。但是，以上研究仅局限于增龄引起的原发性肌少症，对于甲亢引起的继发性肌少症相关机制的研究目前尚无报道。这可能是甲亢肌少症发生的机制之一，因此，研究这些患者肌少症的相关神经与骨骼肌之间的机制是十分必要的。

研究显示，性别与甲亢患者的 SMI 独立相关[149]。性别已被证明是肌少症的独立相关因素。Monaco 等[185]研究发现，男性比女性更容易出现肌少症，这可能与性激素有关。较早的研究显示，睾丸激素可促进肌肉蛋白质的合成[186]，但随着年龄的增长，男性睾丸激素每年减少 1%[187]，这极大地促进了男性肌少症的发展。对女性研究显示，雌激素通过核受体与 G 蛋白和雌激素受体的结合来增强肌肉力量[188]。Taaffe 等[189]研究报告称，雌激素的替代治疗可导致肌肉的横截面积增加。先前研究表明，甲亢患者的睾丸激素与健康个体没有太大区别，但是甲状腺功能亢进患者的性激素结合球蛋白（sex hormone-binding globulin，SHBG）升高会降低游离睾丸激素[190]。Loric 等[191]研究表明，甲亢患者血清 SHBG 升高会降低游离睾丸激素，而睾丸激素对人体组织的作用较弱。但 Gower 等[192]研究结果表明，肌肉质量和腿部肌肉质量与睾丸激素浓度无关，但与游离睾丸激素的关系是明确的。目前，关于性别对甲亢肌少症的影响缺乏有力的证据，需要更多的研究去探讨这种差异。

综上，甲亢肌少症的机制较为复杂，可能与甲状腺激素和性激素内分泌代谢异常、慢性炎症、氧化损伤等原因有关，但是关于甲亢肌少症的研究相对 2 型糖尿病的研究较少，以后需要更深入的研究。

（刘震超　付德利）

参考文献

[1] 黄安艳，陈洪芳，王如焕．实用内科手册［M］．上海：第二军医大学出版社，2007.

[2] SAEEDI P，PETERSOHN I，SALPEA P，et al. Global and regional diabetes prevalence estimates for 2019 and projections for 2030 and 2045：results from the International Diabetes Federation Diabetes Atlas，9th edition［J］. Diabetes Res Clin Pract，2019，157：107843.

[3] 冯筱，王涛涛，胡旭，等．老年糖尿病与肌少症的研究进展［J］．中华糖尿病杂志，2016，8（6）：376－378.

[4] MORI H, KURODA A, MATSUHISA M. Clinical impact of sarcopenia and dynapenia on diabetes [J]. Diabetol Int, 2019, 10 (3): 183 - 187.

[5] CHUNG HS, HWANG SY, CHOI JH, et al. Effects of low muscle mass on albuminuria and chronic kidney disease in patients with type 2 diabetes: the korean sarcopenic obesity study (KSOS) [J]. J Gerontol A Biol Sci Med Sci, 2018, 73 (3): 386 - 392.

[6] 赵克然，扬毅军，曹道俊. 氧自由基与临床 [M]. 北京：中国医药科技出版社，2000.

[7] ORZECHOWSKI A, CYWIŃSKA A, ROSTAGNO AA, et al. Oxidative stress, chronic inflammation, and amyloidoses [J]. Oxid Med Cell Longev, 2019, 2019: 6024975.

[8] DREWS G, KRIPPEIT-DREWS P, DÜFER M. Oxidative stress and beta-cell dysfunction [J]. Pflugers Arch, 2010, 460 (4): 703 - 718.

[9] MAFFEIS C, MORANDI A. Body composition and insulin resistance in children [J]. Eur J Clin Nutr, 2018, 72 (9): 1239 - 1245.

[10] ABDUL-GHANI MA, DEFRONZO RA. Pathogenesis of insulin resistance in skeletal muscle [J]. J Biomed Biotechnol, 2010, 2010: 476279.

[11] 詹莹莹，罗镧，张杨，等. 糖尿病相关肌少症的研究进展 [J]. 中国老年学杂志，2019，39 (23)：5892 - 5896.

[12] CLEASBY ME, JAMIESON PM, ATHERTON P J. Insulin resistance and sarcopenia: mechanistic links between common co-morbidities [J]. J Endocrinol, 2016, 229 (2): R67 - R81.

[13] 胡波，许珏，陈忠诚，等. 2 型糖尿病患者 IL-2，IL-6 及 TNF-α 水平检测 [J]. 广东医学，2006，27 (5)：735 - 737.

[14] 陈益民，许志良，袁新旺，等. 2 型糖尿病患者血清 IL-6、TNF 的变化 [J]. 浙江中西医结合杂志，2004，14 (3)：150 - 151.

[15] 任丽宏，王越，姚定国，等. 黄芪多糖对 2 型糖尿病大鼠血清 IL-1β、IL-6、IL-18 的影响作用 [J]. 实用糖尿病杂志，2013，9 (5)：15 - 16.

[16] BIAN AL, HU HY, RONG YD. A study on relationship between elderly sarcopenia and inflammatory factors IL-6 and TNF-α [J]. European Journal of Medical Research, 2017, 22 (1): 25.

[17] STENHOLM S, MAGGIO M, LAURETANI F, et al. Anabolic and catabolic biomarkers as predictors of muscle strength decline: the In Chianti study [J]. Rejuvenation Res, 2010, 13 (1): 3 - 11.

[18] UMEGAKI H. Sarcopenia and diabetes: hyperglycemia is a risk factor for age-associated muscle mass and functional reduction [J]. J Diabetes Investig, 2015, 6 (6): 623 - 624.

[19] COONEY RN, GILPIN T, SHUMATE ML, et al. Mechanism of IL-1 induced inhibition of protein synthesis in skeletal muscle [J]. Shock, 1999, 11 (4): 235 - 241.

[20] ONAMBÉLÉ-PEARSON GL, BREEN L, STEWART CE, et al. Influence of exercise intensity in older persons with unchanged habitual nutritional intake: skeletal muscle and endocrine adaptations [J]. Age, 2010, 32 (2): 139 - 153.

[21] FERRUCCI L, FABBRI E. Inflammageing: chronic inflammation in ageing, cardiovascular disease, and frailty [J]. Nat Rev Cardiol, 2018, 15 (9): 505 - 522.

[22] SIPILÄ S, NARICI M, KJAERSEX M, et al. Sex hormones and skeletal muscle weakness [J]. Biogerontology, 2013, 14 (3): 231 - 245.

[23] SCHIAF S, DYAR KA, CICILIOT S, et al. Mechanisms regulating skeletal muscle growth and atrophy [J].

Febs Journal, 2013, 280 (17): 4294 - 4314.

[24] 生田哲. 慢性炎症 [M]. 北京：世界图书出版公司，2007：25.

[25] MALISZEWSKA K, ADAMSKA-PATRUNO E, KRETOWSKI A. The interplay between muscle mass decline, obesity, and type 2 diabetes [J]. Pol Arch Intern Med, 2019, 129 (11): 809 - 816.

[26] 张菊香，张鹏，陈晓萍. TGF-β/肌肉生长抑制素信号通路对骨骼肌作用的研究进展 [J]. 航天医学与医学工程，2011，24 (3)：224 - 228.

[27] 郑娜，谢烨明，余海，等. TNF-α 与肥胖相关胰岛素抵抗的研究进展 [J]. 中西医结合研究，2012，4 (4)：199 - 202.

[28] COLAIANNI G, CUSCITO C, MONGELLI T, et al. The myokine irisin increases cortical bone mass [J]. PNAS, 2015, 112 (39): 12157 - 12162.

[29] CHANG JS, KIM TH, NGUYEN TT, et al. Circulating irisin levels as a predictive biomarker for sarcopenia: a cross-sectional community-based study [J]. Geriatrics & Gerontology International, 2017, 17 (11): 2266 - 2273.

[30] SUGIMOTO K, TABARA Y, IKEGAMI H, et al. Hyperglycemia in non-obese patients with type 2 diabetes is associated with low muscle mass: the multicenter study for clarifying evidence for sarcopenia in patients with diabetes mellitus [J]. J Diabetes Investig, 2019, 10 (6): 1471 - 1479.

[31] ANBALAGAN VP, VENKATARAMAN V, PRADEEPA R, et al. The prevalence of presarcopenia in Asian Indian individuals with and without type 2 diabetes [J]. Diabetes Technol Ther, 2013, 15 (9): 768 - 775.

[32] YANASE T, YANAGITA I, MUTA K, et al. Frailty in elderly diabetes patients [J]. Endocr J, 2018, 65 (1): 1 - 11.

[33] FENG J, LIU Y, SINGH A K, et al. Effects of diabetes and cardiopulmonary bypass on expression of adherens junction proteins in human peripheral tissue [J]. Surgery, 2017, 161 (3): 823 - 829.

[34] BRAVARD A, LEFAI E, MEUGNIER E, et al. FTO is increased in muscle during type 2 diabetes, and its overexpression in myotubes alters insulin signaling, enhances lipogenesis and ROS production, and induces mitochondrial dysfunction [J]. Diabetes, 2011, 60 (1): 258 - 268.

[35] YAMAGISHI S I, MATSUI T. Role of hyperglycemia-induced advanced glycation end product (AGE) accumulation in atherosclerosis [J]. Ann Vasc Dis, 2018, 11 (3): 253 - 258.

[36] THOMAS MC, BAYNES JW, THORPE SR, et al. The role of AGEs and AGE inhibitors in diabetic cardiovascular disease [J]. Curr Drug Targets, 2005, 6 (4): 453 - 474.

[37] STIRBAN A, GAWLOWSKI T, RODEN M. Vascular effects of advanced glycation endproducts: clinical effects and molecular mechanisms [J]. Mol Metab, 2014, 3 (2): 94 - 108.

[38] WALTZ T B, FIVENSON E M, MOREVATI M, et al. Sarcopenia, aging and prospective interventional strategies [J]. Curr Med Chem, 2018, 25 (40): 5588 - 5596.

[39] MORI H, KURODA A, ISHIZU M, et al. Association of accumulated advanced glycation end-products with a high prevalence of sarcopenia and dynapenia in patients with type 2 diabetes [J]. J Diabetes Investig, 2019, 10 (5): 1332 - 1340.

[40] EGUCHI Y, TOYOGUCHI T, INAGE K, et al. Advanced glycation end products are associated with sarcopenia in older women: aging marker dynamics [J]. J Women Aging, 2019: 1 - 13.

[41] PARASOGLOU P, RAO S, SLADE JM. Declining skeletal muscle function in diabetic peripheral neuropathy [J]. Clin Ther, 2017, 39 (6): 1085 - 1103.

[42] OH TJ, KANG S, LEE JE, et al. Association between deterioration in muscle strength and peripheral neuropathy in people with diabetes [J]. J Diabetes Complications, 2019, 33 (8): 598 - 601.

[43] SUDA EY, GOMES AA, BUTUGAN MK, et al. Muscle fiber conduction velocity in different gait phases of early and late-stage diabetic neuropathy [J]. J Electromyogr Kinesiol, 2016, 30: 263 - 271.

[44] ALLEN MD, MAJOR B, KIMPINSKI K, et al. Skeletal muscle morphology and contractile function in relation to muscle denervation in diabetic neuropathy [J]. J Appl Physiol (1985), 2014, 116 (5): 545 - 552.

[45] GOMES AA, ACKERMANN M, FERREIRA JP, et al. Muscle force distribution of the lower limbs during walking in diabetic individuals with and without polyneuropathy [J]. J Neuroeng Rehabil, 2017, 14 (1): 111.

[46] VAN HECKE MV, DEKKER JM, NIJPELS G, et al. Inflammation and endothelial dysfunction are associated with retinopathy: the hoorn study [J]. Diabetologia, 2005, 48 (7): 1300 - 1306.

[47] FRITH E, LOPRINZI PD. Physical activity, muscle-strengthening activities, and systemic inflammation among retinopathy patients [J]. Diabetes Spectr, 2019, 32 (1): 16 - 20.

[48] FUKUDA T, BOUCHI R, TAKEUCHI T, et al. Association of diabetic retinopathy with both sarcopenia and muscle quality in patients with type 2 diabetes: a cross-sectional study [J]. BMJ Open Diabetes Res Care, 2017, 5 (1): e404.

[49] ABU EA, DE HERTOGH G, VAN DEN EYNDE K, et al. Myofibroblasts in proliferative diabetic retinopathy can originate from infiltrating fibrocytes and through endothelial-to-mesenchymal transition (EndoMT) [J]. Exp Eye Res, 2015, 132: 179 - 189.

[50] 张华敏，钱秋海，杨培民，等．糖视清对糖尿病视网膜病变患者血清 IL-6 和 TNF-α 水平的影响 [J]. 山东医药，2009，49 (50)：100 - 101.

[51] 韩青．糖尿病视网膜病变患者外周血 IL-1β 和 TNF-α 的检测及临床意义 [J]. 中国实验诊断学，2016，20 (4)：583 - 586.

[52] 吴巧．老年 2 型糖尿病患者慢性并发症与肌肉量减少的相关性研究 [D]. 南京：东南大学，2019.

[53] HUANG J, WANG J, GU L, et al. Effect of a low-protein diet supplemented with ketoacids on skeletal muscle atrophy and autophagy in rats with type 2 diabetic nephropathy [J]. PLoS One, 2013, 8 (11): e81464.

[54] 王嘉琳，谷立杰，袁伟杰，等．糖尿病肾病大鼠骨骼肌蛋白消耗及低蛋白联合 α 酮酸的作用 [J]. 中华肾脏病杂志，2013，29 (3)：204 - 209.

[55] 杨宏，江骥，郑法雷，等．酮酸制剂治疗慢性肾功能衰竭的研究进展 [J]. 中华临床营养杂志，1998 (4)：182 - 185.

[56] DONG Y, FERNANDES C, LIU Y, et al. Role of endoplasmic reticulum stress signalling in diabetic endothelial dysfunction and atherosclerosis [J]. Diab Vasc Dis Res, 2017, 14 (1): 14 - 23.

[57] STRAIN WD, PALDÁNIUS PM. Diabetes, cardiovascular disease and the microcirculation [J]. Cardiovasc Diabetol, 2018, 17 (1): 57.

[58] 王凌玲，雷梦觉，吴克琴，等. 2 型糖尿病伴隐蔽性高血压患者动脉粥样硬化及内皮功能的变化 [J]. 中国老年学杂志，2019，39 (18)：4375 - 4378.

[59] 赵连友，孙英贤，李玉明，等．高血压合并动脉粥样硬化防治中国专家共识 [J]. 中华高血压杂志，2020，28 (2)：116 - 123.

[60] 刘莉，叶鹏．高血压患者肌肉氧合作用受损和运动血压升高与血管硬化的关系 [J]. 中华高血压杂

志，2017，25（7）：611.

[61] 赵旭冉，高金娥，海荣，等. 少肌症与老年高血压的相关性研究进展［J］. 中华老年心脑血管病杂志，2016，18（12）：1328－1330.

[62] KALLIO M，FORSBLOM C，GROOP P H，et al. Development of new peripheral arterial occlusive disease in patients with type 2 diabetes during a mean follow-up of 11 years［J］. Diabetes Care，2003，26（4）：1241－1245.

[63] MATSUBARA Y，MATSUMOTO T，AOYAGI Y，et al. Sarcopenia is a prognostic factor for overall survival in patients with critical limb ischemia［J］. J Vasc Surg，2015，61（4）：945－950.

[64] NAGASE H，YAO S，IKEDA S. Acute and chronic effects of exercise on mRNA expression in the skeletal muscle of two mouse models of peripheral artery disease［J］. PLoS One，2017，12（8）：e182456.

[65] FELÍCIO JS，KOURY CC，ABDALLAH ZN，et al. Ankle-brachial index and peripheral arterial disease：an evaluation including a type 2 diabetes mellitus drug-naïve patients cohort［J］. Diab Vasc Dis Res，2019，16（4）：344－350.

[66] ZHOU G，MYERS R，LI Y，et al. Role of AMP-activated protein kinase in mechanism of metformin action［J］. J Clin Invest，2001，108（8）：1167－1174.

[67] PEIXOTO LG，TEIXEIRA RR，VILELA DD，et al. Metformin attenuates the TLR4 inflammatory pathway in skeletal muscle of diabetic rats［J］. Acta Diabetol，2017，54（10）：943－951.

[68] KOOY A，DE JAGER J，LEHERT P，et al. Long-term effects of metformin on metabolism and microvascular and macrovascular disease in patients with type 2 diabetes mellitus［J］. Archives of Internal Medicine，2009，169（6）：616－625.

[69] BOUSKELA E，CYRINO FZ，WIERNSPERGER N. Effects of insulin and the combination of insulin plus metformin（glucophage）on microvascular reactivity in control and diabetic hamsters［J］. Angiology，1997，48（6）：503－514.

[70] BRADLEY E A，PREMILOVAC D，BETIK A C，et al. Metformin improves vascular and metabolic insulin action in insulin-resistant muscle［J］. J Endocrinol，2019，243（2）：85－96.

[71] LI DJ，HUANG F，LU WJ，et al. Metformin promotes irisin release from murine skeletal muscle independently of AMP-activated protein kinase activation［J］. Acta Physiol（Oxf），2015，213（3）：711－721.

[72] WANG C，LIU F，YUAN Y，et al. Metformin suppresses lipid accumulation in skeletal muscle by promoting fatty acid oxidation［J］. Clin Lab，2014，60（6）：887－896.

[73] DIMITRIADIS G，MITROU P，LAMBADIARI V，et al. Insulin effects in muscle and adipose tissue［J］. Diabetes Res Clin Pract，2011，93（Suppl 1）：S52－S59.

[74] ZHU L，FAN L，ZHU Y，et al. Insulin antagonizes LPS-induced inflammatory responses by activating SR-A1/ERK axis in macrophages［J］. Inflammation，2019，42（2）：754－762.

[75] OUCHI N，PARKER JL，LUGUS JJ，et al. Adipokines in inflammation and metabolic disease［J］. Nat Rev Immunol，2011，11（2）：85－97.

[76] IWASAKI Y，NISHIYAMA M，TAGUCHI T，et al. Insulin exhibits short-term anti-inflammatory but long-term proinflammatory effects in vitro［J］. Mol Cell Endocrinol，2009，298（1－2）：25－32.

[77] TSENG YT，CHANG WH，LIN CC，et al. Protective effects of Liuwei dihuang water extracts on diabetic muscle atrophy［J］. Phytomedicine，2019，53：96－106.

[78] UTO NS，AMITANI H，ATOBE Y，et al. Herbal medicine Ninjin'yoeito in the treatment of sarcopenia and

frailty [J]. Front Nutr, 2018, 5: 126.

[79] MARTÍN AI, PRIEGO T, LÓPEZ-CALDERÓN A. Hormones and muscle atrophy [J]. Adv Exp Med Biol, 2018, 1088: 207-233.

[80] HERBST KL, BHASIN S. Testosterone action on skeletal muscle [J]. Curr Opin Clin Nutr Metab Care, 2004, 7 (3): 271-277.

[81] MAKANAE Y, FUJITA S. Role of Exercise and nutrition in the prevention of sarcopenia [J]. J Nutr Sci Vitaminol (Tokyo), 2015, 61 Suppl: S125-S127.

[82] VAN DIJK JW, MANDERS RJ, TUMMERS K, et al. Both resistance-and endurance-type exercise reduce the prevalence of hyperglycaemia in individuals with impaired glucose tolerance and in insulin-treated and non-insulin-treated type 2 diabetic patients [J]. Diabetologia, 2012, 55 (5): 1273-1282.

[83] SJÖROS T, SAUNAVAARA V, LÖYTTYNIEMI E, et al. Intramyocellular lipid accumulation after sprint interval and moderate-intensity continuous training in healthy and diabetic subjects [J]. Physiol Rep, 2019, 7 (3): e13980.

[84] MOTAHARI-TABARI N, AHMAD SHIRVANI M, SHIRZAD-E-AHOODASHTY M, et al. The effect of 8 weeks aerobic exercise on insulin resistance in type 2 diabetes: a randomized clinical trial [J]. Glob J Health Sci, 2014, 7 (1): 115-121.

[85] DURUTURK N, ÖZKÖSLÜ M A. Effect of tele-rehabilitation on glucose control, exercise capacity, physical fitness, muscle strength and psychosocial status in patients with type 2 diabetes: a double blind randomized controlled trial [J]. Prim Care Diabetes, 2019, 13 (6): 542-548.

[86] TOMAS-CARUS P, ORTEGA-ALONSO A, PIETILAINEN K H, et al. A randomized controlled trial on the effects of combined aerobic-resistance exercise on muscle strength and fatigue, glycemic control and health-related quality of life of type 2 diabetes patients [J]. J Sports Med Phys Fitness, 2016, 56 (5): 572-578.

[87] VILLAREAL DT, AGUIRRE L, GURNEY A B, et al. Aerobic or resistance exercise, or both, in dieting obese older adults [J]. N Engl J Med, 2017, 376 (20): 1943-1955.

[88] 郭春雷，苏畅，王志宏，等. 2015 年中国十五省（区、市）18~64 岁居民膳食蛋白质摄入状况 [J]. 营养学报，2018，40 (5): 428-433.

[89] PORTER SK, ORENDUFF M, MCDONALD SR, et al. Influence of weight reduction and enhanced protein intake on biomarkers of inflammation in older adults with obesity [J]. J Nutr Gerontol Geriatr, 2019, 38 (1): 33-49.

[90] VAN VLIET S, BURD NA, VAN LOON LJ. The skeletal muscle anabolic response to plant-versus animal-based protein consumption [J]. J Nutr, 2015, 145 (9): 1981-1991.

[91] LYNCH HM, BUMAN MP, DICKINSON JM, et al. No significant differences in muscle growth and strength development when consuming soy and whey protein supplements matched for leucine following a 12 week resistance training program in men and women: a randomized trial [J]. Int J Environ Res Public Health, 2020, 17 (11): 3871.

[92] 吴佳佳，王炜，祝捷，等. 2 型糖尿病患者肌少症的相关因素 [J]. 中华骨质疏松和骨矿盐疾病杂志，2016，9 (2): 129-135.

[93] OWENS DJ, SHARPLES AP, POLYDOROU I, et al. A systems-based investigation into vitamin D and skeletal muscle repair, regeneration, and hypertrophy [J]. Am J Physiol Endocrinol Metab, 2015, 309 (12): E1019-E1031.

[94] BINKLEY N. Vitamin D and osteoporosis-related fracture [J]. Arch Biochem Biophys, 2012, 523 (1): 115－122.

[95] TANAKA K, KANAZAWA I, YAMAGUCHI T, et al. Active vitamin D possesses beneficial effects on the interaction between muscle and bone [J]. Biochemical & Biophysical Research Communications, 2014, 450 (1): 482－487.

[96] SCIMECA M, CENTOFANTI F, CELI M, et al. Vitamin D receptor in muscle atrophy of elderly patients: a key element of osteoporosis-sarcopenia connection [J]. Aging & Disease, 2018, 9 (6): 952－964.

[97] EL HC, FARES S, CHARDIGNY JM, et al. Vitamin D supplementation and muscle strength in pre-sarcopenic elderly Lebanese people: a randomized controlled trial [J]. Arch Osteoporos, 2018, 14 (1): 4.

[98] UUSI-RASI K, PATIL R, KARINKANTA S, et al. Exercise and vitamin D in fall prevention among older women: a randomized clinical trial [J]. JAMA Intern Med, 2015, 175 (5): 703－711.

[99] 옥진아, 김형준, 강창균, et al. The effects of 12-weeks of vitamin D supplementation and circuit training on skeletal muscle mass in elderly women with type-2 diabetes mellitus and vitamin D deficiency [J]. 체육과학연구, 2014, 25 (2): 202－214.

[100] BISCHOFF-FERRARI HA, CONZELMANN M, DICK W, et al. Wirkung von vitamin D auf die muskulatur im rahmen der osteoporose [Effect of vitamin D on muscle strength and relevance in regard to osteoporosis prevention] [J]. Z Rheumatol, 2003, 62 (6): 518－521.

[101] 鲍利，刘庆鹏．维生素D在治疗骨质疏松症中的作用 [J]. 标记免疫分析与临床，2015，22 (10): 1069－1072.

[102] ABOU-RAYA S, ABOU-RAYA A, EL KHADRAWY T, et al. OP0264 Effect of vitamin D supplementation and physical activity in preventing sarcopenia in older adults with osteoporosis: a randomized controlled trial [J]. Annals of the Rheumatic Diseases, 2013, 71 (Suppl 3): 145－145.

[103] SMITH G I, ATHERTON P, REEDS DN, et al. Dietary omega-3 fatty acid supplementation increases the rate of muscle protein synthesis in older adults: a randomized controlled trial [J]. Am J Clin Nutr, 2011, 93 (2): 402－412.

[104] RODRÍGUEZ-CRUZ M, CRUZ-GUZMÁN O, ALMEIDA-BECERRIL T, et al. Potential therapeutic impact of omega-3 long chain-polyunsaturated fatty acids on inflammation markers in duchenne muscular dystrophy: a double-blind, controlled randomized trial [J]. Clin Nutr, 2018, 37 (6 Pt A): 1840－1851.

[105] CORNISH SM, MYRIE SB, BUGERA EM, et al. Omega-3 supplementation with resistance training does not improve body composition or lower biomarkers of inflammation more so than resistance training alone in older men [J]. Nutr Res, 2018, 60: 87－95.

[106] 吉田貞夫．サルコペニア，フレイル患者の周術期感染症のリスクと栄養管理 [J]. 外科と代謝・栄養，2016，50 (1): 97－103.

[107] 丁国宪，杨涛．内分泌代谢性疾病临床处方手册 [M]. 2版．南京：江苏凤凰科学技术出版社，2015.

[108] MORI H, KURODA A, MATSUHISA M. Clinical impact of sarcopenia and dynapenia on diabetes [J]. Diabetology International, 2019, 10 (3): 183－187.

[109] MARATOVA K, SOUCEK O, MATYSKOVA J, et al. Muscle functions and bone strength are impaired in adolescents with type 1 diabetes [J]. Bone, 2018, 106: 22－27.

[110] MONACO CMF, GINGRICH MA, HAWKE TJ. Considering type 1 diabetes as a form of accelerated muscle

aging [J]. Exercise and Sport Sciences Reviews, 2019, 47 (2): 98 - 107.

[111] BOGDANOVICH S, KRAG TOB, BARTON ER, et al. Functional improvement of dystrophic muscle by myostatin blockade [J]. Nature, 2002, 420 (6914): 418 - 421.

[112] DANKBAR B, FENNEN M, BRUNERT D, et al. Myostatin is a direct regulator of osteoclast differentiation and its inhibition reduces inflammatory joint destruction in mice [J]. Nat Med, 2015, 21 (9): 1085 - 1090.

[113] ARYANA S, ASTIKA I, KUSWARDHANI T, et al. High myostatin serum related with high prevalence of sarcopenia among elderly population in pedawa village, bali, indonesia [J]. The Indonesian Biomedical Journal, 2019, 11 (3): 293 - 298.

[114] DIAL AG, MONACO CMF, GRAFHAM GK, et al. Muscle and serum myostatin expression in type 1 diabetes [J]. Physiol Rep, 2020, 8 (13): e14500.

[115] SRIRAM S. Role of Myostatin in oxidative stress in skeletal muscle [D]. Singapore: Nanyang Technological University, 2013.

[116] MENG SJ, YU LJ. Oxidative stress, molecular inflammation and sarcopenia [J]. Int J Mol Sci, 2010, 11 (4): 1509 - 1526.

[117] SRIRAM S, SUBRAMANIAN S, JUVVUNA PK, et al. Myostatin induces DNA damage in skeletal muscle of streptozotocin-induced type 1 diabetic mice [J]. Journal of Biological Chemistry, 2015, 290 (45): 27012.

[118] MARZETTI E, CALVANI R, CESARI M, et al. Mitochondrial dysfunction and sarcopenia of aging: from signaling pathways to clinical trials [J]. The International Journal of Biochemistry & Cell Biology, 2013, 45 (10): 2288 - 2301.

[119] ALWAY SE. Mitochondrial dysfunction: linking type 1 diabetes and sarcopenia [J]. Exerc Sport Sci Rev, 2019, 47 (2): 63.

[120] MONACO CMF, HUGHES MC, RAMOS SV, et al. Altered mitochondrial bioenergetics and ultrastructure in the skeletal muscle of young adults with type 1 diabetes [J]. Diabetologia, 2018, 61 (6): 1411 - 1423.

[121] UNO S, IMAGAWA A, OKITA K, et al. Macrophages and dendritic cells infiltrating islets with or without beta cells produce tumour necrosis factor-alpha in patients with recent-onset type 1 diabetes [J]. Diabetologia, 2007, 50 (3): 596 - 601.

[122] 张松，朱琳，郝军，等. 血清 TNF-α 升高对糖尿病肾脏脂质积聚的影响研究 [J]. 中国药理学通报，2014，30 (8)：1161 - 1165.

[123] LEE LFF, XU BH, MICHIE S, et al. The role of TNF-alpha in the pathogenesis of type 1 diabetes in the nonobese diabetic mouse: analysis of dendritic cell maturation [J]. Proceedings of the National Academy of Sciences of the United States of America, 2005, 102 (44): 15995 - 16000.

[124] PHILLIPS T, LEEUWENBURGH C. Muscle fiber specific apoptosis and TNF-alpha signaling in sarcopenia are attenuated by life-long calorierestriction [J]. Faseb Journal, 2005, 19 (6): 668 - 670.

[125] 殷琳，陈熙，李娜，等. 葛根素缓解 1 型糖尿病大鼠骨骼肌萎缩 [J]. 中国药理学与毒理学杂志，2019，33 (9)：97.

[126] 蔡佩珊. 草莓叶水萃物改善高脂饮食合并 streptozotocin 注射诱发 C57BL/6J 小鼠第一型糖尿病骨骼肌肉的功效 [D]. 台中：中山医学大学，2016.

[127] TANG T, LI N, JIAN W, et al. Low-intensity pulsed ultrasound prevents muscle atrophy induced by type 1 diabetes in rats [J]. Skelet Muscle, 2017, 7 (1): 29.

[128] JUNG JH, PARK CW, YANG JH. Effects of exercise intervention on insulin resistance and inflammation fator in sarcopenic obesity elderly women [J]. Korean Journal of Growth & Development, 2013, 21 (3): 243 - 249.

[129] 李秀钧. 代谢综合征 - 胰岛素抵抗综合征 [M]. 2 版. 北京: 人民卫生出版社, 2007.

[130] KWON SS, LEE SG, LEE YH, et al. Homeostasis model assessment of insulin resistance in a general adult population in Korea: additive association of sarcopenia and obesity with insulin resistance [J]. Clin Endocrinol (Oxf), 2017, 86 (1): 44 - 51.

[131] HONG SY. Body composition and its association with insulin resistance in korea older population [J]. 한국생활환경학회지, 2015, 22 (4): 613 - 620.

[132] BIJLSMA AY, MESKERS CG, VAN HEEMST D, et al. Diagnostic criteria for sarcopenia relate differently to insulin resistance [J]. Age (Dordr), 2013, 35 (6): 2367 - 2375.

[133] 范玉华, 常增民, 王麦生. 中老年代谢综合征与动脉硬化心脑事件的早期干预 [J]. 中华现代内科学杂志, 2007, 4 (9): 814 - 815.

[134] MOON JH. Prevalence of sarcopenia and its association with metabolic syndrome in korean cancer survivors [J]. Journal of Geriatric Oncology, 2014, 5: S52.

[135] 신현주, 이지혜, 이원영, et al. Associations of sarcopenia and sarcopenic obesity with metabolic syndrome considering both muscle mass and muscle strength [J]. 예방의학회지, 2016, 49 (1): 35 - 44.

[136] 강선영, 임경은, 김양근, et al. Association between sarcopenic obesity and metabolic syndrome in postmenopausal women: a cross-sectional study based on the korean national health and nutritional examination surveys from 2008 to 2011 [J]. 대한골대사학회지, 2017, 24 (1): 9 - 14.

[137] SCOTT D, PARK MS, KIM TN, et al. Associations of low muscle mass and the metabolic syndrome in caucasian and asian middle-aged and older adults [J]. J Nutr Health Aging, 2016, 20 (3): 248 - 255.

[138] PARK SH, PARK JH, PARK HY, et al. Additional role of sarcopenia to waist circumference in predicting the odds of metabolic syndrome [J]. Clin Nutr, 2014, 33 (4): 668 - 672.

[139] 박성화, 이상호, 김정현. Association of relative handgrip strength and metabolic syndrome in Korean male adolescents: Korean National Health and Nutrition Examination Survey (2014 - 2016) [J]. Asian Journal of Physical Education and Sport Science, 2019, 7 (3): 83 - 94.

[140] ZHANG H, LIN S, GAO T, et al. Association between sarcopenia and metabolic syndrome in middle-aged and older non-obese adults: a systematic review and meta-analysis [J]. Nutrients, 2018, 10 (3): 364.

[141] YOO IH, NO M, KONG HJ. Effects of aging and sarcopenic obesity type on metabolic syndrome risk factors in elderly women [J]. 운동학 학술지, 2018, 20 (1): 12 - 19.

[142] CHOI H, PARK KM. Effects of sarcopenic obesity on metabolic syndrome in korean elders: using data from the korea national health and nutrition examination survey (2008 - 2011) [J]. 지역사회간호학회지, 2016, 27 (3): 231 - 241.

[143] SCOTT D, CUMMING R, NAGANATHAN V, et al. Associations of sarcopenic obesity with the metabolic syndrome and insulin resistance over five years in older men: the concord health and ageing in men project [J]. Exp Gerontol, 2018, 108: 99 - 105.

[144] 若林秀隆. リハビリテ-ション栄養とサルコペニア [J]. 外科と代謝. 栄養, 2016, 50 (1): 43 - 49.

[145] PETERSON ME, CASTELLANO CA, RISHNIW M. Evaluation of body weight, body condition, and muscle condition in cats with hyperthyroidism [J]. J Vet Intern Med, 2016, 30 (6): 1780 – 1789.

[146] BRENNAN MD, POWELL C, KAUFMAN KR, et al. The impact of overt and subclinical hyperthyroidismon skeletal muscle [J]. Thyroid, 2006, 16 (4): 375 – 380.

[147] RIIS AL, JØRGENSEN JO, GJEDDE S, et al. Whole body and forearm substrate metabolism inhyperthyroidism: evidence of increased basal muscle protein breakdown [J]. Am J Physiol Endocrinol Metab, 2005, 288 (6): 1067 – 1073.

[148] LIU ZC, ZHOU DH. Relationship between IL-6 and sarcopenia in female patients with hyperthyroidism [J]. Chronic Diseases Prevention Review, 2018, 7 (2): 17 – 20.

[149] LIU ZC, XIA FF, ZHAO XB, et al. Relevant factors for sarcopenia in hyperthyroidism patients [J]. Oalib Journal, 2018, 5 (5): 1 – 9.

[150] GIMLETTE TM. The muscular lesion in hyperthyroidism [J]. Br Med J, 1959, 2 (5160): 1143 – 1146.

[151] ZIERLER KL. Muscular wasting of obscure origin and the thyroid gland [J]. Bull Johns Hopkins Hosp, 1951, 89 (4): 263 – 280.

[152] YAMANO K, MIWA S, OBINATA T, et al. Thyroid hormone regulates developmental changes in muscle during flounder metamorphosis [J]. General and Comparative Endocrinology, 1991, 81 (3): 464 – 472.

[153] JOSEPH C, KENNY AM, TAXEL P, et al. Role of endocrine-immune dysregulation in osteoporosis, sarcopenia, frailty and fracture risk [J]. Mol Aspects Med, 2005, 26 (3): 181 – 201.

[154] MADARIAGA MG, GAMARRA N, DEMPSEY S, et al. Polymyositis-like syndrome in hypothyroidism: review of cases reported over the past twenty-five years [J]. Thyroid, 2002, 12 (4): 331 – 336.

[155] HADDAD F, CHRISTOPHER ARNOLD BS, ZENG M, et al. Interaction of thyroid state and denervation on skeletal myosin heavy chain expression [J]. Muscle & Nerve, 1997, 20 (12): 1487 – 1496.

[156] MIYASHITA A, SUZUKI S, SUZUKI M, et al. Effect of thyroid hormone on in vivo contractility of the caninediaphragm [J]. The American Review of Respiratory disease, 1992, 145 (6): 1452 – 1462.

[157] BLOISE FF, CORDEIRO A, ORTIGA-CARVALHO TM. Role of thyroid hormone in skeletal muscle physiology [J]. Journal of Endocrinology, 2017, 236 (1): 57 – 68.

[158] UCCI S, RENZINI A, RUSSI V, et al. Thyroid hormone protects from fasting-induced skeletal muscle atrophy by promoting metabolic adaptation [J]. Int J Mol Sci, 2019, 20 (22): 5754.

[159] MILANESI A, LEE JW, YANG A, et al. Thyroid hormone receptor α is essential to maintain the satellite cell niche during skeletal muscle injury and sarcopenia of aging [J]. Thyroid, 2017, 27 (10): 1316 – 1322.

[160] UCCI S, RUSSI V, SANTAGUIDA MG, et al. Thyroid hormone T3 protects mice from fasting induced skeletal muscle atrophy by counteracting autophagy [J]. Endocrine Abstracts, 2017, 49: GP221.

[161] KIZILTUNÇ A, BASOĞLU M, AVCI B, et al. Serum IL-6 and TNF-alpha in patients with thyroid disorders [J]. Turkish Journal of Medical Sciences, 1999, 29: 25 – 29.

[162] 马晓兰，武学成，张世益．甲亢、甲减患者血清 TNF、IL-6 和 IL-8 水平观察 [J]. 放射免疫学杂志，2002，15 (3)：166.

[163] 程磊，刘继祥．血清 IL-2 和 IL-6 及 TNF-α 检测在甲亢病中的临床应用 [J]. 现代医药卫生，2005，21 (23)：3288.

[164] LV LF, JIA HY, ZHANG HF, et al. Expression level and clinical significance of IL-2, IL-6 and TGF-β in

elderly patients with goiter and hyperthyroidism [J]. Eur Rev Med Pharmacol Sci, 2017, 21 (20): 4680 - 4686.

[165] WEETMAN AP, BRIGHT-THOMAS R, FREEMAN M. Regulation of interleukin-6 release by human thyrocytes [J]. The Journal of Endocrinology, 1990, 127 (2): 357 - 361.

[166] RAYCHAUDHURI N, FERNANDO R, SMITH TJ. Thyrotropin regulates IL-6 expression in CD34 + fibrocytes: clear delineation of its cAMP-independent actions [J]. Plos One, 2013, 8 (9): e75100.

[167] FERNANDEZ V, VIDELA LA, TAPIA G, et al. Increases in tumor necrosis factor-α in response to thyroid hormone-induced liver oxidative stress in the rat [J]. Free Radical Research, 2002, 36 (7): 719 - 725.

[168] TAPIA G, FERNANDEZ V, VARELA P. Thyroid hormone-induced oxidative stress triggers nuclear factor-kappa B activation and cytokine gene expression in rat liver [J]. Free Radical biology & Medicine, 2003, 35 (3): 257 - 265.

[169] MITROU P, BOUTATI E, LAMBADIARI V, et al. Insulin resistance in hyperthyroidism: the role of IL6 and TNF-α [J]. European Journal of Endocrinology, 2010, 162 (1): 121 - 126.

[170] 吴荣辉. 甲状腺功能亢进患者游离脂肪酸水平与 TNF-α 及胰岛素抵抗的关系 [J]. 中国卫生检验杂志, 2012, 22 (8): 112 - 114.

[171] LEVINE ME, CRIMMINS EM. The impact of insulin resistance and inflammation on the association between sarcopenic obesity and physical functioning [J]. Obesity (Silver Spring), 2012, 20 (10): 2101 - 2106.

[172] ERDAMAR H, DEMIRCI H, YAMAN H, et al. The effect of hypothyroidism, hyperthyroidism, and their treatment on parameters of oxidative stress and antioxidant status [J]. Clin Chem Lab Med, 2008, 46 (7): 1004 - 1010.

[173] MIRELA P, ADRIANA M, ILEANA D. Antioxidant Enzyme [M]. USA: INTECH, 2012.

[174] KARBOWNIK-LEWINSKA M, MARCINKOWSKA M, STEPNIAK J, et al. TSH≥2.5mIU/l is associated with the increased oxidative damage to membrane lipids in women of childbearing age with normal thyroid tests [J]. Horm Metab Res, 2017, 49 (5): 321 - 326.

[175] KUMARI NS, SANDHYA, GOWDA KMD. Oxidative stress in hypo and hyperthyroidism [J]. Al Ameen Journal of Medical Sciences, 2011, 4 (1): 49 - 53.

[176] LEE AS, ANDERSON JE, JOYA JE, et al. Aged skeletal muscle retains the ability to fully regenerate functional architecture [J]. Bioarchitecture, 2013, 3 (2): 25 - 37.

[177] PIASECKI M, IRELAND A, PIASECKI J, et al. Failure to expand the motor unit size to compensate for declining motor unit numbers distinguishes sarcopenic from non-sarcopenic older men [J]. J Physiol, 2018, 596 (9): 1627 - 1637.

[178] PUNGA AR, RÜEGG MA. Signaling and aging at the neuromuscular synapse: lessons learnt from neuromuscular diseases [J]. Current Opinion in Pharmacology, 2012, 12 (3): 340 - 346.

[179] ALWAY S, MOHAMED JS, MYERS MJ. Mitochondria initiate and regulate sarcopenia [J]. Exercise and Sport Sciences Reviews, 2017, 45 (2): 58 - 69.

[180] WHITMAN SA, WACKER MJ, RICHMOND SR, et al. Contributions of the ubiquitinproteasome pathway and apoptosis to human skeletal muscle wasting with age [J]. Pflugers Arch, 2005, 450 (6): 437 - 446.

[181] POLLOCK N, STAUNTON CA, VASILAKI A, et al. Effect of partial denervation on mitochondrial ROS generation in skeletal muscle; a role in sarcopenia? [J]. Free Radical Biology and Medicine, 2016, 100: S86 - S87.

[182] PESTRONK A, KEELING R, CHOKSI R, et al. Sarcopenia, age, atrophy, and myopathy: mitochondrial oxidative enzyme activities: sarcopenia & oxidative enzymes [J]. Muscle & Nerve, 2016, 56 (1): 122 - 128.

[183] SATARANATARAJAN K, QAISAR R, DAVIS C, et al. Neuron specific reduction in CuZnSOD is not sufficient to initiate a full sarcopenia phenotype [J]. Redox Biology, 2015, 5: 140 - 148.

[184] MCARDLE A, JACKSON MJ. Reactive oxygen species generation and skeletal muscle wasting-implications for sarcopenia [J]. Sarcopenia-Age-related Muscle Wasting and Weakness: Mechanisms and Treatments, 2010: 317 - 331.

[185] MONACO MD, CASTIGLIONI C, VALLERO F, et al. Sarcopenia is more prevalent in men than in women after hip fracture: a cross-sectional study of 591 inpatients [J]. Archives of Gerontology & Geriatrics, 2012, 55 (2): e48 - e52.

[186] IELLAMO F, VOLTERRANI M, CAMINITI G, et al. Testosterone therapy in women with chronic heart failure: a pilot double-blind, randomized, placebo-controlled study [J]. Journal of the American College of Cardiology, 2010, 56 (16): 1310 - 1316.

[187] MORLEY JE, KAISER FE, PERRY HM, et al. Longitudinal changes in testosterone, luteinizing hormone, and follicle-stimulating hormone in healthy older men [J]. Metabolism-clinical & Experimental, 1997, 46 (4): 410 - 413.

[188] MAGGIOLINI M, PICARD D. The unfolding stories of GPR30, a new membrane-bound estrogen receptor [J]. Journal of Endocrinology, 2010, 204 (2): 105 - 114.

[189] TAAFFE DR, NEWMAN AB, HAGGERTY CL, et al. Estrogen replacement, muscle composition, and physical function: the health ABC study [J]. Medicine and Science in Sports and Exercise, 2005, 37 (10): 1741 - 1747.

[190] SKJÖLDEBRAND SPARRE L, KOLLIND M, CARLSTRÖM K, et al. Ovarian ultrasound and ovarian and adrenal hormones before and after treatment for hyperthyroidism [J]. Gynecologic & Obstetric Investigation, 2002, 54 (1): 50 - 55.

[191] LORIC S, DURON F, GUÉCHOT J, et al. Testosterone and its binding in hyperthyroid women before and under antithyroid drug therapy [J]. Acta Endocrinol (Copenh), 1989, 121 (3): 443 - 446.

[192] GOWER BA, NYMAN L. Associations among oral estrogen use, free testosterone concentration, and lean body mass among postmenopausal women [J]. J Clin Endocrinol Metab, 2000, 85 (12): 4476 - 4480.

第十一章　肌少症与泌尿系统疾病

慢性肾功能不全肾衰竭患者会伴随体重下降消瘦现象，其体质成分的改变是严重的肌肉萎缩，并伴随着机体功能下降和生活能力降低，这种肌肉的改变被认为是慢性肾功能不全导致的继发性肌少症[1-3]。

第一节　慢性肾脏疾病与肌少症

慢性肾脏疾病（chronic kidney disease，CKD）是各种肾脏病于急性阶段未经控制后的共同转归，其解剖学上伴随着肾脏的损伤，生理学表现为肾功能异常，且这些病变持续3个月以上，临床常见白蛋白尿、肌酐的异常[4-5]。在患有CKD的患者中，细胞蛋白的丢失会增加发病和死亡的风险，由于全身蛋白质周转率很高，CKD中的肌肉蛋白质分解代谢持续存在会导致肌肉蛋白质大量损失，蛋白质合成与降解之间即使很小但持续的不平衡也会导致大量蛋白质损失[2]。Pereira等[6]对287名非透析依赖性CKD患者分别采用BIA法测量中臂肌围并估算参考值，主观整体评估肌肉消瘦和SMI，结果显示三种方法诊断的肌少症患病率分别为9.8%、9.4%和5.9%。蛋白尿是CKD最常见的临床表现，是进展为慢性肾衰竭的独立危险因素[7]。肌少症与蛋白尿的发生存在一定关联，황두나等[8]对纳入了韩国全国健康与营养检查调查的4008受试者研究发现，总蛋白尿患病率为7.2%，蛋白尿患者肌少症的发生率则更高。肌少症患者的蛋白尿患病率也显著高于非肌少症患者，在非CKD组中，二者分别为14.5%和5.5%（$P<0.05$），在CKD组中，二者分别为23.2%和17.2%（$P<0.05$）。此外，与非CKD组相比，肌少症患者的代谢参数较差，如更高的BMI、腰围和空腹血糖水平，以及更低的高密度脂蛋白胆固醇水平。调整混杂因素后，与非肌少症非CKD组相比，肌少症非CKD组、非肌少症CKD组和肌少症CKD组中蛋白尿症的蛋白尿风险更高，肌少症增加了没有CKD的老年人的蛋白尿风险，即使在调整了肥胖、高血压、糖尿病和代谢综合征等因素后也是如此。这些发现表明，肌少症与蛋白尿有关，且无论是否患有CKD。

CDK引起的久坐率增加和营养不良被认为是肌少症的发病原因，患者缺乏体力活动。此外，由于疾病本身的原因使得患者不能过多地摄入蛋白质，造成蛋白质缺乏，造成严重的营养不良[9-10]。对患者的病理学检查发现，尿毒症患者的肌肉活检中最常见的病理学异常是Ⅱ型肌纤维萎缩[9]，且ⅡB型纤维（使用基于肌球蛋白重链的分类为X型）的萎缩程度大于ⅡA型纤维，并且ⅡB型纤维的面积明显较小[11]，即说明CDK这种久坐造成的失用性肌肉流失损伤可能主要是快肌纤维而非慢肌纤维，这显示CDK的肌肉质量减少、功能下降是属于慢性发展的肌萎缩，即肌少症范畴，而不是以慢肌纤维参与为主的急性肌萎缩（失用性肌萎缩）[12-13]。此外，活检还显示患者肌肉线粒体氧化酶（肌肉细胞色素C氧化酶和柠檬酸合酶)、肌肉收缩混合肌肉蛋白、肌球蛋白重链和线粒体蛋白的合成减少，肌肉蛋白的合成速率和线粒体酶的活性与肾衰竭的严重程度呈负相关[11]。

蛋白质周转率的可变性意味着蛋白水解机制必须具有高度的选择性并受到严格调节，必需蛋白质或短命调节蛋白的加速分解将不可逆地改变细胞的功能。组织中蛋白质降解和合成的总速率必须相等，否则会发生蛋白质损失，而与健康人相比，CKD 患者的混合肌肉蛋白合成速率、肌球蛋白的合成速率均显著降低，只有线粒体蛋白的合成速率相似[2]。研究显示，CDK 患者的肌肉蛋白分解介质包括炎症、代谢性酸中毒、血管紧张素Ⅱ及胰岛素/IFG-1 细胞内信号异常。胰岛素/IGF-1 信号异常可以激活 Caspase-3 以裂解肌肉蛋白，破坏肌肉蛋白质的复杂结构，为泛素－蛋白酶体系统提供底物，泛素－蛋白酶体系统的激活则会迅速降解被裂解的肌肉蛋白。在损伤肌肉蛋白的过程中，Caspase-3 在肌肉的不溶部分中留下了特征性的 14-kD 肌动蛋白片段，该片段的表征确定了肌肉分解代谢的存在，因此，它可能成为过度耗损肌肉的标志，为早期检测肌肉浪费提供了一种方法。肌肉中 Caspase-3 激活的另一个结果是刺激了蛋白酶体的活性，从而增加了肌肉蛋白质的降解[10,14]。代谢性酸中毒引起 CDK 患者肌蛋白降解的主要机制可能是其引起的胰岛素抵抗，胰岛素抵抗在泛素－蛋白酶体途径介导下可以加速蛋白质分解，而在终末期肾病患者中，与没有合并糖尿病的患者相比，合并Ⅱ型糖尿病患者的肌肉蛋白分解增强。在没有糖尿病或严重肥胖的情况下，在透析患者中可检测到胰岛素抵抗，并且胰岛素抵抗与肌肉蛋白分解增加显著相关，纠正酸中毒可能有助于保留肌肉质量并改善 CKD 患者的健康[15]。肾血管紧张素系统在包括 CKD 在内的许多分解代谢条件下均被激活，从而导致磷酸化 Akt 的下调和骨骼肌中 Caspase-3 的激活，进而导致肌动蛋白裂解。研究显示，血管紧张素Ⅱ可以通过降低循环中的 IGF-1 水平和激活 TGF-β 途径来增强肌肉蛋白水解，这是肌肉质量损失的主要机制[9,11]。黄娟等研究显示，CKD 可导致骨骼肌萎缩及骨骼肌自噬活化，而自噬可以引起骨骼肌的流失和肌力的下降[2,16-17]。CKD 患者会伴随高水平的 C－反应蛋白、IL-6 和 TNF-α[10,18]，这些炎症因子都与肌少症有关，可以造成骨骼肌蛋白的降解，肌力的低下，如增加的 IL-6 会通过干扰胰岛素/PI3-K/Akt 信号传导来刺激肌肉蛋白降解[19-20]。维生素 D 在 CKD 肌病中可能发挥作用，研究显示 CKD 患者中维生素 D 与肌肉之间存在潜在的联系，维生素 D 可参与调节肌蛋白的合成，其与亮氨酸和胰岛素具有协同作用以刺激肌肉蛋白质的合成[10,21-22]。

CDK 患者会伴随严重的内分泌紊乱，性激素在 CDK 肌少症的发生中起重要作用。研究显示，超过 60% 的晚期 CKD 患者血清睾丸激素水平低，这是降低了催乳素清除率和尿液对细胞黄体生成激素信号传导的抑制作用所导致的，这可能导致肌肉质量下降，低睾丸激素水平可能导致 IGF-1 信号改变和肌肉生长抑制素水平增加进而引起肌肉分解[10-11]。患有 CKD 的女性通常在早期阶段出现月经过少和雌激素缺乏，雌激素是导致力量变化的原因，对健康女性月经周期内的力量产生的研究表明，当雌激素水平达到最高时，排卵周围的内收肌和股四头肌群的力量更大[11]。CKD 与生长激素抗性相关是骨骼肌中蛋白质分解代谢增加和浪费的潜在原因，生长激素可以通过 IGF-1 介导 Akt 信号通路途径，激活下游的 mTOR，促进蛋白质合成，并抑制叉头状转录因子 O 影响蛋白质分解，最终使肌肉量增加，而在终末期肾衰竭中 IGF-1 的生物活性降低[11,23]，因此最终可导致 CKD 患者骨骼肌的流失。维生素 D 缺乏、贫血或特定的尿毒症毒素等因素可导致 CKD 患者的胰岛素抵抗，胰岛素抵抗与肌少症的发生有关，胰岛素抵抗会减少葡萄糖作为能源增加，在胰岛素释放后无法抑制肝糖异生，降低肝和（或）骨骼肌葡萄糖的摄取并损害骨骼肌细胞内葡萄糖的代谢，并在泛素－蛋白酶体途径介导下，最终引起骨骼肌的耗损[11,24-25]。此外，在 CKD 中还可以观察到甲状旁腺激素和糖皮质激素水平均对肌肉质量和耐力产生负面影响[26]。研究显示，CKD 患者的下丘脑食欲调节机制也会受到影响，例如瘦素和生长素释放肽，最终可以引起厌食症，加重患者的营养不良状态[2,10]。硫酸吲哚酚是一种含有吲哚的化合物，有可能通过刺激 ROS 介导的肌肉生长抑制素和星形胶质细胞的表达而引起肌肉萎缩。硫酸吲哚酚还损害线粒体功能，线粒体损伤是引起肌少症的原因之一，小鼠和成肌细胞系统研究显示，其可诱导氧化应激介导的炎症而强烈促进骨骼肌萎缩[26,29]。此外，由于 CKD 患者蛋白质摄入受限，左旋肉碱生物合成减少，以及通过透析容易去除左旋肉碱都会导致左旋肉碱缺乏，而左旋肉碱的缺乏会导致肌肉力量下降和疲劳[29]。

氧化应激也可能是导致 CKD 肌少症发生的机制，在老化过程中的氧化应激被认为能够导致肌肉的耗损。动物研究显示，CKD 大鼠的全身和肌肉均具有较高的氧化应激水平，氧化应激可能通过激活肌肉生长抑制素表达并通过激活自噬途径诱导骨骼肌萎缩而损害骨骼肌，并增加 FOXO 介导的 atrogin-1、MuRF-1 和 atrogin 转录，通过泛素－蛋白酶系统引起肌少症[30]。

在治疗方面，针对 CKD 患者的各种发病机制可给予对症治疗。研究显示，力量训练可能对 CKD 患者肌少症起到一定的治疗效果，抗阻锻炼不仅减少了肌肉蛋白质的分解，而且还增加了肌肉的重量，并改善了调节蛋白质合成和祖细胞功能的细胞内信号传导介质，而跑步机锻炼可改善过度的肌肉蛋白水解速率，但不能改善蛋白质合成或祖细胞功能[2,27-28]。此外，控制代谢性酸中毒、补充激素等治疗也能取得较好的效果[2]。研究显示，补充左旋肉碱也可有效治疗肌病或降低老年人的肌肉量和力量[29]。而 HMG CoA 还原酶抑制剂（他汀类药物）可以保护肾脏，抑制氧化应激，对 CKD 肌少症的治疗也具有潜在的应用前途[31]。

（郑重文　刘震超）

第二节　尿失禁与肌少症

国际尿控协会（International Continence Society，ICS）将尿失禁视为一种国际性疾病加以研究，认为它构成了社会和卫生问题。据调查，有 50% 以上女性尿失禁或盆底功能障碍，在 50～65 岁女性中 25% 患有尿失禁，随着人类寿命的延长，泌尿系统疾病问题也会越来越多地影响到女性的生活质量，在女性尿失禁患者中，绝大部分是压力性尿失禁，其发病率在 40% 左右[32]。Erdogan 等[33]对 60 岁以上女性研究显示，尿失禁与肌少症独立相关，肌少症的信息评估可能在对患者压力和急性尿失禁的管理中起作用。另一项研究则表明，出现尿失禁症状的老年妇女的站立平衡能力明显下降，这种下降可能与同时发生的肌少症有关[34]。

김명기等[35]对 10 名 40～50 岁患有压力性尿失禁的绝经前妇女进行研究，通过比较和分

析肌少症和排尿症状的影响，并通过对患有压力性尿失禁的中年妇女应用 Oov 和 Mat Pilates 运动方法（一种锻炼人体的小肌肉群并配合适当的呼吸方法进行的全身协调运动方法），找出预防肌少症和压力性尿失禁的方法，结果排尿症状在 Oov 和 Mat Pilates 运动方法组和尿失禁对照组之间，各组之间的时间及各组之间的相互作用中均显示出显著差异，Oov 和 Mat Pilates 对中年女性压力性尿失禁均有效。

第三节　血液透析与肌少症

血液透析是急慢性肾衰竭患者肾脏替代治疗方式之一，研究显示血液透析患者具有较高的肌少症发病率，患者不仅仅伴随着肌肉质量和握力的丧失，而且肌少症与患者的多种不良临床结局如跌倒、骨折和病死率增加等密切相关，并伴有诸如动脉硬化和预后之类的并发症[36-37]。张琦等[38]对 135 例老年血液透析患者研究显示肌少症患病率为 62.9%（85 例），其中重度肌少症占 44.4%（60 例），高龄和低体重与其较高的患病率有关。刘丹等[39]对 218 例维持性血液透析患者观察发现肌少症的发生率是 33%（72/218），高龄、营养不良、空腹血糖的升高是肌少症的风险因子。肌少症与血液透析患者的严重并发症有关，Kato 等[40]研究显示，腿部肌肉减少与血液透析患者的全身性动脉硬化密切相关。Kim 等[41]招募了 142 例血液透析患者，并对其进行了长达 4～5 年的前瞻性随访，结果发现 47 例患者（33.1%）患有肌少症，在随访期间，有 28 例患者（19.7%）死亡，低瘦组织指数（HR = 2.77，95% CI = 1.10～6.97）和低握力（HR = 5.65，95% CI = 1.99～16.04）与死亡率独立相关，肌少症是患者死亡（HR = 6.99，95% CI = 1.84～26.58）和心血管事件（HR = 4.33，95% CI = 1.51～12.43）的重要预测指标，肌少症与血液透析患者的长期死亡率和心血管事件密切相关，评估肌肉力量和质量可能为晚期肾病患者的生存提供更多的预后信息。

宋亦琪等[42]研究显示，25－羟基维生素 D、氨基末端脑钠肽前体、肌酐、握力水平可能是维持性血液透析患者肌肉量的主要影响因素。肌肉合成和分解的不平衡是肌少症形成的主要机制，特别是肌生长抑制素及其拮抗剂卵泡抑素可能参与肌肉的生长和增强，小田卷眞理等[37]对 64 名平均年龄 66 岁的血液透析患者进行临床观察，结果血液透析患者的血清卵泡抑素水平显著高于非血液透析患者，血清卵泡抑素与人血白蛋白水平（$r = -0.29$，$P < 0.03$）、血清 IL-6 水平显著相关（$r = 0.41$，$P < 0.01$），与老年营养风险指数呈显著负相关（$r = -0.31$，$P < 0.02$），与肌酐产生（$r = -0.25$，$P = 0.05$）和肱肌面积（$r = -0.38$，$P < 0.02$）也呈显著负相关，这些结果提示血液透析患者的肌少症可能与血清卵泡抑素升高有关。Miyazaki 等[43]则发现，患有严重肌少症的血液透析患者血浆脑源性神经营养因子（brain-derived neurotrophic factor，BDNF）水平显著降低，血浆 BDNF 浓度与肌肉力量和身体机能相关，如 6 米步行测试、椅立测试等，同时，BDNF 也与体重、血液透析时间、血清总蛋白和吲哚酚硫酸盐水平相关，但与 BMI、四肢骨骼肌质量无关。综上可以认为，BDNF 与维持性血液透析患者的身体机能下降及严重的肌少症患病率有关。Lin 等[44]研究显示，低水平的血清瘦素与慢性血液透析患者的肌少症独立相关，是慢性血液透析患者肌少症的独立预测因子。

铃木美帆等[45]对218例血液透析患者（平均年龄为62.8±1.2岁，平均透析史为7.4±0.6年）进行肌少症血液透析患者的营养状况和饮食摄入特征的研究，结果22%受试者患有肌少症，而肌少症患者中有10%~50%处于营养不良的风险中。年龄和蛋白质摄入不足是肌少症的重要危险因素，肌少症组的豆类、海鲜/肉类、果糖/饮料/糖类的摄入量显著低于非肌少症组，需要足够的蛋白质摄入量来预防肌少症。对于透析患者来说，预防营养失调和心血管疾病是重要的问题，并且在确保足够的营养的同时需要摄取适当的磷。透析患者比普通老年人消耗更少的肉类、海鲜、豆类、牛奶等含蛋白质的食物，因此从谷物中摄取足够的能量和蛋白质很重要，但是，研究中30岁及30岁以上患者的谷物摄入量较低，对于有营养不良风险的患者，由于消化功能下降和食欲缺乏，可能无法从一日三餐的饮食中获得必需的营养，因此有必要考虑补充糖类和蛋白质。简单地添加糖类和蛋白质可能会导致肌少症肥胖症，所以有必要评估患者的营养状况和身体机能，结合饮食和运动疗法予以干预，并且因为肾功能下降，高蛋白摄入可能会对肾功能产生不利影响，因此，人们正在关注以支链氨基酸强化的补品的应用，尤其是亮氨酸，亮氨酸可以通过mTOR信号传导促进肌肉蛋白质的合成，研究发现年轻人每餐摄入1.0 g亮氨酸，老年人摄入1.5~2.0 g亮氨酸会刺激肌肉蛋白质的合成，而3-羟基异戊酸是亮氨酸的代谢产物，比亮氨酸具有更强的蛋白质合成刺激作用[45-46]。臧华龙等[47]对维持性血液透析患者给予口服营养（伊需素50 g，乳清蛋白10 g）补充治疗后发现，患者肌少症较前显著改善。

由于透析患者在透析时躺卧时间相对较长，并且肾功能降低而导致骨骼肌质量和身体功能降低而使不活动时间变长，透析患者的肌少症患病率高于普通老年人并伴随着认知下降的风险很高。相关运动研究经表明，体育活动的量是认知功能下降和痴呆发作的独立影响因素。齊藤浩太郎等[48]对129例能够独立行走的透析患者研究显示，在患有肌少症的透析患者中，其身体功能下降。此外，肌少症与认知能力下降也独立相关，在透析患者中，没有肌少症的患者认知功能维持在较高水平。运动疗法也是预防和干预透析患者肌少症的一种手段，尽管透析患者难以主动进行运动疗法，但是可以通过在透析期间参与这些便于自己进行的简单运动来改善肌肉状态。研究显示，通过连续踏板运动和等距收缩进行的肌肉增强训练不仅可以改善肌肉增强效果，而且可以提高步行速度[49]，因此，建议血液透析患者可以采取这些运动方式来防治肌少症。

（左成艳　王爱侠）

参考文献

[1] SAKKAS GK, BALL D, MERCER TH, et al. Atrophy in non-locomotor muscle in patients with end-stage renal failure [J]. Nephrology, dialysis, transplantation: official publication of the European Dialysis and Transplant Association-European Renal Association, 2014, 18 (10): 2074-2081.

[2] WANG XH, MITCH WE. Mechanisms of muscle wasting in chronic kidney disease [J]. Nature reviews. Nephrology, 2014, 10 (9): 504-516.

[3] 若林秀隆.リハビリテ-ション栄養とサルコペニア [J].外科と代謝.栄養, 2016, 50 (1): 43-49.

[4] 弓孟春，李学旺，李航，等. 慢性肾脏病定义和分期的研究进展［J］. 中华肾脏病杂志，2009，25（12）：952－956.

[5] 李莉，何永生. 从脾肾相关论治慢性肾脏病［J］. 辽宁中医杂志，2015，42（9）：1635－1636.

[6] PEREIRA RA，CORDEIRO AC，AVESANI CM，et al. Sarcopenia in chronic kidney disease on conservative therapy：prevalence and association with mortality［J］. Nephrol Dial Transplant，2015，30（10）：1718－1725.

[7] 蒋佳梅，罗旭，张香卉，等. 叶传蕙教授治疗慢性肾病蛋白尿经验拾珍［J］. 四川中医，2015，33（1）：1－4.

[8] 황두나, 조미령, 최민용, et al. Association between sarcopenia and dipstick proteinuria in the elderly population：the Korea National Health and Nutrition Examination Surveys 2009－2011［J］. Korean Journal of Family Medicine，2017，38（6）：372－379.

[9] SOUZA VA，OLIVEIRA DD，MANSUR HN，et al. Sarcopenia in chronic kidney disease［J］. J Bras Nefrol，2015，37（1）：98－105.

[10] WORKENEH BT，MITCH WE. Review of muscle wasting associated with chronic kidney disease［J］. Am J Clin Nutr，2010，91（4）：1128S－1132S.

[11] FAHAL IH. Uraemic sarcopenia：aetiology and implications［J］. Nephrology Dialysis Transplantation，2014，29（9）：1655－1665.

[12] CALVANI R，JOSEPH AM，ADHIHETTY PJ，et al. Mitochondrial pathways in sarcopenia of aging and disuse muscle atrophy［J］. Biol Chem，2013，394（3）：393－414.

[13] XU ZR，FENG X，DONG J，et al. Cardiac troponin T and fast skeletal muscle denervation in ageing［J］. Journal of Cachexia，Sarcopenia and Muscle，2017，8（5）：808－823.

[14] MITCH WE. Proteolytic mechanisms，not malnutrition，cause loss of muscle mass in kidney failure［J］. J Ren Nutr，2006，16（3）：208－211.

[15] SIEW ED，IKIZLER TA. Insulin resistance and protein energy metabolism in patients with advanced chronic kidney disease［J］. Seminars in Dialysis，2010，23（4）：378－382.

[16] 黄娟，袁伟杰，殷俊，等. 慢性肾脏病患者骨骼肌萎缩与自噬间关系的初步探讨［J］. 中华肾脏病杂志，2013，29（5）：333－338.

[17] JIAO J，DEMONTIS F. Skeletal muscle autophagy and its role in sarcopenia and organismal aging［J］. Current Opinion in Pharmacology，2017，34：1－6.

[18] 徐群红，费晓，王鸣，等. 腹膜透析患者对超敏 CRP，IL-6，IL-8 和 TNF-α 影响的研究［J］. 医学研究杂志，2008，37（7）：31－33.

[19] BIAN AL，HU HY，RONG YD. A study on relationship between elderly sarcopenia and inflammatory factors IL-6 and TNF-α［J］. European Journal of Medical Research，2017，22（1）：25.

[20] ONAMBÉLÉ-PEARSON GL，BREEN L，STEWART CE，et al. Influence of exercise intensity in older Persons with unchanged habitual nutritional intake：skeletal muscle and endocrine adaptations［J］. Age，2010，32（2）：139－153.

[21] CEGLIA L. Vitamin D and skeletal muscle tissue and function［J］. Molecular Aspects of Medicine，2008，29（6）：407－414.

[22] SALLES J，CHANET A，GIRAUDET C，et al. 1，25（OH）$_2$-vitamin D3 enhances the stimulating effect of leucine and insulin on protein synthesis rate through Akt/PKB and mTOR mediated pathways in murine C2C12

skeletal myotubes [J]. Mol Nutr Food Res, 2013, 57 (12): 2137 - 2146.

[23] SCHIAF S, DYAR KA, CICILIOT S, et al. Mechanisms regulating skeletal muscle growth and atrophy [J]. Febs Journal, 2013, 280 (17): 4294 - 4314.

[24] SIPIL S, NARICI M, KJAER M, et al. Sex hormones and skeletal muscle weakness [J]. Biogerontology, 2013, 14 (3): 231 - 245.

[25] KIM JE, LEE YH, HUH JH, et al. Early-stage chronic kidney disease, insulin resistance, and osteoporosis as risk factors of sarcopenia in aged population: the fourth Korea National Health and Nutrition Examination Survey (KNHANES Ⅳ), 2008 - 2009 [J]. Osteoporosis International, 2014, 25 (9): 2189 - 2198.

[26] WATANABE H, ENOKI Y, MARUYAMA T. Sarcopenia in chronic kidney disease: factors, mechanisms, and therapeutic interventions [J]. Biol Pharm Bull, 2019, 42 (9): 1437 - 1445.

[27] HERNANDEZ HJ, OBAMWONYI G, HARRIS-LOVE M O. Physical therapy considerations for chronic kidney disease and secondary sarcopenia [J]. J Funct Morphol Kinesiol, 2018, 3 (1): 5.

[28] KALANTAR-ZADEH K, MOORE L W. Improving muscle strength and preventing sarcopenia and cachexia in chronic kidney disease and transplanted patients by physical activity and exercise [J]. Journal of Renal Nutrition, 2019, 29 (6): 465 - 466.

[29] ENOKI Y, WATANABE H, ARAKE R, et al. Potential therapeutic interventions for chronic kidney disease-associated sarcopenia via indoxyl sulfate-induced mitochondrial dysfunction [J]. Journal of Cachexia, Sarcopenia and Muscle, 2017, 8 (5): 735 - 747.

[30] AVI KG, CHEN NX, ORGAN JM, et al. Skeletal muscle regeneration and oxidative stress are altered in chronic kidney disease [J]. PloS One, 2016, 11 (8): e0159411.

[31] KURUKULASURIYA R, ATHAPPAN G, SAAB G, et al. HMG CoA reductase inhibitors and renoprotection: the weight of the evidence [J]. Ther Adv Cardiovasc Dis, 2007, 1 (1): 49 - 59.

[32] 罗新. 女性压力性尿失禁诊断方法及其评价（之一）[J]. 中国实用妇科与产科杂志, 2006, 22 (9): 719 - 720.

[33] ERDOGAN T, BAHAT G, KILIC C, et al. The relationship between sarcopenia and urinary incontinence [J]. European Geriatric Medicine, 2019, 10 (4): 1 - 7.

[34] PARKER-AUTRY C, HOUSTON DK, RUSHING J, et al. Characterizing the functional decline of older women with incident urinary incontinence [J]. Obstet Gynecol, 2017, 130 (5): 1025 - 1032.

[35] 김명기, 이성기, 이해림. 우브 vs 매트 필라테스 운동이 복압성 요실금을 동반한 중년여성의 골격근 지수와 신체둘레 및 배뇨증상에 미치는 영향 [J]. 한국사회체육학회지, 2016, 75: 453 - 463.

[36] 蔡根莲, 应金萍, 王春燕, 等. 血液透析患者肌少症营养与运动干预的研究进展 [J]. 护理与康复, 2020, 19 (7): 32 - 35.

[37] 小田巻眞理, 吉田卓矢, 遠藤佑希乃, 等. 血液透析患者におけるサルコペニアの成因と予後について [J]. 透析会誌, 2013, 46 (1): 91 - 92.

[38] 张琦, 秦海峰, 简桂花, 等. 老年血液透析患者肌少症临床特点及危险因素分析 [J]. 中华老年医学杂志, 2020, 39 (9): 1046 - 1049.

[39] 刘丹, 张红梅, 范汝艳, 等. 维持性血液透析患者肌肉减少症调查及影响因素分析 [J]. 中国中西医结合肾病杂志, 2018, 19 (4): 50 - 53.

[40] KATO A, ISHIDA J, ENDO Y, et al. Association of abdominal visceral adiposity and thigh sarcopenia with changes of arteriosclerosis in haemodialysis patients [J]. Nephrol Dial Transplant, 2011, 26 (6): 1967 -

1976.

[41] KIM JK, KIM SG, OH JE, et al. Impact of sarcopenia on long-term mortality and cardiovascular events in patients undergoing hemodialysis [J]. 언어와 정보, 2019, 34 (3): 599 - 607.

[42] 宋亦琪，倪丽，张家瑛，等. 维持性血液透析患者肌肉量调查及相关因素分析 [J]. 中华肾脏病杂志，2018，34 (10)：732.

[43] MIYAZAKI S, IINO N, KODA R, et al. Brain-derived neurotrophic factor is associated with sarcopenia and frailty in Japanese hemodialysis patients [J]. Geriatrics & Gerontology International, 2021, 21 (1): 27 - 33.

[44] LIN YL, WANG CH, LAI YH, et al. Negative correlation between leptin serum levels and sarcopenia in hemodialysis patients [J]. Int J Clin Exp Pathol, 2018, 11 (3): 1715 - 1723.

[45] 鈴木美帆，酒井友哉，笹原成人，等. サルコペニアを有する血液透析患者の栄養指標と食事摂取状況 [J]. 透析会誌，2016，49 (9)：581 - 587.

[46] 吉田貞夫. サルコペニア，フレイル患者の周術期感染症のリスクと栄養管理 [J]. 外科と代謝・栄養，2016，50 (1)：97 - 103.

[47] 臧华龙，秦学祥，翁敏. 口服营养补充剂对维持性血液透析病人肌少症及生存质量的影响 [J]. 肠外与肠内营养，2018 (6)：349 - 354.

[48] 齊藤浩太郎，鈴木重行，杉浦英志，等. 透析患者におけるサルコペニアと認知機能の関係 [J]. 理学療法学，2017，44 (2)：1566 - 1568.

[49] 槻本直也，坂口顕，岩元則幸. サルコペニア離脱を目的とした透析中の積極的運動療法の取り組み ABA 法を採用したシングルケースデザインによる効果検証 [C]. Congress of the Japanese Physical Therapy Association, 2013.

第十二章　肌少症与风湿免疫疾病

风湿免疫疾病被认为是引起继发性肌少症的疾病之一[1]，但目前关于风湿免疫系统疾病与肌少症的研究较少。临床认为，类风湿性关节炎患者中肌少症的患病率较高，双能 X 射线吸收测定法显示男性肌少症的患病率为 2.5%～28.0%，女性为 2.3%～11.7%，通过生物电阻抗分析法测量的男性肌少症患病率为 7.1%～98.0%，女性为 19.8%～88.0%，肌少症在系统性红斑狼疮患者中的患病率仅为 6.5%[2-3]，其他风湿免疫系统疾病肌少症的研究目前未见报道，需要进一步的研究。

一、类风湿性关节炎与肌少症

类风湿性关节炎是以慢性对称性多关节炎为主要表现的一种自身免疫性疾病，中年人群多发，80% 患者集中于 35～50 岁，主要病因为遗传因素和感染因素，基本病变为滑膜炎，有滑膜细胞增生、炎细胞浸润、血管翳形成侵袭关节软骨和骨组织。临床表现主要为对称性小关节疼痛、肿胀、晨僵，受累关节以双手关节、手腕、膝、足关节最常见，其次为肘、踝、肩、髋关节，可在关节附近出现类风湿结节，并可出现胸膜炎、胸腔积液和类风湿性关节炎[4]。既往认为，本病可伴有肌肉无力的症状，包括吞咽肌和呼吸肌的无力[5]。

Tournadre 等[6]对 148 例风湿性疾病患者临床观察显示，采用 EWGSOP 2010 诊断标准，共检测出类风湿关节炎肌少症 5 人（7.8%）、脊柱关节炎肌少症 3 人（5.1%）和银屑病关节炎肌少症 1 人（9.1%）。在类风湿性关节炎患者中，瘦质量与疾病持续时间和久坐时间呈负相关，在脊柱关节炎和银屑病关节炎中，脂肪量与年龄、疾病活动性和 HAQ 健康评定量表评分相关，HAQ 评分和 C－反应蛋白水平与瘦质量呈负相关。Ngeuleu 等[7]对 123 例 18 岁以上类风湿性关节炎患者使用双能 X 射线吸收仪共检查出患有肌少症的受试者有 49 例（39.8%），其中 40 例为女性，大多数肌少症患者年龄在 41～50 岁，肌少症与脂肪代谢增加的风险呈正相关。松本佳也等[8]对 208 例门诊的类风湿性关节炎患者进行双能 X 射线吸收测定法检查骨骼肌质量，采用 EWGSOP 2010 诊断标准，共 54 例患者检测出肌少症，肌少症组的类风湿性关节炎病情活跃性更高，且肌少症组的饮食营养物质评分显著更高，与非肌少症组相比，肌少症组的动物脂质和钙摄入量较低。Torii 等[9]研究了 388 例 RA 患者，评估其肌肉质量和强度以及步行速度，结果显示肌少症的患病率为 37.1%（严重肌少症为 14.7%，肌少症为 22.4%），Mochizuki 等[10]对 240 例 65 岁以上类风湿性关节炎患者研究发现，肌少症的患病率为 29.6%，年龄、BMI、C－反应蛋白和髋骨矿物质密度是肌少症发生的相关因素。2013 年日本吞咽困难康复学会提出了肌少症吞咽困难的定义：由于全身肌肉质量下降，以及与吞咽相关的肌肉群（包括衰老以外的原因）和肌肉力量下降所致“消化不良性吞咽困难”，而风湿免疫疾病也存在饮食和吞咽障碍，这可能涉及吞咽肌的肌力低下[11-12]。

各种炎症因子在风湿性关节炎的发病中起重要作用。Little 等[13]对抗原诱导的关节炎兔长期观察发现，关节炎组体重增加显著少于对照组，关节炎组血清 C－反应蛋白显著增加，CL-2 显著减少，且 TNF 和 IL-6 mRNA 水平降低，但 atrogin-1 和 MuRF-1 表达上调，同时 IL-1βmRNA 却增加了 2 倍，血清 C－反应蛋白和肌肉 IL-1β 升高表明关节炎组可能处于系统性炎症状态，并伴有肌核扩张。atrogin-1 和 MuRF-1 表达上调，可导致蛋白质合成平衡的破坏，从而导致肌肉质量的流失[14]。王一栋等[15]研究显示，老年肌少症患者外周血中具有较高水平的 IL-1β，IL-1β 直接作用于肌细胞导致萎缩，但是关于 IL-1β 与肌少症的具体机制目前尚没有确切的研究，可能与 IL-1β 通过激活 MAPK 激酶途径和 NF-κB 来调节肌肉 IL-6 的产生有关[16-17]。Doğan 等[18]研究显示，类风湿性关节炎患者中具有较高水平的 IL-1β，肌肉力量和质量与血液中的 C－反应蛋白水平之间存在关联，高水平的 IL-1β 和 C－反应蛋白可在肌肉组织合成过程中增加蛋白水解作用导致肌肉质量减少、力量下降。

IL-6 受体包括特异性 IL-6Rα 和 IL-6Rβ 即 IL-6 家族成员共有的信号转导蛋白 gp130，gp130 能够促进 IL-6 活性，受体点突变可能诱导自身免疫反应，这与类风湿性关节炎的病情活动有关[19-20]。IL-6 与 gp130 结合形成 IL-6Rα 的异源复合物，后者充当激活经典 JAK/STAT 途径的中央信号传导模块，IL-6/IL-6 受体与 gp130 反信号通路的相互作用，可以使长期水平升高的 IL-6 促进骨骼肌的流失[21]。

最后，类风湿性关节炎患者长期服用糖皮质激素类药物可能也是引起肌少症的诱因之一。Yamada 等[22]研究发现，使用糖皮质激素是类风湿性关节炎患者发生肌少症的独立危险因素，平均剂量≥3. 25 mg/d，服用超过 1 年的类风湿性关节炎患者再发生肌少症的风险较高。Macedo 等[23]研究表明，低强度抗阻训练可减轻地塞米松导致的肌肉萎缩，其可能的机制是通过降低肌肉蛋白降解信号和增强肌肉蛋白合成信号而发生。

（许　浩）

二、系统性红斑狼疮与肌少症

系统性红斑狼疮（systemic lupus elythematosus，SLE）是一种由致病性自身抗体及免疫复合物介导所致的严重的全身免疫性疾病，其主要病因为遗传、激素紊乱、理化环境因素、免疫异常、细胞凋亡等，这些因素可导致免疫调节紊乱、抗原抗体和补体复合物沉积，引起局部或全身组织和器官的损伤。本病可累及全身多个器官，尤其是肾脏，可发展为慢性肾衰竭[24]。

本病可发生肌肉病变，40%～70% SLE 患者可伴随肌肉疼痛、肌肉压痛、肌肉无力，少数患者肌肉病变可能是 SLE 早期初发症状，少部分患者会出现严重的肌无力、肌萎缩和肌炎[24]。Santos 等[3]对 92 例 SLE 患者研究发现，肌少症在 SLE 中的发病率约为 6. 5%；Liyanage 等[25]对 SLE 患者研究发现，SLE 患者的瘦体重、骨密度和骨矿盐含量显著低于健康对照组。Mok 等[26]研究了 40 例男性 SLE 患者后发现，患者的总瘦体重显著低于健康对照组。Mok 等[27]对 29 例 SLE 患者观察发现，在 6 个月糖皮质激素治疗后与基线相比，骨密度显著下降，脂肪量显著增加，但瘦体重却没有显著下降。

慢性炎症可能会导致 SLE 骨骼肌功能下降和肌肉力量下降，在患有类风湿性关节炎的患者中，IL-6 血清水平与肌肉质量和身体机能相关，C－反应蛋白值与小腿肌肉质量的差异相关，但是在 SLE 患者中尚未有直接的研究证明二者之间的关系[28]。研究发现，SLE 患者血清 IL-6 水平显著高于健康人群，外周血单个核细胞内 IL-6 蛋白含量亦显著高于健康人群且与 IgG 分泌呈明显相关性，IL-6 能促进 B 细胞分化成产生抗体的浆细胞，并能够加强 T 淋巴细胞活化、增生，因此，在 SLE 等许多明显 B 细胞活化的自身免疫性疾病中会出现 IL-6 水平升高[24,29]。IL-6 介导分解代谢活性机制，可以直接诱导骨骼肌萎缩[30]，IL-6 可能在 SLE 患者的低肌力和肌肉萎缩中起到一定的影响。

活动期的 SLE 患者血清 IFN-γ 水平显著升高，且与外周血 HLA-DR＋单个核细胞数量密切相关，SLE 外周血单个核细胞中也可以检测出高水平的 IFN-γmRNA，IFN-γ 可最终诱导 B 细胞分泌 IgG，加重病情[24]。Ma 等[31]研究表明，STAT3 与 NF-κB 通路协同作用，促进 IFN-γ/TNF-α 诱导的肌肉消瘦，IFN-γ/TNF-α 会触发 STAT3 磷酸化，从而触发肌纤维损失，iNOS 和 IL-6 都是 STAT3 转录活性的靶标，pY-STAT3 以 IL-6 和 iNOS 依赖性方式调节 IFN-γ/TNF-α 诱导的肌肉消瘦，IFN-γ/TNF-α 会激活 pY705-STAT3，从而导致肌肉萎缩，而 IFN-γ/TNF-α 对 pY-STAT3 的激活可能独立于 IL-6 而发生。

SLE 患者会出现内分泌系统紊乱，女性患者会出现月经不规则甚至闭经[24]。张晓等[32]研究发现，严重活动期 SLE 患者的外周血白细胞雌激素受体含量及泌乳素浓度明显高于稳定期 SLE 或正常对照者，而血清睾酮浓度低于稳定期 SLE 或正常对照者，但稳定期 SLE 患者与正常对照者之间的外周血白细胞雌激素受体含量、泌乳素浓度及血清睾酮浓度均无显著差别。张敏等[33]研究发现，SLE 患者血清睾酮、游离睾酮、二氢睾酮、脱氢表雄酮、黄体酮明显低于正常对照组，泌乳素、IGF-1 明显高于正常对照组，且性激素及 IGF-1 水平与疾病活动性（免疫学指标）有不同程度的相关。卢文等[34]研究显示，SLE 患者泌乳素增高，卵泡期的患者睾酮含量明显降低。综上，SLE 患者可能伴有低水平的睾酮，睾酮可以调控肌细胞生长和代谢，增强肌肉力量，预防小鼠肌少症的发生[35-39]。

此外，SLE 患者在用药后可能会出现甲状腺功能亢进，同时也可能会出现甲状腺功能减退症[24]，自身免疫性疾病包括 SLE 会伴随甲状腺功能的变化，SLE 患者很可能会发展为自身免疫性甲状腺疾病，尤其是甲状腺功能减退症。有研究显示，在 813 例 SLE 患者中，有 27 例（3.3%）患有自身免疫性甲状腺炎，13 例（1.6%）患有临床甲状腺功能减退症，83 例（10.2%）患有亚临床甲状腺功能减退症，13 例（1.6%）患有中枢性甲状腺功能减退症，10 例（1.2%）患有甲状腺功能亢进症，95 例（11.7%）患有低 T_3 综合征，11 例（1.4%）患有甲状腺结节[40-42]。研究显示，T_3 可以通过调节肌球蛋白表达来影响骨骼肌的松弛和收缩，还可以通过影响祖细胞的增生和分化来控制肌肉的生成，T_4 会降低肌肉的收缩能力[43-44]，因此，SLE 引起的甲状腺激素异常可能与 SLE 肌少症的发生有关。

由于水杨酸抑制剂、非类固醇抗炎药、抗疟药、糖皮质激素的使用会引起 SLE 患者产生畏食症[24]，这可能也是导致 SLE 患者骨骼肌质量下降的原因之一。

三、干燥综合征与肌少症

干燥综合征是多系统受累的自身免疫疾病，在我国发病年龄多集中于 40～50 岁，仅

30% 发病年龄低于 30 岁。由于唾液腺、泪腺的淋巴细胞浸润和炎症而出现干燥症状，临床表现主要为干燥表现和腺外表现，病理学表现主要为身体组织和（或）器官的管道上皮细胞的炎症累及非内分泌腺体的外分泌腺体，可出现口干燥症、干燥性结膜炎、皮肤关节表现及各种全身性器官受累，20%～30% 原发性干燥综合征会出现肾损伤，可出现间质性肾炎。此外，本病可出现大唾液腺肿大引起的非全身性炎症性发热，易被误作风湿热[5,45]。关于干燥综合征与肌少症的研究目前极少，Zhang 等[46]采用 AWGS 2019 的肌少症诊断共识对 31 例女性干燥综合征患者临床观察发现共检出肌少症 7 例，检出率为 22.6%。

从免疫调节的角度来看，Th1/Th2 型细胞因子对于维持细胞和体液免疫的平衡十分重要，Th1（IL-12、IL-2、IFN-γ 和 TNF-α 等）和 Th2（IL-4 和 IL-10 等）细胞因子在维持健康和基于免疫疾病的发展（包括感染、自身免疫、变应性和哮喘性疾病）中越来越重要[47]。研究发现，在干燥综合征患者发病的过程中 Th1、Th2 型细胞因子处于一种动态平衡，Th2 型细胞因子在干燥综合征患者的外分泌腺被低水平淋巴细胞浸润的初期占优势，而随着浸润情况的加重，到干燥综合征的后期 Th1 型细胞因子的作用则逐渐占主导，干燥综合征患者在疾病变化过程中免疫平衡被打乱[48]。韩丹等[49]对 45 例干燥综合征患者及 15 名正常健康人检查发现，干燥综合征患者外周血中 IL-6、IL-17 平均水平明显高于健康对照组，干燥综合征初发组 IL-6、IL-17 水平明显高于稳定组，初发组 IL-6、IL-17 水平与复发组相当。干燥综合征患者血清 IL-6 水平与血清 IgG 和血沉呈正相关，IL-6 与干燥综合征有关；IL-17 可促进炎症引起炎性细胞浸润和组织破坏，IL-17 水平与 IgG 及 ESR 呈显著正相关关系[50-53]，肌少症的出现伴随着 IL-6 水平的升高，IL-6 可以引起骨骼肌流失导致肌少症的发生[30,54]。动物研究显示，IL-17 会导致小鼠多发性组织炎症和消瘦，IL-17 诱导的组织炎症和消瘦需要 TLR4 激活，TLR4 内源性配体高迁移率族框 1 和热休克蛋白 22 被系统上调，最终导致组织炎症和消耗，如腓肠肌中无侵袭性萎缩[55]。Sugama 等[56]观察发现，经长时间耐力运动后，由 IL-6 诱导并由 IL-23 激活的 IL-17 可能以不同于经典促炎细胞因子 IL-1β 和 TNF-α 的方式促进中性粒细胞活化和肌肉损伤。此外，牛广华等[52]研究发现，干燥综合征患者 IL-10 水平较健康人明显降低，而 IL-10 可能对骨骼肌具有一定的保护作用[47]。

原发性干燥综合征可引起自身免疫性甲状腺疾病，还涉及甲亢、甲状腺功能减退症、亚临床甲减[45,57]。可见，干燥综合征可伴随甲状腺激素分泌异常。此外，性激素异常在干燥综合征的发生中也起着重要作用[58]。刘佳等[59]研究发现，女性绝经期原发性干燥综合征患者血清睾酮水平低于健康对照组，血清睾酮水平与血清 IgG 和血沉呈负相关。雌激素与干燥综合征的发病也有一定的关系，研究显示干燥综合征与更年期女性的性激素水平有关联，主要体现在雌激素水平的异常下降及雄激素水平的降低或性激素雌雄比例失衡[60]。甲状腺激素的异常会导致骨骼肌质量的流失和肌力的下降[43-44]，体内雌激素和睾酮浓度逐渐异常均与肌少症发生有关[61-62]。

神经损伤和神经肌肉接头破坏是引起衰老动物肌肉永久性功能缺失的必要因素[63-65]，而干燥综合征患者会发生严重的周围神经功能障碍，包括远端感觉神经病、远端感觉运动性周围神经病和单纯感觉神经病综合征，且还会出现周围神经髓鞘纤维数量明显减少的现象[66-67]，因此，神经病变可能不仅仅是老年肌少症的病理机制，也可能是造成干燥综合征患者肌肉流失、肌力低下的原因。

总之，虽然目前关于干燥综合征与肌少症的研究较少，但目前的证据表明，干燥综合征患者伴随着骨骼肌质量和肌力的下降，会对患者的生活质量和生存状况产生严重影响，这是以后研究干燥综合征和肌少症需要关注的问题。

四、风湿性多肌痛与肌少症

风湿性多肌痛是一种仅限于老年人发病，以肌痛为主要表现的炎症性疾病。本病多为急发性疾病，也有轻度且亚急性疾病，病情日久可出现抑郁，伴随关节炎和晨僵，临床表现为对称性近端肌肉痛，发热，肩、肘、膝等关节周围痛。随着病情的迁移可以发生失用性肌肉萎缩，外观不会发现肌力下降[5]。毕鸿雁等[68]研究发现，风湿性多肌痛患者可出现Ⅱ型肌纤维的萎缩，肌纤维氧化酶活性出现虫蚀样改变，肌纤维内脂肪滴增多，不典型破碎样红肌纤维，少量炎细胞浸润等骨骼肌病理改变。Björkman 等[69]对 47 例风湿性多肌痛患者进行为期 16 周的运动锻炼后补充富含亮氨酸的乳产品，结果显示综合治疗可使患者下肢肌肉质量增加 1.8%，步行速度和椅立测试性能也得到了改善，富含亮氨酸的乳产品用于肌少症的预防或治疗具有一定的潜力。

五、自身免疫性多发性肌炎与肌少症

自身免疫性多发性肌炎是一种急性或亚急性的主要损害近端横纹肌的风湿免疫疾病，发病年龄跨度较大，病因目前尚未完全明确，可能与其他免疫系统疾病、药物和感染有关，临床可见肌酶升高，可出现关节痛和雷诺现象及倦怠发热，可与间质性肺炎、硬皮病、SLE、肿瘤共发，可伴随肌肉萎缩和客观的肌无力。本病表现为对称性四肢近端肌肉改变，晚期可见躯干肌肉、颈部肌群、呼吸肌群、吞咽肌肉和颜面肌肉受累[5,20,70]。既往研究显示，在多发性肌炎患者中可检测到细胞内 IL-18 表达，IL-18 是具有促炎和免疫调节作用的多效细胞因子，主要在较大的浸润处并分散在组织中，如毛细血管的内皮细胞中、成纤维细胞样细胞和平滑肌细胞中均具有表达。虽然目前缺少更多的证据，但慢性炎症在多发性肌炎肌少症的研究中不能忽视[71]。Miwa 等[72]报道了一名 29 岁男性多肌炎患者，显示该患者在 27 岁时出现颈部肌肉无力，检测到血清肌酸激酶活性增加，第一次入院检查时发现颈部前部严重肌肉萎缩，随后，肩膀和上肢出现肌肉萎缩和无力。但是，目前关于本病与肌少症发生的证据支持较少，需要更多的研究来提供证据，从现有资料看对于多肌炎与肌少症的关系是不能忽略的。

（刘震超　王爱侠　张誉宝）

参考文献

[1] 若林秀隆. リハビリテ-ション栄養とサルコペニア [J]. 外科と代謝. 栄養，2016，50 (1)：43-49.

[2] KIM H，HIRANO H，EDAHIRO A，et al. Sarcopenia：prevalence and associated factors based on different suggested definitions in community-dwelling older adults [J]. Geriatr Gerontol Int，2016，16 (Suppl 1)：

110 - 122.

[3] SANTOS MJ, VINAGRE F, SILVA DA J C, et al. Body composition phenotypes in systemic lupus erythematosus and rheumatoid arthritis: a comparative study of Caucasian female patients [J]. Clinical and Experimental Rheumatology, 2011, 29 (3): 470 - 476.

[4] 黄安艳，陈洪芳，王如焕．实用内科手册 [M]. 上海：第二军医大学出版社，2007.

[5] 三森明夫．风湿病诊疗笔记 [M]. 王占奎，杨清锐，译．北京：人民军医出版社，2013.

[6] TOURNADRE A, JAFFEUX P, FRAYSSAC T, et al. SAT0682 prevalence of sarcopenia in patients with chronic inflammatory rheumatic diseases [J]. Annals of the Rheumatic Diseases, 2017, 76 (S2): 1033.

[7] NGEULEU A, ALLALI F, MEDRARE L, et al. Sarcopenia in rheumatoid arthritis: prevalence, influence of disease activity and associated factors [J]. Rheumatol Int, 2017, 37 (6): 1015 - 1020.

[8] 松本佳也，杉岡優子，多田昌弘，等．関節リウマチ患者におけるサルコペニア該当者の生活習慣の特徴 [J]. 日本静脈経腸栄養学会雑誌，2015, 3 (30): 793 - 797.

[9] TORII M, HASHIMOTO M, HANAI A, et al. Prevalence and factors associated with sarcopenia in patients with rheumatoid arthritis [J]. Mod Rheumatol, 2019, 29 (4): 589 - 595.

[10] MOCHIZUKI T, YANO K, IKARI K, et al. Sarcopenia-associated factors in Japanese patients with rheumatoid arthritis: a cross-sectional study [J]. Geriatr Gerontol Int, 2019, 19 (9): 907 - 912.

[11] WAKABAYASHI H. Presbyphagia and sarcopenic dysphagia: association between aging, sarcopenia, and deglutition disorders [J]. J Frailty Aging, 2014, 3 (2): 97 - 103.

[12] 國枝顕二郎，藤島一郎．膠原病の摂食嚥下障害 [J]. The Japanese Journal of Rehabilitation Medicine, 2020, 57 (8): 721 - 728.

[13] LITTLE RD, PRIETO-POTIN I, BAOS SP, et al. Compensatory anabolic signaling in the sarcopenia of experimental chronic arthritis [C]. 9th International Conference on Cachexia, Sarcopenia, and Muscle Wasting, 2017.

[14] BODINE SC, BAEHR LM. Skeletal muscle atrophy and the E3 ubiquitin ligases MuRF1 and MAFbx/atrogin-1 [J]. Am J Physiol Endocrinol Metab, 2014, 307 (6): 469 - 484.

[15] 王一栋，王双双，郑永克．老年肌少症患者外周血细胞因子水平 [J]. 中华骨质疏松和骨矿盐疾病杂志，2019, 12 (3): 221 - 225.

[16] HUANG N, KNY M, RIEDIGER F, et al. Deletion of Nlrp3 protects from inflammation-induced skeletal muscle atrophy [J]. Intensive Care Medicine Experimental, 2017, 5 (1): 3.

[17] LUO G, HERSHKO DD, ROBB BW, et al. IL-1beta stimulates IL-6 production in cultured skeletal muscle cells through activation of MAP kinase signaling pathway and NF-kappa B [J]. Am J Physiol Regul Integr Comp Physiol, 2003, 284 (5): R1249 - R1254.

[18] DOĞAN SC, HIZMETLI S, HAYTA E, et al. Sarcopenia in women with rheumatoid arthritis [J]. Eur J Rheumatol, 2015, 2 (2): 57 - 61.

[19] 苗平，陆梅生，张冬青．IL-6/IL-6 受体与类风湿关节炎关联性研究新进展 [J]. 免疫学杂志，2011, 27 (4): 355 - 360.

[20] 刘湘源．图表式临床风湿病学 [M]. 北京：中国医药科技出版，2013.

[21] BELIZÁRIO JE, FONTES-OLIVEIRA CC, BORGES JP, et al. Skeletal muscle wasting and renewal: a pivotal role of myokine IL-6 [J]. Springerplus, 2016, 5 (1): 1 - 15.

[22] YAMADA Y, TADA M, MANDAI K, et al. Glucocorticoid use is an independent risk factor for developing

sarcopenia in patients with rheumatoid arthritis：from the CHIKARA study ［J］. Clinical Rheumatology，2020，39（6）：1757－1764.

［23］MACEDO AG，KRUG AL，HERRERA NA，et al. Low-intensity resistance training attenuates dexamethasone-induced atrophy in the flexor hallucis longus muscle ［J］. J Steroid Biochem Mol Biol，2014，143：357－364.

［24］叶任高，张道友，刘冠贤，等．红斑狼疮［M］.北京：人民卫生出版社，2003.

［25］LIYANAGE A，LEKAMWASAM S，DISSANAYAKE SP，et al. Factors that determine body composition of female systemic lupus erythematosus（SLE）patients in Sri Lanka：a comparative study using dual-energy x-ray absorptiometry ［J］. Lupus，2013，22（9）：972－976.

［26］MOK CC，YING SK，TO CH，et al. Bone mineral density and body composition in men with systemic lupus erythematosus：a case control study ［J］. Bone，2008，43（2）：327－331.

［27］MOK CC，TO CH，MA KM. Changes in body composition after glucocorticoid therapy in patients with systemic lupus erythematosus ［J］. Lupus，2008，17（11）：1018－1022.

［28］ANDREWS J. When might isn't right：the impact of muscle weakness on physical function in systemic lupus erythematosus ［J］. International Journal of Clinical Rheumatology，2015，10（3）：139－141.

［29］朱静，龙武彬，程佳，等．系统性红斑狼疮患者外周血 IL-6 与疾病活动性的关系研究［J］. 四川医学，2013，34（5）：592－593.

［30］HADDAD F，ZALDIVAR F，COOPER DM，et al. IL-6-induced skeletal muscle atrophy ［J］. J Appl Physiol，2005，98（3）：911－917.

［31］MA JF，SANCHEZ BJ，HALL DT，et al. STAT3 promotes IFNγ/TNFα-induced muscle wasting in an NF-κB-dependent and IL-6-independent manner ［J］. EMBO Mol Med，2017，9（5）：622－637.

［32］张晓，陈顺乐．SLE 患者雌激素受体与睾酮及泌乳素的相关性研究［J］. 中山医科大学学报，1995（1）：63－65.

［33］张敏，张谊之，曹波，等．女性 SLE 血清性激素及胰岛素样生长因子－1 的研究［J］. 中国麻风皮肤病杂志，2000，16（1）：3－5.

［34］卢文，董家麟．SLE 患者血清性激素含量变化及其临床意义［J］. 上海免疫学杂志，1995，16（6）：361－362.

［35］BASUALTO-ALARCÓN C，VARELA D，GÁRATE JD，et al. Sarcopenia and androgens：a link between pathology and treatment ［J］. Frontiers in Endocrinology，2014，5：217.

［36］O'CONNELL MDL，WU FCW. Androgen effects on skeletal muscle：implications for the development and management of frailty ［J］. Asian Journal of Andrology，2014，16（2）：203－212.

［37］COLLA AL，LUCÍA P，MILANESI L，et al. 17β-Estradiol and testosterone in sarcopenia：role of satellite cells ［J］. Agng Research Reviews，2015，24（Pt B）：166－177.

［38］TANDON P，LOW G，MOURTZAKIS M，et al. P0128：low testosterone levels are associated with sarcopenia in cirrhotic patients ［J］. Journal of Hepatology，2015，62（2）：S349.

［39］MAGGIOLINI M，PICARD D. The unfolding stories of GPR30，a new membrane-boundestrogen receptor ［J］. Journal of Endocrinology，2010，204（2）：105－114.

［40］PÉREZ，G. LÓPEZ，MAISTERRENA J. Thyroid hormone autoantibodies in autoimmune and non-autoimmune diseases ［J］. Thyroid，1991，1（1）：S7.

［41］蔡茂文，张晶，周彬．类风湿关节炎与系统性红斑狼疮患者甲状腺功能的比较分析［J］. 实用医院临

床杂志，2013，10（3）：80－82.
[42] 高辉，李春，陈丽君，等．系统性红斑狼疮患者伴发甲状腺疾病的患病率及临床分析［J］. 中华风湿病学杂志，2014，18（7）：449－454.
[43] MIYASHITA A，SUZUKI S，SUZUKI M，et al. Effect of thyroid hormone on in vivo contractility of the canin-ediaphragm［J］. The American Review of Respiratory Disease，1992，145（6）：1452－1462.
[44] BLOISE FF，CORDEIRO A，ORTIGA-CARVALHO TM. Role of thyroid hormone in skeletal muscle physiology［J］. Journal of Endocrinology，2017，236（1）：57－68.
[45] 董怡，张奉春．干燥综合征［M］. 北京：人民卫生出版社，2015.
[46] ZHANG YB，WANG M. Analysis of 31 cases of female Sjogren's syndrome patients with changes in muscle mass［J］. Open Access Library Journal，2020，7（11）：1－5.
[47] HONG EG，KO HJ，CHO YR，et al. Interleukin-10 prevents diet-induced insulin resistance by attenuating macrophage and cytokine response in skeletal muscle［J］. Diabetes，2009，58（11）：2525－2535.
[48] 吴国琳，普兴宏，李天一，等．养阴益气活血方对干燥综合征 NOD 小鼠血清及颌下腺 Th1/Th2 免疫平衡的影响［J］. 中国中西医结合杂志，2013，33（12）：70－74.
[49] 韩丹，史丽璞，刘志队. IL-6 和 IL-17 在干燥综合征患者外周血中的表达及临床意义［J］. 中国伤残医学，2014，22（2）：37－38.
[50] 孙文闻，巩路．白细胞介素－6 在绝经后干燥综合征中的意义［J］. 天津医药，2006，34（4）：236－237.
[51] 王笑颜，邹伟华，吴泉，等．原发性干燥综合征患者 IL-17 测定及临床意义［J］. 中华全科医学，2014，12（4）：620－621.
[52] 牛广华，张艺凡，高玉洁，等．外周血 T 细胞亚群及 IL-17、IL-10 在原发性干燥综合征的表达［J］. 检验医学与临床，2015，12（18）：2664－2665.
[53] 彭秋伟，姜泉，张华东，等. IL-17 在干燥综合征发病机制中作用研究进展［J］. 世界中西医结合杂志，2019，14（1）：139－143.
[54] BIAN AL，HU HY，RONG YD，et al. A study on relationship between elderly sarcopenia and inflammatory factors IL-6 and TNF-α［J］. Eur J Med Res，2017，22（1）：25.
[55] TANG H，PANG S，WANG M，et al. TLR4 activation is required for IL-17-induced multiple tissue inflammation and wasting in mice［J］. J Immunol，2010，185（4）：2563－2569.
[56] SUGAMA K，SUZUKI K，YOSHITANI K，et al. IL-17，neutrophil activation and muscle damage following endurance exercise［J］. Exerc Immunol Rev，2012，18：116－127.
[57] PÉREZ B，KRAUS A，LÓPEZ G，et al. Autoimmune thyroid disease in primary Sjögren's syndrome［J］. The American Journal of Medicine，1995，99（5）：480－484.
[58] 林星，郑斌生，余家族，等．自身免疫性甲状腺疾病与干燥综合征（文献综述）［J］. 放射免疫学杂志，2001，14（1）：61－62.
[59] 刘佳，周建耀，黄丽霞．干燥综合征患者血清睾酮测定的临床意义［J］. 实用医技杂志，2007，14（21）：2908.
[60] 张瑞，金桂兰，甘可．干燥综合征与更年期性激素的关联及中医治疗［J］. 长春中医药大学学报，2016，32（4）：744－747.
[61] SIPIL S，NARICI M，KJAER M，et al. Sex hormones and skeletal muscle weakness［J］. Biogerontology，2013，14（3）：231－245.

[62] STORER TW, BASARIA S, TRAUSTADOTTIR T, et al. Effects of testosterone supplementation for 3 years on muscle performance and physical function in older men [J]. The Journal of Clinical Endocrinology and Metabolism, 2017, 102 (2): 583-593.

[63] KANDA K, HASHIZUME K. Recovery of motor-unit function after peripheral nerve injury in aged rats [J]. Neurobiology of Aging, 1991, 12 (4): 271-276.

[64] CHAI RJ, VUKOVIC J, DUNLOP S, et al. Striking denervation of neuromuscular junctions without lumbar motoneuron loss in geriatric mouse muscle [J]. PloS One, 2011, 6 (12): e28090.

[65] VASILAKI A, POLLOCK N, GIAKOUMAKI I, et al. The effect of lengthening contractions on neuromuscular junction structure in adult and old mice [J]. Age, 2016, 38 (4): 259-272.

[66] LI Y, WU L, CHEN Q. Clinical and pathological changes of neuromuscular complications in 7 Sjogren's syndrome cases [J]. Chinese Journal of Neurology, 2001, 34: 344-346.

[67] KAPLAN JG, ROSENBERG R, REINITZ E, et al. Invited review: peripheral neuropathy in Sjogren's syndrome. [J]. Muscle & Nerve, 2010, 13 (7): 570-579.

[68] 毕鸿雁，张巍，沈光丽，等．风湿性多肌痛的骨骼肌病理改变特点 [J]. 中华老年医学杂志，2006，25 (11): 832-835.

[69] BJÖRKMAN MP, PILVI TK, KEKKONEN RA, et al. Similar effects of leucine rich and regular dairy products on muscle mass and functions of older polymyalgia rheumatica patients: a randomized crossover trial [J]. J Nutr Health Aging, 2011, 15 (6): 462-467.

[70] 臧松．肌炎与肌炎特异性抗体 [J]. 风湿病学杂志，1997，2 (4): 46-49.

[71] LUNDBERG IE, BARBASSO S, ULFGREN AK, et al. Expression of IL-18 in muscle tissue of patients with treatment-resistant idiopathic inflammatory myopathies [J]. Arthritis Research & Therapy, 2005, 7 (Suppl 1): 57.

[72] MIWA M, NAKAMURA Y, NAGASAKA T, et al. Atypical distribution of muscular atrophy in a 29-year-old man with polymyositis and anti-SRP antibodies [J]. Rinsho Shinkeigaku, 2012, 52 (4): 234-238.

第十三章　肌少症与消化系统疾病

消化系统疾病如慢性萎缩性胃炎、慢性肝病、肝硬化、溃疡性结肠炎等会伴随严重消瘦，体重下降，但是这些患者体重减轻的具体成分是脂肪还是肌肉，即对消化系统疾病与肌少症之间关系的研究目前较少。现有研究表明，诸如慢性萎缩性胃炎、肝硬化等严重的慢性消耗性疾病可能会伴随肌少症的发生，因此，对于消化系统疾病与肌少症关联的研究是以后肌少症研究的一个重要方向。

第一节　慢性萎缩性胃炎与肌少症

慢性萎缩性胃炎（chronic atrophic gastritis，CAG）是一种以胃黏膜萎缩变薄，黏膜腺体减少或消失，并伴有肠上皮化生为特点的消化系统疾病，分为 A、B 两型，与胃癌有一定的关系，是胃癌的癌前态[1]。CAG 是一种严重的慢性消耗性疾病，由于胃黏膜受损，胃消化功能的减弱可导致患者营养能量物质吸收障碍，使得患者伴有严重的消瘦临床表现[1-3]，进一步研究发现，CAG 患者体重的下降伴有骨骼肌量的流失，临床发现 CAG 肌少症患病率较高。周晓蕾等对 163 例 70 岁以上慢性胃炎患者临床观察发现，慢性萎缩性胃炎组握力、步速及四肢骨骼质量/身高平方均显著低于慢性非萎缩性胃炎组，慢性非萎缩性胃炎肌少症患病率为 12.3%，显著低于慢性萎缩性胃炎组的 20.39%，并认为各种细胞因子引起的慢性炎症与慢性萎缩性胃炎肌少症的发生有关[4]。高敏等[5]利用双能 X 线对 172 例慢性萎缩性胃炎患者的肌肉量进行检测，共检测出骨骼肌量减少者 45 例，其中 65 岁以下年龄段共检测出 16 名骨骼肌量减少的患者，小于 45 岁年龄段检测出 3 例，检出率为 15%；45～64 岁年龄段检测出 13 例，检出率为 12.5%；64 岁以上患者检测出 29 例，检出率为 60.4%。相关性分析显示 SMI 与性别、年龄、腰围、BMI、体力活动具有相关性，负二项回归显示年龄和性别对 SMI 具有影响。

慢性炎症可能是引起慢性萎缩性胃炎肌少症发生的原因，郝婷婷等[6]对 80 例慢性胃炎患者研究发现，血清中高 TNF-α 水平与慢性胃炎严重程度相关，高 IL-8 水平与慢性胃炎和中性粒细胞浸润相关，高血管内皮生长因子水平则与胃癌癌前病变有关。宋春芳等[7]对慢性胃炎患者研究发现，IL-8 浓度在正常组织（22.50 ± 1.87 pg/mL）、浅表性胃炎（34.99 ± 7.89 pg/mL）、慢性萎缩性胃炎（65.27 ± 10.60 pg/mL）及胃癌（94.84 ± 11.09 pg/mL）组间差异有显著性。Ando 等[8]研究发现，幽门螺旋杆菌感染会增加人胃黏膜的 IL-8 分泌。陶梅等[9]研究显示，大鼠萎缩性胃炎模型形成的早期，血清 IL-6、IL-8 含量明显升高，IL-6、IL-8 所介导的炎症可能是损伤胃黏膜的主要机制之一。Bakir 等[10]研究发现，慢性萎缩性胃炎患者血清 IL-8 水平显著高于健康人群，胃黏膜 IL-8 在胃炎的发病机制中发挥重要作用，

 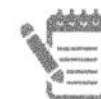

并与胃炎的组织学严重程度平行升高。胃上皮细胞长时间产生 IL-8 可能导致白细胞募集到胃组织中，浸润的白细胞会产生多种促炎细胞因子、活性氧和化学介质，这将进一步促进炎症过程的发展，IL-8 与慢性萎缩性胃炎的风险增加有关，高水平的 IL-8 可能诱导 Th1 为主的免疫反应，导致更严重的胃黏膜萎缩。Hou 等[11]研究显示，血清 IL-8 水平与恶病质状态、体重减轻、肌少症呈正相关，与总腰肌面积呈负相关。Westbury 等[12]研究表明，IL-8 水平升高与四肢瘦体重降低和肌少症的风险增加相关。IL-6 是经典的炎症细胞因子，研究发现幽门螺旋杆菌感染会增加人胃黏膜的 IL-6 分泌，可以引起骨骼肌质量的低下和肌力的下降[8,13-14]。幽门螺旋杆菌感染可明显诱导胃黏膜 TNF-α 的表达，在活动性胃炎发生中起到重要作用，TNF-α 对骨骼肌具有促分解作用，使得肌肉的主要成分蛋白质合成减少[15-17]。林海燕等[18]研究发现，CAG 模型小鼠 IL-10 水平显著低于健康对照小鼠，而 IL-10 对于炎症引起的骨骼肌老化具有防治作用[19]，因此 IL-10 水平下降可能使 CAG 患者骨骼肌失去了保护作用。综上，幽门螺旋杆菌可以促进胃黏膜分泌各种炎性细胞因子，而这些炎性细胞因子的增加不仅会对胃黏膜造成损伤，还会对骨骼肌造成损伤，最终导致肌少症的发生。

对幽门螺旋杆菌相关性胃疾病患者检测显示，慢性萎缩性胃炎患者具有较高的一氧化氮（NO）浓度[7]。NO 失衡会导致胃黏膜损伤，内源性 NO 是一种新型的神经递质和细胞内信使，它由一氧化氮合酶介导产生，在体内参与调节胃肠道运动、胃黏膜血流量、胃肠黏膜保护、胃肠及胰腺的分泌等[19-20]。幽门螺旋杆菌的无细胞上清液可以激活白细胞的氧化暴发，其可溶性蛋白可以刺激单核巨噬细胞产生氧自由基，被感染的胃黏膜 ROS 显著增加，而未被感染的胃黏膜则不会产生可检测的 ROS[21]。因此，在 CAG 患者体内存在着氧化损伤，而氧化损伤会造成肌肉损伤最终引发肌少症，这也是慢性萎缩性胃炎患者骨骼肌流失的潜在机制之一。

高敏等[22]研究显示，CAG 患者生长激素水平显著低于正常健康人群，生长激素受体表达阳性率也显著低于正常健康人群，马阿火等[23]研究发现，CAG 患者生长激素水平显著低于正常健康人群，阻断生长激素分泌的研究表明，阻断后，胃黏膜萎缩，主细胞壁细胞凹陷，胃酸及胃蛋白酶分泌减少，给予生长激素后则可增加胃黏膜厚度，使腺体肥大、增生加快，胃酸及胃蛋白酶分泌增加。生长激素的释放减少是肌少症发生的原因之一，现有研究表明，生长激素可以通过 IGF-1 介导 Akt 信号通路途径，激活下游的 mTOR，促进蛋白质合成，最终使肌肉量增加[24-25]，因此，生长激素失调也可能与慢性萎缩性胃炎患者肌少症有关。

周晓蕾等[4]研究显示，慢性萎缩性胃炎患者比慢性非萎缩性胃炎患者营养状况差，营养评估、前白蛋白及白蛋白水平均明显降低，原因可能是患者食欲差，进食后腹痛、腹胀，且由于胃酸及消化酶的缺乏，导致营养吸收差。

随着年龄的增长，以及病程变化激素失调尤其是幽门螺旋杆菌引起的各种炎症因子分泌异常，CAG 患者骨骼肌量流失加重。虽然 65 岁以上年龄段是肌少症高发人群，但是对于低年龄 CAG 患者肌少症的防治依然不能忽视。

（刘震超）

第二节 炎症性肠病与肌少症

炎症性肠病是溃疡性结肠炎和克罗恩病的统称，是由非特异性病因引起的肠黏膜炎症。溃疡性结肠炎是直肠和结肠的一种原因不明的非特异性炎症疾病，临床表现主要为腹痛、腹泻、里急后重、黏液脓血便，可发生于任何年龄，多发于青壮年，男女发病率无显著差异，主要病因包括免疫异常、感染、家族遗传、精神因素、氧化损伤等。克罗恩病是一种病因不明的胃肠道慢性肉芽肿性疾病，病变部位多位于末段回肠和邻近结肠，可累及口腔至肛门，发病年龄多集中于15～30岁，男女发病率无显著差异。本病病因多为免疫、遗传、感染、氧化损伤等，临床表现见腹痛、腹泻、体重减轻等，少数急性发病可表现为急腹症[3,21]。Ryan等[26]对658例炎症性肠病患者观察发现42%患者患有肌少症，肌少症在炎症性肠病人群中很常见，可以预测是否需要手术干预，且与术后重大并发症发生率增加相关。Adams等[27]对炎症性肠病患者研究显示，肌少症是体重指数≥25的患者手术的预测指标，肌少症对体重过重的患者手术指标预测效果可能更好。Pedersen等[28]对178例炎症性肠病患者研究显示，在40岁以下患者中，肌少症是并发症的独立预测因子，会影响手术效果，肌少症的评估可用于改善炎症性肠病患者的术前管理并描述术前风险。Erös等[29]对炎症性肠病患者评估显示，对患者肌少症的早期检测对于防止不良后果很重要，肌少症是不良结果的独立预测因素。因此，对炎症性肠病患者的肌少症的检测很重要，可以独立预测病情进展过程中的并发症和不良预后。

一、溃疡性结肠炎与肌少症

Zhang等[30]对99例溃疡性结肠炎患者研究显示，溃疡性结肠炎患者的肌少症患病率约为27.3%，显著高于健康对照组的8.3%，第3腰椎的骨骼肌面积和SMI与溃疡性结肠炎患者的疾病活动密切相关。Cushing等[31]临床观察显示，根据腹部CT诊断的肌少症是住院溃疡性结肠炎患者抢救治疗的新预测指标。

对溃疡性结肠炎患者的研究显示患者活检组织中脂质过氧化产物增多，在发病过程中由于肠内压升高、交感神经活动加强、内源性血管物质活性上升等原因最终可以导致肠血流量降低，在肠内黄嘌呤氧化酶的作用下最终产生大量的氧自由基损伤肠黏膜。在此过程中，NO可直接参与羟自由基对结肠黏膜上皮细胞的氧化损伤[21,32]。骨骼肌的静止和收缩可以从各种细胞部位内源性地产生活性氧和氮，过多的活性氧和氮可能会导致氧化损伤和细胞信号通路的破坏，从而导致肌肉萎缩的发生和发展[33]。因此，氧化损伤是溃疡性结肠炎发生肌少症的潜在机制。

慢性炎症也可能在溃疡性结肠炎肌少症的发生中起到一定的作用，各种细胞因子对溃疡性结肠炎的发病具有影响，Fonseca-Camarillo等[34]研究显示，活动性溃疡性结肠炎患者中IL-6和TNF-α的基因表达增加，显著高于正常人群，而缓解期的患者则更高。Masuda等[35]对溃疡性结肠炎患者研究发现，这些患者IL-8、IFN-γ和TNF-α的m-RNA表达率（分别为92.6%、70.4%和77.8%）显著高于正常对照组（分别为17.6%、0和5.9%），在活动性

 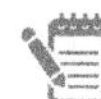

和非活动性溃疡性结肠炎患者中，IL-8、TNF-α 和 IFN-γ 的 m-RNA 的表达比例没有显著差异。Olsen 等[36]对 44 例未经治疗的溃疡性结肠炎患者研究显示，与正常对照组相比，患者的 TNF-αmRNA 水平明显升高，尤其是中重度疾病患者，TNF-αmRNA 水平与疾病活动指数分数成正比。Li 等[37]对溃疡性结肠炎患者研究发现，活动性溃疡性结肠炎中 IL-6 和 IL-23 的表达水平显著高于无活动性溃疡性结肠炎和正常对照组，非活动期的患者仅 IL-23 的表达高于正常对照组，而 IL-6 的表达无明显差异。Gionchetti 等[38]研究发现，溃疡性结肠炎患者的 IL-1 水平升高，活动性溃疡性结肠炎患者释放的 IL-1β 显著高于缓解期患者。现有研究显示，IL-1β、IL-6、IL-8、TNF-α 和 IFN-γ 等与肌少症的发生都有关联[12-13,17,39-40]，因此，细胞因子引起的慢性炎症在溃疡性结肠炎与肌少症之间可能起到桥梁连接作用。

Konagaya 等[41]报道了一名 57 岁患有慢性多发性神经病合并溃疡性结肠炎的男性患者，该患者四肢出现了感觉障碍和肌肉无力，神经系统检查见感觉障碍、肌肉萎缩和四肢远端无力，以及肌肉伸展反射减弱或不存在，提示周围神经病变可能是由溃疡性结肠炎的常见发病机制引起的。因此，慢性溃疡性结肠炎肌少症发生过程中的神经系统变化，尤其是神经肌肉接头等变化也是以后需要关注的方向。

二、克罗恩病

Zhang 等[30]对 105 例克罗恩病患者研究显示共有 59.0% 的患者检测出肌少症，发病率要高于慢性溃疡性结肠炎。Oh 等[42]对 79 例克罗恩病患者采用 CT 扫描第 3 腰椎研究显示共有 64 例患者诊断为肌少症，患病率为 82% 。SMI 与克罗恩病活动相关的血沉、C－反应蛋白和白蛋白显著相关。Lee 等[43]进行了肌少症对克罗恩病预后的影响的研究显示，大约 50% 新诊断为克罗恩病的患者患有肌少症，肌少症组的 C－反应蛋白水平较高，而 SMI 与血沉、血红蛋白和白蛋白相关，但是，未显示肌少症对克罗恩病有任何预后价值。

氧化损伤是引起肌少症发生的原因之一，克罗恩病的发生也伴随氧化损伤，克罗恩病黏膜 SOD 活性显著降低，肠黏膜内源性 SOD 保护机制削弱，最终引起克罗恩病的发生[21]。因此，氧化损伤是克罗恩病肌少症发生的可能机制之一。

免疫调节因子的失衡被认为是克罗恩病中黏膜 Th1 细胞活化失控的原因[44]，活动性克罗恩病患者的 IL-1 活性水平升高[45]。Wolk 等[45]研究显示，克罗恩病患者的血液中存在大量的 IL-22，IL-22 可能通过诱导肝脂多糖结合蛋白来预防克罗恩病患者血液中存在脂多糖引起的系统性炎症。Monteleone 等[24]研究发现，在克罗恩病中 IL-18 表达显著上调，IL-18 是一种巨噬细胞样细胞来源的细胞因子，参与 Th1 克隆的发育及 IFN-γ 的产生，IL-18 可能在克罗恩病中的局部免疫炎症反应中发挥促炎作用。Hölttä 等[46]研究发现，患有活动性和非活动性克罗恩病患者的固有层中 IL-4、IL-17 和 IL-23 阳性细胞的数量均高于健康对照组，而 IL-17 可能会增强上皮细胞系对脂多糖的 IL-8 和 TNF-α 反应。既往研究显示，IL-22 途径在炎性肌病组织中具有调节作用，IL-22 通路在炎性肌病组织中被激活，可能诱导肌肉炎性过程和肌肉坏死[47]。目前关于慢性炎症在克罗恩病与肌少症关系的研究中较少，各种炎症细胞因子在克罗恩病肌肉变化中是否具有影响需要更多的证据。

在治疗方面，英夫利昔单抗可阻止 NF-κB 活化，而转录蛋白 NF-κB 通过 MyoD 转录减少肌肉形成，并通过蛋白水解增加肌肉分解。Subramaniam 等运用英夫利昔单抗对 19 例克罗恩病治疗显示，治疗后会增加双腿的肌肉体积[48]。

（许　浩）

第三节　肝病与肌少症

肝脏是糖、蛋白质和脂质的主要代谢器官，是三大营养代谢转化的中枢，晚期肝硬化患者可由于蛋白质能量营养不良引起继发性肌少症。现有研究表明，肝病引起肌少症已经是肝病研究领域普遍的共识，因此，日本肝病学会于 2015 年制定了肝脏疾病的肌少症评估标准[49-50]。通过 CT 对第 3 腰椎进行骨骼肌质量检测来评估肝硬化患者的骨骼肌丢失率，年平均丢失率为 2.2%，按肝功能 Child-Pugh 分类的细分来看，Child-Pugh A 的年丢失率为 1.3%，Child-Pugh B 的年丢失率为 3.5%，Child-Pugh C 的年丢失率为 6.1%，随着肝脏储备的恶化，肌肉量减少，骨骼肌丢失率已经显得更为突出[51]。

一、肝病与肌少症概述

日本肝病人群中约 30% 慢性肝炎患者和约 40% 肝硬化患者会发生肌少症[52]。采用第 3 腰椎 CT 扫描检查的研究显示，肝硬化中肌少症并发症的发生率很高，为 40% ~ 70%[51]，Jeong 等[53]对 131 例肝硬化患者研究发现，有 64 例患者（48.9%）被诊断为肌少症，每年骨骼肌面积的中位数变化为 -0.89%。Hiraoka 等[54]对 807 名慢性肝病患者使用 AWGS 和 EWGSOP 进行检测，结果采用 AWGS 标准时，肌少症、仅肌肉质量减少的肌少症前期和仅肌力下降的肌少症前期的发生率分别为 3.9%、7.9% 和 19.4%，其中，Child-Pugh A 中发生率分别为 4.8%、17.6% 和 21.8%，Child-Pugh B/C 中发生率分别为 16.7%、11.5% 和 39.6%。采用 EWGSOP 标准时，发生率分别为 7.1%、4.7% 和 33.1%，在 Child-Pugh A 中分别为 11.8%、10.6% 和 32.7%，在 Child-Pugh B/C 中分别为 21.9%、6.3% 和 49.0%。Lee 等[55]对 4398 名最初无非酒精性脂肪肝疾病的受试者进行随访研究，这些受试者在 2004—2005 年间接受了常规健康检查，并在 2014—2015 年间接受了随访，经腹部超声检查诊断，结果为在 10 年的随访中，受试者中 591 名（13.4%）患上了非酒精性脂肪肝，在男性和女性中，随着年龄的增长，脂肪量增加和四肢骨骼肌重量减少均与非酒精性脂肪肝发生显著相关。另外，对不同肝病患者的握力研究显示慢性肝炎患者的握力要高于肝硬化患者[49]。

日本肝病学会共识与其他肌少症的诊断共识的不同在于取消了患者年龄的限制，并取消了步速的测定，采用 L_3 水平肌肉质量校正值（cm^2/m^2）（男 <42，女 <38）和 SMI（kg/m^2）（BIA 测量值，男 <7.0，女 <5.7）及握力（男 <26 kg，女 <18 kg）作为诊断肝病肌少症的建议[49]。

肌少症对肝脏具有重要的影响，肌少症是终末期肝病患者的常见并发症，是所有肝硬化、肝癌和肝移植患者中独立于肝功能的预后因素，同时肌少症也是肝病的死亡预后因

子[51,56-57]。肌少症随着肝功能的下降而发展，可能是肝病的预后因素。现有资料表明，肌少症是非酒精性脂肪性肝病中肝纤维化进展的重要因素，而肌少症肥胖症是肝硬化不良预后相关因素，也是肝癌切除术后的预后因素，并且肌少症患者肝癌的复发率明显更高，目前其机制尚不完全清楚，可能是由于肝功能恶化而导致的 IGF-1 降低促进了肝癌的发展，或者因为在肌少症患者中存在胰岛素抵抗，而高胰岛素血症的环境，可能会促进癌症的进展，此外，癌症的慢性炎症也可能会导致肌少症[58]。郑凤杰[59]研究发现，身高校正 SMI 是 2 型糖尿病患者非酒精性脂肪性肝病发生的独立危险因素。肝移植的对象是无法通过药物治疗或其他外科手术治疗的终末期肝病患者，具体而言包括失代偿性肝硬化（病毒性肝硬化、酒精性肝硬化、非酒精性脂肪变性导致的肝硬化、原发性胆管性胆管炎、原发性硬化性胆管炎等）、肝失代偿性肝硬化的肝癌、胆道阻塞等疾病。许多肝移植患者多呈现蛋白质和能量缺乏状态，并伴有失代偿性肝硬化、黄疸和腹水，而营养不足、水肿和腹水这些因素都可能会导致患者运动受限，最终引起患者肌少症的发生，因此，对肝脏移植手术患者进行肌少症评估和围手术期营养管理是十分必要的[60]。Hamaguchi 等[61]对 200 名接受活体肝移植的成年患者的肌内脂肪组织含量和腰肌肌肉质量指数进行评估，结果显示高肌内脂肪组织含量和低腰肌肌肉质量指数与移植后死亡率密切相关，术前骨骼肌的质量和数量可纳入活体肝移植的新选择标准。Shirai 等[62]对 207 名活体肝移植的患者研究显示，术前肺活量和强制呼气量与肌内脂肪组织含量、腰肌肌肉质量指数和握力显著相关，术前低腰肌肌肉质量指数和术前限制性通气障碍是独立的危险因素，低肌肉质量对活体肝移植患者肺功能有强烈的负面影响。研究还表明，术前肌少症反映了肝衰竭患者肝移植后的预后情况，肌肉面积的大小可用于评估肝移植后 1 年的预后，而且肌少症患者的脓毒症明显更多。此外，虽然肌少症不是决定脑死亡的肝移植患者生命的预后因素，但会导致肝移植后住院时间的延长。即使肌少症患者在肝移植后幸免于难，也要花费一些时间才能恢复其一般机体状况、肌肉力量和术后身体活动能力，因此如何将患者肌少症的早期预防和平稳康复联系起来是一个重要的问题[58]。

肝病肌少症的发生机制可能与肝病患者严重的营养不良有关，在肝脏疾病中，血液中缬氨酸、亮氨酸、异亮氨酸在维持和增加骨骼肌质量中起着重要作用，三种氨基酸的降低在任何年龄患者中都有导致肌肉质量下降的趋势，而肝病患者轻则食欲缺乏重则畏食，患者对脂肪和蛋白质耐受性差，最终导致相关氨基酸低下，蛋白质能量营养不良[49,63]。García 等[64]发现晚期肝病患者的肌肉生长抑制素水平显著升高，可能会对患者的骨骼肌水平产生影响，导致肌少症的发生。韩丽红等[65]研究发现，慢性肝炎及肝硬化患者的血清 TNF-α 和 IL-6 水平显著高于健康正常对照组，二者相互影响，并在慢性肝病的炎症损伤、纤维化形成及预后中起重要作用。谢伶俐等[66]研究发现，TNF-α 和 IL-6 在非酒精性脂肪性肝病动物模型中过表达。TNF-α 和 IL-6 可以引发慢性炎症造成骨骼肌蛋白质的分解、骨骼肌质量下降、肌力低下，因此慢性炎症也可能是肝病肌少症的发生机制之一。

在治疗方面，使用具有低氨生成潜能的蛋白质、富含亮氨酸的氨基酸补充剂、长期降低氨的策略，以及将抵抗力和耐力运动相结合来增加肌肉质量和功能的方法可能会对肝病肌少症起到较好的治疗效果[67]。

二、肝硬化与肌少症

肝硬化是一种由多种病因引起的慢性、进行性、弥漫性肝病，主要病因为乙肝病毒肝炎、慢性酒精中毒、长期肝内胆汁淤积或肝外胆管阻塞、药物、遗传等，以肝细胞变性坏死，结节再生、纤维化和假小叶形成为病例特点，临床常见门静脉肝硬化[63]。肝硬化中肌少症的发生率为10%~70%[49]。肌少症可能会增加肝硬化患者发生严重感染的风险，免疫力下降是肝硬化死亡率的强独立风险因素[68]。Montano-Loza 等[69]对 112 例肝硬化患者研究显示，有45 位患者患有肌少症，过多变量 Cox 分析，肌少症（HR =2. 21，P =0. 008）与死亡率独立相关，第 3 腰椎骨骼肌指数与终末期肝病和 Child-Pugh 评分之间的相关性较低。Golse 等[70]对于肝移植的肝硬化患者的研究显示，肌少症患者的 1 年生存期明显较差，肝硬化中肝性脑病与肌少症之间存在显著相关性，未患脑病的患者的肌少症患病率为 30%，轻度改变性脑病的患者患病率为 49%，而明显脑病的患者患病率为 56%，这反映了两种常见的肝硬化并发症之间的关系[71]，Bhanji 等[72]研究发现，肝硬化患者的肌脂代谢和肌少症与肝性脑病独立相关。Hanai 等[73]研究表明，肌少症患者的轻微型肝性脑病患病率高于无肌少症患者，肌少症和血清支链氨基酸水平是轻微肝性脑病的预测指标。Nardelli 等[74]研究显示，选择经颈静脉肝内门体分流术治疗的肝硬化患者应进行营养状况和肌少症评估，这可能会降低肝性脑病的发生率。目前，D' Amico 分期分类、Child-Pugh 和终末期肝病模型评分是预测肝硬化患者死亡率的最佳工具，但是，它们的主要局限之一是缺乏对营养和功能状态的评估[75-76]，因此，以后肌少症用于肝硬化的预后评估值得期待。

ROS 增加会抑制蛋白质合成，与肌少症的发生有关，而肝硬化患者的过氧化脂质显著升高，说明肝硬化患者中存在氧自由基损伤，其机制可能为肝硬化患者肝脏纤维组织增生，正常组织受压，通过黄嘌呤氧化途径产生大量氧自由基，同时肝硬化患者由于肝脏损伤使得 SOD 的合成减少。此外，肝脏解毒能力也下降，最终由于 SOD 减少，活性下降，使得 ROS 增多，导致肝损伤肝功能障碍，因此氧化损伤是肝硬化发生肌少症的重要机制[21,49]。

肝硬化会导致患者肝脏代谢异常，其中，肝脏中能量产生能力的下降、静息能量消耗的增加及糖原存储的减少对全身代谢有很大影响。研究表明，90% 肝硬化患者有营养不良。肌肉提供糖原和氨基酸以维持葡萄糖代谢的稳态，这对于生物体而言是最重要的。此外，由于肝脏中氨处理能力的降低，消耗了氨代谢底物的支链氨基酸，并且血清中的支链氨基酸减少，而支链氨基酸的减少也是促进肌少症的因素[58]。肝硬化患者的血浆缬氨酸、亮氨酸、异亮氨酸浓度较低，氨基酸失衡，造成循环链中氨基酸含量低，导致分支链氨基酸的分解代谢和肌肉分解代谢增加，降低的细胞氨基酸浓度会激活适应性反应，其中包括高氨血症[77]。高氨血症作为肝 - 肌轴的可能介导物最近受到关注，高氨血症可以通过多种机制促进肌少症，包括 α - 酮戊二酸的分解蛋白酶增加，亮氨酸的运输增加及谷氨酰胺交换，亮氨酸的信号传导受损，肌肉生长抑制素的表达增加及真核生物起始因子 2α 的磷酸化增加都是其潜在的机制。此外，线粒体功能障碍、活性氧增加、蛋白质合成减少和自噬介导的蛋白水解增加也起作用，这些分子和代谢改变可能导致肝硬化的合成代谢抵抗和对营养补充剂的反应不足，中枢和骨骼肌疲劳会导致运动能力和反应能力下降，并增加肝性脑病的风险[58,67,78]。

晚期肝病患者如肝硬化患者的肌肉生长抑制素水平显著升高，肌肉生长抑制素是肌肉肥大的负调节剂，可以通过诱导氧化应激等机制强烈抑制骨骼肌的形成，血氨水平的升高会增强肌肉中肌肉生长抑制素的表达，其机制可能为氨通过激活转录因子 NF-κβ 刺激了肌肉中肌肉生成抑制素的表达。此外，过量饮酒还会对骨骼肌蛋白质代谢产生不利影响，并增加肌肉生成抑制素的表达[49,64,79-80]。酒精中毒是引起肝硬化的原因之一[63]，除了增加肌肉生成抑制素的机制，Thapaliya 等[81]研究显示，生理上相关浓度的酒精及其代谢产物可诱导骨骼肌自噬，而阻断自噬能缓解但不会完全逆转酒精引起的肌肉损失，因为酒精还会损害肌肉蛋白的合成，从而导致肌肉尺寸减小。

营养不良是肝硬化患者最常见的并发症之一，与病因无关，肝硬化中营养不良可影响50%~90% 患者[82]，肝硬化患者对糖等糖类的耐受性差，极易出现胰岛素抵抗及葡萄糖耐量异常，导致肝糖原合成能力降低，储备减少。此外，肝硬化还伴随脂肪的分解和氧化增加，蛋白质的代谢和分解增强，最终造成营养和能量的过度消耗[83]，造成患者的体重下降，骨骼肌量损失。

肝硬化患者由于芳香化酶活性增加会导致睾酮水平低，同时还可能伴随生长激素水平的下降[77]，而睾酮可以参与骨骼肌代谢的调节，发挥抗凋亡作用，抑制骨骼肌的损失最终防止肌少症的发生。生长激素可以通过 IGF-1 介导 Akt 信号通路途径，激活下游的 mTOR，促进蛋白质合成，使肌肉量增加[84-86]。因此，肝硬化引起的激素紊乱可以使骨骼肌合成能力低下，并失去保护，最终造成骨骼肌的流失。

在治疗方面，研究显示增强能量营养物质的摄取可以对肝硬化肌少症起到一定的预防治疗效果，尤其是睡前饮食不仅可以改善肝硬化患者的营养状况，还可以减缓肌少症的发生[52]。鉴于酒精是肝硬化的病因之一，又可以导致肌肉生成抑制素的增加和自噬损害骨骼肌，因此戒酒是治疗肝硬化肌少症所必需的。运动治疗对于肝硬化肌少症也是有效手段，但是肝硬化患者往往伴随有门静脉高压症的并发症，如腹水或肝性脑病，或与慢性病相关的症状，包括明显的疲劳和最大运动能力下降，这大大降低了身体活动，即使是中等运动也会增加食管静脉曲张患者的门静脉压力，并可能增加静脉曲张破裂出血的风险，因此，应告知肝硬化门静脉高压症患者运动时的潜在风险。目前临床研究已经证实，睾丸激素治疗对肝硬化患者的疗效，在血清睾丸激素水平降低的男性患者中，接受睾丸激素治疗的患者表现为血红蛋白水平提高和 HbA1c 改善，骨骼肌质量增加，体重增加，而没有严重的不良事件。此外，药物治疗方面，维生素 D、抗肌肉生成抑制素抗体等都是值得期待的治疗方法[52,58,82]。

（刘震超　何凤华）

参考文献

[1] 池肇春，王青，许琳，等．消化系统疾病癌前病变与肿瘤［M］．北京：军事医学科学出版社，2013.

[2] 张声生，李乾构，唐旭东，等．慢性萎缩性胃炎中医诊疗共识意见［J］．中医杂志，2010，51（8）：749－753.

[3] 黄安艳，陈洪芳，王如焕．实用内科手册［M］．上海：第二军医大学出版社，2007.

[4] 周晓蕾，王帅，许婷媛．老年人群慢性萎缩性胃炎与肌少症的相关性分析［J］．西南国防医药，2018，28（4）：329－331.

[5] 高敏，刘震超，刘光，等．慢性萎缩性胃炎患者肌肉量减少风险因素研究［J］．医学理论与实践杂志社，2021，34（9）：1748－1750.

[6] 郝婷婷，马晓鹏，温彦丽，等．幽门螺杆菌感染慢性胃炎患者血清 TNF-α、IL-8 和 VEGF 水平及其与胃炎严重程度的相关性研究［J］．胃肠病学和肝病学杂志，2016，25（7）：769－772.

[7] 宋春芳，孙丽萍，戴文颖，等．幽门螺杆菌相关性胃疾病血清 IL-8 和 NO 含量的检测及意义［J］．中华肿瘤杂志，2003，25（3）：258－260.

[8] ANDO T，KUSUGAMI K，SAKAKIBARA M，et al. Helicobacter pylori（H. pylori）infection increases IL-8 and IL-6 production from human gastric mucosa［J］. Gastroenterology，1995，108（4）：A769.

[9] 陶梅，张沥，张玲霞，等．血清 IL-6，IL-8 在热盐水致大鼠萎缩性胃炎发生发展过程中的作用［J］．陕西医学杂志，2005，34（11）：1356－1358.

[10] BAKIR W. Gastric mucosal interleukine-8（IL-8）and interleukine-1beta（IL-1β）levels in atrophic gastritis and gastric carcinoma patients［J］. Journal of the Faculty of Medicine，Baghdad，2008，50（4）：460－463.

[11] HOU YC，WANG CJ，CHAO YJ，et al. Elevated serum interleukin-8 level correlates with cancer-related cachexia and sarcopenia：an indicator for pancreatic cancer outcomes［J］. J Clin Med，2018，7（12）：502.

[12] WESTBURY LD，FUGGLE NR，SYDDALL HE，et al. Relationships between markers of inflammation and muscle mass，strength and function：findings from the hertfordshire cohort study［J］. Calcif Tissue Int，2018，102（3）：287－295.

[13] BIAN AL，HU HY，RONG YD. A study on relationship between elderly sarcopenia and inflammatory factors IL-6 and TNF-α［J］. European Journal of Medical Research，2017，22（1）：25.

[14] PEREIRA LS，NARCISO FM，OLIVEIRA DM，et al. Correlation between manual muscle strength and interleukin-6（IL-6）Plasma levels in elderly community-dwelling women［J］. Archives of Gerontology & Geriatrics，2009，48（3）：313－316.

[15] 张文礼．幽门螺杆菌相关性胃炎与胃黏膜 TNF-α 关系的探讨［J］．实用预防医学，2008，15（4）：1033－1034.

[16] ARGILÉS JM，CAMPOS N，LOPEZPEDROSA JM，et al. Skeletal muscle regulates metabolism via interorgan crosstalk：roles in health and disease［J］. Journal of the American Medical Directors Association，2016，17（9）：789－796.

[17] ONAMBÉLÉ-PEARSON GL，BREEN L，STEWART CE，et al. Influence of exercise intensity in older persons with unchanged habitual nutritional intake：skeletal muscle and endocrine adaptations［J］. Age，2010，32（2）：139－153.

[18] 林海燕，于佳宁，翟佳丽，等．萎胃康对萎缩性胃炎大鼠血清 IL-6，IL-10 含量及胃黏膜 NF-κB 表达的影响［J］．中国中西医结合消化杂志，2016，24（12）：898－901.

[19] DAGDEVIREN S，JUNG DY，FRIEDLINE RH，et al. IL-10 prevents aging-associated inflammation and insulin resistance in skeletal muscle［J］. Faseb journal：official publication of the Federation of American Societies for Experimental Biology，2017，31（2）：701－710.

[20] 张国锋，张明敖，陈易人，等．内皮素、一氧化氮在内毒素血症大鼠胃粘膜损伤中的作用［J］．世界华人消化杂志，2000，8（z1）：24.

[21] 赵克然，扬毅军，曹道俊．氧自由基与临床［M］．北京：中国医药科技出版社，2000.
[22] 高敏，姒健敏，曹倩．生长激素及其受体在萎缩性胃炎中的表达及临床意义探讨［J］．现代消化及介入诊疗，2003，8（2）：78－79.
[23] 马阿火，任疆，王晓丽，等．慢性萎缩性胃炎患者血清生长激素水平的研究［J］．胃肠病学和肝病学杂志，2003，12（6）：553－555.
[24] 王欢，张磊，谭志强，等．老年肌少症的综合干预研究进展［J］．成都医学院学报，2020，15（3）：405－408.
[25] SCHIAF S，DYAR KA，CICILIOT S，et al. Mechanisms regulating skeletal muscle growth and atrophy［J］. Febs Journal，2013，280（17）：4294－4314.
[26] RYAN E，MCNICHOLAS D，CREAVIN B，et al. Sarcopenia and inflammatory bowel disease：a systematic review［J］. Inflamm Bowel Dis，2019，25（1）：67－73.
[27] ADAMS DW，GURWARA S，SILVER HJ，et al. Sarcopenia is common in overweight patients with inflammatory bowel disease and may predict need for surgery［J］. Inflamm Bowel Dis，2017，23（7）：1182－1186.
[28] PEDERSEN M，CROMWELL J，NAU P. Sarcopenia is a predictor of surgical morbidity in inflammatory bowel disease［J］. Inflamm Bowel Dis，2017，23（10）：1867－1872.
[29] ERÓS A，SOÓS A，HEGYI P，et al. Sarcopenia as an independent predictor of the surgical outcomes of patients with inflammatory bowel disease：a meta-analysis［J］. Surg Today，2020，50（10）：1138－1150.
[30] ZHANG T，DING C，XIE T，et al. Skeletal muscle depletion correlates with disease activity in ulcerative colitis and is reversed after colectomy［J］. Clin Nutr，2017，36（6）：1586－1592.
[31] CUSHING KC，KORDBACHEH H，GEE MS，et al. Sarcopenia is a novel predictor of the need for rescue therapy in hospitalized ulcerative colitis patients［J］. Journal of Crohn's Colitis，2018，12（9）：1036－1041.
[32] 梅俏，许建明，项立，等．一氧化氮在结肠黏膜上皮细胞氧化损伤中的作用观察［J］．安徽医科大学学报，2006，41（1）：38－40.
[33] SAKELLARIOU GK，MCDONAGH B. Redox homeostasis in age-related muscle atrophy［J］. Adv Exp Med Biol，2018，1088：281－306.
[34] FONSECA-CAMARILLO GC，VILLEDA-RAMÍREZ MA，SÁNCHEZ-MUÑOZ F，et al. Expresion del gen de IL-6 y TNF-α en la mucosa rectal de pacientes con colitis ulcerosa crónica idiopática y controles［IL-6 and TNF-α gene expression in the rectal mucosal of patients with chronic idiopathic ulcerative colitis and controls］［J］. Rev Gastroenterol Mex，2009，74（4）：334－340.
[35] Masuda H，Iwai S，Tanaka T，et al. Expression of IL-8，TNF-alpha and IFN-gamma m-RNA in ulcerative colitis，particularly in patients with inactive phase［J］. J Clin Lab Immunol，1995，46（3）：111－123.
[36] OLSEN T，GOLL R，CUI G，et al. Tissue levels of tumor necrosis factor-alpha correlates with grade of inflammation in untreated ulcerative colitis［J］. Scand J Gastroenterol，2007，42（11）：1312－1320.
[37] LI J，QU H，WEI H，et al. Expressions of IL-6 and IL-23 in inflamed mucosa of patients with ulcerative colitis and their clinical significance［J］. Chinese Journal of Gastroenterology，2011，16（3）：164－166.
[38] GIONCHETTI P，CAMPIERI M，BELLUZZI A，et al. Interleukin 1 beta（IL-1 beta）release from fresh and cultured colonic mucosa in patients with ulcerative colitis（UC）［J］. Agents Actions，1992：C50－C52.
[39] COONEY RN，GILPIN T，SHUMATE ML，et al. Mechanism of IL-1 induced inhibition of protein synthesis

in skeletal muscle [J]. Shock, 1999, 11 (4): 235 – 241.

[40] MOK CC, YING SK, TO CH, et al. Bone mineral density and body composition in men with systemic lupus erythematosus: a case control study [J]. Bone, 2008, 43 (2): 327 – 331.

[41] KONAGAYA Y, KONAGAYA M, TAKAYANAGI T. Chronic polyneuropathy and ulcerative colitis [J]. Jpn J Med, 1989, 28 (1): 72 – 74.

[42] OH D J, YOON H, CHOI Y J, et al. P242 The prevalence of sarcopenia and its effect on prognosis in patients with Crohn's disease [J]. Journal of Crohn's and Colitis, 2018, 12 (supplement_1): S222.

[43] LEE CH, YOON H, OH D J, et al. The prevalence of sarcopenia and its effect on prognosis in patients with Crohn's disease [J]. Intestinal Research, 2020, 18 (1): 79 – 84.

[44] MONTELEONE G, TRAPASSO F, PARRELLO T, et al. Bioactive IL-18 expression is up-regulated in Crohn's disease [J]. J Immunol, 1999, 163 (1): 143 – 147.

[45] WOLK K, WITTE E, HOFFMANN U, et al. IL-22 induces lipopolysaccharide-binding protein in hepatocytes: a potential systemic role of IL-22 in Crohn's disease [J]. J Immunol, 2007, 178 (9): 5973 – 5981.

[46] HÖLTTÄ V, KLEMETTI P, SIPPONEN T, et al. IL-23/IL-17 immunity as a hallmark of Crohn's disease [J]. Inflamm Bowel Dis, 2008, 14 (9): 1175 – 1184.

[47] CICCIA F, RIZZO A, ALESSANDRO R, et al. Activated IL-22 pathway occurs in the muscle tissues of patients with polymyositis or dermatomyositis and is correlated with disease activity [J]. Rheumatology (Oxford), 2014, 53 (7): 1307 – 1312.

[48] SUBRAMANIAM K, FALLON K, RUUT T, et al. Infliximab reverses inflammatory muscle wasting (sarcopenia) in Crohn's disease [J]. Alimentary Pharmacology & Therapeutics, 2015, 41 (5): 419 – 428.

[49] 西川浩樹，西口修平. 肝疾患とサルコペニア [J]. 内科，2018，121 (2)：315 – 320.

[50] 西口修平，日野啓輔，森屋恭爾，等. 肝疾患におけるサルコペニアの判定基準（第1版）[J]. 肝臓，2016，57 (7)：353 – 367.

[51] 白木亮，華井竜徳. 肝疾患におけるサルコペニアの疫学と臨床的意義 [J]. 日本消化器病学会雑誌，2018，115：424 – 429.

[52] 川口巧，中野暖，鳥村拓司. 肝疾患におけるサルコペニアの治療 [J]. 日本消化器病学会雑誌，2018，115：439 – 448.

[53] JEONG JY, LIM S, SOHN JH, et al. Presence of sarcopenia and its rate of change are independently associated with long-term mortality in patients with liver cirrhosis [J]. J Korean Med Sci, 2018, 33 (50): e299.

[54] HIRAOKA A, MICHITAKA K, UEKI H, et al. Sarcopenia and two types of presarcopenia in Japanese patients with chronic liver disease [J]. Eur J Gastroenterol Hepatol, 2016, 28 (8): 940 – 947.

[55] LEE MJ, KIM EH, BAE SJ, et al. Age-related decrease in skeletal muscle mass is an independent risk factor for incident nonalcoholic fatty liver disease: a 10-year retrospective cohort study [J]. Gut and Liver, 2019, 13 (1): 67 – 76.

[56] 李侗曾，孔明，陈煜. 终末期肝病与肌少症的关系 [J]. 临床肝胆病杂志，2020，36 (3)：693 – 696.

[57] 杨荣森. 肌少症是肝病的死亡预后因子 [J]. 健康世界，2013 (331)：10.

[58] 調憲，新木健一郎，塚越真梨子. 肝疾患におけるサルコペニア研究の現状と今後の展開 [J]. 日本消化器病学会雑誌，2017，114 (5)：826 – 833.

[59] 郑凤杰.2型糖尿病患者中非酒精性脂肪性肝病与骨骼肌量的相关性研究［D］.济南：山东大学，2018.

[60] 海道利実.肝胆膵移植外科領域におけるサルコペニア［J］.日本消化器病学会雜誌，2018，115（5）：430－438.

[61] HAMAGUCHI Y，KAIDO T，OKUMURA S，et al. Impact of quality as well as quantity of skeletal muscle on outcomes after liver transplantation［J］. Liver Transpl，2014，20（11）：1413－1419.

[62] SHIRAI H，KAIDO T，HAMAGUCHI Y，et al. Preoperative low muscle mass has a strong negative effect on pulmonary function in patients undergoing living donor liver transplantation［J］. Nutrition，2018，45：1－10.

[63] 黄安艳，陈洪芳，王如焕.实用内科手册［M］.上海：第二军医大学出版社，2007.

[64] GARCÍA PS，CABBABE A，KAMBADUR R，et al. Brief-reports：elevated myostatin levels in patients with liver disease：a potential contributor to skeletal muscle wasting［J］. Anesth Analg，2010，111（3）：707－709.

[65] 韩丽红，任喜化，吴修斌，等.慢性肝病血清TNF-α、IL-6水平及临床意义［J］.武警医学院学报，1997，4：217－218，232.

[66] 谢伶俐，周力，李丽滨.非酒精性脂肪性肝病患者TNF-α，IL-6的水平及意义［C］.贵州省中西医结合学会2010年消化系病学术交流会暨非酒精性脂肪肝研究进展学习班.2010.

[67] DASARATHY S，MERLI M. Sarcopenia from mechanism to diagnosis and treatment in liver disease［J］. J Hepatol，2016，65（6）：1232－1244.

[68] MONTANO-LOZA AJ，MEZA-JUNCO J，PRADO CM，et al. Muscle wasting is associated with mortality in patients with cirrhosis［J］. Clinical gastroenterology and hepatology，2012，10（2）：166－173.

[69] MONTANO-LOZA AJ，MEZA-JUNCO J，PRADO CM，et al. Muscle wasting is associated with mortality in patients with cirrhosis［J］. Clin Gastroenterol Hepatol，2012，10（2）：166－173.

[70] GOLSE N，BUCUR PO，CIACIO O，et al. A new definition of sarcopenia in patients with cirrhosis undergoing liver transplantation［J］. Liver Transpl，2017，23（2）：143－154.

[71] Kalaitzakis E，Josefsson A，Castedal M，et al. Hepatic encephalopathy is related to anemia and fat-free mass depletion in liver transplant candidates with cirrhosis［J］. Scand J Gastroenterol，2013，48（5）：577－584.

[72] BHANJI RA，CARLOS MV，ANDRES DR，et al. Myosteatosis and sarcopenia are associated with hepatic encephalopathy in patients with cirrhosis［J］. Hepatology International，2018，12（61）：1－10.

[73] HANAI T，SHIRAKI M，WATANABE S，et al. Sarcopenia predicts minimal hepatic encephalopathy in patients with liver cirrhosis［J］. Hepatol Res，2017，47（13）：1359－1367.

[74] NARDELLI S，LATTANZI B，TORRISI S，et al. Sarcopenia is risk factor for development of hepatic encephalopathy after transjugular intrahepatic portosystemic shunt placement［J］. Clin Gastroenterol Hepatol，2017，15（6）：934－936.

[75] MONTANO-LOZA AJ. New concepts in liver cirrhosis：clinical significance of sarcopenia in cirrhotic patients［J］. Minerva Gastroenterol Dietol，2013，59（2）：173－186.

[76] KIM HY，JANG JW. Sarcopenia in the prognosis of cirrhosis：going beyond the MELD score［J］. World J Gastroenterol，2015，21（25）：7637－7647.

[77] DASARATHY S，MERLI M. Sarcopenia from mechanism to diagnosis and treatment in liver disease［J］. J

Hepatol, 2016, 65 (6): 1232 - 1244.

[78] JINDAL A, JAGDISH RK. Sarcopenia: ammonia metabolism and hepatic encephalopathy [J]. Clinical and Molecular Hepatology, 2019, 25 (3): 270 - 279.

[79] SRIRAM S. Role of myostatin in oxidative stress in skeletal muscle [D]. Singapore: Nanyang Technological University, 2013.

[80] SINCLAIR M, GOW PJ, GROSSMANN M. Review article: sarcopenia in cirrhosis-aetiology, implications and potential therapeutic interventions [J]. Alimentary Pharmacology & Therapeutics, 2016, 43 (7): 765 - 777.

[81] THAPALIYA S, RUNKANA A, MCMULLEN MR. Alcohol-induced autophagy contributes to loss in skeletal muscle mass [J]. Autophagy, 2014, 10 (4): 677 - 690.

[82] MONTANO-LOZA AJ. Clinical relevance of sarcopenia in patients with cirrhosis [J]. World J Gastroenterol, 2014, 20 (25): 8061 - 8071.

[83] 宗磊，张明，诸葛宇征．肝硬化营养不良及其对机体的影响 [J]. 医学新知杂志，2017，27 (3): 272 - 275.

[84] O' CONNELL MDL, WU FCW. Androgen effects on skeletal muscle: implications for the development and management of frailty [J]. Asian Journal of Andrology, 2014, 16 (2): 203 - 212.

[85] LA COLLA A, PRONSATO L, MILANESI L, et al. 17β-Estradiol and testosterone in sarcopenia: role of satellite cells [J]. Agng Research Reviews, 2015, 24 (Pt B): 166 - 177.

[86] SCHIAF S, DYAR KA, CICILIOT S, et al. Mechanisms regulating skeletal muscle growth and atrophy [J]. Febs Journal, 2013, 280 (17): 4294 - 4314.

第十四章　肌少症与神经系统疾病

神经系统疾病可以导致肢体失用甚至瘫痪，极易导致肌少症，最近更是提出了卒中相关性肌少症的概念。肌少症是一种与年龄有关的老年综合征，其特征是肌肉质量和力量逐渐丧失。从大脑到神经肌肉接头，肌少症会伴随神经损伤，由于多巴胺能下调，运动不足和运动协调障碍会导致脊髓上驱动力下降，运动单位的重组和运动神经元的炎性变化降低了传导速度和复合肌肉动作电位的幅度，此外，神经肌肉接头重塑和年龄相关的神经生理学改变可能会导致神经肌肉损伤[1]。总之，肌少症与神经系统疾病密切相关。另外，关于肌少症对认知障碍的研究也取得了一定的进展，因此，肌少症与神经系统疾病之间的关系可能是相互影响的。

第一节　卒中相关性肌少症

卒中患者面临着严重后遗症的长期影响，包括机体行动不便甚至残疾，目前研究发现，超过60%卒中患者会留下残疾，50%患者患有偏瘫，30%患者在没有帮助的情况下无法行走[2]。骨骼肌是导致中风致残的主要效应器官，这种残疾主要归因于脑部病变，目前认为卒中会导致多种机制引发的肌肉异常：去神经支配、失用萎缩、慢性炎症和痉挛，是一种肌肉组织表型改变和萎缩的复杂模式[3]。

肌少症既往被认为是老年人群疾病，随着临床研究的进展卒中相关性肌少症的概念被提出，卒中相关性肌少症被认为具有许多与年龄相关肌少症不同的特征。研究发现，卒中后数小时内开始出现肌肉结构变化，然后肌肉质量迅速减少[4]。卒中所导致的机体能力低下甚至残疾取决于复杂的病理生理反应，与引起病变的神经损伤有关，进而影响神经元的传出途径，继发性地导致骨骼肌结构和功能性的改变[4-5]。

Park 等[6]对3009名男性和4199名女性进行大规模调查发现，卒中与肌少症之间存在强的正相关性（Class Ⅰ，OR = 1.734；Class Ⅱ，OR = 3.725。$P < 0.05$）。Ryan 等[7]对190名年龄40～84岁卒中发作后6个月的患者研究显示，卒中患者肌少症患病率介于14%～18%。Jyunya 等[8]对117名65岁或65岁以上慢性卒中幸存者进行研究，采用AWGS 2019诊断标准共检测出60名肌少症患者，并发现肌少症患者以膝关节伸展无力和踝关节肌无力为主，提出中风性肌少症患者的骨骼肌评估和干预应集中在膝关节和踝关节上。流行病学相关研究提示，卒中相关性肌少症具有较高的患病率。Su 等[9]分析发现，卒中相关性肌少症的合并患病率为42%（95% CI = 33%～52%），<1个月时的患病率为50%（95% CI = 42%～59%，$I^2 = 78\%$，$P < 0.01$），而≥6个月时的患病率为34%（95% CI = 17%～56%，$I^2 = 94\%$，$P < 0.01$）。其中，女性卒中相关性肌少症的合并患病率为39%（95% CI = 25%～55%），显示出

较高的异质性（$I^2=91\%$，$P<0.01$），而男性卒中相关性肌少症的患病率为45%（95% CI = 28%~62%），异质性同样较高（$I^2=90\%$，$P<0.01$）。Park 等[10]对亚急性脑卒中患者按照SMI和握力分为肌肉水平降低组和不降低组，结果显示康复治疗3周后观察发现两组患者4米步行测试、定时起立测试和改良巴氏指数评定显著改善，其中只有不降低组显示6分钟步行测试有所改善。比较两组之间的改善，不降低组在6分钟步行测试和定时起立测试方面的改善比降低组更大，SMI和握力强度的降低对亚急性门诊中风患者的功能恢复有负面影响。

目前认为，卒中相关性肌肉降解的分子机制目可能与神经系统改变、失用性萎缩、局部炎症有关。脑组织对缺血非常敏感，阻断血流30秒脑代谢即发生改变，1分钟神经元便会停止活动，而Arasaki 等[11]观察发现脑梗死患者运动单位数量在脑梗死后4小时也开始下降，脑梗死后30小时内肌肉组织中运动单位数量显著减少，其原因可能是由于支配该肌肉的脊髓α运动神经元的突触受到了抑制。卒中相关性肌少症肌纤维的改变具有独有的特征，Deyne 等[12]研究发现，与老年肌少症患者的纤维类型从快肌收缩纤维向慢肌收缩纤维的转变相反，在卒中患者中观察到了慢肌收缩纤维向无氧代谢为主的快肌收缩纤维MHC Ⅱ型亚型的反向转变，且快肌收缩纤维MHC Ⅱ型的比例与步态缺陷严重程度成反比。动物研究发现，急性脑缺血卒中小鼠脑梗死的严重程度仅在对侧腿部，与分解代谢活动相关，与同侧腿部无关。对人体的研究发现腿部肌肉的衰减与胰岛素有关，卒中患者的胰岛素抵抗和糖尿病患病率很高，骨骼肌是胰岛素-葡萄糖代谢的主要部位，而卒中所导致的炎症途径的激活和氧化损伤可能导致胰岛素作用受损，骨骼肌的流失和功能改变[13-15]。对残疾老年人的研究发现，残疾老人中有着较高水平的IL-6、D-二聚体、TNFR1、TNFR2、GCSF和TNF-α，这些因子不仅与老年人的残疾有关[16]，其中IL-6、TNF-α目前已被证实都与胰岛素抵抗、肌少症有直接的关联，这些炎症因子引起炎症可能在卒中患者肌少症的发生、代谢异常和肢体残疾中起到一定的作用。同时研究发现，卒中模型小鼠具有较低的能量消耗，以及正常的食物摄入和活动水平提示了补充体重的补偿机制；干预机制（高热量饮食喂养，β受体阻滞剂和抗生素治疗）均未能阻止蛋白水解激活和肌肉流失，因此进食障碍、交感神经过度激活或感染不能完全解释这种分解代谢激活，且受神经支配的骨骼肌的流失程度与脑损伤的严重程度有关[13]。可见卒中相关性肌少症的发生具有其独特的机制，可能比老年肌少症更加复杂。

目前发现，卒中导致患者机体行动障碍和残疾还与萎缩过程发生的脂肪组织浸润增加有关，并且在患侧程度更高，肌肉内脂肪的增加不仅会影响骨骼肌的质量，还会导致步速减慢[7]。因此，虽然有观点认为超重和轻度肥胖的卒中患者实际上可能会有更好的结局，并希望以此来解释“肥胖悖论”现象[17]。但实际中还需要根据患者的骨骼肌的质量和能力、脂肪所造成的负担等进行分析才能对患者做出更准确的评估。

Nozoe 等[18]使用SARC-F问卷评估了老年急性卒中患者的卒中前肌少症，认为卒中前肌少症是卒中后3个月功能预后的独立预测因子，可见卒中与肌少症的发生存在较大的关联。Matsushita 等[19]认为，卒中相关性肌少症似乎是男性患者康复后如何从事日常生活活动的预测指标（$\beta=-4.957$，95% CI = -9.902 ~ -0.012），而对女性则没有意义。Scherbakov 等[20]对卒中患者进行了一项更为长期的观察发现，体重减轻是卒中后的常见并发症，67例研究对象12个月后发现有11例（16%）患者体重减轻，有14例（21%）患者出现恶病质，在恶病质患者中，观察到脂肪组织相对减少了19%，肌肉组织减少了6.5%，并且患者机体表现出极低的活动能力，显示肌肉组织与低体能独立相关（OR = 137.9，$P < 0.05$），而在非恶病质患者中，12个月后未观察到肌肉组织的变化。

除了对机体活动能力的影响外，目前还有大量研究提示卒中相关性肌少症可能会对患者的消化、泌尿系统带来影响。Shiraishi等[21]对202例卒中患者观察发现，有82.2%患者有轻度至严重的口腔问题，卒中相关性肌少症的患病率为53.5%。有口腔问题的患者的SMI和握力均显著低于没有口腔问题的患者，口腔评估指南评分（revised oral assessment guide，ROAG）与SMI和握力独立相关。Wakabayashi等[22]对637名康复病房中风患者研究发现，共有343名（53.0%）患者（141名男性和202名女性）被诊断为肌少症，并显示吞咽困难与肌少症独立相关，可见口腔问题在卒中患者中较为常见，并可能受到肌少症的影响。目前研究显示，肌少症患者伴有严重的吞咽困难，卒中被认为是最常见的原因，与肌少症导致舌压低下有一定的关系[23-24]。除了对口腔和吞咽造成影响，有研究还认为卒中性肌少症可能还会对进食障碍和肠道吸收造成影响，但是对此仍需要进一步的研究[25]。尿失禁在卒中患者中较为常见，患者在卒中后1周时发生尿失禁的比例为35%[26]。Parker-Autry等[27]通过对1583名女性的研究发现，肌少症和尿失禁具有独立相关性。不同于属于骨骼肌的舌肌，逼尿肌是由平滑肌纤维构成的，目前关于平滑肌与肌少症关系的研究较少，但是Kunieda等[28]研究发现，平滑肌也可以发生肌少症，这可能对肌少症的概念提出新的挑战。总之，卒中患者可能因为潜在的骨骼肌和平滑肌等质量和能力低下而伴随着较为复杂的并发问题，严重影响患者的生存质量。

骨骼肌在人体中扮演着至关重要的代谢调节角色，因此，肌少症可能会对卒中患者的代谢产生影响，Choi等[29]以316名40岁以上卒中患者（男性164名，女性152名）作为研究对象调查卒中患者的肌少症和代谢综合征的患病率，以及代谢综合征和肌少症之间的关系，结果发现男性卒中患者肌少症的患病率为47.3%，女性患者为46.3%，男性和女性的代谢综合征患病率分别为50.6%和73.7%，同时与糖尿病患者对照组相比，卒中组患者的代谢综合征患病率要高出6.734倍，肌少症是男性卒中患者发生代谢综合征的独立危险因素（95% CI = 2.454 ~ 18.482，$P < 0.001$），代谢综合征是卒中复发的一个因素。因此，为了预防卒中患者的卒中复发，必须在康复治疗之初的教育计划中将肌少症的重要性和预防方法作为积极预防和管理代谢综合征的具体策略。

由于卒中患者的特殊性给患者的肌少症筛查带来了不便，所以目前已经有研究探讨更简易的检测手段应用于卒中肌少症的筛查。Jung等[30]对40例首次卒中患者（男17例，女23例，平均年龄66.9 ± 15.4岁）使用BIA分析骨骼肌指数，并测量中间股段、股直肌、胫骨前肌、腓肠肌内侧和超声检查肱二头肌的肌肉厚度，结果SMI与胫骨前肌的相关性最高（$r = 0.783$，$P < 0.001$）。关于肌肉强度，研究发现医学研究理事会评分总分与握力相关（$r = 0.660$，$P < 0.001$），对于物理性能，则显示伯格平衡量表与4米步态速度相关（$r = 0.834$，$P < 0.001$），调整卒中严重程度、并发症和营养状况等因素后，可获得相同的结果。这些结果表明，在卒中患者中，更简易的肌少症胫骨前肌超声厚度、医学研究理事会评分和

伯格平衡量表可能替代SMI，握力和常规步态速度作为中风患者的肌少症筛查方案。

在治疗方面，目前尚无针对性治疗卒中肌少症的研究，但是给予患者补充适当的蛋白质、维生素D等有助于促进肌蛋白合成的营养物质并配合适合患者身体状况的简单的重复性康复训练可能会对患者肌肉的恢复有帮助。

卒中相关性肌少症在卒中患者中是个普遍存在的问题，既往关注较少，随着肌少症近年来被人们关注，卒中相关性肌少症也开始受到重视。虽然目前较多研究显示其与卒中幸存患者的生存质量、预后评估等有重要的关系，对患者的影响也是多方面的，但是目前很多问题仍未得到解决，卒中相关性肌少症的研究极可能为卒中幸存患者的身体机能障碍的预防和治疗起到积极的作用，值得日后深入研究。

（刘震超　刘天蔚）

第二节　阿尔茨海默病与肌少症

阿尔茨海默病（Alzheimer's disease，AD）又称早老性痴呆，为一种常见的神经退行性病变，临床上以记忆障碍、认知障碍、晚期出现精神症状、失语、失用、失认、视空间技能损伤、执行功能障碍及人格和行为改变等全面性痴呆表现为特征。其病因目前尚不明确，病理机制复杂，患者大脑皮层中烟碱型乙酰胆碱结合位点减少，发病时胆碱乙酰转移酶活性下降、乙酰胆碱酯酶活性升高，导致乙酰胆碱合成、释放、转运障碍，并伴有胆碱能神经元的缺失和变性，进而引起患者记忆和认知功能障碍为主要症状的一系列临床表现。同时由于淀粉样蛋白前体和早老素基因发生突变或β淀粉样蛋白降解酶功能发生异常，导致β淀粉样蛋白过度沉积，异常沉积可导致一系列的级联反应，如Tau蛋白过度磷酸化、神经胶质细胞增生、递质丢失、突触改变和炎症反应等，进而产生一系列的病理变化，包括老年斑、神经元丢失、颗粒空泡变性、血管淀粉样病变及神经元纤维缠绕结节，引起神经元损伤和功能障碍[31-33]。

Gillette-Guyonnet等[34]最早对32位患有AD的女性和32位健康年龄与骨密度匹配的女性进行了研究，结果显示AD妇女与对照组妇女的无脂肪或四肢骨骼肌质量没有差异，但是由于样本量相对较少，结果缺乏说服力。Lecheta等[35]对平均年龄为78岁的96位老年人进行了评估，共观察到轻度AD患病率为54.2%；55.2%有营养不良的风险，5.2%受试者营养不良；64.6%受试者出现了无意的体重减轻，而43.7%受试者患有严重肌少症，结果提示AD患者中营养不良和肌少症的风险较高。Kimura等[36]对205名门诊轻度认知障碍和AD患者进行研究，发现受试者中肌少症患病率为14.6%，通过营养食欲调查表显示食欲可能是MCI和早期AD患者肌少症的可改变危险因素。Ogawa等[37]评估了285位可能患有AD的老年受试者，结果显示女性轻度AD和中度AD的肌少症患病率显著高于认知正常的对照组，女性或男性AD组的年龄、体重指数和老年痴呆状态评估检查评分与肌肉减少有关。在早期和轻度阶段，发现女性AD组和男性AD组的上肢和下肢的肌肉力量降低但不损失肌肉质量，在中度AD中，肌肉力量和质量均下降，在早期的女性和男性AD中也发现步态速度低，其随着痴呆的发展而进展，患有 AD 的受试者，甚至 AD 的早期阶段，显示出肌少症的高患病率。女性或男性 AD 中的低老年痴呆状态评估检查评分与肌肉质量减少有关，女性和男性 AD 各阶段之间的肌肉功能和身体功能存在差异。杉本大貴等[38]对 277 例 AD 患者研究发现，肌少症是 AD 患者降低日常生活活动的危险因素。

认知功能障碍是 AD 的重要临床表现，记忆力、语言、执行功能和视空间功能的评定是痴呆认知功能评定的重要组成部分[39]。Taniguchi 等[40]对 853 名 70 岁以上认知正常的老年人进行了随访研究，结果在平均2.7 年的随访期间，有 110 名受试者（16.5%）出现了认知能力下降，在步态表现的参数（速度、步长和频率）中，步长最能预测认知能力下降，是一般老年人认知能力下降的独立预测因子。谷口優等[41]随后对 649 名进一步的研究显示，受试者中有 201 名（31.0%）患有认知障碍，有 124 例（19.1%）受试者为肌少症，有 73 例（11.2%）受试者出现了身体功能低下但骨骼肌质量正常，肌少症与认知功能之间存在显著的横断面关系，老年人的身体功能指标握力和步速是认知障碍的预测指标。

炎症被认为是 AD 与肌少症发生之间的桥梁。已经有较多的报道介绍了肌少症和炎症标志物升高之间存在关联的流行病学证据，在这些研究中，肌少症患者显示高水平的 C-反应蛋白、IL-6 和 TNF-α。尽管尚未完全了解确切的机制，但现有研究表明，这些炎症介质会影响肌肉蛋白质的代谢，从而导致肌肉蛋白质分解；慢性低度炎症与阿尔茨海默病之间的关系也得到了广泛的研究。有理论解释这种关系如下：促炎细胞因子（如 INF-γ 和 IL-6）有助于外周淀粉样 β 肽的产生，这可能会增加大脑中淀粉样 β 肽的浓度，从而引起神经炎症和神经元死亡。动物研究显示，老年小鼠中炎症细胞因子的持续上调阻碍了有效的周围神经再生，通过影响施万细胞行为并在损伤后干扰其分化，这些研究结果表明，慢性炎症可能导致患者包括肌少症在内的多种并发症和异常衰老[42]。氧化应激也是 AD 的发病机制之一，研究显示，β 淀粉样蛋白与神经胶质细胞的受体结合，从而激活脑中的小胶质细胞和星形胶质细胞，产生大量的氧自由基和炎症因子，导致 AD 患者神经元的损失和功能障碍[43]，而氧化应激与多种途径引起的骨骼肌损伤有关[44-47]。

肌因子被认为是预防 AD 的重要运动训练因子和大脑生长因子，在运动过程中，骨骼肌收缩时释放的抗炎性细胞因子参与调控代谢反应，其中 BDNF 和抗炎性 IL-6 通过激活 AMPK 促进脂质代谢，IL-1Ra、IL-10、IL-6 和 sTNF-R 抑制 TNF-α 促炎细胞因子，IL-15 增强了肌肉收缩，并促进了肌肉生长的合成代谢，IL-7 和 IL-8 通过 C-X-C 受体信号传递激活血管生成，纤维连结蛋白Ⅲ型域包含蛋白-5/鸢尾素途径通过控制神经发生途径激活脑细胞和 BDNF 的表达[48]。目前已证明，收缩的骨骼肌可以释放出多种肌因子，并成为骨骼肌肥大的重要关键因素，因此，运动训练可以作为预防延迟 AD 肌少症和其引起的一系列相关功能障碍的重要干预方案。

第三节 帕金森病与肌少症

帕金森病（Parkinson's disease，PD）是中老年人的一种常见的神经性病变，主要为脑中黑质、蓝斑、迷走神经背核等具有色素的细胞变性坏死，多巴胺递质生成障碍，引起多巴胺系统与胆碱能系统的不平衡，临床主要表现为机体震颤、运动缓慢和姿势不平衡，是公认的老年人残疾的原因[31,49]。Abou-Raya 等[49]研究发现，在 PD 患者中肌少症发病率约为 62%，与健康对照组相比，PD 患者的维生素 D 水平显著降低，握力和精神状态显著降低，跌倒和（或）骨折的发生率更高，PD 是肌少症的危险因素。Lima 等[50]对 218 例 PD 患者进行了评估，使用 SARC-F 筛选出了 121 例（55.5%）潜在的肌少症患者，其中 103 例（47.4%）符合肌少症标准，Lima 等认为肌少症和 PD 具有共同的途径，可能会影响彼此的预后和患者的生活质量。Peball 等[51]研究显示，PD 患者的肌少症患病率为 55.8%，显著高于非 PD 对照组，在 PD 患者中，肌少症的发生比普通人群更常见，并且与疾病的更严重病程相关。Küsbeci 等[52]对 100 名非痴呆的 PD 患者和 95 名健康受试者研究显示，PD 组和对照组的男性和女性平均肌肉质量有统计学差异，肌少症在 PD 中并不罕见，早期诊断和治疗可能会降低 PD 患者机体功能的下降。Vetrano 等[53]分别采用欧洲老年人肌少症工作组与国际工作组标准对 210 名特发性 PD 的老年人进行检查，结果男性肌少症的两种标准患病率为 28.5% 和 40.7%，女性为 17.5% 和 32.5%，男性严重肌少症的患病率为 16.8% 和 20.0%，女性为 11.3% 和 18.8%，而严重肌少症与 PD 的严重程度有关。可见肌少症在 PD 患者中属于高发性并发症。

关于肌少症对 PD 患者影响的研究不多，Barichella 等[54]对 235 例特发性 PD 患者研究显示，帕金森综合征主要是运动障碍，其特征是在日常活动中进行性残疾，肌少症主要与疾病的进展有关，而在残疾中可能起较小的作用。Ozer 等[55]研究表明，肌肉力量与 PD 病情和残疾的严重程度密切相关，PD 患者即使在疾病晚期、去脂肪质量较低且瘦肉得到保护的情况下，仍具有良好的身体组成。肌少症吞咽困难是肌少症和吞咽肌肌肉无力引起的，Yamada 等[56]案例报告提示，肌少症吞咽困难也可能是 PD 的并发症，家庭综合疗法结合康复和积极的营养管理可能能有效治疗这种情况。

关于 PD 继发肌少症的机制，可能与慢性炎症有关。Scalzo 等[57]研究显示，PD 中血清 IL-6 水平显著升高，而血清 IL-6 含量较高的 PD 患者在功能迁移测试中花费的时间更多，步态速度也较低，这些结果表明，高水平的 IL-6 可能会导致肌肉分解代谢加速，引起肌少症，从而导致肌无力和疲劳，还可能与 PD 患者的功能障碍有关。氧化损伤是引起肌少症的机制之一，同时氧化应激在 PD 的发病机制中起着主要作用，氧化应激似乎是造成逐步功能障碍的原因，该功能障碍通过整个 PD 进程中的众多细胞途径表现出来[58]。

关于治疗的研究，Dibble 等[59]研究表明，进行高强度离心运动可改善 PD 患者的肌少症和运动迟缓。营养干预也可能具有一定的治疗潜力，肌酸一水合物是目前最有效的人体营养补充剂，目前肌酸补充临床应用已经涉及神经退行性疾病（如进行性肌营养不良、PD、亨廷顿病）、糖尿病、骨关节炎、纤维肌痛、衰老、脑和心脏缺血、青春期抑郁症和妊娠等。研究显示低剂量肌酸［0.1 g/(kg·d)］与蛋白质补充剂［0.3 g/(kg·d)］的结合可增加瘦肉组织的质量和上身强度，同时减少了肌肉蛋白质降解[60]，因此，肌酸的运用可能在 PD 肌少症的治疗中发挥巨大作用。

（郑重文）

参考文献

[1] 권영남, 윤성상. Sarcopenia: neurological point of view [J]. 대한골대사학회지, 2017, 24 (2): 83-89.

[2] SCHERBAKOV N, DOEHNER W. Sarcopenia in stroke-facts and numbers on muscle loss accounting for disability after stroke [J]. Journal of Cachexia, Sarcopenia and Muscle, 2015, 2 (1): 5-8.

[3] SCHERBAKOV N, VON HAEHLING S, ANKER SD, et al. Stroke induced Sarcopenia: muscle wasting and disability after stroke [J]. International Journal of Cardiology, 2013, 170 (2): 89-94.

[4] SCHERBAKOV N, SANDEK A, DOEHNER W, et al. Stroke-related sarcopenia: specific characteristics [J]. Journal of the American Medical Directors Association, 2015, 16 (4): 272-276.

[5] HUNNICUTT JL, GREGORY CM. Skeletal muscle changes following stroke: a systematic review and comparison to healthy individuals [J]. Topics in Stroke Rehabilitation, 2017, 24 (6): 463-471.

[6] PARK S, HAM JO, LEE BK. A positive association between stroke risk and sarcopenia in men aged ≥50 years, but not women: results from the Korean National Health and Nutrition Examination Survey 2008-2010 [J]. The journal of Nutrition, Health & Aging, 2014, 18 (9): 806-812.

[7] RYAN AS, IVEY FM, SERRA MC, et al. Sarcopenia and physical function in middle-aged and older stroke survivors [J]. Arch Phys Med Rehabil, 2017, 98 (3): 495-499.

[8] JYUNYA Y. Stroke sarcopenia patients cause weakness and atrophy in the knee and ankle joints [J]. Current Developments in Nutrition, 2020, 4 (S2): 214.

[9] Su Y, Yuki M, Otsuki M. Prevalence of stroke-related sarcopenia: a systematic review and meta-analysis [J]. Journal of Stroke and Cerebrovascular Diseases, 2020, 29 (9): 105092.

[10] PARK JG, LEE KW, KIM SB, et al. Effect of decreased skeletal muscle index and hand grip strength on functional recovery in subacute ambulatory stroke patients [J]. Annals of Rehabilitation Medicine, 2019, 43 (5): 535-543.

[11] ARASAKI K, IGARASHI O, ICHIKAWA Y, et al. Reduction in the motor unit number estimate (MUNE) after cerebral infarction [J]. Journal of the Neurological Sciences, 2006, 250 (1-2): 27-32.

[12] DE DEYNE PG, HAFER-MACKO CE, IVEY FM, et al. Muscle molecular phenotype after stroke is associated with gait speed [J]. Muscle & nerve, 2004, 30 (2): 209-215.

[13] SPRINGER J, SCHUST S, PESKE K, et al. Catabolic signaling and muscle wasting after acute ischemic stroke in mice: indication for a stroke-specific sarcopenia [J]. Stroke, 2014, 45 (12): 3675-3683.

[14] RYAN AS, BUSCEMI A, FORRESTER L, et al. Atrophy and intramuscular fat in specific muscles of the thigh: associated weakness and hyperinsulinemia in stroke survivors [J]. Neurorehabilitation and Neural Repair, 2011, 25 (9): 865-872.

[15] HAFER-MACKO CE, RYAN AS, IVEY FM, et al. Skeletal muscle changes after hemiparetic stroke and potential beneficial effects of exercise intervention strategies [J]. The Journal of Rehabilitation Research and Development, 2008, 45 (2): 261-272.

[16] Peterson MJ, Thompson DK, Pieper CF, et al. A novel analytic technique to measure associations between circulating biomarkers and physical performance across the adult life span [J]. The Journals of Gerontology: Series A, 2016, 71 (2): 196-202.

[17] SCHERBAKOV N, DIRNAGL U, DOEHNER W. Body weight after stroke lessons from the obesity paradox [J]. Stroke, 2011, 42 (12): 3646-3650.

[18] NOZOE M, KANAI M, KUBO H, et al. Pre-stroke sarcopenia and functional outcomes in elderly patients with acute stroke: a prospective cohort study [J]. Nutrition, 2019, 66: 44 – 47.

[19] MATSUSHITA T, NISHIOKA S, TAGUCHI S, et al. Sarcopenia as a predictor of activities of daily living capability in stroke patients undergoing rehabilitation [J]. Epidemiology, Clinical Practice and Health, 2019, 19 (11): 1124 – 1128.

[20] SCHERBAKOV N, PIETROCK C, SANDEK A, et al. Body weight changes and incidence of cachexia after stroke: body weight and cachexia after stroke [J]. Journal of Cachexia, Sarcopenia and Muscle, 2019, 10 (3): 611 – 620.

[21] SHIRAISHI A, YOSHIMURA Y, WAKABAYASHI H, et al. Prevalence of stroke-related sarcopenia and its association with poor oral status in post-acute stroke patients: implications for oral sarcopenia [J]. Clinical Nutrition, 2018, 37 (1): 204 – 207.

[22] YOSHIMURA Y, WAKABAYASHI H, BISE T, et al. Prevalence of sarcopenia and its association with activities of daily living and dysphagia in convalescent rehabilitation ward inpatients [J]. Clinical Nutrition, 2017, 37 (6): 2022 – 2028.

[23] WAKABAYASHI H. Transdisciplinary approach for sarcopenia. Sarcopenic dysphagia [J]. Clinical calcium, 2014, 24 (10): 1509 – 1517.

[24] MAEDA K, AKAGI J. Decreased tongue pressure is associated with sarcopenia and sarcopenic dysphagia in the elderly [J]. Dysphagia, 2015, 30 (1): 80 – 87.

[25] WAKABAYASHI H, SAKUMA K. Rehabilitation nutrition for sarcopenia with disability: a combination of both rehabilitation and nutrition care management [J]. Joural of Sarcopenia, Cachexia and Muclse, 2014, 5 (4): 269 – 277.

[26] WILSON D, LOWE D, HOFFMAN A, et al. Urinary incontinence in stroke: results from the UK National Sentinel Audits of Stroke 1998 – 2004 [J]. Age and Ageing, 2008, 37 (5): 542 – 546.

[27] PARKER-AUTRY C, HOUSTON DK, RUSHING J, et al. Characterizing the functional decline of older women with incident urinary incontinence [J]. Obstetrics and Gynecology, 2017, 130 (5): 1025 – 1032.

[28] KUNIEDA T, MINAMINO T, NISHI J, et al. Angiotensin Ⅱ induces premature senescence of vascular smooth muscle cells and accelerates the development of atherosclerosis via a p21-dependent pathway [J]. Circulation, 2006, 114 (9): 953 – 960.

[29] CHOI SH, KIM YH. Association metabolic syndrome with sarcopenia in korean stroke patients: korean national health and nutrition examination survey data (2008 – 2011) [J]. Journal of the Korea Contents Association, 2018, 18: 165 – 174.

[30] JUNG HJ, LEE YM, KIM M, et al. Suggested assessments for sarcopenia in patients with stroke who can walk independently [J]. Annals of Rehabilitation Medicine, 2020, 44 (1): 20 – 37.

[31] 药立波．医学分子生物学 [M]. 2 版．北京：人民卫生出版社，2001.

[32] 田强，贾军，屈兴汉，等．神经调节素对阿尔茨海默病大鼠模型海马细胞凋亡和核转录因子 κB 表达的影响 [J]. 中华行为医学与脑科学杂志，2012，21 (1)：26 – 29.

[33] 郭宗君，金丽英，郭云良，等．三种化学物质诱发大鼠认知障碍：优化阿尔茨海默病模型的研究 [J]. 中国临床康复，2004，8 (25)：5266 – 5268.

[34] GILLETTE-GUYONNET S, NOURHASHEMI F, ANDRIEU S, et al. Determination of appendicular muscle mass by dual energy X-ray absorptiometry method in women with sarcopenia and Alzheimer's disease [J]. J

Nutr Health Aging, 2000, 4 (3): 165 - 169.

[35] LECHETA DR, SCHIEFERDECKER MEM, MELLO APD, et al. Nutritional problems in older adults with Alzheimer's disease: risk of malnutrition and sarcopenia [J]. Revista de Nutrio, 2017, 30 (3): 273 - 285.

[36] KIMURA A, SUGIMOTO T, NIIDA S, et al. Association between appetite and sarcopenia in patients with mild cognitive impairment and early-stage alzheimer's disease: a case-control study [J]. Front Nutr, 2018, 5: 128.

[37] OGAWA Y, KANEKO Y, SATO T, et al. Sarcopenia and muscle functions at various stages of alzheimer disease [J]. Front Neurol, 2018, 9: 710.

[38] 杉本大貴，小野玲，村田峻輔，等．軽度認知障害及び軽度アルツハイマー病患者においてサルコペニアは 1 年後 ADL 低下の危険因子である [J]. 理学療法学，2016，44 (2) . Doi: 10.14900/cjpt.2016.1521.

[39] 解恒革．阿尔茨海默病认知障碍表现与量表检测 [J]. 中国实用内科杂志，2010，30 (10): 883 - 887.

[40] TANIGUCHI Y, YOSHIDA H, FUJIWARA Y, et al. A prospective study of gait performance and subsequent cognitive decline in a general population of older Japanese [J]. J Gerontol A Biol Sci Med Sci, 2012, 67 (7): 796 - 803.

[41] 谷口優，清野諭，藤原佳典，等．地域在住高齢者における身体機能・骨格筋量・サルコペニアと認知機能との横断的・縦断的な関連性 [J]. 日本老年医学会雑誌，2015，52: 269 - 277.

[42] KIM SH, SIN DS, LIM JY. Newly diagnosed sarcopenia and alzheimer's disease in an older patient with chronic inflammation [J]. Annals of Geriatric Medicine and Research, 2019, 23 (1): 38 - 41.

[43] 韩敏敏，郝翠，王喆，等．虾青素对 Aβ 诱导的阿尔茨海默病大鼠损伤的保护作用 [J]. 中国海洋药物，2018，37 (4): 39 - 44.

[44] SANDRI M. Autophagy in skeletal muscle [J]. FEBS Letters, 2010, 584 (7): 1411 - 1416.

[45] 李爽，李丽，魏力军，等．氧化损伤和微重力致骨质疏松症的研究进展 [J]. 现代生物医学进展，2018 (7): 1376 - 1379.

[46] SABBAH HN, SHAROV V, RIDDLE JM, et al. Mitochondrial abnormalities in myocardium of dogs with chronic heart failure [J]. Journal of Molecular and Cellular Cardiology, 1992, 24 (11): 1333 - 1347.

[47] KIM TN, CHOI KM. The implications of sarcopenia and sarcopenic obesity on cardiometabolic disease [J]. Journal of Cellular Biochemistry, 2015, 116 (7): 1171 - 1178.

[48] 안나영, 김기진. Role of myokine and exercise for the prevention of aging [J]. 운동학 학술지, 2017, 19 (2): 1 - 9.

[49] ABOU-RAYA S, ABOU-RAYA A, EL KHADRAWY T, et al. SAT0379 Prevalence of sarcopenia and osteopenia/osteoporosis in older adults with parkinson's disease: a cross-sectional analysis [J]. Annals of the Rheumatic Diseases, 2013, 71 (Suppl 3): 600.

[50] LIMA DP, DE ALMEIDA SB, BONFADINI JC, et al. Clinical correlates of sarcopenia and falls in Parkinson's disease [J]. PLoS One, 2020, 15 (3): e0227238.

[51] PEBALL M, MAHLKNECHT P, WERKMANN M, et al. Prevalence and associated factors of sarcopenia and frailty in Parkinson's disease: a cross-sectional study [J]. Gerontology, 2018, 65 (3): 1 - 13.

[52] KÜSBECI OY, ÇOLAKOĞLU BD, INCI I, et al. Sarcopenia in Parkinson's disease patients [J]. NSN,

2019, 36 (1): 28 -32.

[53] VETRANO DL, PISCIOTTA MS, LAUDISIO A, et al. Sarcopenia in parkinson disease: comparison of different criteria and association with disease severity [J]. J Am Med Dir Assoc, 2018, 19 (6): 523 -527.

[54] BARICHELLA M, PINELLI G, IORIO L, et al. Sarcopenia and dynapenia in patients with parkinsonism [J]. J Am Med Dir Assoc, 2016, 17 (7): 640 -646.

[55] OZER FF, AKN S, GULTEKIN M, et al. Sarcopenia, dynapenia, and body composition in Parkinson's disease: are they good predictors of disability?: a case-control study [J]. Neurological Sciences, 2019, 41 (2): 313 -320.

[56] YAMADA Y, SHAMOTO H, MAEDA K, et al. Home-based combined therapy with rehabilitation and aggressive nutrition management for a Parkinson's disease patient with sarcopenic dysphagia: a case report [J]. Prog Rehabil Med, 2018, 3: 20180019.

[57] SCALZO P, KÜMMER A, CARDOSO F, et al. Serum levels of interleukin-6 are elevated in patients with Parkinson's disease and correlate with physical performance [J]. Neurosci Lett, 2010, 468 (1): 56 -58.

[58] MIRANDA-DÍAZ AG, GARCÍA-SÁNCHEZ A, CARDONA-MUÑOZ EG. Foods with potential prooxidant and antioxidant effects involved in Parkinson's disease [J]. Oxid Med Cell Longev, 2020, 2020: 6281454.

[59] DIBBLE LE, LASTAYO PC, MARCUS RL. 15. 13 Improvements of sarcopenia and bradykinesia in persons with Parkinson's disease (PD) as a result of high intensity eccentric exercise [J]. Gait & Posture, 2005, 21 (1): S93 -S94.

[60] KREIDER RB, KALMAN DS, ANTONIO J, et al. International Society of Sports Nutrition position stand: safety and efficacy of creatine supplementation in exercise, sport, and medicine [J]. Journal of the International Society of Sports Nutrition, 2017, 14 (1): 18.

第十五章　肌少症与呼吸系统疾病

骨骼肌占总体重的40%，随着年龄的增长，骨骼肌的数量和质量都在恶化，肌少症是一种以肌肉质量和力量明显丧失为特征的疾病，由于肌肉组织参与多种功能，因此肌少症与各种衰老过程和疾病引起的器官结构和功能变化密切相关。最近研究显示，肌少症会对呼吸肌功能产生影响，呼吸肌功能下降可导致严重的后果，呼吸肌衰弱会造成通气障碍导致缺氧继而引起氧合减少和多系统器官功能障碍，低肌肉力量人群心肺功能异常的风险比健康人群增加了约5倍[1-2]。尤其是慢性阻塞性肺疾病会继发肌少症，对患者的身体健康和生活质量造成影响。本章将简单介绍呼吸系统肌少症的发生机制，以及肌少症与呼吸系统疾病之间的相互影响。

第一节　肌少症对呼吸肌的功能影响

老年人群发生呼吸系统并发症和感染的风险大大增加，这可能部分是由膜肌的肌少症所导致。既往认为，久坐不动的生活方式与衰老导致肺部肌肉力量下降相结合，造成活动能力下降，并进一步加速呼吸肌力量的降低，从而降低了其力量和能力导致呼吸道通畅障碍。病理显示，与老化相关的膜肌力量产生能力的下降是由Ⅱx 和（或）Ⅱb 肌肉纤维的选择性萎缩所致。膜肌强度降低似乎不会影响维持正常通气行为的能力（即正常氧水平下的通气性通气），但会削弱排空气道清除能力，可能会使老年人患肺炎或其他呼吸系统感染的风险增加，而通气不足可能会引起运动能力下降和氧化应激升高共同导致心血管疾病风险增加。另外，呼吸肌力量的下降会阻碍活动能力，这与残疾增加和老年人生活质量下降有关[3-4]。Shin 等[4]对65 例60 岁以上受试者（男性30 例，女性35 例）研究显示，最大吸气压力和最大呼气压力均与 SMI 呈正相关（$r=0.451$；$r=0.388$），握力还显示出与最大吸气压力和最大呼气压力的显著相关性（$r=0.560$，$P<0.01$；$r=0.393$，$P<0.05$）。此外，虽然步态速度与最大吸气压力或最大呼气压力均不显著相关，但是简易体能状况量表与最大呼气压力呈正相关（$r=0.436$，$P<0.05$）。在以最大吸气压力为因变量的多元线性回归分析中，对年龄和简易体能状况量表进行调整后，最大呼气压力和握力、SMI 显著相关（$\beta=1.876$，$P<0.001$；$\beta=1.964$，$P=0.01$），但在最大呼气压力的多元回归分析中，只有手握力显著相关（$\beta=1.102$，$P=0.02$）。Martínez-Arnau 等[5]对老年人群研究显示，样本中呼吸肌力量降低的发生率在37.9%~80.7%，呼气流量峰值与握力和步态速度及最大吸气压力显著相关，最大呼气压力与握力显著相关。노희준[6]对89 名受试者研究显示，最大吸气压力与 SMI 呈正相关，最大吸气压力还与膝关节伸肌强度和握力相关，但肺活量计评估峰值呼气流量和最大呼气压力与肌少症变量无显著相关性，在多元回归分析中，最大吸气压力是与 SMI 相关的

唯一独立因素。其他慢性疾病患者中肌少症对患者的呼吸肌功能同样有着严重的影响。Izawa 等[7]对 63 例年龄 65 岁以上心脏病患者观察发现，肌少症组的最大吸气压力显著低于非肌少症组，与没有肌少症的老年心脏病患者相比，肌少症患者的最大吸气压力可能受到负面影响，即老年心脏病患者呼吸肌力量会受到肌少症的影响；反过来，呼吸肌的异常也可用于肌少症发生的评估预测。Ohara 等[8]研究发现，与非肌少症患者相比，老年肌少症患者的最大吸气压力和最大呼气压力值均较低，并且呼吸肌力量与肌少症及其指标握力、步态速度和肌肉质量指数等呈负相关，这与之前研究较为一致，并且研究还显示最大吸气压力和最大呼气压力值临界点可在临床实践中用作老年人肌少症的指标。综上可见，随着增龄老年人群会出现“呼吸肌肌少症”，这对老年人群健康产生了严重的影响。

（王丽芹）

第二节　慢性阻塞性肺疾病与肌少症

慢性阻塞性肺疾病（chronic obstructive pulmoriary disease，COPD）是一种复杂的呼吸系统疾病，其特征是阻塞性细支气管炎、肺气肿和慢性肺部炎症导致不可逆的气流受限[9]。COPD 可导致早期死亡、高死亡率和卫生系统的重大成本，每年全世界 300 万人因 COPD 死亡。2020 年的预测表明，COPD 将成为全球第三大死亡原因（1990 年为第六位），COPD 的患病率因国家、年龄和性别而异[10-11]。该疾病包括肺气肿、慢性支气管炎和小气道阻塞，可以由环境暴露引起，主要是吸烟。引起本病的主要致病因素包括感染和炎症，蛋白酶和抗蛋白酶失衡，以及氧化应激抑制了抗氧化剂的防御能力[12]。自噬是一种保守的进化过程，负责通过溶酶体依赖的受损蛋白质、脂质和细胞器降解来维持细胞稳态，当自噬受到诸如吸烟、环境和衰老等因素的影响时，自噬系统会导致形成并增加活性氧的产生，这有助于研究 COPD 的发病机制[13]。COPD 曾经被认为主要发病人群为男性群体的一种疾病，但后续研究显示本病在女性中越来越普遍。尽管在过去的几十年中女性吸烟量的增加可能可以解释这种增加的一部分，但这种关系变得更复杂，包括诸如对烟草的敏感性差异、解剖和激素差异、行为差异以及对可用治疗方式的反应差异等因素。此外，患有 COPD 的女性可能临床表现不同，并发症的模式也可能不同，急性加重后的生存率可能更高[14]。

COPD 的发病机制是基于对有毒颗粒和气体吸入的先天性和适应性炎性免疫反应，尽管吸烟是造成吸入伤害的主要原因，但许多其他环境和职业暴露也导致了 COPD 的病理，与 COPD 有关的免疫炎性变化与组织修复和重塑过程有关，该过程增加了黏液的产生并引起肺气交换表面的气肿性破坏，而在吸烟者中观察到的肺气肿的常见形式始于靠近细小支气管的呼吸细支气管，这些细支气管成为 COPD 阻塞的主要部位[15]。一小部分不吸烟者也发展为 COPD，许多被诊断为儿童气道受限的人在以后的生活中也可能患有 COPD，这些因素表明该疾病的家族遗传成分，由基因位点突变引起的多态性可能与 COPD 的发病机制有关，并且多个基因可能与 COPD 的发病机制有关[16]。

COPD 与许多并发症相关，即使在控制了常见病因后（如吸烟或使用类固醇），其发病

 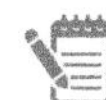

率也比预期高。这些并发症可能是导致 COPD 病情恶化和失调的原因之一，并且可能导致相当高的死亡率，这些并发症包括动脉粥样硬化、心力衰竭、糖尿病、骨质疏松症、恶病质、胃食管反流病和抑郁症[17]。

肌少症是 COPD 的重要并发症[18]，评估肌肉质量和功能对于 COPD 患者至关重要。缺乏运动会导致 COPD 的肌肉功能过早丧失，而肌肉退化减少会进一步降低身体活动、运动耐力和生活质量，目前已经证实骨骼肌减少与 COPD 恶化的较高发生率和较低的生存率密切相关[19]。最初，肌少症用于描述与年龄相关的肌肉质量和力量的丧失，然而，在慢性疾病中经常观察到的蛋白质快速分解、代谢异常和慢性炎症，最终可以诱发肌少症，因此，肌少症被认为是各种慢性病的综合征。据报道在 COPD 人群中，肌少症的患病率为 15%，并且与肺功能受损和健康状况不佳有关，在稳定型 COPD 中的肌少症患病率为 15%～25%[20]；而急性发病期 COPD 的肌少症患病率更高，在一项 54 人的研究中发现肌少症的患病率高达 45%[21]。韩国一项大规模调查显示，肌少症与 COPD 患者的非酒精性脂肪肝风险增加相关，与年龄、性别、肺功能和代谢因子无关[22]。英国一项最新研究，使用 EWGSOP 标准发现在稳定的 COPD 患者中伴随肌少症发生的患者比例为 14.5%[23]。研究表明在 50 岁以上 COPD 患者中，肌肉质量每年减少 1%～2%，在 50～60 岁年龄段和 60 岁以上年龄段的人群中，肌肉力量每年分别下降 1.5% 和 3.0%，Costa 等[24]对 91 例 COPD 患者（其中 50 例患者为女性）研究发现，共有 36 例（39.6%）患者观察到了肌少症，且肌少症与非肌少症患者之间性别、年龄或吸烟状况没有差异，肌少症与 GOLD 分级或一秒用力呼气容积（forced expiratory volume in the first second，FEV_1，用作阻塞程度的指标）无关，肌少症患者的 BMI、体脂百分比和总瘦体重显著低于无肌少症的患者。多元分析表明，不论年龄、性别、吸烟状况和 gold 分级，还是 BMI、气流阻塞、呼吸困难和运动能力组成的 BODE 指数（the body mass index obstruction dyspnea and exercise capacity，BODE；一个评价 COPD 病情及预后的多维分级系统）与肌少症均显著相关。另一项对 263 例 COPD 患者（男 185 例，女 78 例）的临床检查结果显示，营养不良和肌少症的患病率分别为 19.8% 和 24.0%，随疾病严重程度而增加，营养不良患者的肌少症患病率显著升高，尤其是系统性炎症患者（恶病质患者），营养不良的肌少症患者与非肌少症患者相比，BMI、去脂质量和握力显著降低，严重肌少症患者和恶病质患者比例显著增加[25]。

COPD 引发肌少症的首要病因就是体力活动不足，由于疾病本身会导致患者的运动不耐症，造成失用引起慢性肌萎缩，即肌少症。研究表明，在老年人和 COPD 患者中，缺乏运动是肌少症发展的关键因素，也是死亡率和残疾的预测指标[26]。体重超标或肥胖的重度 COPD 患者比正常体重或体重不足的同等气流障碍程度的患者具有更高的去脂肪体重、运动能力和吸气肌强度，而去脂肪体重较高与高水平的运动能力独立相关，超重或肥胖患者的这些特征可能抵消了超重的弊端，并可改善 COPD 的预后[27]。

研究显示，COPD 患者的肌肉功能障碍与全身性炎症有关，肌肉蛋白的分解及合成可能受到这种全身性炎症的影响。另外，它似乎会引起过度的氧化应激并降低生长刺激因子的水平，由于已知在剧烈运动后会发生炎症反应，因此也有学者担心运动实际上会加剧 COPD 的炎症。但最近的证据表明，这种反应实际上可能是抗炎性的，遗憾的是，目前关于 COPD 患者中炎性细胞因子 TNF-α 和 IL-6 对运动反应的证据不一致，因此无法断定单次运动对 COPD 患者是有害还是有益[28]。现有证据表明，与健康受试者相比，COPD 患者运动诱发的细胞因子反应有所不同，主要是 IL-6 在 COPD 中表现出的作用，并涉及 C－反应蛋白和 TNF-α 升高的影响，而补充多不饱和脂肪酸与运动训练和适当的营养支持相结合，可能产生有益的治疗效果，COPD 的体育锻炼与免疫学改变有关，可能带来抗炎作用，并且部分解释了 COPD 患者肺部康复后所见的改变[29]。总之，体力活动与 COPD 患者肌少症发生有关，其具体机制可能与运动过程中分泌的各种细胞因子有关，但更具体的机制需要深入的研究。

COPD 的特征在于局部和全身性炎症，炎症在 COPD 的发生、发展过程和严重程度中起着至关重要的作用，COPD 发展过程中局部炎症的特征在于炎性细胞的浸润，细胞因子、趋化因子、生长因子和黏附分子的表达增加[30]。肌肉消耗和慢性炎症是 COPD 患者的主要特征，全身性炎症与肺功能加速下降有关，肌少症在 COPD 稳定的患者中非常常见，并伴有更严重的呼吸困难和较低的运动耐量。在病情稳定的 COPD 人群中，全身性炎症可能是导致肌少症的重要因素，握力和骨骼肌质量指数均与炎症因子 IL-6 和 TNF-α 相关[31]。由于肌少症与全身炎症水平高度相关，目前尚不清楚 COPD 患者发展全身性炎症的机制，然而全身性炎症的存在，紧密地与影响预后包含肌少症在内的并发症相关。研究发现，在 COPD 患者的炎症标志物中，C－反应蛋白、纤维蛋白原、白细胞、TNF-α、IL-6 和 IL-8 水平与健康对照组相比显著升高；相反，肌肉质量和功能的不足，也可以影响 COPD 的预后。总之，由于全身炎症和营养不良造成的肌肉减少，严重影响了 COPD 患者的肺功能[32-33]。

氧化损伤也是 COPD 引起肌少症的原因，线粒体是细胞内氧化剂的主要来源，同时也是氧化应激的主要靶标，COPD 中活性氧和氮物质源于细胞和环境，香烟中的氧化剂会激活巨噬细胞和上皮细胞，从而触发促炎性细胞因子和趋化因子的产生，从而诱导免疫反应，释放的蛋白酶破坏肺中的结缔组织，可能导致慢性支气管炎或肺气肿。此外，通过多形核白细胞和肺泡巨噬细胞的氧化爆发释放的过量 RONS 会抑制抗蛋白酶过程并加速肺组织的降解，RONS 还通过损害肺泡巨噬细胞的吞噬能力而延迟炎症的消退，导致坏死和肺气肿。同样，长期吸烟会损害嗜中性粒细胞，影响肺泡巨噬细胞的吞噬作用和抗原呈递功能[34]。几项研究表明，COPD 患者的氧化应激生物标志物水平增加，如 8－羟基－2－脱氧鸟苷、F2-Isoprostanes、晚期糖基化终末产物等，与 COPD 老年患者气流受限的严重程度密切相关[35]。现有研究表明，包括 COPD 在内的与年龄有关的几种疾病都与骨骼肌功能障碍有关，氧化应激是老年人出现这种病状的主要病因，尤其是蛋白质羰基化被证明可以修饰参与肌肉收缩性能的关键酶和结构蛋白[36]，RONS 还通过增加蛋白水解作用和减少肌肉蛋白合成，从而导致肌少症[37]。在 RONS 介导的肌肉质量和强度降低中涉及多种作用于神经肌肉接头的机制，首先，RONS 减少了突触间隙中乙酰胆碱的释放，这可能导致肌膜无法产生动作电位；其次，持续的氧化应激可能会改变神经肌肉接头的形态，从而导致神经支配和纤维数量的减少，同时，兴奋－收缩耦联也会受损，导致钙从肌浆网中释放的程度降低；最后，RONS 还可以诱导肌动蛋白和肌球蛋白结构的修饰，从而大大减少了肌原纤维装置内的跨桥循环[38]。

COPD 是一种慢性消耗性疾病，由于患者长期咳嗽和呼吸困难致使肺通气做功增加和机体组织氧耗过度而出现营养不良，同时，大多数老年患者伴有消化功能不良和多器官慢性疾病导致进食量减少和能量消耗增加，进一步加重营养不良[11]。COPD 患者长期营养不良可导致机体免疫功能下降，增加感染概率和加重病情[12]。另外，长期大量使用抗生素和氨茶碱类药物会损伤胃肠道黏膜，造成肠道菌群失调，单一肠内营养支持治疗无法满足体内营养消耗[13]。而严重的营养不良和肠道内菌群的失调都与肌少症的发生有关，肠道微生物群能够通过依赖菌群的代谢产物影响骨骼肌稳态，其功能的改变可导致增加合成代谢抗性，释放促炎介质，引起线粒体异常并造成氧化损伤，引起胰岛素抵抗等，这些机制都与肌少症的发生有关[39]。

在治疗方面，营养支持联合免疫调节治疗可能是治疗 COPD 肌少症的较好的方案。胸腺素是临床常用的免疫调节药物，该药物能够加速 T 淋巴细胞在机体内的分化成熟速度，提高细胞内合成因子能力，增强 B 细胞的免疫应答反应，使机体内细胞免疫作用加强，进而提高机体免疫功能，对老年 COPD 急性发作期患者在营养支持基础上给予免疫调节治疗能明显改善患者营养水平和免疫功能，增加肺通气功能[40]，而对营养和免疫的调节可能对肌少症的治疗起到理想的效果。运动是治疗肌少症的有效方法，COPD 患者呼吸急促之类的症状会减少日常活动，从而可能会导致肌少症的发生。随着活动量的减少，肌肉质量减少，COPD 患者最终陷入无法有效利用氧气运动能力下降的恶性循环。由于活动减少而引起的失调是 COPD 患者肢体肌肉功能障碍的主要原因，在这些患者中，降低肌肉力量和耐力的因素包括慢性炎症、氧化应激、缺乏活动、低氧血症、激素异常、蛋白质和维生素 D 等营养素缺乏及全身性皮质类固醇的使用。因此，治疗和管理要么应抑制这一过程，要么应以补充缺乏为目标，但由于运动引起的呼吸困难，使得 COPD 患者的高强度训练受到限制，运动对呼吸的需求增加而造成流量受限，导致呼吸方式对其吸气肌肉有更大的需求，这导致潮气量低和呼吸频率高，吸气肌肉工作增加会引起呼吸困难和运动强度受限。多学科的肺康复计划已成为治疗 COPD 的重要组成部分，它可以改善这些患者的运动耐力和健康相关的生活质量，人工通气辅助可以提高运动耐力，从而帮助严重的 COPD 患者获得更高的训练水平，可以帮助减轻和辅助负担过重的通气肌肉，并有可能提高运动强度[41-43]。

（刘　光　许　浩）

第三节　阻塞性睡眠呼吸暂停低通气综合征与肌少症

阻塞性睡眠呼吸暂停低通气综合征（obstructive sleep apnea hypopnea syndrome，OSAHS）是以睡眠状态下上气道反复暂时性阻塞为特征，进而引起夜间缺氧、胸腔高负压及睡眠结构紊乱的疾病，严重影响患者的生活质量，是高血压、冠心病、糖尿病、老年痴呆等多种严重疾病的源头性疾病之一[44]。目前少有研究考虑到肌少症可能是本病的促成因素，Souza 等[45]将 23 位肌少症老人设为观察组，29 位老人组成对照组，结果显示老年肌少症患者阻塞性睡眠呼吸暂停的发生率高于非肌少症患者，并能反映睡眠中氧饱和度的降低。杜亭亭等[46]进行了更大样本量（肌少症组 110 例和对照组 210 例）的研究显示，肌少症组阻塞性睡眠呼吸暂停比例较高，阻塞性睡眠呼吸暂停与肌少症的发生相关，且阻塞性睡眠呼吸暂停患者比非阻塞性睡眠呼吸暂停患者更易患肌少症。

（左成艳）

参考文献

[1] 김경민, 장학철, 임수. Differences among skeletal muscle mass indices derived from height-, weight-, and body mass index-adjusted models in assessing sarcopenia [J]. 언어와 정보, 2016, 31 (4): 643 – 650.

[2] 공성아. 근감소 진단 기준에 따른 근력 저하 여성 노인의 심폐기능과 보행능력 및 낙상 위험도 비교 분석 [J]. 코칭능력개발지, 2020, 22 (2): 81 – 89.

[3] ELLIOTT JE, GREISING SM, MANTILLA CB, et al. Functional impact of sarcopenia in respiratory muscles [J]. Respir Physiol Neurobiol, 2016, 226: 137 – 146.

[4] SHIN HI, KIM DK, SEO KM, et al. Relation between respiratory muscle strength and skeletal muscle mass and hand grip strength in the healthy elderly [J]. Annals of Rehabilitation Medicine, 2017, 41 (4): 686 – 692.

[5] MARTÍNEZ-ARNAU FM, BUIGUES C, FONFRÍA-VIVAS R, et al. Respiratory muscle strengths and their association with lean mass and handgrip strengths in older institutionalized individuals [J]. J Clin Med, 2020, 9 (9): 2727.

[6] 노희준, 김돈규, 이상윤,et al. Relationship between respiratory muscle strength and conventional sarcopenic indices in young adults: a preliminary study [J]. Annals of Rehabilitation Medicine, 2015, 39 (6): 880 – 887.

[7] IZAWA KP, WATANABE S, OKA K, et al. Respiratory muscle strength in relation to sarcopenia in elderly cardiac patients [J]. Aging Clin Exp Res, 2016, 28 (6): 1143 – 1148.

[8] OHARA DG, PEGORARI MS, OLIVEIRA DOS SANTOS NL, et al. Respiratory muscle strength as a discriminator of sarcopenia in community-dwelling elderly: a cross-sectional study [J]. J Nutr Health Aging, 2018, 22 (8): 952 – 958.

[9] WEN L, KRAUSS-ETSCHMANN S, PETERSEN F, et al. Autoantibodies in chronic obstructive pulmonary disease [J]. Front Immunol, 2018, 9: 66.

[10] RAHERISON C, GIRODET P O. Epidemiology of COPD [J]. Eur Respir Rev, 2009, 18 (114): 213 – 221.

[11] RABE KF, WATZ H. Chronic obstructive pulmonary disease [J]. Lancet, 2017, 389 (10082): 1931 – 1940.

[12] FISCHER BM, VOYNOW JA, GHIO AJ. COPD: balancing oxidants and antioxidants [J]. Int J Chron Obstruct Pulmon Dis, 2015, 10: 261 – 276.

[13] TAN W, SHEN HM, WONG W. Dysregulated autophagy in COPD: a pathogenic process to be deciphered [J]. Pharmacol Res, 2019, 144: 1 – 7.

[14] ARYAL S, DIAZ-GUZMAN E, MANNINO DM. COPD and gender differences: an update [J]. Transl Res, 2013, 162 (4): 208 – 218.

[15] HOGG JC, TIMENS W. The pathology of chronic obstructive pulmonary disease [J]. Annu Rev Pathol, 2009, 4: 435 – 459.

[16] YUAN C, CHANG D, LU G, et al. Genetic polymorphism and chronic obstructive pulmonary disease [J].

Int J Chron Obstruct Pulmon Dis, 2017, 12: 1385 - 1393.

[17] TAN SL, WOOD AM. Chronic obstructive pulmonary disease and comorbidity: a review and consideration of pathophysiology [J]. Panminerva Med, 2009, 51 (2): 81 - 93.

[18] BARNES PJ, CELLI BR. Systemic manifestations and comorbidities of COPD [J]. Eur Respir J, 2009, 33 (5): 1165 - 1185.

[19] TOPTAS M, YALCIN M, AKKOC İ, et al. The relation between sarcopenia and mortality in patients at intensive care unit [J]. Biomed Res Int, 2018, 2018: 5263208.

[20] KIM SH, SHIN MJ, SHIN YB, et al. Sarcopenia associated with chronic obstructive pulmonary disease [J]. J Bone Metab, 2019, 26 (2): 65 - 74.

[21] PERROT L, GREIL A, BOIRIE Y, et al. Prevalence of sarcopenia and malnutrition during acute exacerbation of COPD and after 6 months recovery [J]. Eur J Clin Nutr, 2020, 74 (11): 1556 - 1564.

[22] HONG KS, KIM MC, AHN JH. Sarcopenia is an independent risk factor for NAFLD in COPD: a nationwide survey (KNHANES 2008—2011) [J]. Int J Chron Obstruct Pulmon Dis, 2020, 15: 1005 - 1014.

[23] JONES SE, MADDOCKS M, KON SS, et al. Sarcopenia in COPD: prevalence, clinical correlates and response to pulmonary rehabilitation [J]. Thorax, 2015, 70 (3): 213 - 218.

[24] COSTA TM, COSTA FM, MOREIRA CA, et al. Sarcopenia in COPD: relationship with COPD severity and prognosis [J]. J Bras Pneumol, 2015, 41 (5): 415 - 421.

[25] DE BLASIO F, DI GREGORIO A, DE BLASIO F, et al. Malnutrition and sarcopenia assessment in patients with chronic obstructive pulmonary disease according to international diagnostic criteria, and evaluation of raw BIA variables [J]. Respir Med, 2018, 134: 1 - 5.

[26] STEINER MC. Sarcopaenia in chronic obstructive pulmonary disease [J]. Thorax, 2007, 62 (2): 101 - 103.

[27] SABINO PG, SILVA BM, BRUNETTO AF. Nutritional status is related to fat-free mass, exercise capacity and inspiratory strength in severe chronic obstructive pulmonary disease patients [J]. Clinics (Sao Paulo), 2010, 65 (6): 599 - 605.

[28] VAN DER VLIST J, JANSSEN TW. The potential anti-inflammatory effect of exercise in chronic obstructive pulmonary disease [J]. Respiration, 2010, 79 (2): 160 - 174.

[29] GARROD R, ANSLEY P, CANAVAN J, et al. Exercise and the inflammatory response in chronic obstructive pulmonary disease (COPD)—Does training confer anti-inflammatory properties in COPD? [J]. Med Hypotheses, 2007, 68 (2): 291 - 298.

[30] LOPEZ-CAMPOS JL, CALERO-ACUÑA C, LOPEZ-RAMIREZ C, et al. Implications of the inflammatory response for the identification of biomarkers of chronic obstructive pulmonary disease [J]. Biomark Med, 2016, 10 (2): 109 - 122.

[31] BYUN MK, CHO EN, CHANG J, et al. Sarcopenia correlates with systemic inflammation in COPD [J]. Int J Chron Obstruct Pulmon Dis, 2017, 12: 669 - 675.

[32] GAN WQ, MAN SF, SENTHILSELVAN A, et al. Association between chronic obstructive pulmonary disease and systemic inflammation: a systematic review and a meta-analysis [J]. Thorax, 2004, 59 (7): 574 - 580.

[33] CHUA JR, ALBAY AJ, TEE ML. Body composition of filipino chronic obstructive pulmonary disease (COPD) patients in relation to their lung function, exercise capacity and quality of life [J]. Int J Chron Ob-

struct Pulmon Dis, 2019, 14: 2759 - 2765.

[34] ZUO L, HE F, SERGAKIS GG, et al. Interrelated role of cigarette smoking, oxidative stress, and immune response in COPD and corresponding treatments [J]. Am J Physiol Lung Cell Mol Physiol, 2014, 307 (3): L205 - L218.

[35] CHOUDHURY G, MACNEE W. Role of inflammation and oxidative stress in the pathology of ageing in COPD: potential therapeutic interventions [J]. COPD, 2017, 14 (1): 122 - 135.

[36] BARREIRO E. Role of protein carbonylation in skeletal muscle mass loss associated with chronic conditions [J]. Proteomes, 2016, 4 (2): 18.

[37] POWERS SK, JI LL, KAVAZIS AN, et al. Reactive oxygen species: impact on skeletal muscle [J]. Compr Physiol, 2011, 1 (2): 941 - 969.

[38] BAUMANN CW, KWAK D, LIU HM, et al. Age-induced oxidative stress: how does it influence skeletal muscle quantity and quality? [J]. J Appl Physiol (1985), 2016, 121 (5): 1047 - 1052.

[39] CASATI M, FERRI E, AZZOLINO D, et al. Gut microbiota and physical frailty through the mediation of sarcopenia [J]. Experimental Gerontology, 2019, 124: 110639.

[40] 葛翠, 张妍. 营养支持联合免疫调节治疗老年慢性阻塞性肺疾病急性发作期的临床效果 [J]. 中国食物与营养, 2020, 26 (6): 68 - 70.

[41] SHIN MJ. Sarcopenia associated with chronic obstructive pulmonary disease [J]. 대한골대사학회지, 2019, 26 (2): 65 - 74.

[42] 荒井秀典. 呼吸器疾患管理におけるサルコペニア・フレイルの意義 [C]. 第 28 回日本呼吸ケア・リハビリテーション学会学術集会 包括的呼吸ケアとチーム医療: 呼吸と循環のクロストーク, 2018.

[43]] DE BACKER LA, IDES K, DAEMS D, et al. Pulmonary rehabilitation and non-invasive ventilation in COPD [J]. Acta Clin Belg, 2010, 65 (5): 330 - 335.

[44] 韩德民, 叶京英. 阻塞性睡眠呼吸暂停低通气综合征的外科治疗 [J]. 中国耳鼻咽喉头颈外科, 2005, 12 (10): 611 - 614.

[45] SOUZA HS, MIRANDA RE, SILVA BM, et al. 0718 Sarcopenia increases the frequency of obstructive sleep apnea in the elderly [J]. Sleep, 2018, 41 (suppl_1): A267.

[46] 杜亭亭, 苗雨阳, 刘欣, 等. 老年人阻塞性睡眠呼吸暂停与肌少症的相关性研究 [J]. 中华老年医学杂志, 2019, 38 (3): 233 - 236.

第十六章　肌少症与恶性肿瘤

肌少症的特征是骨骼肌下降加上肌肉力量和（或）身体功能低下，患癌状态或外科手术会引起围手术期肌少症的发生，而癌症术后肌肉失用和术后营养吸收不足是肌少症发生的可能原因，尽管仍然没有明确的诊断标准，但肌少症现已成为晚期癌症患者的重要预后因素，它与不良的工作状态、化学疗法的副作用及较短的肿瘤控制时间有关[1-2]。此外，在癌症患者中，炎性细胞因子（如 IL-1α/β、IL-6、IFN-γ 和 TNF-α）的分泌会抑制蛋白质合成所需的胰岛素/IGF-1 信号，癌症患者还会过量产生 ROS 诱导 FOXO 的核易位并促进蛋白裂解。此外，根据术后情况，由于附加的不利因素（如持续失用和营养吸收不良），癌症患者术后会出现肌少症[2]。在第六章我们已经探讨了肌少症与恶病质之间的关系，恶性肿瘤的恶病质被认为是引起继发性肌少症的原因之一，恶病质是一种以明显的体重减轻、畏食、乏力和贫血为特征的综合征，大多数恶病质患者都伴有肌少症的发生[3-5]，由于之前我们已经探讨了恶病质对恶性肿瘤患者肌少症发生的影响，因此，本章我们将着重探讨肌少症对恶性肿瘤患者的预后和生存质量的影响。

第一节　肺癌与肌少症

肌少症在肺癌患者中非常普遍，患病率为 47.0%～74.0%[6-7]，Collins 等[6]的荟萃分析发现，肺癌患者肌肉质量丧失的病理生理学很复杂，肺癌患者肌少症的发展与蛋白质代谢异常有关，尽管体重减轻，但是高氨基酸血症可能会刺激正常的合成代谢蛋白反应。Baracos 等[8]对 441 例非小细胞肺癌患者进行的评估显示，体重减轻的患者仅占 7.5%（BMI < 18.5），但是肌少症的患病率为 46.8%，并且存在于所有 BMI 类别的患者中，男性（61%）比女性（31%）符合肌少症标准的比例高得多，因此，尽管体重正常或沉重，骨骼肌的消瘦是肺癌患者的突出特征。Kiss 等[9]对 41 例接受化疗的非小细胞肺癌患者研究显示，在化疗早期，患者的肌肉面积和肌肉密度明显减少，化疗之前检测发现有 61% 肌少症和 14% 肌少症肥胖患者，但是，这与较差的生存率没有显著相关。Lee 等[10]对早期非小细胞肺癌患者进行了 CT 腰大肌体积和横截面积扫描，研究表明肌少症对早期非小细胞肺癌早期术后并发症有影响，腰大肌体积指数低的患者总并发症发生率为 57.6%，腰大肌体积指数正常和高的患者总并发症发生率为 32.8%，最常见的并发症是长时间的漏气（低腰大肌体积指数为 16.9%，正常和高腰大肌体积指数为 9.6%），其次是肺炎（低腰大肌体积指数为 13.6%，正常和高腰大肌体积指数为 7.9%）和反复的胸腔积液（低腰大肌体积指数为 11.9%，正常和高腰大肌体积指数为 6.8%），低腰大肌体积指数是总体并发症的预测因素（OR = 2.18，95% CI = 1.07～4.09，P = 0.03）。

肺癌肌少症发病机制可能与慢性炎症、泛素－蛋白酶体系统有关。den Kamp 等[11]的评估非小细胞肺癌恶病质前期患者的肌肉 NF-κB 和泛素－蛋白酶途径活化的研究显示，非小细胞肺癌患者表现出较强的促炎状态，如血浆 sTNF-R1 水平升高及急性期阳性反应物 C－反应蛋白和纤维蛋白原升高，对患者测量了骨骼肌中 NF-κB 靶基因 IκB-α 和 TNF-α 的表达水平以及 E3 Ub 连接酶 atrogin-1/MAFbx 和 MuRF1 的表达水平，结果显示营养不良前患者中的 NF-κB、UPS E3 连接酶或 26S 蛋白酶体活性与健康对照相比没有差异，患有恶病质前期非小细胞肺癌的患者可能未激活蛋白－蛋白酶体的蛋白水解途径。Kim 等[12]对 186 例小细胞肺癌患者研究显示，肌少症的患病率为 68.8%（男性为 76.3%，女性为 30.0%）。在老年患者（≥65 岁）中，肌少症的患病率为 70.1%（男性为 77.7%，女性为 37.5%），C－反应蛋白是预测第 3 腰椎肌肉量的唯一重要炎症标志物（$\beta=-0.208$；95% CI $=-0.415\sim-0.002$；$P=0.048$），血清 C－反应蛋白是反映全身性炎症最为广泛接受的指标，但是 85.2% 肌少症患者和 87.9% 非肌少症患者的 C－反应蛋白值均正常。

第二节　胃癌与肌少症

胃癌是全球排名第五位最常见的癌症和死亡率第三位的癌症，我国每年新发胃癌病例约 40 万例，占世界总发病例数的 42%，胃癌预后仍然很差，外科切除是可能治愈胃癌的最有效疗法[13-14]。胃癌手术后，会伴随患者进食量的减少，体重减轻，青山徹等[15]对接受根治性胃切除术的 281 例患者检查分析发现，术后早期（手术后最多 7 天）的体重减轻为 2.1 kg 左右，术后后期（手术后 8～30 天）的体重减轻为 1.2 kg 左右。此外，术后早期身体组成的变化即显示去脂体重显著下降，脂肪减少 0.7 kg 左右[15]，而对于胃癌患者，较低的骨骼肌质量对于功能评估十分重要[16]。

肌少症对胃癌的预后有重要意义，肌少症是胃癌的术后并发症和整体生存的独立影响因素[17]。迄今为止，已报道了各种手术患者的肌少症与术后生存之间的关系，食管癌、胃癌、原发性肝细胞癌、结肠癌肝转移、胰腺癌、肺癌、活体肝移植等手术后的肌少症患者生存率低且发生并发症的风险高。肌少症肥胖症是肌少症和肥胖症的组合，比单独的肌少症引起更多的术后并发症如胃癌和胰腺癌，研究显示肌少症患者感染性并发症的风险增加如腹膜内脓肿、缝合失败、浅表手术部位感染和胃癌手术后的肺炎，而肌少症肥胖症患者的全腹腔胃镜切除术后的手术部位感染增加[18]。福田泰也等[19]回顾性分析了肌少症对术前背景因素、营养摄入和上消化道癌术后并发症的影响，在 99 例胃癌患者中，有 21 例（21.2%）被诊断为肌少症，其中男性和晚期病例居多，并且患者呼吸功能较差，与非肌少症患者相比人血白蛋白水平没有显著差异，但肌少症患者的热量摄入量和蛋白质摄入量显著降低，肌少症和非肌少症患者之间所有并发症发生率无显著差异，肌少症患者中 Grade Ⅲa 级或更高分级的严重并发症更为常见。此外，在非手术部位感染的发生率也有显著差异，特别是，Grade Ⅲa 级或更高级别的非手术部位感染中肺炎的发生率有差异，肌少症患者为 14.3%，非肌少症患者为 2.6%，并且肌少症患者术前呼吸功能就已较差，这也影响了术后肺部并发症，总之，肌少症的存在被认为是严重术后并发症的独立危险因素。Lin 等[20]分析了 594 例行根治性胃

 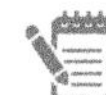

切除术的胃癌患者发现，低 SMI 是术后短期并发症的预测因素。Shi 等[21]对接受胃切除术的 279 例胃癌患者进行术前 CT 扫描第 3 腰椎研究显示，总腰肌面积和 SMI 分别诊断出 68 例和 125 例肌少症，有 88 例（31.5%）患者发生了术后并发症，肌少症患者的术后住院时间显著延长（总腰肌面积肌少症 15 天 vs. 非肌少症 11 天，$P<0.001$；SMI 肌少症 14 天 vs. 非肌少症 11 天，$P<0.001$），肌少症与胃切除术患者的总住院时间、术后住院时间和严重并发症有关，在降低误诊率和预测不良围手术期风险方面，SMI 比总腰肌面积可能更有意义。此外，肌少症可能导致严重的营养不良，并增加围手术期的不良风险。Tamura 等[22]对接受胃切除术的 153 例胃癌患者进行 BIA 检测结果显示，153 例患者中有 24 例出现肌少症，30 例（19.6%）患者出现了术后并发症，其中 20 例（13.1%）是感染性并发症，肌少症与年龄、体重指数、人血白蛋白、并发症中的肺部疾病、手术时间、手术方法和术后并发症显著相关。单因素分析表明，男性、肌少症、全胃切除术、剖腹手术和术中失血与术后感染并发症相关，在多元分析中，肌少症和术中失血≥400 mL 与术后感染并发症独立相关。Sakurai 等[23]对进行胃切除术的 569 例胃癌患者研究发现，SMI 成为胃癌患者 5 年总生存和癌症特异性生存的独立预测指标。肌少症对胃癌术后产生影响的原因首先可能是肌少症与营养状况差的指标（低 BMI，低白蛋白水平）之间的关联可能会增加术后并发症发生率；其次，肌肉质量和功能的丧失会降低日常活动中的体能和自主能力，从而阻碍术后的正常恢复；最后，肌少症与更高的术后感染率、更长的住院时间、更频繁的机械通气需求及更多的住院再入院和康复计划相关[13]。肌少症对胃癌患者治疗后影响的具体机制可能较为复杂，骨骼肌作为一个内分泌器官，可以分泌影响免疫系统的各种细胞因子，最终转换成呈现细胞免疫功能受损和炎性活动增加的状态。5 - 氟尿嘧啶制剂是各种癌症治疗的关键药物，而肌肉是参与 5 - 氟尿嘧啶代谢及肝功能和肾功能的重要器官之一，目前研究发现 5 - 氟尿嘧啶可能是引起癌症患者肌少症发生的原因之一。此外，现有研究表明肌少症不仅影响化疗中不良事件的发生，而且影响化学疗法的连续性，Ⅱ/Ⅲ期胃癌用 ACTS-GC Ⅲ期（口服 5 - 氟尿嘧啶）治疗是胃癌的辅助化学疗法，在 ACTS-GC 研究的 S-1 化疗药治疗中，持续进行 S-1 化疗药治疗 1 年的患者人数低至约 60%，即使在治疗完成 1 年的情况下，也有大约一半病例需要停药或降低剂量。青山徹等研究发现，体重减轻率低于 15% 患者术后 6 个月的 S-1 化疗药继续治疗率为 66.4%，体重减轻率为 15% 以上患者 S-1 化疗药继续治疗率为 36.4%，差异较大，但是其中的具体机制有待进一步的研究。此外，肌少症不仅影响化学疗法，而且还影响某些分子靶向药物治疗中不良事件的发生，如肌少症与索拉非尼剂量限制性毒性的发生之间存在显著相关性，毒性的发生率在肌少症组中显著更高。肌少症还与舒尼替尼的剂量限制性毒性发作有关，BMI 低于 25 kg/m^2 的肌少症患者的毒性发生率明显高于其他患者。此外，在患有胃癌的患者中，术前肌少症与中性粒细胞/淋巴细胞和血小板/淋巴细胞的比率升高相关，这些发现表明，对于胃切除术和化学疗法无法适应的肌少症患者术后会产生不良结果[15,24]。

恶性肿瘤是继发性肌少症的主要决定因素，而胃癌是恶性肿瘤继发性肌少症的最常见原因，恶病质是恶性肿瘤肌少症的发生原因，在胃癌患者中，约 85% 患者会发生恶病质[13]。在肺癌或胃肠道癌患者骨骼肌中，*USP19* 基因的表达与 E3 酶 MuRF1 和 MAFbx/atrogin-1 的表达相关。研究显示，*USP19* 基因敲除小鼠与糖皮质激素及去神经化反应模型小鼠（两组小鼠都伴有骨骼肌的流失和功能下降）相比，敲除小鼠保留了更大的力量，肌纤维萎缩更少，Ⅰ型和Ⅱb 型纤维均受到保护，因此，泛素－蛋白酶途径在胃癌肌少症的发生中可能发挥一定的作用[25]。

关于胃癌肌少症的治疗，研究显示在中晚期胃癌术后加速康复的过程中，饮食中加入可促进蛋白质合成、减少蛋白质分解的物质（如富含维生素 D、ω-3 脂肪酸的饮食）对于中晚期胃癌术后合并肌少症患者的临床治疗十分重要[26]。通过施用适量的蛋白质和抗性/有氧运动康复来预防胃癌手术后肌少症的发生，研究发现胃癌肌少症患者所消耗的卡路里和蛋白质量明显少于非肌少症患者，因此需要提供足够的总能量［25 kcal/(kg · d)］和蛋白质，此外，出于增加肌肉质量的目的，建议患者进行抗阻锻炼，例如下蹲、手臂屈伸和手抓握，以及每天步行 7500 步；对于呼吸功能较差的患者，可以使用 Coach 2 进行呼吸训练。除运动和训练外，β－羟基－β－甲基丁酸被认为是增加肌肉质量有效的氨基酸之一，它是亮氨酸的代谢产物，这些营养干预和运动要在手术前进行约 2 周，并根据相关的诊断标准评估肌少症是否存在改善以预防术后并发症的发生。而对于患者具体的营养管理，可通过详细分析各种营养指标，弄清每种情况下营养失调的原因，然后选择制定有效的营养管理方法进行改善，具体的营养管理方法包括静态脉冲营养、肠内营养和口服给药，但一般遵循营养管理方法适当的选择准则，应尽可能通过口服和肠内营养进行营养管理，而不必要的静脉内营养，尤其是中枢肠外营养，可能会引起严重并发症，例如败血症，如果需要静脉营养则时间要求相对较短且少于 2 周。热量不足，尤其是蛋白质摄入不足会造成负氮平衡，导致肌肉分解和丢失或肌少症的发展，为了确定和选择适合每种情况的营养给予成分，首先给予水分，然后给予电解质、能量、蛋白质、脂肪，必须按该顺序确定量给予，随后是糖分和维生素/微量元素，并选择最合适的肠内营养补充剂或输注制剂。目前认为，人体建议的蛋白质推荐量为 0.8 g/(kg · d)，这是根据 19 岁及 19 岁以上人群的体内氮平衡统一估算的，但是对于容易失去肌肉量的老年人来说，0.8 g/(kg · d) 不足以维持肌肉量，因此摄入量必须维持在 1.0～1.3 g/(kg · d)，研究发现随着蛋白质摄入量从至少 0.7～1.2 g/(kg · d) 的线性增加，瘦体重的减少会得到抑制，而 1.0 g/(kg · d) 的蛋白质是防止肌肉损失的最低蛋白质摄入量。关于水分和电解质的量，要考虑到人体所需的维持量，流失到外界的水量或要考虑到细胞外液缺乏的补充量，在口服给药困难或不利的情况下，无论是输注还是肠内营养，营养补充的原则是每天 24 小时连续给药[2,19]。

（许　浩）

第三节　肝癌与肌少症

原发性肝癌是自肝细胞和肝内胆管细胞发生的恶性肿瘤，死亡率仅次于肺癌和胃癌，我国每年约 110 万人死于肝癌[27]。张阳等[28]对 223 例原发性肝癌患者研究显示，患者中肌少症发生率为 27.8%，高龄（OR＝2.088）、人血白蛋白≥35 g/L（OR＝1.949）、营养风险筛查评分≥3 分（OR＝6.305）、糖尿病（OR＝5.311）都是原发性肝癌患者发生肌少症的风险因素。吴尘轩等[29]对127例中晚期（巴塞罗那分期B、C期）肝癌患者检测发现共有87例（68.5%）患者合并肌少症，提示肝癌患者中肌少症具有较高的患病率。现有研究表明，许多肝癌患者不仅患有原发性肌少症，而且患有慢性肝炎、肝硬化和癌症引起的继发性肌少症及相关的营养不足[16]。除采用SMI来评估肝癌患者的肌少症外，第3腰椎骨骼肌也可以用来评价肝癌肌少症，Ha等[30]对178例肝癌患者直接测量了骨骼肌和腹部脂肪的面积，结果显示患有肌少症的患者年龄较大，女性居多，并且BMI较低，从特征曲线获得的肌少症的临界值定义为男性第3腰椎的骨骼肌指数为45.8 cm/m^2，女性为43.0 cm/m^2。

同胃癌一样，肌少症对于肝癌患者的预后也具有一定的影响。研究显示，癌症患者术前较高的肌内脂肪组织含量是死亡和复发的独立危险因素，其优势比高于已知的危险因素，例如甲胎蛋白、TNM分期和微血管浸润。此外，术前高肌内脂肪组织含量也是肝切除术后并发症（Clavien Ⅲ级或更高）和肝癌感染性并发症的独立危险因素。因此，在肝癌中，发现术前肌内脂肪组织含量高值，即肌肉退化患者的预后较差。术前骨骼肌质量低是术后总体生存和无病生存的独立不良预后因素，另外，即使手术前的肌肉质量正常，如果手术后质量下降，则预后也变差[16]。钟若雷等[31]对85例行肝切除术的原发性肝癌患者进行第3腰椎的CT检查发现，有11例（12.9%）患者被诊断为肌少症，多因素分析显示肌少症（$P<0.001$）和糖尿病（$P=0.006$）是原发性肝癌患者独立的术后并发症预测因素。刘林等[32]研究显示，肌少症会增加老年肝癌患者术后并发症发生率，并延长住院时间，影响术后的恢复，同时也会降低患者的总生存率。陈梦坤[33]的研究则发现，肌少症可能会增加接受介入治疗肝癌患者的死亡风险。

神谷俊次[34]的研究表明运动可能对于肝癌肌少症具有较好的治疗效果，对102例患者检查显示肌少症的患病率为24.5%，并对其进行介入手术及2.5 METs负荷的运动疗法。观察显示，肌少症组介入手术前后SMI有显著增加，但在非肌少症组中未观察到显著变化，尽管这项研究中的运动疗法负荷较低，仅为2.5 METs，但这种疗法可有效提高正接受住院化疗的肌少症肝癌患者的SMI。因此，即使在低强度运动下也可能会对肝癌患者的肌少症产生影响，使骨骼肌质量和功能得到改善。另外，癌症围手术期施用二十碳五烯酸（eicosapentenoic acid，EPA）作为抑制手术压力的方法引起了关注，EPA是ω-3脂肪酸的多不饱和脂肪酸之一，其通过与促进炎症急性期的ω-6脂肪酸竞争，可以抑制过度的反应，EPA代谢产物如Resolvin E、Prostaglaindin（PG）D3、PGE3、PGI3和Leukotrien B5还具有抑制炎症的作用。EPA和熊果酸似乎可以有效地作为治疗剂以减轻肌肉营养不良和恶病质肌肉的退行性症状，而研究还发现EPA和训练运动联合对恶病质具有抑制作用[35-36]。

（宋　梅）

第四节　胰腺癌与肌少症

胰腺癌是恶性肿瘤，预后较差，手术切除是目前唯一的治疗方法，但在治愈后，其复发率仍很高。即使随着化学疗法的发展，术后存活率仍然很差，尤其是晚期胰腺癌患者的生存期更差，总体5年生存率不到10%。在胰腺癌和胆管癌中，有许多术前体重减轻和黄疸的病例，具有继发性肌少症发生的可能，且肌少症是晚期胰腺癌死亡率的预测指标，胰腺癌患者术前伴有体重减轻、糖尿病、黄疸及继发性肌少症。研究显示，术前低肌肉量的患者胰腺切除术后生存率和无复发生存率明显低于术前肌肉量正常的患者，术前骨骼肌质量消耗是重要的独立复发危险因素，并伴有淋巴结转移和非根治性切除；即肌少症因素是胰腺癌的独立预后因素。而一项对164例晚期胰腺癌患者（其中106例患有转移性疾病，58例患有局部晚期的疾病）的研究显示，肌肉丢失或肌肉密度降低的前四分位患者的调整后中位总生存期比这些测量结果的最低四分位患者缩短了4～5个月，肌肉而非脂肪对评估患者存活率有重要价值[16,37-39]。胰腺癌是西方国家与癌症相关的死亡的第四大主要原因，胰腺癌与肌少症具有相关性，Tan等[40]对111例进入姑息治疗方案的胰腺癌患者评估研究显示62例患者（55.9%）为肌少症，44例（39.6%）为超重/肥胖，患者的平均BMI为23.9，其中89位患者（80.2%）的体重减轻了正常体重的5%以上，这提示患者在胰腺癌晚期时显示出大量的能量储备（脂肪），但在这层脂肪组织的下面，肌肉消瘦的趋势仍在继续。Carrara等[41]对273例接受胰腺切除术的癌症患者进行术前第3腰椎的CT扫描，共有176例患者（64.5%）患有肌少症，其中有52例患者的体重减轻超过10%，与Ⅰ期患者相比，Ⅱ期和Ⅲ期癌症患者的总腹部肌肉面积水平较低，多变量分析表明，癌症分期是肌少症的独立预测因子。

肌少症对于胰腺癌患者的治疗预后具有重要的影响，骨骼肌质量降低是老年人癌症相关和全因死亡率的危险标志[42]。Naumann等[43]对147例局部晚期胰腺癌患者研究显示，持续的肌肉消瘦（第3腰椎椎体的腹部骨骼肌面积降低）可预示不良结局。研究发现，术前低PMI（psoas muscle mass index；第3腰椎肌肉横截面积/身高平方）人群的胰腺切除术后生存率和无复发生存率明显低于术前正常/高值组。此外，术前肌内脂肪组织含量高值人群的胰腺切除术后生存率和无复发生存率明显低于术前肌内脂肪组织含量低值人群，有趣的是，术前低PMI人群与术前正常/高PMI人群之间，术前肌内脂肪组织含量高值人群与术前肌内脂肪组织含量低值人群在癌症分期方面无显著差异。在多变量分析中，术前低PMI和术前高肌内脂肪组织含量都是患者生存和复发的独立危险因素，术前肌少症（骨骼肌质量低）是胰腺癌和胆道癌术后3年生存的独立危险因素[16]。Sakamoto等[44]对74例行胰腺切除术后胰腺癌术后复发的患者进行观察研究，有65例（87.8%）患者被诊断为肌少症，多因素分析显示，复发时的肌少症是胰腺癌一个独立的预后因素（$P=0.043$）。Chan等[45]研究表明，肌少症与接受化疗的胰腺癌患者生存率降低和毒性增加有关。Park等[46]研究显示，高癌胚抗原水平、最初的转移性疾病、肌少症、嗜中性粒细胞增多和乳酸脱氢酶水平高是接受吉西他滨化疗的复发或转移性胰腺癌患者总生存期的独立预后因素。另一项对83例食管癌切除术后接受辅助化疗的患者的研究发现，骨骼肌质量的下降与感染的发生率显著相关，特别是，它与发热性中性粒细胞增多症密切相关，肌少症患者中胰腺癌患者的胰液泄漏风险也会增加。防止术后肌少症发展，重要的是控制炎症，进行适当的康复，满足能量和蛋白质需求并防止营养不良。调整饮食含量并支持饮食摄入，以便在术后几天内口服足量食物。如果在上消化道手术后等情况下难以口服足够的剂量，则应考虑适当给予肠道营养和中肠外营

 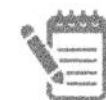

养。也有报道说，在手术后4天内无法口服的情况下，舌头压力显著降低[18]。

Di Sebastiano等[47]使用CT扫描分析了50例胰腺癌患者的骨骼肌和内脏脂肪组织变化，与非糖尿病患者相比，诊断时患有糖尿病的患者表现出明显更多且加速的内脏脂肪组织流失；相反，与非贫血患者相比，首次CT扫描无力的患者明显损失了更多的肌肉组织，并且速度加快，内脏脂肪组织流失率的提高与生存率下降有关，而辨别患者的糖尿病和贫血，对于早期发现恶病质至关重要，并且可能有助于减轻与恶病质相关的肌少症等并发症。

在治疗方面，营养疗法可能对胰腺癌肌少症起到一定的缓解作用，化疗也可能起到一定的作用[45]，运动疗法也可能起到较好的效果[48]。

（王妍之）

第五节　食管癌与肌少症

食管癌是发生在食管黏膜上皮的恶性肿瘤，多见于40岁以上男性，60～70岁多发。根据2011年美国国家癌症登记机构估算，大约64%新诊断的食管癌患者是65岁以上老年人，男性多于女性，临床多表现为进行性吞咽困难和吞咽疼痛的症状[27,49]。食管癌患者，尤其是晚期癌症患者，不仅可能合并原发性肌少症，而且由于癌症导致的口腔摄取失调和继发性肌少症也可能导致营养不良。此外，研究还发现食道癌肌少症患者中术后肺部并发症明显增多，肌少症是肺部并发症的独立危险因素。另外，在Ⅲ～Ⅳ期食管癌患者的术前放化疗期间会伴随大量肌肉丢失，但是关于术后致命并发症的发生与肌少症的关系目前仍存在争议，需要更多的证据研究[16]。一项研究显示肌少症对食管癌的预后有严重影响，如食管切除术后，伴随肌少症的患者术后肺部并发症发生率较高（OR = 2.03，95% CI = 1.32～3.11，P = 0.001)，且生存期明显较差（HR = 1.70，95% CI = 1.33～2.17，P < 0.0001)[50]。

一项对287例进行放化疗的食管癌患者研究显示，放化疗前发现的肌少症不影响总生存期和无进展生存期，但放化疗后肌少症患者的总生存期和无进展生存期短于没有放化疗的患者，放化疗后肌少症是总生存期不良的独立预后因素（HR = 1.697，95% CI = 1.036～2.780，P = 0.036)，放化疗后的肌少症可以作为食管癌患者长期预后的有用预测指标[51]。Miyata等[52]对接受新辅助化疗的94例食管癌患者检查后显示，在化疗前后分别检查出肌少症44例（46.8%）和50例（53.2%），而化疗期间严重的不良事件（如发热性中性粒细胞减少和4级中性粒细胞减少）的发生与骨骼肌质量的显著减少有关。Makiura等[53]关于104例接受食管切除术的食管癌患者的研究则表明肌少症（OR = 3.13，95% CI = 1.12～8.93）是导致患者肺部并发症的独立危险因素。Nishigori等[54]的研究也证实了肌少症可作为胸段食管癌食管切除术后肺部并发症的独立预测指标。牧浦大祐等[49]对食管癌切除术和食管癌再造术的104例患者进行术前评估，结果29例（27.9%）患者被诊断为肌少症，与非肌少症组相比，肌少症组年龄更大（70.0 ± 7.0岁 *vs.* 65.7 ± 7.1岁），并且较多患者处于晚期临床阶段（Ⅰ/Ⅱ/Ⅲ/Ⅳ：4/5/13/7 *vs.* 17/27/28/3），呼吸功能（%肺活度：93.2% ± 14.2% *vs.* 100.1% ± 12.0%）和营养状况（人血白蛋白水平：3.7 ± 0.7 g/dL *vs.* 4.0 ± 0.5 g/dL）

也显著降低。在肌少症组中，术后呼吸系统并发症的发生率明显更高（37.9% *vs.* 17.3%），但是心血管并发症的发生率没有显著差异。多元 Logistic 回归分析显示，肌少症和吸烟指数是术后呼吸系统并发症的独立预测因素。牧浦大祐等[55]进一步的研究则显示，食管癌患者中肌少症患者不仅比非肌少症患者明显年龄更大（69 岁 VS 64 岁，$P=0.01$），并且术后住院时间更长（53 天 VS 30 天，$P<0.01$），肌少症组出院后 3 个月内的再入院率显著更高（42.9% VS 16.4%，$P=0.01$），多因素 Logistic 回归分析显示，肌少症是术后再入院的独立预测指标，可以认为肌少症是食管癌患者出院后 3 个月内再次入院的危险因素，并与生存率降低有关。全身性炎症和肌少症的发生有关，Sakai 等[56]的研究显示，伴有全身性炎症的肌少症前期患者具有较高的死亡风险，全身性炎症增强了肌少症对食管癌患者预后的影响。另一项对 21 例食管癌切除手术患者的研究发现，有 5 例（23.8%）被诊断为肌少症，与胃癌手术病例相比，肌少症患者的检查病例数少，肌少症与非肌少症患者相比除了肺活量低外，呼吸功能无显著差异。另外，在食管癌患者中，肌少症和非肌少症患者之间所有并发症的发生率没有差异，两组患者手术中感染的发生率存在差异，但是 Grade Ⅲa 级或更高级别的非手术部位感染中肺炎的发生率有差异，肌少症为 80.0%，非肌少症为 31.2%，且在肌少症患者中有更高的倾向，但是这项研究的样本量相对较少，还有待进一步的研究[19]。

患有肌少症的食管癌患者在营养摄入和总卡路里含量方面，肌少症患者蛋白质的摄入量均趋于降低[19]。因此，补充营养可能是缓解治疗食管癌患者肌少症的方法，对食管癌肌少症的治疗研究显示富含氨基酸饮食能够在化疗期间保持患者的瘦体重，使得食管癌患者的生活质量和临床结局得到改善[57]。

（刘　光）

第六节　结直肠癌与肌少症

结直肠癌患者也会伴随肌少症的发生，Oh 等[58]对 423 例接受腹腔镜结肠癌手术患者进行第 3 腰椎 CT 扫描，其中 54 例患者检测出肌少症（12.8%），并且发现肌少症是术后并发症的独立危险因素。Xie 等[59]回顾性分析了 2012—2014 年收治的 298 例老年结直肠癌患者的 CT 影像学资料，通过 CT 确定骨骼肌质量，结果根据最佳临界值（女性为 29.9 cm^2/m^2，男性为 49.5 cm^2/m^2），共检测出 132 例肌少症患者（44.3%），且肌少症是术前营养（OR=3.405，95% CI=1.948～5.954）和术后并发症（OR=2.192，95% CI=1.231～3.903）的相关风险因素，是无进展生存期（HR=2.175，95% CI=1.489～3.179）和总生存期（$P<0.001$，HR=2.524，95% CI=1.721～3.703）质量低下的独立预测因子。

肌少症会增加结直肠癌的并发症发生率，对患者的住院时间、预后和生存都会产生影响。研究显示，结直肠癌肌少症患者的住院时间比非肌少症患者明显更长，感染并发症的发生频率更高，肌少症是术后感染并发症发展的独立危险因素，肠癌肌少症患者术后感染的比值高达 2.21，肌少症病例的院内死亡率明显高于非减少症患者。此外，对结肠癌的Ⅲ期辅助化疗研究发现，患有肌少症的患者 3～4 级毒性反应率明显更高，存活率则明显降低，而

 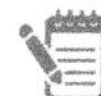

对无法进行切除手术的结肠癌患者研究发现化疗后骨骼肌的质量降低5%或更多，存活率降低，肌肉减少是其独立的危险因素[16,18]。Lee等[60]研究也表明，肌少症是梗阻性结直肠癌患者的独立预后因素。更深入的研究显示肌少症肥胖对患者的影响似乎更甚，Han等[61]对1384例0～Ⅲ期直肠癌患者研究显示，有944例（68.2%）患有肌少症，而307例（22.2%）患有肌少症肥胖，肌少症患者的5年总生存率明显较低，但5年无复发生存率无差异；肌少症肥胖患者的5年总生存率较低，但5年无复发生存率无差异；肌少症、肌少症肥胖、内脏肥胖和肥胖与5年无复发生存率无关。多变量分析显示，肥胖、肌少症肥胖、年龄、性别、炎症状态和肿瘤分期被确认为与总生存率相关的独立因素，非转移性直肠癌患者中肌少症肥胖的存在和低BMI与5年总生存率呈负相关。

此外，Jensen等[62]调查了385例结直肠癌开放手术患者术后1个月的身体组成变化，结果显示与手术前相比，术后肌肉量明显减少，并且术后10天的减少量大于术后10～30天的减少量。因此，对于术后肌肉水平的维持也是临床需要解决的问题。

（刘震超）

第七节　胆管癌与肌少症

胆管癌包括胆囊癌、肝外胆管癌和壶腹癌，是一种预后较差的恶性肿瘤，手术切除是唯一的治疗方法[37,63]。由于胆管癌引起的胆道梗阻，在手术前经常插入作为外瘘管的内镜经鼻胆管引流管，这很可能引起营养失调。此外，由于术前住院时间长，与躺卧有关的继发性肌少症很可能发生。海道利实等[37]对207例胆管癌切除病例研究显示在胆道癌手术后，骨骼肌质量下降是与肿瘤直径、淋巴结转移、肿瘤标志物高水平和微血管病变有关的独立危险因素。Umetsu等[64]研究显示，术前肌少症与远端胆管癌的长期肿瘤学预后不良之间存在关联，高PMI患者的复发率显著低于低PMI患者（23.5% vs. 58.3%，$P=0.011$）。Kitano等[65]回顾性分析了110例行根治性切除术的肝外胆管癌患者，结果检测出31例患者发生肌少症（28.2%），肌少症患者的无复发生存率（HR=1.87，$P=0.009$）和总生存期（HR=2.47，$P=0.0004$）比没有肌少症的患者更差。此外，与非肌少症患者相比，肌少症患者的血小板—淋巴细胞比率较高（159 vs. 119，$P=0.003$），$CD8^+$ T细胞数量较少（47 cells/spot vs. 66 cells/spot，$P=0.03$），多变量分析显示肌少症的存在是总生存期不良的独立预测因子（HR=2.60，$P=0.0008$）。但是，目前关于胆道癌肌少症的研究相对较少，需要更多的研究来对患者的肌肉变化进行评估。

第八节　乳腺癌、甲状腺癌与肌少症

乳腺癌是最常见的癌症，也是全世界女性癌症死亡的主要原因[66]。研究显示乳腺癌患者肌少症患病率为15.9%～46.3%，维生素D可能与乳腺癌肌少症的发生有关，肌少症与乳腺癌幸存者的整体死亡风险增加有关，并且可能与乳腺癌特异性死亡有关，维持和（或）

增加骨骼肌质量可以改善乳腺癌幸存者预后[67-69]。肌少症是乳腺癌患者死亡的风险因素，研究显示与没有肌少症的乳腺癌患者相比，患有肌少症的乳腺癌患者死亡风险显著更高（HR = 1.71，95% CI = 1.25 ~ 2.33），年龄小于 55 岁的肌少症患者的死亡率比 55 岁及 55 岁以上肌少症患者低[66]。

Ueno 等[70]研究显示，肌少症是接受围手术期表柔比星联合环磷酰胺治疗的乳腺癌患者严重实验室毒性的重要危险因素，这一发现提高了人体成分评估在预测化学疗法毒性风险和确定个体化治疗策略方面的潜在用途。

目前关于甲状腺癌与肌少症的研究较少，但是我们在临床中发现甲状腺癌患者也伴随着肌少症的一系列症状，一项对 54 例分化型甲状腺癌或甲状腺髓样癌患者的研究显示，肌少症与患者无进展生存期显著相关。多因素分析表明，肌少症是无进展生存期的唯一独立预后因素[71]（图 16-1）。

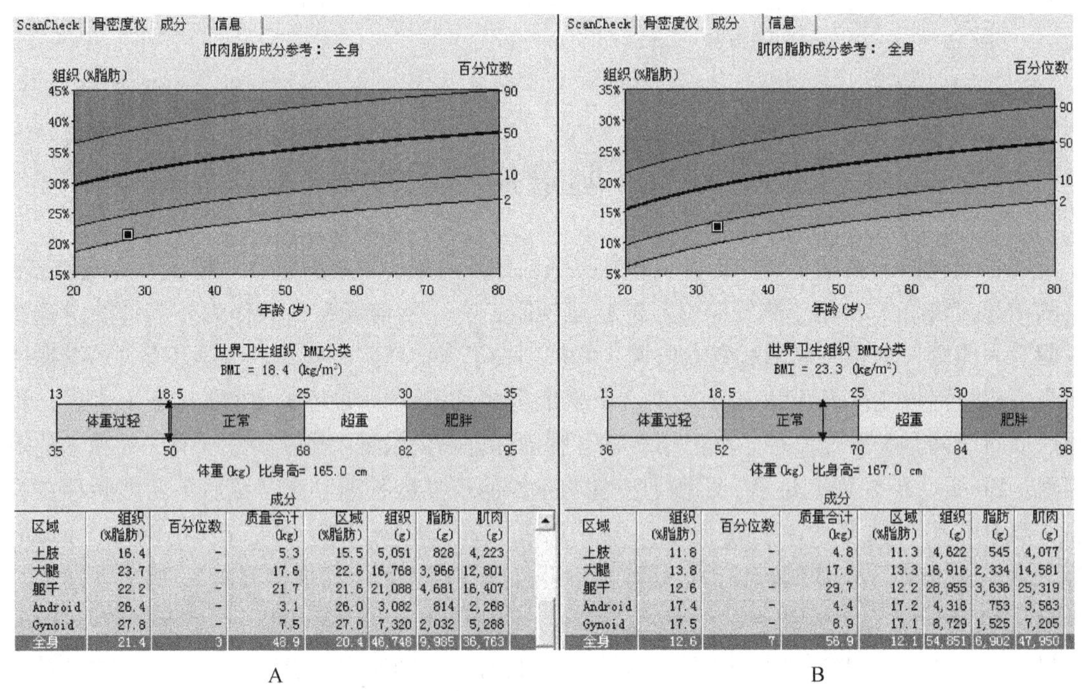

A　　　　B

A. 患者，女，自述患病后体重下降 7.5 kg 左右，BMI = 18.4，低于正常，但未出现骨骼肌量低于正常的情况，SMI = 6.25，脂肪量：骨骼肌量 = 27.16；B. 患者，男，自述患病后体重下降 10 kg 左右，BMI = 23.3，正常，但是骨骼肌量低于正常，SMI = 6.69，脂肪量：骨骼肌量 = 14.39。

图 16-1　两名甲状腺癌患者 DXA 检查结果

第九节　头颈癌与肌少症

头颈癌是一种较严重的多发的恶性肿瘤，约占全身恶性肿瘤的 5%，治疗方法主要以手术、化疗和放疗等综合治疗为主[72]。研究显示，肌少症是吞咽困难的头颈癌患者的早期并发症，吞咽困难的患者在治疗前的肌少症患病率较高[73]。Fattouh 等[74]对头颈部鳞状细胞癌患者的研究发现，治疗前，患者中有 55% 是超重或肥胖，与正常体重患者相比，超重或肥胖患者的总生存期显著较好（HR = 0.4，95% CI = 0.3 ~ 0.6），且不受并发症的影响；与非肌少症患者相比，伴有肌少症患者的生存期明显较差（HR = 2.1，95% CI = 1.1 ~ 3.9）。Cho 等[75]对 221 例接受放化疗的头颈癌患者研究显示，采用第 3 腰椎 CT 检测，共有 106 例患者患有肌少症，肌少症患者的中性粒细胞和淋巴细胞比值显著高于没有肌少症的患者，前者的 3 年总生存率要低于后者。而在肌少症患者中，具有较高的中性粒细胞和淋巴细胞比值（n = 51）的患者总生存期和无进展生存期明显较差。多变量分析显示，肌少症是总生存期和无进展生存期不良的最重要预测指标。

虽然患有头颈癌的患者发生肌少症的风险较高，且与预后不良有关，但目前检测手段缺乏。Ufuk 等[76]回顾性分析了接受 CT 检查的 159 例头颈癌患者，在 CT 图像上，测量了第 2（C_2）、第 3（C_3）和第 4（C_4）颈椎水平（C_2MA，C_3MA，C_4MA，SCMA）和第 3 腰椎（L_3）的椎旁和胸锁乳突肌区域，对身高的横截面积（肌肉面积/身高^2）进行标准化，并获得肌肉指数（C_2MI，C_3MI，C_4MI，SCMI，L_3）值，结果显示，男性的肌肉面积明显高于女性，C_2MI、C_3MI、C_4MI 和 SCMI 值均与 L_3 表现出非常强且显著的相关性，这些研究结果可以考虑作为常规头颈 CT 检查中的肌少症诊断的替代方法。

第十节　白血病与肌少症

白血病是一类起源于造血干细胞的克隆性恶性疾病，克隆的白细胞在骨髓或其他造血干细胞组织中进行性失控的弥漫性增生，会浸润各组织脏器，使正常的血细胞生成减少，从而引发一系列的病变[27]。目前关于白血病与肌少症的研究极少，Suzuki 等[77]对 47 例连续首次发病的急性淋巴细胞白血病患者的经第 3 腰椎腰肌横截面积 CT 扫描后分组为肌少症组和非肌少症组，研究显示肌少症患者诱导治疗期间的严重不良事件更为常见，此外，肌少症还是诱导疗法后发生侵袭性真菌感染的独立预后因素。

综上可见，各种恶性肿瘤引起的恶病质均可以引起肌少症的发生，而肌少症又可以对这些恶性肿瘤患者的预后和生存产生影响，但是目前关于恶性肿瘤与肌少症的研究相对较少，今后需要加强研究，这对于延长患者的生命、增强患者的生存质量是十分重要的。

（张誉宝　许　浩）

参考文献

[1] JARIN C. Sarcopenia in cancer patients [J]. Asian Pacific Journal of Cancer Prevention, 2015, 16 (18): 8075 - 8077.

[2] 齋藤裕，濵田康弘，安井苑子，等. 周術期サルコペニア発生の予防法 [J]. 外科と代謝・栄養, 2016, 50 (1): 21 - 28.

[3] WAKABAYASHI H. Rehabilitation nutrition for sarcopenia [J]. The Japanese Journal of Surgical Metabolism

and Nutrition, 2016, 50 (1): 43 - 49.

[4] ARGILÉS JM, BUSQUETS S, FELIPE A, et al. Molecular mechanisms involved in muscle wasting in cancer and ageing: cachexia versus sarcopenia [J]. The International Journal of Biochemistry & Cell Biology, 2005, 37 (5): 1084 - 1104.

[5] YIP C, DINKEL C, MAHAJAN A, et al. Imaging body composition in cancer patients: visceral obesity, sarcopenia and sarcopenic obesity may impact on clinical outcome [J]. Insights Imaging, 2015, 6 (4): 489 - 497.

[6] COLLINS J, NOBLE S, CHESTER J, et al. The assessment and impact of sarcopenia in lung cancer: a systematic literature review [J]. BMJ Open, 2014, 4 (1): e003697.

[7] STENE GB, HELBOSTAD JL, AMUNDSEN T, et al. Changes in skeletal muscle mass during palliative chemotherapy in patients with advanced lung cancer [J]. Acta Oncol, 2015, 54 (3): 340 - 348.

[8] BARACOS VE, REIMAN T, MOURTZAKIS M, et al. Body composition in patients with non-small cell lung cancer: a contemporary view of cancer cachexia with the use of computed tomography image analysis [J]. Am J Clin Nutr, 2010, 91 (4): 1133S - 1137S.

[9] KISS N, BERALDO J, EVERITT S. Early skeletal muscle loss in non-small cell lung cancer patients receiving chemoradiation and relationship to survival [J]. Supportive Care in Cancer, 2018, 27 (7): 2657 - 2664.

[10] LEE J, MOON SW, CHOI JS, et al. Impact of sarcopenia on early postoperative complications in early-stage non-small-cell lung cancer [J]. The Korean Journal of Thoracic and Cardiovascular Surgery, 2020, 53 (3): 93 - 103.

[11] DEN KAMP CMO, LANGEN RC, MINNAARD R, et al. Pre-cachexia in patients with stages Ⅰ - Ⅲ non-small cell lung cancer: systemic inflammation and functional impairment without activation of skeletal muscle ubiquitin proteasome system [J]. Lung Cancer, 2012, 76 (1): 112 - 117.

[12] KIM EY, KIM YS, SEO JY, et al. The relationship between sarcopenia and systemic inflammatory response for cancer cachexia in small cell lung cancer [J]. PLoS One, 2016, 11 (8): e0161125.

[13] ONGARO E, BUORO V, CINAUSERO M, et al. Sarcopenia in gastric cancer: when the loss costs too much [J]. Gastric Cancer, 2017, 20 (4): 563 - 572.

[14] 邹文斌，李兆申．中国胃癌发病率及死亡率研究进展 [J]. 中国实用内科杂志，2014，34 (4): 408 - 415.

[15] 青山徹，吉川貴己．がんの集学的治療におけるサルコペニアの意義 [J]. 外科と代謝・栄養，2016，50 (1): 29 - 34.

[16] 海道利実，濱口雄平，奥村晋也，等．がん治療とサルコペニア [J]. 日本静脈経腸栄養学会雑誌，2017，32 (1): 822 - 828.

[17] KUWADA K, KURODA S, KIKUCHI S, et al. Clinical impact of sarcopenia on gastric cancer [J]. Anticancer Res, 2019, 39 (5): 2241 - 2249.

[18] 吉田貞夫．サルコペニア，フレイル患者の周術期感染症のリスクと栄養管理 [J]. 外科と代謝・栄養，2016，50 (1): 97 - 103.

[19] 福田泰也，山本和義，西川和宏，等．消化器がんの術前サルコペニアが術後合併症に及ぼす影響 [J]. 外科と代謝・栄養，2016，50 (1): 13 - 20.

[20] LIN J, ZHANG W, CHEN W, et al. Muscle mass, density, and strength are necessary to diagnose sarcopenia in patients with gastric cancer [J]. J Surg Res, 2019, 241: 141 - 148.

[21] SHI B，LIU S，CHEN J，et al. Sarcopenia is associated with perioperative outcomes in gastric cancer patients undergoing gastrectomy [J]. Ann Nutr Metab，2019，75 (4)：213 - 222.

[22] TAMURA T，SAKURAI K，NAMBARA M，et al. Adverse effects of preoperative sarcopenia on postoperative complications of patients with gastric cancer [J]. Anticancer Res，2019，39 (2)：987 - 992.

[23] SAKURAI K，KUBO N，TAMURA T，et al. Adverse effects of low preoperative skeletal muscle mass in patients undergoing gastrectomy for gastric cancer [J]. Ann Surg Oncol，2017，24 (9)：2712 - 2719.

[24] NISHIGORI T，OBAMA K，SAKAI Y. Assessment of body composition and impact of sarcopenia and sarcopenic obesity in patients with gastric cancer [J]. Transl Gastroenterol Hepatol，2020，5：22.

[25] BÉDARD N，JAMMOUL S，MODRE T，et al. Inactivation of the ubiquitin-specific protease 19 deubiquitinating enzyme protects against muscle wasting [J]. FASEB journal，2015，29 (9)：3889.

[26] 张晓娇，彭南海. 中晚期胃癌术后合并肌少症患者营养与运动干预的护理研究进展 [J]. 护理实践与研究，2019，16 (1)：29 - 31.

[27] 黄安艳，陈洪芳，王如焕. 实用内科手册 [M]. 上海：第二军医大学出版社，2007.

[28] 张阳，颜萍，赵萍，等. 原发性肝癌患者肌少症发生情况及影响因素 [J]. 华南预防医学，2020，46 (2)：81 - 83.

[29] 吴尘轩. 中晚期肝癌伴发肌肉减少症 87 例临床分析 [C]. 2014《中国国际肿瘤营养学论坛》暨第二届《全国肿瘤营养与支持治疗学术会议》论文集，2014：124 - 125.

[30] HA Y，KIM D，HAN S，et al. Sarcopenia predicts prognosis in patients with newly diagnosed hepatocellular carcinoma，independent of tumor stage and liver function [J]. Cancer Research and Treatment，2018，50 (3)：843 - 851.

[31] 钟若雷，袁林，刘文. 肌少症对原发性肝癌肝切除术后并发症的评估价值 [J]. 腹部外科，2018，31 (2)：20 - 24.

[32] 刘林，李修红. 肌少症对老年肝癌术后恢复及预后的影响 [J]. 现代肿瘤医学，2020，296 (14)：84 - 88.

[33] 陈梦坤. 肌肉减少症增加接受介入治疗肝癌患者的死亡风险 [J]. 中华普通外科学文献（电子版），2014，8 (2)：166.

[34] 神谷俊次. サルコペニアを伴う入院中の肝癌患者に対する運動療法の効果 [J]. 九州理学療法士学術大会誌，2019：35.

[35] SAKUMA K，YAMAGUCHI A. Novel intriguing strategies attenuating to sarcopenia [J]. J Aging Res，2012，2012：251217.

[36] PENNA F，BUSQUETS F，PIN F，et al. Combined approach to counteract experimental cancer cachexia：eicosapentenoic acid and training exercise [J]. J Cachexia Sarcopenia Muscle，2011，2 (2)：95 - 104.

[37] 海道利実. 肝胆膵移植外科領域におけるサルコペニア [J]. 日本消化器病学会雑誌，2018，115 (5)：430 - 438.

[38] BALDWIN A，KUNDRANDA MN，TODD E，et al. Sarcopenia as a predictor of mortality in advanced pancreatic cancer [J]. Brain A Journal of Neurology，2015，129 (11)：2908 - 2922.

[39] BABIC A，ROSENTHAL MH，BAMLET WR，et al. Postdiagnosis loss of skeletal muscle，but not adipose tissue，is associated with shorter survival of patients with advanced pancreatic cancer [J]. Cancer Epidemiol Biomarkers Prev，2019，28 (12)：2062 - 2069.

[40] TAN BHL，BIRDSELL LA，MARTIN L，et al. Sarcopenia in an overweight or obese patient is an adverse

prognostic factor in pancreatic cancer [J]. Clinical Cancer Research, 2009, 15 (22): 6973 – 6979. DOI: 10. 1158/1078-0432. ccr-09-1525.

[41] CARRARA G, PECORELLI N, DE COBELLI F, et al. Preoperative sarcopenia determinants in pancreatic cancer patients [J]. Clin Nutr, 2017, 36 (6): 1649 – 1653.

[42] 정희원, 김선욱, 진호준, et al. Skeletal muscle mass as a predictor of mortality in the elderly population [J]. 대한내과학회지, 2013, 85 (2): 167 – 173.

[43] NAUMANN P, EBERLEIN J, FARNIA B, et al. Continued weight loss and sarcopenia predict poor outcomes in locally advanced pancreatic cancer treated with chemoradiation [J]. Cancers (Basel), 2019, 11 (5): 709.

[44] SAKAMOTO T, YAGYU T, UCHINAKA E, et al. Sarcopenia as a prognostic factor in patients with recurrent pancreatic cancer: a retrospective study [J]. World J Surg Oncol, 2020, 18 (1): 221.

[45] CHAN MY, CHOK KSH. Sarcopenia in pancreatic cancer-effects on surgical outcomes and chemotherapy [J]. World Journal of Gastrointestinal Oncology, 2019, 13 (7): 527 – 537.

[46] PARK I, CHOI SJ, KIM YS, et al. Prognostic factors for risk stratification of patients with recurrent or metastatic pancreatic adenocarcinoma who were treated with gemcitabine-based chemotherapy [J]. Cancer Research and Treatment, 2016, 48 (4): 1264 – 1273.

[47] DI SEBASTIANO KM, YANG L, ZBUK K, et al. Accelerated muscle and adipose tissue loss may predict survival in pancreatic cancer patients: the relationship with diabetes and anaemia [J]. Br J Nutr, 2013, 109 (2): 302 – 312.

[48] YOH K, NISHIKAWA H, ENOMOTO H, et al. Effect of exercise therapy on sarcopenia in pancreatic cancer: a study protocol for a randomised controlled trial [J]. Bmj Open Gastroenterology, 2018, 5 (1): e000194.

[49] 牧浦大祐，井上順一朗，小野玲，等. 食道がんにおける術後呼吸器合併症予測因子としてのサルコペニアの有用性 [J]. 理学療法学, 2016, 43 (2) . DOI: https://doi. org/10. 14900/cjpt. 2015. 1524.

[50] BOSHIER PR, HENEGHAN R, MARKAR SR, et al. Assessment of body composition and sarcopenia in patients with esophageal cancer: a systematic review and meta-analysis [J]. Dis Esophagus, 2018, 31 (8): 746 – 749.

[51] MA DW, CHO Y, JEON M J, et al. Relationship between sarcopenia and prognosis in patient with concurrent chemo-radiation therapy for esophageal cancer [J]. Frontiers in Oncology, 2019, 9: 366.

[52] MIYATA H, SUGIMURA K, MOTOORI M, et al. Clinical assessment of sarcopenia and changes in body composition during neoadjuvant chemotherapy for esophageal cancer [J]. Anticancer Research, 2017, 37 (6): 3053.

[53] MAKIURA D, ONO R, INOUE J, et al. Preoperative sarcopenia is a predictor of postoperative pulmonary complications in esophageal cancer following esophagectomy: a retrospective cohort study [J]. Journal of Geriatric Oncology, 2016, 7 (6): 430 – 436.

[54] NISHIGORI T, OKABE H, TANAKA E, et al. Sarcopenia as a predictor of pulmonary complications after esophagectomy for thoracic esophageal cancer [J]. Journal of Surgical Oncology, 2016, 113 (6): 678 – 684.

[55] 牧浦大祐，小野玲，井上順一朗，等. サルコペニアは食道がん患者の術後再入院の増加や生存率の

低下と関連する［J］. 理学療法学，2017，44（2）. Doi：10. 14900/cjpt. 2016. 1514.

[56] SAKAI M，SOHDA M，SAITO H，et al. Impact of combined assessment of systemic inflammation and presarcopenia on survival for surgically resected esophageal cancer［J］. The American Journal of Surgery，2020，221（1）：149 - 154.

[57] ISHIKAWA T，YASUDA T，DOI T，et al. The amino acid-rich elemental diet Elental ® preserves lean body mass during chemo-or chemoradiotherapy for esophageal cancer［J］. Oncology Reports，2016，36（2）：1093 - 1100.

[58] OH RK，KO HM，LEE JE，et al. Clinical impact of sarcopenia in patients with colon cancer undergoing laparoscopic surgery［J］. Annals of Surgical Treatment and Research，2020，99（32）：153 - 160.

[59] XIE HL，GONG YZ，KUANG J，et al. Computed-tomography-determined sarcopenia is a useful imaging biomarker for predicting postoperative outcomes in elderly colorectal cancer patients［J］. Cancer Research and TreatmentCancer Research and Treatment，2020，52（3）：957 - 972.

[60] LEE CS，WON DD，OH SN，et al. Sarcopenia as an independent prognostic factor in patients with obstructive colorectal cancer［C］. Annual Congress of KSS 2019 71th Congress of the Korean Surgical Society，2019.

[61] HAN JS，RYU H，PARK IJ，et al. Association of body composition with long-term survival in non-metastatic rectal cancer patients［J］. Cancer Research and Treatment，2020，52（2）：563 - 572.

[62] JENSEN MB，HOUBORG KB，NØRAGER CB，et al. Postoperative changes in fatigue，physical function and body composition：an analysis of the amalgamated data from five randomized trials on patients undergoing colorectal surgery［J］. Colorectal Dis，2011，13（5）：588 - 593.

[63] 韩磊，谷冬晴，王新，等. 胆道系统肿瘤患者生存预测模型的构建及验证研究［J］. 中华流行病学杂志，2019，40（11）：1461 - 1469.

[64] UMETSU S，WAKIYA T，ISHIDO K，et al. Effect of sarcopenia on the outcomes after pancreaticoduodenectomy for distal cholangiocarcinoma：effect of sarcopenia on DCC［J］. ANZ Journal of Surgery，2018，88（9）：E654 - E658.

[65] KITANO Y，YAMASHITA YI，SAITO Y，et al. Sarcopenia affects systemic and local Immune system and impacts postoperative outcome in patients with extrahepatic cholangiocarcinoma［J］. World Journal of Surgery，2019，43（9）：2271 - 2280.

[66] ZHANG XM，DOU QL，ZENG Y，et al. Sarcopenia as a predictor of mortality in women with breast cancer：a meta-analysis and systematic review［J］. BMC Cancer，2020，20（1）：172.

[67] VILLASEÑOR A，BALLARD-BARBASH R，BAUMGARTNER K，et al. Prevalence and prognostic effect of Sarcopenia in breast cancer survivors：the HEAL study［J］. J Cancer Surviv，2012，6（4）：398 - 406.

[68] BENAVIDES-RODRÍGUEZ L，GARCÍA-HERMOSO A，RODRIGUES-BEZERRA D，et al. Relationship between handgrip strength and muscle mass in female survivors of breast cancer：a mediation analysis［J］. Nutrients，2017，9（7）：695.

[69] VILLASENOR A. Associations between serum vitamin D，genetic polymorphisms in the vitamin D pathway，and sarcopenia with overall and breast cancer-specific mortality in a cohort of breast cancer survivors［D］. University of Washington. ProQuest Dissertations Publishing，2011. 3501700.

[70] UENO A，YAMAGUCHI K，SUDO M，et al. Sarcopenia as a risk factor of severe laboratory adverse events in breast cancer patients receiving perioperative epirubicin plus cyclophosphamide therapy［J］. Supportive

Care Cancer, 2020, 28 (9): 4249 -4254.

[71] YAMAZAKI H, SUGINO K, MATSUZU K, et al. Sarcopenia is a prognostic factor for TKIs in metastatic thyroid carcinomas [J]. Endocrine, 2020, 68 (1): 132 -137.

[72] 罗家洪，孟琼，万崇华，等．头颈癌患者生命质量量表中文版测试效果评价 [J]. 中国公共卫生，2007, 23 (8): 922 -923.

[73] SILVA PB, RAMOS GHA, PETTERLE RR, et al. Sarcopenia as an early complication of patients with head and neck cancer with dysphagia [J]. European Journal of Cancer Care, 2021, 30 (1): e13343. DOI: 10. 1111/ecc. 13343.

[74] FATTOUH M, CHANG GY, OW TJ, et al. Association between pretreatment obesity, sarcopenia, and survival in patients with head and neck cancer [J]. Head & Neck, 2019, 41 (3): 707 -714.

[75] CHO Y, KIM JW, KEUM KC, et al. Prognostic significance of sarcopenia with inflammation in patients with head and neck cancer who underwent definitive chemoradiotherapy [J]. Front Oncol, 2018, 22 (8): 457.

[76] UFUK F, HEREK D, YÜKSEL D. Diagnosis of sarcopenia in head and neck computed tomography: cervical muscle mass as a strong indicator of sarcopenia [J]. Clinical and Experimental Otorhinolaryngology, 2019, 9 (3): 317 -324.

[77] SUZUKI D, KOBAYASHI R, SANO H, et al. Sarcopenia after induction therapy in childhood acute lymphoblastic leukemia: its clinical significance [J]. Int J Hematol, 2018, 107 (4): 486 -489.

第十七章　其他原因所致继发性肌少症

除了前面介绍的人体各系统的慢性疾病引起的肌少症外，获得性免疫缺陷综合征（acquired immune deficiency syndrome，AIDS）等烈性传染病、药物和医源性等原因也可以继发肌少症。对于这些肌少症的发生同样是不能忽视的。

第一节　AIDS 与肌少症

AIDS 是由人类免疫缺陷病毒（human immunodefi-ciency virus，HIV）感染造成的一种严重免疫缺陷，并发一系列机会性感染及肿瘤，严重者可导致死亡的综合征[1]。肌少症被认为是 AIDS 和 HIV 感染研究领域中的一个新兴问题，肌肉质量的丧失被认为是 HIV 感染者丧失能力和死亡的危险因素[2]。

衰弱在感染 HIV-1 的患者中很常见，衰弱的患病率为 19%，Rees 等[3]研究显示，122 例 HIV 阳性患者中约有 43% 患者握力降低，39% 患者步行速度降低，HIV 感染症呈虚弱之状态。Hawkins 等[4]研究了 399 例感染男性（包括 199 名 HIV 感染男性和 200 名非 HIV 感染男性），平均年龄在 60 岁左右，结果显示衰弱的患病率是 16%（HIV 感染者）和 8%（非 HIV 感染者），较高的腰围、肌少症和股骨颈骨质疏松症都与体弱概率增加相关。Mhariwa 等[5]对 113 例 HIV 阳性患者进行的研究显示，HIV 感染者的肌肉力量在髋部伸肌的踝背屈平均值为 9.33 ~ 15.79 kg/m^2，显著低于 HIV 阴性组，在 HIV 阳性组中，线性回归显示下肢肌肉力量与下肢功能呈正相关（$r = 0.71$，$P < 0.05$）。经过治疗的 AIDS 病毒感染者过早地出现了与衰老相关的骨质疏松和肌少症等衰弱性并发症，Falutz 等[6]对 1243 名男性和 724 名女性研究的结果显示，男性肌少症的患病率为 16%，女性为 11%。既往研究显示 AIDS 患者肌少症的风险比未感染 HIV 的健康个体高，与未感染 HIV 的个体相比，通过磁共振检测得出感染 HIV 男性的骨骼肌面积较小，而感染 HIV 女性的骨骼肌略高于未感染 HIV 的个体[7]。Richert 等[8]对 324 例受 HIV-1 感染的成年人研究显示，控制 HIV 感染成年人中，53% 的受试者在 5 次坐立测试中表现不佳，下肢肌肉功能表现较差，这可能使该人群有跌倒和骨折的危险。de Almeida 等[9]对 83 例 AIDS 患者的研究显示，肌少症和肌少症前期的患病率分别为 12% 和 16.9%，其中 66.7% 肌少症患者具有形态特征性椎体骨折，与非肌少症患者相比，多发性椎骨骨折的发生率更高，多元回归分析显示，肌少症与患者的年龄和多发性脊椎骨折有关。

Perez 等[10]对 321 例 HIV 感染患者进行了研究，结果显示肌少症的患病率为 23.5%。较低的 BMI、较低的腰围和较少的中央体脂肪分布与肌少症显著相关。在多变量分析中，发现维生素 D 水平（OR = 0.27，95% CI = 0.08 ~ 0.89，$P = 0.032$）和总脂肪（OR = 0.93，

95% CI = 0. 88 ~ 0. 98，$P = 0.008$）与肌少症有关。邱海波等[11]对 247 例 HIV 感染者和 247 例健康者研究显示，HIV 感染者 1，25 - 二羟维生素 D_3 缺乏的发生率高达 55. 87%，而维生素 D 缺乏又与肌少症的发生有关，维生素 D 缺乏者可能与Ⅱ型肌纤维萎缩有关，25 - 羟基维生素 D 能够调节肌蛋白的合成对维持肌肉功能很重要[12-13]。因此，AIDS 患者的维生素 D 缺乏可能是患者出现肌少症的机制之一。维生素 D 水平可影响免疫功能进而影响 HIV 感染的病程，HIV 感染者体内的维生素 D 水平普遍偏低，而研究显示维生素 D 可以诱导细胞发生自噬，提高抗菌肽表达，对 HIV 病毒复制起抑制作用[14]。因此，利用维生素 D 制剂对治疗 AIDS 和肌少症具有较大的价值。

线粒体功能障碍也可能是 AIDS 患者发生肌少症的重要机制。$CD4^+$ T 细胞的缺失和病毒蛋白的持续性产出导致免疫系统的持续性激活是 HIV 感染的主要免疫学变化特征，免疫激活会增加 ROS 的细胞内浓度，并引起氧化还原平衡紊乱，凋亡作为机体的自我防护措施，在清除感染细胞的同时，并没有抑制 HIV 在单细胞/巨噬细胞内的复制，反而造成大量未感染细胞的凋亡，线粒体 DNA 损伤、线粒体 DNA 突变会损害线粒体蛋白质的合成，从而促使氧化磷酸化效率的丧失，最终导致细胞过早衰老；免疫激活增加的另一个结果是巨噬细胞和其他免疫细胞在脂肪组织中的积累，并增加了促炎性细胞因子和脂肪因子的释放，这些炎性介质可能有助于脂质蓄积并触发蛋白质分解代谢，从而使肌肉质量下降[15-16]。

在治疗方面，除补充维生素 D 外，体育锻炼干预已证明可有效地改善 HIV 感染人群的肌肉质量和功能，这可能与身体成分和炎症结果得到改善有关[15]。

（宋　梅）

第二节　药源性肌少症

现有研究表明，一些药物的长期使用可能会造成人体体重下降、肌肉萎缩、肌力下降，从而导致肌少症的发生，诸如抗反转录病毒治疗药物、糖皮质激素等。目前，对于这些药物与肌少症的研究较少，因此尚不能明确它们与肌少症之间的关系，但是在临床运用中，建议应当考虑到这些药物对患者骨骼肌造成的影响，以便更好地评估患者的预后生活质量。

一、抗反转录病毒药物

抗反转录病毒药物是一类治疗反转录病毒（主要是 HIV）感染的药物[17]，核苷类反转录酶抑制剂、非核苷类反转录酶抑制剂、蛋白酶抑制剂和整合酶抑制剂是治疗 AIDS 的抗反转录病毒药物的代表[18]。有研究显示，AIDS 患者会伴有衰弱、肌少症的发生，而反转录抗病毒药物的应用可能是引发这些并发症的原因之一[7]。

Nascimento 等[19]对接受抗反转录病毒疗法的 HIV 感染患者的相关研究显示，该样本中的肌少症患病率为 18. 2%，严重的肌少症患病率为 33. 3%，使用抗反转录病毒疗法 AIDS 人群中肌少症是需要关注的临床问题。另一项研究也显示，接受抗反转录病毒药物治疗的 HIV 感染的成年人中肌少症具有较高的发病率，有 50% 身体功能受损的成年人符合肌少症的标准[7]。但是 Oliveira[20]对 163 例接受抗反转录病毒药物治疗的感染 HIV-1 患者进行回顾性观察研究发现，肌少症仅检查出 1 例患者，这可能与队列年龄较小有关。

抗反转录病毒药物导致肌少症的可能机制与线粒体损伤和氧化损伤有关，核苷类反转录酶抑制剂可能会引起的线粒体功能障碍会对骨骼肌造成损伤，其他抗反转录病毒药物诱导的氧化应激和 L－肉碱的耗减骨骼肌也可进一步造成肌肉功能障碍[7]。

二、糖皮质激素

糖皮质激素是由肾上腺皮质束状带合成和分泌的甾体化合物，其药理作用广泛而复杂，生理剂量下的糖皮质激素主要影响基本生命物质的代谢过程，超生理剂量的糖皮质激素则具有抗炎、免疫抑制、抗休克等作用[21]。糖皮质激素的应用在风湿免疫疾病的肌少症的发生中有重要影响，Yamada 等[22]研究显示，使用糖皮质激素是类风湿关节炎患者发生肌少症的独立危险因素。糖皮质激素可导致肌肉消瘦和骨量流失，研究显示治疗持续时间超过 3 个月，或者每年口服至少 5 mg 泼尼松 3～4 个疗程，则肌肉消瘦和类固醇诱导的骨质疏松症的可能性就会增加，其可能的机制为：糖皮质激素可能会导致骨骼和肌肉的氧化损伤；还可能会刺激 TRAF6 蛋白，该蛋白将来自膜结合细胞因子受体的炎症信号与转录因子如 NF-κB 耦联，从而有助于诱导炎症反应，促进肌肉萎缩[23]。

Marine 等[24]研究发现，丝氨酸蛋白酶抑制剂 A3n 可能是与糖皮质激素相关的肌肉萎缩的循环生物标志物，能较好地反映肌肉质量的动态变化，动物实验显示由糖皮质激素介导的肌肉萎缩模型中证实了丝氨酸蛋白酶抑制剂 A3n 的增加；相反，在几种抑制肌肉生长抑制素诱导的肌肉肥大模型中，骨骼肌和循环中的丝氨酸蛋白酶抑制剂 A3n 水平均降低。

抗反转录病毒药物和糖皮质激素在相关疾病中引发肌少症的机制尚未完全明确，需要更多的研究来阐明，以便更好地指导药物在相关疾病治疗中的应用。

（宋　梅　刘　光）

第三节　医源性肌少症

医源性肌少症是指由医务人员（包括医生、护士或医疗机构中其他医护人员）的活动引起的肌少症。可分为三类：①与活动有关，由不必要的无活动或不必要的口服零食引起；②与营养有关，由不适当的营养护理管理引起；③与疾病有关，由医源性疾病引起，预防医源性肌少症和体弱很重要[25]。医源性肌少症分为活动相关性、营养相关性和疾病相关性医源性肌少性，特别是在急诊医院，对营养和活动关注较少的疾病的治疗更有可能引起医源性肌少症[26]。

医源性肌少症吞咽困难是一种吞咽障碍，是由医源性肌少症引起的，其饮食和吞咽障碍的治疗取决于肌少症的病因，医源性肌少症吞咽困难可导致吸入性肺炎的复发[27-28]。肌少症吞咽困难的特征是吞咽困难，由全身骨骼肌和吞咽肌的质量和功能丧失所导致，医源性肌少症和吞咽困难受营养、活动和疾病的综合影响，因此，医源性肌少症和吞咽困难的治疗需要通过营养管理和康复进行综合干预，康复营养对预防和治疗医源性肌少症和吞咽困难有效[26]。

（刘震超）

参考文献

[1] 张久聪，郑晓凤，汪泳，等．获得性免疫缺陷综合征抗病毒治疗药物研究进展［J］．生物技术通讯，2016，27（5）：732－737.

[2] FARINATTI P，PAES L，HARRIS EA，et al. A simple model to identify risk of sarcopenia and physical disability in HIV-infected patients ［J］. J Strength Cond Res，2017，31（9）：2542－2551.

[3] REES HC，MEISTER E，MOHLER MJ. HIV-related frailty is not characterized by sarcopenia ［J］. Journal of the International Association of Providers of AIDS Care，2014，15（2）：131－134.

[4] HAWKINS KL，ZHANG L，NG DK，et al. Abdominal obesity，sarcopenia，and osteoporosis are associated with frailty in men living with and without HIV ［J］. AIDS，2018，32（10）：1257－1266.

[5] MHARIWA PC，MYEZWA H，GALANTINO ML，et al. The relationship between lower limb muscle strength and lower extremity function in HIV disease ［J］. S Afr J Physiother，2017，73（1）：360.

[6] FALUTZ J，ROSENTHALL L，GUARALDI G. Association of osteoporosis and sarcopenia in treated HIV patients ［J］. Antiviral Therapy，2013，18：A17.

[7] HAWKINS KL，BROWN TT，MARGOLICK JB，et al. Geriatric syndromes：new frontiers in HIV and sarcopenia ［J］. AIDS，2017，31（Suppl 2）：S137－S146.

[8] RICHERT L，DEHAIL P，MERCIÉ P，et al. Groupe d'Epidémiologie Clinique du SIDA en Aquitaine（GECSA）High frequency of poor locomotor performance in HIV-infected patients ［J］. AIDS，2011，25（6）：797－805.

[9] DE ALMEIDA LL，ILHA TASH，DE CARVALHO JAM，et al. Sarcopenia and its association with vertebral fractures in people living with HIV ［J］. Calcified Tissue International，2020，107（3）：249－256.

[10] PEREZ VNG，PEREZ VE，SANCHEZ RJM，et al. Vitamin D and sarcopenia in HIV-infected patients ［J］. Endocrine Abstracts，2013，32：126.

[11] 邱海波，李莉．HIV 感染者的 1，25－二羟维生素 D_3 缺乏状况分析［J］．中国卫生检验杂志，2018（13）：1593－1595.

[12] KIM MK，BAEK KH，SONG KH，et al. Vitamin D deficiency is associated with sarcopenia in older Koreans，regardless of obesity：the Fourth Korea National Health and Nutrition Examination Surveys（KNHANES IV）2009 ［J］. The Journal of Clinical Endocrinology and Metabolism，2011，96（10）：3250－3256.

[13] CEGLIA L. Vitamin D and skeletal muscle tissue and function ［J］. Molecular Aspects of Medicine，2008，29（6）：407－414.

[14] 席兴宇，王红亮．维生素 D 与 HIV 病毒［J］．生物学通报，2015，50（9）：13－15.

[15] BONATO M，TURRINI F，GALLI L，et al. The role of physical activity for the management of sarcopenia in people living with HIV ［J］. Int J Environ Res Public Health，2020，17（4）：1283.

[16] 王建华，王媛媛，欧阳东云，等．HIV 感染中的细胞凋亡［J］．动物学研究，2002，24（6）：514－520.

[17] 郭会军，袁君，金艳涛，等．艾滋病患者服抗逆转录病毒药物并发消化道不良反应中医证型聚类分

析［J］. 中华中医药杂志，2013，28（3）：656－658.

［18］任欢，彭娟，李智. 抗逆转录病毒药物的基因组学研究进展［J］. 中国药理学通报，2014，30（7）：889－893.

［19］NASCIMENTO LCPD，SANTOS EMD，SILVA LLG，et al. Sarcopenia and consumptive syndrome in HIV-infected patients receiving antiretroviral therapy in a public hospital in Northeast Brazil［J］. Revista Chilena de Nutricion，2020，47（3）：430－442.

［20］OLIVEIRA JI. Sarcopenia：a reality in HIV-1-infected patients under antiretroviral combination therapy in the XXI century?［C］. Portugal，MON 1043-1072-Obesity，Diabetes，and Cardiovascular Risk，2014.

［21］邹丽宜，吴铁. 糖皮质激素与骨质疏松［J］. 中国骨质疏松杂志，2003，9（2）：177－181.

［22］YAMADA Y，TADA M，MANDAI K，et al. Glucocorticoid use is an independent risk factor for developing sarcopenia in patients with rheumatoid arthritis：from the CHIKARA study［J］. Clinical Rheumatology，2020，39（6）：1757－1764.

［23］KLEIN GL. The effect of glucocorticoids on bone and muscle［J］. Osteoporosis and Sarcopenia，2015，1（1）：39－45.

［24］MARINE G，D'HOSE G，BARBÉ C，et al. Increased Serpina3n release into circulation during glucocorticoid-mediated muscle atrophy［J］. Journal of Cachexia，Sarcopenia and Muscle，2018，9（5）：929－946.

［25］若林秀隆. 末梢動脈疾患のサルコペニア・フレイルとリハビリテーション栄養［J］. 日本下肢救済・足病学会誌，2019，11（1）：2－9.

［26］Nagano A，Nishioka S，Wakabayashi H. Rehabilitation nutrition for iatrogenic sarcopenia and sarcopenic dysphagia［J］. J Nutr Health Aging，2019，23（3）：256－265.

［27］若林秀隆. リハビリテーション栄養［J］. 内科，2018，121（4）：710－715.

［28］若林秀隆. リハビリテーション栄養の視点で考える誤嚥性肺炎予防［J］. 日本呼吸ケア・リハビリテーション学会誌，2019，29（1）：81－86.

第十八章　肌少症的预防

目前关于肌少症预防的相关研究多集中于以老年肌少症群体为对象，继发性肌少症预防的研究尚无针对性研究。研究显示对于肌少症的预防主要为体力活动和营养补充两个方面。

第一节　运动和日常体力活动

体力活动不足可引起肌少症，长期卧床可引起骨骼肌量减少和肌力下降[1]，是肌少症的高风险因素。体育锻炼对肌少症有较好的干预作用，老年男性进行12周的高强度训练后，大腿中部的肌肉截面积，肌原纤维蛋白代谢，Ⅰ、Ⅱ型纤维面积和肌力都会显著增加，肌少症的发生风险随着运动和体力活动及步数的增加而降低，每天至少7000～8000步或每天进行强度大于3 MET［1 MET＝3.5 mL/(kg·min)］的运动至少15～20分钟的老年人，出现肌少症的风险大大降低[2-3]。因此，体力活动对于肌少症的预防和降低肌少症发病风险具有重要意义。

年龄相关的骨骼肌质量流失的原因之一是骨骼肌蛋白质更新调节被破坏，导致肌蛋白合成与降解之间的失衡，虽然老年人肌肉蛋白合成反应减弱，但是肌肉蛋白合成机制对合成代谢刺激的反应能力可一直保持到较高的年龄，因此长时间的抗阻运动训练被认为是增加骨骼肌质量和改善老年人功能表现的有效治疗策略[4]。研究表明，短暂的抗阻运动可显著提高运动后1～2小时的蛋白质合成速率。通过抗阻运动，蛋白质合成的速度随着中低强度（最大举重质量的60%以下）的运动强度而增加，并且在最大举重质量的60%～90%范围内几乎恒定。虽然关于抗阻运动的合成代谢作用是否受衰老影响尚无明确共识，但是在老年人中，长期的抗阻运动也可以显著增加肌肉质量；而长期的有氧运动训练可以改善最大摄氧量、线粒体氧化酶活性，以及与葡萄糖代谢有关的胰岛素敏感性。显然，这些有氧运动的效果极大地有助于预防老年人的生活方式疾病。此外，已证实短暂的有氧运动的急性作用可以促进肌肉蛋白质合成速率的增加和肌肉质量的轻微增加[5]。

研究表明，体力活动和（或）运动会刺激年轻人和老年人的运动后肌肉蛋白积聚，这种由运动导致的肌肉净蛋白平衡增加，在运动后持续长达48小时，并且与进行的肌肉收缩类型无关[4,6]。Chesley等[7]研究显示，一次剧烈的阻力运动可在运动后长达24小时内增加二头肌肌蛋白合成，这些增加似乎与转录后调控有关。Kumar等[8]对年轻（24±6岁）和体重指数相同（24±2 kg/m^2）的老年（70±5岁）男性研究则显示，运动后1～2小时的肌蛋白合成与运动强度之间存在“S”形剂量反应关系，而在老年男性中，这种关系变钝（$P<0.05$）。

运动具有抗炎作用，会导致一系列炎症因子水平的改变，进而通过增加蛋白质合成和减少蛋白质降解来有效抵抗肌肉分解代谢，提高肌肉强度。

人体平时分泌的 IL-6 为可通过 NF-κB 信号途径导致炎症反应的促炎性 IL-6，促炎性 IL-6 调节糖类和脂质代谢，增加卫星细胞增生而引起骨骼肌流失，与肌少症的发生有关[9-10]。与之相反，肌肉细胞产生并释放的 IL-6 可能通过 Ca^{2+}/活化 T 细胞的核因子与糖原/p38 丝裂原活化蛋白激酶途径之间的串扰的信号级联反应起到抗炎性作用[10-12]，运动过程中产生的抗炎性 IL-6 可能通过促进脂肪的分解来供能，并且可能对肌酸激酶水平产生影响[13-14]。但是进一步的研究表明，离心运动可导致肌纤维微损伤和活性氧爆发性产生，继而产生促炎性 IL-6，其表达主要受 NF-κB 调控，而向心运动诱导的肌源性 IL-6 具有抗炎效应，可促进抗炎物质 IL-1α 和 IL-10 的合成，抑制 IL-1β 和 TNF-α 升高，降低 TNF-α mRNA 的表达[15-17]。可见运动对 IL-6 的影响与所选择的运动方式有关，正确合理的运动才可能会对骨骼肌产生有益的效果。

肌少症与年龄有关，而同时对老年人群和年轻人群的抗阻训练比较发现两组人群 IL-6 运动后均显著增加，但是两组没有显著差异[18]，可见在健康人群中，年龄因素似乎并不会造成肌肉分泌 IL-6 反应的差异。而对 2 型糖尿病肌少症患者的研究则显示肌少症组与非肌少症组患者高强度运动前后 IL-6 存在差异[19]，但目前未见有普通肌少症人群的相关研究，需要更多的证据。

老年人群骨骼肌中的 TNF-α mRNA 和蛋白质水平均会升高，TNF-α 可促进增龄性肌少症，而抗阻运动可能通过抑制骨骼肌 TNF-α 表达来抑制肌少症，因此 TNF-α 的抑制可以被看作运动对肌少症的影响因素之一[20]。研究显示运动后 TNF-α 水平升高，升高幅度可达到 60%[21-22]。Park 等[23]以老年女性肌少症患者为对象的研究显示，TNF-α 与肢部肌肉量呈显著负相关，24 周综合锻炼对老年女性肌少症体内 IL-6、TNF-α 水平有显著改善。

衰老会导致线粒体、黄嘌呤氧化酶、NO 合酶和 NADPH 氧化酶长期产生活性氧/氮物质，造成细胞脂质、蛋白质和核酸的不可逆氧化损伤，这种损伤可引发线粒体功能障碍，长期的氧化损伤会干扰细胞和分子信号传导，从而导致蛋白水解和细胞凋亡增加、钙的释放减少、蛋白质合成和肌肉再生能力降低，最终导致肌肉强度下降，目前发现氧化损伤与肌少症参数（骨骼肌质量、肌力、步速）呈负相关[24-25]。运动具有抗氧化作用，可以提高抗氧化酶活性，减少对骨骼肌的氧化损伤[26-27]。定期运动可以抵消衰老对肌肉骨骼的不利影响，其机制与氧化应激有关[28]，长期运动锻炼可增强骨骼肌中的超氧化物歧化酶（superoxide dismutase，SOD）和谷胱甘肽过氧化物酶的活性，这些抗氧化酶在保护骨骼肌免受活性氧（reactive oxygen species，ROS）侵害方面起着重要作用。

SOD 是抗氧化剂系统中的重要酶，它可以将氧（O_2）转化为过氧化氢（H_2O_2），因此 SOD 被认为可以有效地保护肌肉氧化应激，使其免受损伤。长期运动可以增加 NF-κB 和活化蛋白 1 的结合，这可能会刺激肌肉中 MnSOD mRNA 的转录，使得超氧化物歧化酶基因表达被激活，SOD mRNA 的表达反映了 ROS 的清除能力，因此，SOD 的 mRNA 表达被认为是运动过程中适应氧化应激的指标之一[29-33]。

GSH-Px 的主要作用是以谷胱甘肽（glutathione，r-glutamyl cysteingl + glycine，GSH）为底物，清除机体内的过氧化氢和有机氢过氧化物，还能直接清除某些自由基，同时也是组成膜保护因子和细胞质保护因子的必需成分，以防止自由基的损伤[34]。谷胱甘肽是肌肉纤维中最重要的非酶抗氧化剂之一，骨骼肌中的 GSH 浓度有所不同。动物研究显示，GSH 在比目鱼肌中浓度最高，其次是股外侧肌的深部和表层，而对老年人群的研究显示衰老与 ROS 之间存在关联，衰老过程中肌肉中的 GSH 浓度可能呈下降趋势[35-36]，高强度耐力训练后肌肉 GSH 的浓度会增加 2 倍，从而起到较好的抗氧化作用，但是大多数组织不能从头合成 GSH，必须通过 GSH 生物合成的限速酶 γ－谷氨酰循环从 γ－谷氨酰基与合适的氨基酸受体耦联以转运导入 GSH[37-39]。肝脏是从头合成 GSH 的器官，在剧烈运动后，肝脏将 GSH 输出到循环系统中，其可能的机制为胰高血糖素、儿茶酚胺和血管压迫刺激肝脏向血浆中 GSH 的输出，长期运动后血浆中的谷胱甘肽水平会升高；另外，GSH 还被 GSH-Px 用作底物，并被氢过氧化物氧化成谷胱甘肽二硫化物，其含量在运动过程中也会增加；骨骼肌的 GSH 含量和周转率相对较低，但由于其较大的质量，使得其在运动过程中成为重要的 GSH 储备，长时间运动会增加肌肉血流量，从而促进 GSH 通过 γ－谷氨酰循环转换，运动后表现为 GSH-Px 水平明显升高。因此，氧化应激可导致肌肉疲劳而肌肉中 GSH 处于稳定状态可提高耐力[40]。

动物研究显示，单次运动似乎不会导致大鼠过氧化氢酶或 SOD 活性的增加，而且运动过度剧烈还会使肌肉受到运动引起的自由基损伤和谷胱甘肽状态的紊乱[36,41]，Revan 等[42]对人体的研究也显示，短期锻炼效果可能确实没有影响，Onambélé-Pearson 等[43]将 30 位老年人随机分配到低阻力训练与高阻力训练组进行了 12 周的训练，结果显示高阻力训练对肌肉力量的提升效果更好。因此，运动的抗氧化作用是一种长期持续状态的结果，并且强度也要适度，这样才能达到抗氧化保护骨骼肌的效果。此外，研究显示运动引起的线粒体 SOD 的增加，使抗氧化能力增强对心肌也有一定的保护作用[44]，随着目前“心肌肌少症”概念的提出，抗氧化与心肌关系的研究也是十分必要的。

25－羟基维生素 D 在肌蛋白的合成过程中起到重要作用，25－羟基维生素 D 低水平与低体力活动相关[45]，体力活动可能有益于 25－羟基维生素 D 维持较高的水平。Scragg 等[46]对美国第三次健康和营养检查调查（1988—1994 年）资料分析发现，25－羟基维生素 D 的平均浓度随年龄的增长而下降，但是，每天参加户外活动的高年龄组人群与过去 1 个月未参加活动的低年龄组人群之间 25－羟基维生素 D 的水平并不存在差异，体力活动较少可能是老年人维生素 D 状况下降的因素之一，60 岁以上老年人可以通过日常户外活动合成足够的维生素 D，以维持与年轻人相似的维生素 D 水平。Scragg 等[47]随后以多个种族人群为对象的研究发现，体力活动依然是 25－羟基维生素 D 的影响因素。Hauta-alus 等[48]对孕妇的研究发现，由于孕期体力活动减少可能会导致 25－羟基维生素 D 水平下降，体力活动被认为是 25－羟基维生素 D 下降的预测指标。Kluczynski 等[49]进一步研究发现，25－羟基维生素 D 浓度不仅与锻炼持续时间有关（$\beta=0.71$，SE $=0.09$，$P<0.001$），与家庭劳动之间也呈正相关（$\beta=0.36$，SE $=0.10$，$P=0.004$）。

肌肉生长抑制素在肌少症的发生中也起着重要作用，是骨骼肌生长的抑制剂[50]。目前对于运动与肌肉生长抑制素关系的研究较少。研究显示抑制肌肉生长抑制素不仅可以类似于抵抗训练一样促进肌肉质量的增长，而且还可以改善代谢稳态[51]。对肌肉生长抑制素的阻

滞虽然增加了骨骼肌的质量，但肌肉生长抑制素功能障碍与肌肉肥大和高糖耐量有关，对其抑制降低了肌肉的氧化能力，自主活动水平也随之降低，无肌肉生长抑制素的小鼠具有超肌肉表型，表现出对糖酵解的依赖以致无法产生能量，而耐力运动则可以改善肌肉生长抑制素缺乏对小鼠的骨骼肌功能造成的影响[52-54]。此外，对慢性心力衰竭的动物模型研究发现进行了 4 周的运动训练后，慢性心力衰竭的动物的骨骼肌和心肌中的肌肉生长抑制素蛋白表达显著降低，其值恢复到基线水平[55]。但是，关于运动与肌肉生长抑制素之间的关系仍不是十分明确。

运动和日常体力活动对于肌少症的预防具有潜在的影响，能够对炎症、氧化损伤等潜在的肌少症机制因素进行抑制，并对于维持肌蛋白进而维持骨骼肌质量和肌力也具有一定的作用，因此可以将运动和日常体力活动视作是肌少症的一项重要的预防手段并进行推广。

第二节　饮食与营养干预

营养是肌少症发生的重要因素之一，适当高质量蛋白质对于刺激肌蛋白合成很重要，而维生素 D、维生素 E 等物质的摄入也可能有助于维持肌肉功能，常规筛查老年人的营养不良、及早发现食欲缺乏和体重减轻等营养问题，随后进行纠正对于肌少症的预防干预很有必要，特别是运动训练与营养策略的结合，对改善老年人肌肉结局可能具有较理想的效果[56-57]。

老化不可避免地降低了蛋白质的合成代谢反应，饮食中蛋白质的摄入及由此带来的血浆氨基酸利用率的提高，可以刺激肌肉蛋白质的合成，每餐摄入 25 ~ 30 g 蛋白质可最大限度地刺激年轻人和老年人的肌肉蛋白质合成。当老年人同时摄入蛋白质和糖类或每餐蛋白质含量少于 20 g 时，肌肉蛋白质的合成就会减弱，用亮氨酸补充常规的混合营养餐也可以增强老年人的肌肉蛋白合成反应[58-59]。急性摄入饮食蛋白或含足够量的亮氨酸能够在长期卧床失用或衰老期间恢复餐后肌蛋白的合成，通过消耗膳食蛋白质总体增加来长期增加亮氨酸的摄入，似乎是在衰老过程中增加或减少瘦肉质量的最有效的饮食干预[60]。Moore 等[61]对健康的老年男性和年轻男性进行研究发现，老年男性和年轻男性之间的基础肌原纤维蛋白合成率无差异，但健康的老年男性与年轻男性相比，老年男性对低蛋白质摄入量敏感性略差，并且一餐中需要较高的相对蛋白质摄入量，以最大限度地提高餐后肌原纤维蛋白合成率。Mitchell 等[62]对成年人进行了蛋白质摄入量的研究，观察摄入蛋白质的每日建议摄入量和两倍摄入量是否会影响老年男性的骨骼肌质量和身体功能，结果表明与建议摄入量相比，两倍摄入量的受试者全身去脂体重显著增加，食用两倍摄入量蛋白质的饮食对老年人的去脂体重和腿部力量有较好的影响。

蛋白质摄入不足会导致不良的代谢和生理适应性反应，Campbell 等[63]研究表明，老年人可以通过增加氮保持效率和氨基酸利用来保持代谢调节能力，他们还建议老年人摄入 0.8 g/(kg · d) 的饮食补充蛋白质，并配合抗阻训练。Verdijk 等[64]将平均年龄 72 岁的健康老年人随机分组进行 12 周抗阻运动训练计划，并根据分组配合给予蛋白质，结果显示进行长期抗阻运动训练后，运动前后立即补充蛋白质并不能进一步增加骨骼肌的质量和力量。

Snijders 等[65]进行的睡前蛋白质摄入研究却显示，睡前摄入蛋白质可以增强年轻人抗阻训练期间的肌肉质量和力量。Drummond 等[66]研究显示，与年轻人相比，老年人抗阻运动的肌肉蛋白质合成反应较少，其机制可能为随着老化 ERK1/2 信号传导和 AMPK 活化可能在肌肉蛋白质合成中起延迟作用，而当摄入足够的必需氨基酸时，年轻人和老年人肌肉蛋白质合成均能增加，因此抗阻运动和必需氨基酸摄入的结合应该是对抗肌少症的有效策略。

瘦肉类食物不仅富含蛋白质，而且含有大量的生物活性化合物，如肌酸、肉碱和共轭亚油酸，它们对骨骼肌都有重要影响：在肌肉活动期间，肌酸通过肌酸激酶可逆转化为磷酸肌酸，在运动时提供能量；肉碱通过调节游离辅酶 A 与酰基辅酶 A 的线粒体比例，在脂肪酸和能量的代谢中起着核心作用，并可抑制慢性炎症和氧化应激，血清肉碱是肉类摄入的潜在标志，研究发现补充左旋肉碱可改善身体耐力，减少肌肉损伤；共轭亚油酸能够减少体内脂肪，增加去脂体重，抑制氧化应激，防止肌肉丢失[67-69]。因此摄取足够的肉类饮食对老年人预防肌少症可能存在重要的影响。生物体中约 75% 肉碱来自饮食，红肉和奶制品中的胺特别丰富，而肝脏和肾脏中的赖氨酸和蛋氨酸则合成了 25%，Rondanelli 等研究建议每周食肉 5 次（白肉每周 2 次，瘦红肉每周少于 2 次，加工肉少于 1 次），每次 113 g，用以预防肌少症[67]。

维生素 D 与肌少症有重要的关系，维生素 D 对肌肉生长抑制素基因的表达具有抑制作用从而积极地影响肌肉细胞的增生，维生素 D 受体激活调节参与骨骼肌细胞发育、分化、增生和功能的基因的表达，研究发现维生素 D 受体敲除小鼠显示出肌肉萎缩和生长迟缓的现象。此外，维生素 D 缺乏症患者的下肢肌肉会受到严重影响，维生素 D 缺乏可引起近端肌病，活检显示Ⅱ型肌纤维丢失，而每天补充维生素 D 会增加Ⅱ型肌纤维[70]。向 C2C12 骨骼肌细胞中添加 1，25－二羟基维生素 D_3 可减少细胞增生，并通过增加维生素 D 受体的表达和核转运及调节促肌源性和抗肌源性因子来增强肌源性分化[71]。补充维生素 D 的剂量至少为 700～1000 IU/d 或达到的血清 25－羟基维生素 D 水平至少为 60 nmol/L 可降低老年人的跌倒风险，运动与维生素 D 的协同作用可能对肌肉的形态和功能起到较好的干预[72]。目前研究认为，肌少症的参与者可能需要超过 50 nmol/L 血清 25－羟基维生素 D 和相当高的饮食蛋白质摄入量［>1 g/(kg・d)］，才能通过维生素 D 和蛋白质补充剂获得有意义的肌肉质量增加长期干预[73]。北欧营养建议书（Nordic Nutrition Recommendations，NNR）和美国医学研究所审查维生素 D 和钙的膳食参考摄入量的委员会，建议老年人的维生素 D 摄入水平建议为 20 μg/d，比年轻人的维生素 D 水平高 5～10 μg/d[74]。

维生素 E 是脂溶性维生素，通过清除 ROS 和增强细胞的抗氧化能力来减少氧化损伤，从而发挥抗氧化性能[75]。动物研究显示，维生素 E 缺乏会引起肌肉收缩和蛋白质降解[76]。目前已有研究显示，维生素 E 每日摄入量可能与骨骼肌量减少和肌力呈正相关[75,77]。但是补充维生素 E 作为肌少症预防的干预措施尚缺乏充足的证据，需要更多的研究支持。

研究表明咖啡具有抗氧化和抗炎的特性，与肌少症的发病呈负相关，Chung[78]对 1781 名 60 岁以上男性研究发现，与每天喝少于 1 杯咖啡的人群相比，至少喝 3 杯的人（OR = 0.43，95% CI = 0.20～0.94）肌少症发病风险明显降低。当每天的咖啡消费量为 1～2 杯时，降低幅度并不明显，多元 Logistic 回归模型显示，肌少症与咖啡摄入量之间存在显著相关性

($P=0.039$)，每天至少喝3杯咖啡与肌少症低患病率相关。Kim等[79]研究也发现，喝淡咖啡可以对男性肌少症起到预防作用，但是同时会增加肥胖的风险。Machado-Fragua等[80]进一步研究发现，习惯性的饮用含咖啡因的咖啡与老年人跌倒的风险降低相关。但是，Medicine等[81]研究显示在男性中，咖啡摄入量与肌少症之间没有显著关联。

总之，目前对于肌少症的预防主要为运动和饮食两个方面，但目前尚无一个大体的指导纲要，相关研究建议[74]：①用餐阈值，早餐时习惯性地消耗25～30 g蛋白质，午餐和晚餐提供足够的蛋白质，这样可有效刺激肌肉蛋白质合成代谢；②每餐含优质蛋白质可改善餐后肌肉的蛋白质合成；③在时间上紧靠高质量蛋白粉进行体育锻炼会增强肌肉合成代谢，通过每餐进食适量的高质量蛋白质及体育锻炼来优化肌肉蛋白质合成的潜力，可能是预防或延迟肌少症发生的一种有效策略。

第三节　继发性肌少症的预防

2型糖尿病作为一种生活习惯病可继发肌少症，其机制可能与2型糖尿病引起慢性炎症、胰岛素抵抗等因素有关。前面我们已经介绍了运动可以通过对慢性炎症的干预来预防肌少症，而运动不仅能抑制慢性炎症，而且对于胰岛素抵抗也可以起到减缓效果。研究显示，有氧运动中增加阻力可增强2型糖尿病绝经后妇女的葡萄糖处置能力，降低胰岛素抵抗[82]。Dubé等[83]研究表明，超重肥胖的老年人进行长期锻炼可以改善胰岛素敏感性，同时有利于脂质分配的改变和增强的肌肉氧化能力。研究发现，老年人摄入游离亮氨酸可以逆转肌肉蛋白质合成对氨基酸/蛋白质摄入的迟钝反应又具有充当强胰岛素促分泌剂的能力，因此补充亮氨酸可能对2型糖尿病患者肌少症的预防起到一定的效果，但是这需要长期的干预研究来证实[84]。

目前认为，恶性肿瘤、COPD、风湿免疫疾病、慢性肾病等慢性消耗性疾病继发肌少症的原因可能与恶病质有关。Castillo-Martínez等[85]研究认为，心脏恶病质的发展与能量摄入低或总能量消耗的增加无关，唯一变量是较低的体力活动。Belloum等[86]研究发现，有氧训练具有抗炎作用，能够增强抗氧化防御能力，对于防止恶性肿瘤恶病质肌肉萎缩有一定的作用。Castaneda等[87]对慢性肾脏病患者的研究显示，进行抗阻训练后比未进行训练时肌肉力量得到显著改善。综上，目前运动和日常体力活动可能是预防恶病质肌少症值得考虑的有效策略。

目前关于继发性肌少症预防的研究较少，但运动和日常体力活动对于这些患者是必不可少的。尽管目前尚缺乏充分的证据，但是对于生活习惯病、慢性消耗性疾病患者仍然建议进行适当的体育锻炼来预防继发性肌少症的发生。

（王　云　王　猛）

参考文献

[1] DEITRICK JE, WHEDON GD, SHORR E. Effects of immobilization upon various metabolic and physiologic

functions of normal men [J]. The American Journal of Medicine, 1948, 4 (1): 3-36.

[2] FRONTERA WR, MEREDITH CN, O'REILLY KP, et al. Strength conditioning in older men: skeletal muscle hypertrophy and improved function [J]. Journal of Applied Physiology, 1988, 64 (3): 1038-1044.

[3] SHEPHARD RJ, PARK H, PARK S, et al. Objectively measured physical activity and progressive loss of lean tissue in older Japanese adults: longitudinal data from the Nakanojo study [J]. Journal of the American Geriatrics Society, 2013, 61 (11): 1887-1893.

[4] KOOPMAN R, VAN LOON LJC. Aging, exercise, and muscle protein metabolism [J]. Journal of Applied Physiology, 2009, 106 (6): 2040-2048.

[5] 齋藤裕，濵田康弘，安井苑子，等. 周術期サルコペニア発生の予防法 [J]. 外科と代謝・栄養, 2016, 50 (1): 21-28.

[6] PHILLIPS SM, TIPTON KD, AARSLAND A, et al. Mixed muscle protein synthesis and breakdown after resistance exercise in humans [J]. The American Journal of Physiology, 1997, 273 (1 Pt 1): E99-E107.

[7] CHESLEY A, MACDOUGALL JD, TARNOPOLSKY MA, et al. Changes in human muscle protein synthesis after resistance exercise [J]. Journal of applied Physiology, 1992, 73 (4): 1383-1388.

[8] KUMAR V, SELBY A, RANKIN D, et al. Age-related differences in the dose-response relationship of muscle protein synthesis to resistance exercise in young and old men [J]. The Journal of Physiology, 2008, 587 (Pt 1): 211-217.

[9] HADDAD F, ZALDIVAR F, COOPER DM, et al. IL-6-induced skeletal muscle atrophy [J]. Journal of Applied Physiology, 2005, 98 (3): 911-917.

[10] WANG JY, WANG XH. Effect of P38, NF-κB and IL-6 on pathogenesis of sarcopenia and it's exercise-induced improvement [J]. Journal of Shandong Institute of Physical Education and Sports, 2012, 28 (4): 51-56.

[11] FEBBRAIO MA, PEDERSEN BK. Muscle-derived interleukin-6: mechanisms for activation and possible biological roles [J]. The FASEB Journal, 2002, 16 (11): 1335-1347.

[12] PEDERSEN BK, FISCHER CP. Beneficial health effects of exercise-the role of IL-6 as a myokine [J]. Trends in Pharmacological Sciences, 2007, 28 (4): 152-156.

[13] ALI KH, ARMAN J, SALAR A, et al. The effect of one session intense anaerobic exercise (Bruce test) on serum level of IL-6 and IL-33 in volybalist athletes [J]. Annals of Biological Research, 2014, 5 (2): 99-104.

[14] BRUUNSGAARD H, GALBO H, HALKJAER-KRISTENSEN J, et al. Exercise-induced increase in serum interleukin-6 in humans is related to muscle damage [J]. The Journal of Physiology, 1997, 499 (3): 833-841.

[15] 宋超，张竞文，薄海，等. PGC1-α 参与调节向心运动中骨骼肌白介素 6 的抗炎效应 [J]. 中国运动医学杂志, 2015, 34 (4): 329-333.

[16] PEDERSEN BK, STEENSBERG A, FISCHER C, et al. Searching for the exercise factor: is IL-6 a candidate? [J]. Journal of Muscle Research and Cell Motility, 2003, 24 (2-3): 113.

[17] PEDERSEN BK. Special feature for the olympics: effects of exercise on the immune system: exercise and cytokines [J]. Immunology and Cell Biology, 2000, 78 (5): 532-535.

[18] DELLA GATTA PA, GARNHAM AP, PEAKE JM, et al. Effect of exercise training on skeletal muscle cytokine expression in the elderly [J]. Brain Behav Immun, 2014, 39 (1): 80-86.

[19] LIU ZC, XIA FF, ZHAO XB, et al. Metabolic and IL-6-induced inflammatory responses in high-intensity intermittent exercise among type 2 diabetes patients with sarcopenia [J]. Open Access Library Journal, 2015, 5: e4622.

[20] GREIWE JS, CHENG B, RUBIN DC, et al. Resistance exercise decreases skeletal muscle tumor necrosis factor alpha in frail elderly humans [J]. FASEB Journal, 2001, 15 (2): 475 - 482.

[21] SCOTT JP, SALE C, GREEVES JP, et al. Cytokine response to acute running in recreationally-active and endurance-trained men [J]. European Journal of Applied Physiology, 2013, 113 (7): 1871 - 1882.

[22] VASSILAKOPOULOS T, KARATZA MH, KATSAOUNOU P, et al. Antioxidants attenuate the plasma cytokine response to exercise in humans [J]. Journal of Applied Physiology, 2003, 94 (3): 1025 - 1032.

[23] PARK SK, PARK JK, KWON YC, et al. The effects of combined training on self-reliance physical fitness, IL-6, TNF-α and carotid artery in older women with sarcopenia [J]. Journal of Sport and Leisure Studies, 2011, 45 (2): 771 - 781.

[24] BRIOCHE T. Oxidative stress, sarcopenia, antioxidant strategies and exercise [J]. Journal of the International Society of Antioxidants, 2017, 3 (3): 1 - 6.

[25] BRIOCHE T, LEMOINE-MOREL S. Oxidative stress, sarcopenia, antioxidant strategies and exercise: molecular aspects [J]. Current Pharmaceutical Design, 2016, 22 (18): 2664 - 2678.

[26] GOMEZ-CABRERA MC, DOMENECH E, VIÑA J. Moderate exercise is an antioxidant: upregulation of antioxidant genes by training [J]. Free Radic Biol Med, 2008, 44 (2): 126 - 131.

[27] RADAK Z, ASANO K, INOUE M, et al. Superoxide dismutase derivative reduces the exercise-induced lipid peroxidation in rat plasma and skeletal muscle [J]. Medicine & Science in Sports & Exercise, 1995, 27 (Supplement): S5.

[28] CHIGURUPATI S, SON TG, HYUN DH, et al. Lifelong running reduces oxidative stress and degenerative changes in the testes of mice [J]. The Journal of Endocrinology, 2008, 199 (2): 333 - 341.

[29] PEREIRA B, COSTA ROSA LF, SAFI DA, et al. Superoxide dismutase, catalase, and glutathione peroxidase activities in muscle and lymphoid organs of sedentary and exercise-trained rats [J]. Physiology & behavior, 1994, 56 (5): 1095 - 1099.

[30] HOLLANDER J, FIEBIG R, GORE M, et al. Superoxide dismutase gene expression is activated by a single bout of exercise in rat skeletal muscle [J]. Pflugers Archiv: European Journal of Physiology, 2001, 442 (3): 426 - 434.

[31] ATIG F, RAFFA M, ALI HB, et al. Altered antioxidant status and increased lipid per-oxidation in seminal plasma of tunisian infertile men [J]. International Journal of Biological Sciences, 2012, 8 (1): 139 - 149.

[32] HÜBNER-WOŹNIAK E, LUTOSŁAWSKA G, SENDECKI W, et al. Resting glutathione peroxidase activity in whole blood in response to various modes of training [J]. Biology of Sport, 1996, 13 (4): 267 - 272.

[33] ZHAO H, LIU JN, PAN SN, et al. SOD mRNA and MDA expression in rectus femoris muscle of rats with different eccentric exercise programs and time points [J]. PloS One, 2013, 8 (9): e73634.

[34] 郭海英. 运动训练和谷胱甘肽抗氧化系统 [J]. 中国运动医学杂志, 1994, 13 (4): 224 - 226.

[35] MARZANI B, FELZANI G, BELLOMO RG, et al. Human muscle aging: ROS-mediated alterations in rectus abdominis and vastus lateralis muscles [J]. Experimental Gerontology, 2005, 40 (12): 959 - 965.

[36] JI LL, FU R, MITCHELL EW. Glutathione and antioxidant enzymes in skeletal muscle: effects of fiber type and exercise intensity [J]. Journal of Applied Physiology, 1992, 73 (5): 1854 - 1859.

[37] RABINOVICH RA, ARDITE E, MAYER AM, et al. Training depletes muscle glutathione in patients with chronic obstructive pulmonary disease and low body mass index [J]. Respiration; International Review of Thoracic Diseases, 2006, 73 (6): 757 - 761.

[38] ALPTEKIN N, SECKIN S, DOGRU-ABBASOGLU S. Lipid peroxides, glutathione, γ-glutamylcysteine synthetase and γ-glutamyltranspeptidase activities in several tissues of rats following water-immersion stress [J]. Pharmacological Research, 1996, 34 (3 - 4): 167 - 169.

[39] DENEKE SM, FANBURG BL. Regulation of cellular glutathione [J]. The American Journal of Physiology, 1989, 257 (4 Pt 1): L163 - L173.

[40] LEEUWENBURGH C, JI LL. Glutathone and glutathione ethyl ester supplementation of mice alter glutathione homeostasis during exercise [J]. The Journal of Nutrition, 1998, 128 (12): 2420 - 2426.

[41] HIGUCHI M, CARTIER LJ, CHEN M, et al. Superoxide dismutase and catalase in skeletal muscle: adaptive response to exercise [J]. Journal of Gerontology, 1985, 40 (3): 281 - 286.

[42] REVAN S, BALCI SS, PEPE H, et al. Short duration exhaustive running exercise does not modify lipid hydroperoxide, glutathione peroxidase and catalase [J]. The Journal of Sports Medicine and Physical Fitness, 2010, 50 (2): 235 - 240.

[43] ONAMBÉLÉ-PEARSON GL, BREEN L, STEWART CE. Influence of exercise intensity in older persons with unchanged habitual nutritional intake: skeletal muscle and endocrine adaptations [J]. Age, 2010, 32 (2): 139 - 153.

[44] POWERS SK, SOLLANEK KJ, WIGGS MP, et al. Exercise-induced improvements in myocardial antioxidant capacity: the antioxidant players and cardioprotection [J]. Free Radical Research, 2014, 48 (1): 43 - 51.

[45] SCOTT D, BLIZZARD L, FELL J, et al. A prospective study of the associations between 25-hydroxy-vitamin D, sarcopenia progression and physical activity in older adults [J]. Clinical Endocrinology, 2010, 73 (5): 581 - 587.

[46] SCRAGG R, CAMARGO-CA JR. Frequency of leisure-time physical activity and serum 25-hydroxyvitamin D levels in the US population: results from the Third National Health and Nutrition Examination Survey [J]. American Journal of Epidemiology, 2008, 168 (6): 577 - 586.

[47] SCRAGG R, HOLDAWAY I, SINGH V, et al. Serum 25-hydroxyvitamin D3 is related to physical activity and ethnicity but not obesity in a multicultural workforce [J]. Australian and New Zealand Journal of Medicine, 1995, 25 (3): 218 - 223.

[48] HAUTA-ALUS HH, HOLMLUND-SUILA EM, RITA HJ, et al. Season, dietary factors, and physical activity modify 25-hydroxyvitamin D concentration during pregnancy [J]. European Journal of Nutrition, 2018, 57 (4): 1369 - 1379.

[49] KLUCZYNSKI MA, LAMONTE MJ, MARES JA, et al. Duration of physical activity and serum 25-hydroxyvitamin D status of postmenopausal women [J]. Annals of Epidemiology, 2011, 21 (6): 440 - 449.

[50] KVEDARAS M, MINDERIS P, KRUSNAUSKAS R, et al. Myostatin dysfunction is associated with lower physical activity and reduced improvements in glucose tolerance in response to caloric restriction in Berlin high mice [J]. Experimental Gerontology, 2019, 128: 110751.

[51] BERNARDO BL, WACHTMANN TS, COSGROVE PG, et al. Postnatal PPARδ activation and myostatin inhibition exert distinct yet complimentary effects on the metabolic profile of obese insulin-resistant mice [J].

 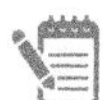

PLoS One, 2010, 5 (6): e11307.

[52] PERSONIUS KE, JAYARAM A, KRULL D, et al. Grip force, EDL contractile properties, and voluntary wheel running after postdevelopmental myostatin depletion in mice [J]. Journal of Applied Physiology, 2010, 109 (3): 886 - 894.

[53] HULMI JJ, OLIVEIRA BM, SILVENNOINEN M, et al. Exercise restores decreased physical activity levels and increases markers of autophagy and oxidative capacity in myostatin/activin-blocked mdx mice [J]. American Journal of Physiology. Endocrinology and Metabolism, 2013, 305 (2): E171 - E182.

[54] MATSAKAS A, MACHARIA B, OTTO A, et al. Exercise training attenuates the hypermuscular phenotype and restores skeletal muscle function in the myostatin null mouse [J]. Experimental Physiology, 2012, 97 (1): 125 - 140.

[55] DOS SANTOS MR, SAITOH M, EBNER N, et al. Sarcopenia and endothelial function in patients with chronic heart failure: results from the Studies Investigating Comorbidities Aggravating Heart Failure (SICA-HF) [J]. Journal of the American Medical Directors Association, 2017, 18 (3): 240 - 245.

[56] VOLKERT D. The role of nutrition in the prevention of sarcopenia [J]. Wiener Medizinische Wochenschrift, 2011, 161 (17 - 18): 409 - 415.

[57] DENISON HJ, COOPER C, SAYER AA, et al. Prevention and optimal management of sarcopenia: a review of combined exercise and nutrition interventions to improve muscle outcomes in older people [J]. Clin Interv Aging, 2015, 10: 859 - 869.

[58] PADDON-JONES D, RASMUSSEN B. Dietary protein recommendations and the prevention of sarcopenia [J]. Current Opinion in Clinical Nutrition & Metabolic Care, 2009, 12 (1): 86 - 90.

[59] WOLFE RR. The role of dietary protein in optimizing muscle mass, function and health outcomes in older individuals [J]. Br J Nutr, 2012, 108 (S 2): S88 - S93.

[60] CHOLEWA JM, DARDEVET D, LIMA-SOARES F, et al. Dietary proteins and amino acids in the control of the muscle mass during immobilization and aging: role of the MPS response [J]. Amino Acids, 2017, 49 (5): 811 - 820.

[61] MOORE DR, CHURCHWARD-VENNE TA, WITARD O, et al. Protein ingestion to stimulate myofibrillar protein synthesis requires greater relative protein intakes in healthy older versus younger men [J]. J Gerontol A Biol Sci Med Sci, 2015, 70 (1): 57 - 62.

[62] MITCHELL CJ, MILAN AM, MITCHELL SM, et al. The effects of dietary protein intake on appendicular lean mass and muscle function in elderly men: a 10-wk randomized controlled trial [J]. Am J Clin Nutr, 2017, 106 (6): 1375 - 1383.

[63] CAMPBELL WW, LEIDY HJ. Dietary protein and resistance training effects on muscle and body composition in older persons [J]. J Am Coll Nutr, 2007, 26 (6): 696S - 703S.

[64] VERDIJK LB, JONKERS RA, GLEESON BG, et al. Protein supplementation before and after exercise does not further augment skeletal muscle hypertrophy after resistance training in elderly men [J]. Am J Clin Nutr, 2009, 89 (2): 608 - 616.

[65] SNIJDERS T, RES PT, SMEETS JSJ, et al. Protein ingestion before sleep increases muscle mass and strength gains during prolonged resistance-type exercise training in healthy young men [J]. J Nutr, 2015, 145 (6): 1178 - 1184.

[66] DRUMMOND MJ, DREYER HC, PENNINGS B, et al. Skeletal muscle protein anabolic response to resist-

ance exercise and essential amino acids is delayed with aging [J]. Journal of Applied Physiology, 2008, 104 (5): 1452 - 1461.

[67] RONDANELLI M, PERNA S, FALIVA MA. Novel insights on intake of meat and prevention of sarcopenia: all reasons for an adequate consumption [J]. Nutr Hosp, 2015, 32 (5): 2136 - 2143.

[68] GREEN AL, HULTMAN E, MACDONALD IA, et al. Carbohydrate ingestion augments skeletal muscle creatine accumulation during creatine supplementation in humans [J]. Am J Physiol, 1996, 271 (1): E821 - E826.

[69] ENDO S, TAKAHASHI T, SATO M, et al. Effects of l-Carnitine supplementation, botulinum neurotoxin injection, and rehabilitation for a chronic stroke patient [J]. J Stroke Cerebrovasc Dis, 2018, 27 (11): 3342 - 3344.

[70] ARIK G, ULGER Z. Vitamin D in sarcopenia: understanding its role in pathogenesis, prevention and treatment [J]. European Geriatric Medicine, 2016, 7: 207 - 213.

[71] PINZARIU AC, PASCA SA, SINDILAR A, et al. Adipose tissue remodeling by prolonged administration of high dose of Vitamin D3 in rats treated to prevent sarcopenia [J]. REV CHIM (Bucharest), 2017, 68 (9): 2139 - 2143.

[72] DALY RM. Independent and combined effects of exercise and vitamin D on muscle morphology, function and falls in the elderly [J]. Nutrients, 2010, 2 (9): 1005 - 1017.

[73] SJORS V, MAIER AB, BAUER JM, et al. Sufficient levels of 25-hydroxyvitamin D and protein intake required to increase muscle mass in sarcopenic older adults [J]. The PROVIDE study, 2018, 37 (2): 551 - 557.

[74] BOSAEUS I, ROTHENBERG E. Nutrition and physical activity for the prevention and treatment of age-related sarcopenia [J]. Proceedings of The Nutrition Society, 2015, 1 (2): 1 - 7.

[75] KHOR SC, KARIM NA, NGAH WZW, et al. Vitamin E in sarcopenia: current evidences on its role in prevention and treatment [J]. Oxidative Medicine and Cellular Longevity, 2014: 914853.

[76] VASU VT, OTT S, HOBSON B, et al. Sarcolipin and ubiquitin carboxy-terminal hydrolase 1 mRNAs are over-expressed in skeletal muscles of alpha-tocopherol deficient mice [J]. Free Radical Research, 2009, 43 (2): 106 - 116.

[77] SEMBA RD, BLAUM C, GURALNIK JM, et al. Carotenoid and vitamin E status are associated with indicators of sarcopenia among older women living in the community [J]. Aging Clinical and Experimental Research, 2003, 15 (6): 482 - 487.

[78] CHUNG H, MOON JH, KIM JI, et al. Association of coffee consumption with sarcopenia in korean elderly men: analysis using the Korea National Health and Nutrition Examination Survey, 2008 - 2011 [J]. Korean Journal of Family Medicine, 2017, 38 (3): 141 - 147.

[79] KIM JH, PARK YS. Light coffee consumption is protective against sarcopenia, but frequent coffee consumption is associated with obesity in Korean adults [J]. Nutr Res, 2017, 41: 97 - 102.

[80] MACHADO-FRAGUA MD, STRUIJK EA, JUAN-MANUEL B, et al. Habitual coffee consumption and risk of falls in 2 European cohorts of older adults [J]. The American Journal of Clinical Nutrition, 2019, 109 (5): 1431 - 1438.

[81] MEDICINE DOF, UNIVERSITY Y, HOSPITAL S, et al. Association between coffee consumption and sarcopenia in older adults: a cross sectional analysis of the Korea National Health and Nutrition Examination Sur-

vey 2008—2011 [J]. Korean Journal of Family Practice, 2016, 6 (6): 598 - 603.

[82] CUFF DJ, MENEILLY GS, MARTIN A, et al. Effective exercise modality to reduce insulin resistance in women with type 2 diabetes [J]. Diabetes Care, 2003, 26 (11): 2977 - 2982.

[83] DUBÉ JJ, AMATI F, STEFANOVIC-RACIC F, et al. Exercise-induced alterations in intramyocellular lipids and insulin resistance: the athlete's paradox revisited [J]. American Journal of Physiology, 2008, 294 (5pt1): E882 - E888.

[84] LEENDERS M, VAN LOON LJC. Leucine as a pharmaconutrient to prevent and treat sarcopenia and type 2 diabetes [J]. Nutrition Reviews, 2011, 69 (11): 675 - 689.

[85] CASTILLO-MARTÍNEZ L, OREA-TEJEDA A, ROSALES MT, et al. Anthropometric variables and physical activity as predictors of cardiac cachexia [J]. International Journal of Cardiology, 2005, 99 (2): 239 - 245.

[86] BELLOUM Y, RANNOU-BEKONO F, FAVIER FB. Cancer-induced cardiac cachexia: pathogenesis and impact of physical activity [J]. Oncology Reports, 2017, 37 (5): 2543 - 2552.

[87] CASTANEDA C, GORDON PL, UHLIN KL, et al. Resistance training to counteract the catabolism of a low-protein diet in patients with chronic renal insufficiency: a randomized, controlled trial [J]. Annals of Internal Medicine, 2001, 135 (11): 965 - 976.

第十九章　肌少症的治疗

最初，人们认为肌少症只是一种以肌肉组织退化为特征的老年性疾病，随着研究的深入，肌少症的发病机制被广泛认为是多因素的，如神经系统功能下降、激素变化、炎性途径激活、体力活动下降、慢性疾病、脂肪浸润和营养不良均被认为是促发因素，属于骨骼肌进行性丧失综合征。肌少症主要与衰老过程有关，但也与其他原因有关，如严重的营养不良、神经退行性疾病及与肌肉营养不良有关的失用和内分泌疾病，这是多因素综合结果，因此难以界定肌少症是由特定疾病引起的[1]。随着人口老龄化问题，肌少症的发病率越来越高，并严重影响老年人的生活质量，目前由于肌少症复杂的机制尚无针对性的治疗药物，有针对性的运动疗法和充足的营养干预被认为是唯一有效的治疗方法，但是对于具体的治疗标准目前尚无相关的指导方案出台。此外，一些药物如辛伐他汀、布洛芬等对于肌少症的治疗也显示出了一定的效果，而国内外也发现中医药可能在肌少症的治疗中具有极大的潜力。

第一节　运动疗法

运动能够通过抗炎、抗氧化等机制在骨骼肌质量的维持、增强肌力等方面显示出较好的效果，在目前尚无有效药物治疗肌少症的情况下是预防和治疗肌少症较为理想的方法。最近的证据表明，体力活动和锻炼，特别是抗阻训练，是减缓肌少症的有效干预策略[2]。临床普遍认为，患有肌少症的老年人的运动处方可以概括为旨在提高其肌肉力量和步行能力，并增加肌肉质量，各种类型的阻力训练均可以有效地增加肌肉质量和肌力，建议每人必须每周在上下肢进行 2 ~ 3 次和在躯干至少进行 1 ~ 2 次抗阻锻炼，且必须持续 3 个月以上[3]。运动与适当的蛋白质和能量摄入相结合是预防和控制肌少症较为有效的治疗策略，长期的抗阻训练可刺激运动后肌肉蛋白积聚，但亦需要配合运动前、运动中和（或）运动后氨基酸和（或）蛋白质的补充[4-5]。Son[6]对 3367 名 65 岁以上老年人进行评估以确定其肌少症和肥胖状况，结果显示积极的体育锻炼降低了受试者发生肌少症的风险。松尾厚[7]对 51 名受试者进行了家庭锻炼对继发性肌少症需要家庭护理的老年人的影响的研究，结果观察到家庭锻炼组的 SMI 显著改善，仅通过干预在家中需要护理的老年人，肌肉质量就可得到改善，而不运动是继发性肌少症患者肌肉损失的主要原因，并且即便是简单到通过每天站立的习惯也可以观察到肌肉质量增加。因此，即使无法独立行走的人，如果可以借助身体帮助独立站立或可以在协助下进行锻炼，也可以维持和改善肌肉质量。预防和改善需要护理的肌少症是未来物理疗法和医疗保健的问题，通过低负荷持续锻炼可以改善肌肉质量，这一事实非常重要，因为它是继发性肌少症干预方法的基础。而对肌少症肥胖的老年人群的研究也显示体育锻炼及适度的热量限制可能是减少脂肪和避免骨骼肌量流失的最佳方法[8]。

一、不同运动疗法对肌少症的治疗效果

现有研究表明，抗阻运动和有氧运动都会对肌少症起到一定的治疗效果。抗阻运动是肌肉克服一定阻力进行肌肉力量与耐力的锻炼[9]，抗阻运动可促进老年人骨骼肌蛋白质合成，改善老年人的肌肉质量、力量、平衡和耐力[10-11]，因此，抗阻运动一直被认为是增加肌肉质量和力量对抗肌少症的最有效的方法之一。양승원[12]研究显示，跳舞运动和抗阻运动被认为是改善中年肥胖妇女的身体组成、肌肉指数、空腹血糖、胰岛素、瘦素和激素的有效方法，因此有必要对长期舞蹈运动和各种阻力锻炼计划对肌少症、肌少症肥胖患者的影响进行研究和分析。Yarasheski 等[13]报道了抗阻训练可以极大地提高身体较弱的老年受试者混合肌肉蛋白的合成速率，经过 3 个月的举重运动，这些久坐不动的老年人的肌肉收缩蛋白合成率大大提高。研究显示 10 周的抗阻训练可以使肌肉横截面积增加 3%～9%，并提高了肌肉强度及步速和爬楼梯的能力[14]。而另一项实验显示，2 周的抵抗训练就可以大大提高老年人的伸肌和屈肌力量[15]。Oh[16]对 13 名中年妇女（39 ± 3 岁）进行了 8 周的扭腰训练，结果显示，肥胖症组的腰围，腰臀比，屈曲肌肉力量，躯干伸展、小腿屈曲和小腿伸展时的肌肉耐力与对照组存在显著差异，扭腰训练对肌力具有积极作用，但是在身体成分方面未见任何益处。Kwon 等[17]收集了 28 名老年妇女（平均年龄 69. 90 ± 0. 8 岁）进行抗阻弹力带锻炼对老年人肌少症相关变量的影响的研究，其中 15 名每天进行 1 个小时的弹力带运动，每周 2 次，连续 8 周，结果显示骨骼肌质量与握力和身体机能显著相关，步态速度与握力和身体机能呈正相关，与认知功能无关，弹力带运动大大改善了步态速度和身体机能，可通过改善老年妇女的步态速度和活动能力而对肌少症产生有利影响。Frontera 等[18]研究也发现，平均年龄为 66 岁的老年人接受阻力训练 12 周后，肌肉力量显著增加。在老年人的训练期间，肌肉力量的增加速率每天为 5%，这与在抗阻训练期间的年轻人的肌肉力量的增加速率相似。此外，抗阻训练增加了快、慢肌纤维和骨骼肌质量的横截面积，而肌肉力量随着肌肉质量的增加而增加。손준석[19]对老年人进行了每周 2 天的高速弹力带训练（同心收缩 1 秒），共 12 周运动干预研究显示高速松紧带运动干预可有效改善老年人的体力和肌肉力量，并改善肌少症。박우영[20]对 65 岁以上农业劳动老年妇女进行了抗阻运动训练对务农老年妇女肌少症指数影响的研究，结果显示，受试者肌肉功能得到了很大的改善，在肌肉方面与普通妇女进行训练之间存在显著差异。此外，抗阻训练改善了下半身肌肉和短期内运动能力。另外，随着科技的进步，智能阻力带产品的诞生为肌少症患者进行抗阻运动提供了更合理的规划锻炼方式，结合弹力带运动可进行有效的阻力强度运动，以增加肌肉力量和肌肉质量，从而减轻因衰老引起的肌少症，使用智能阻力带进行运动时，可使用称重传感器和重力加速度传感器测量运动次数，以便将其显示在移动电话应用程序上，并通过产品提供的振动反馈，可以掌握用户是否在正确地进行运动，并基于提出的概念，生产了可运行的原型[21]。

有氧运动的特点是肌肉进行有节奏的重复运动，主要通过有氧代谢使用氧气，从而有助于心肺健康、身体成分以及心脏和呼吸系统健康[22]。小口理惠等[23]对 83 名 70 岁及 70 岁以上老年人的研究显示，运动频率与骨骼肌质量和膝盖伸肌之间存在显著相关性，且经常运动的老年人行走功能良好，跌倒的经历较少。김대열[24]对 65 岁以上老年妇女进行 12 周有氧运

动研究结果表明有氧运动可以导致骨骼肌质量显著增加，而无运动对照组的骨骼肌质量无显著变化，有氧运动可以预防和延迟患肌少症的风险。跆拳道被认为是最理想的有氧运动之一，정민기等[25]进行了旨在调查跆拳道和理疗带运动对肌少症和老年肌少症患者的影响的研究，受试者进行跆拳道和下肢肌肉力量锻炼每次 60 分钟/节的训练，每周 3 天，共进行 12 周，结果受试者体重、体脂百分比、收缩压、舒张压、椅子站立测试、步态速度、四肢骨骼肌指数、肌动蛋白、葡萄糖、甘油三酸酯 - 葡萄糖指数、IL-6、IL-8、IL-15 均具有显著改善。这些结论表明，跆拳道和理疗带锻炼可能是一种有效的干预肌少症的身体成分和机体功能的手段。尽管有氧运动通常包含步态训练，但是研究显示需要大于最大摄氧量 60% 的运动强度才能有效地提高步行能力，目前有氧运动对肌少症起到的疗效尚存争议，对肌少症患者的治疗效果尚待进一步的研究观察[3,26]。

关于两种运动方式的比较，천성욱[27]将老年女性受试者随机分为 5 组，即低强度有氧运动每周 3 次组（$n = 14$，74.7 ±4.1 岁）、低强度有氧运动每周 5 次组（$n = 12$，72.7 ±4.6 岁）、低强度抗阻运动每周 3 次组（$n = 17$，74.2 ±4.4 岁）、低强度抗阻运动每周 5 次组（$n = 13$，73.8 ±5.2 岁）和对照组（$n = 18$，72.4 ±4.3 岁），16 周后进行 30 秒的椅立测试、30 秒的手臂弯曲后背刮擦测试、2.44 m 的起步距离和 2 分钟的踩踏交互作用测试，结果，每周进行 3 次低强度有氧运动和抗阻运动组体能测试为阳性。

另外，结合抗阻运动通过对肌肉施加压力而有助于改善老年人与强度有关的体力和功能表现，有氧运动与抗阻运动联合运动疗法的概念被提出。研究显示，联合运动可用于增强肌肉功能和心肺功能，被认为是老年人的有效健康管理方法，而肌因子被认为是锻炼中肌肉与脂肪组织、肌肉与骨骼进行互动以在整个身体代谢和免疫水平中发挥有益作用的重要因素[22]。소용석[28]对 65 岁及 65 岁以上的老年女性研究结果表明，肌少症肥胖患者经过 12 周的联合运动锻炼后脂肪百分比明显降低，肌肉质量明显增加，在肌肉功能耐力的测试中，椅立测试和手臂弯曲测试水平都得到显著改善，2 分钟步速测试也有显著改善，肌蛋白质合成相关激素（生长激素和 IGF-1）分泌也显著增加。而另一项对 65 岁以上老年妇女进行的每周 4 次、共 24 周的综合运动（有氧运动和抗阻运动）[29]研究结果显示肌少症肥胖受试者和肥胖受试者的 TC、LDL-C、HDL-C、C - 反应蛋白、脂联素和颈动脉内膜中层厚度显著改善，但仅有肌少症肥胖受试者的 IL-6 和 TNF-α 降低，不仅肌肉质量和步行能力之间存在显著相关性，而且肌肉质量与心血管疾病危险因素颈动脉内膜中层厚度之间也存在显著相关性，这些结果表明综合运动计划可以改善身体组成，还可以有效降低血脂和心血管疾病的危险因素。박재용等[30]对 16 例老年肌少症患者进行了一项为期 15 周的综合运动计划研究观察，结果显示与肌肉生长有关的身体成分得到显著改善，IGF-1 水平增加，髋部肌肉功能也得到了改善，复杂的运动计划对于改善肌少症的运动功能、抗衰老和延长健康寿命非常有效。综上可见联合运动对肌少症的治疗具有更为理想的效果，但是关于其最合理的方案还需要更多的研究支持。

二、运动疗法对肌少症干预的机制

运动可刺激蛋白质合成代谢，减缓甚至逆转肌少症的发生发展，人体肌肉纤维数量的逐渐下降始于50岁左右，而久坐人群较运动活跃人群肌量下降更明显，马拉松及举重运动员的肌量及肌强度下降均较缓慢[31]。预防和治疗肌少症的运动训练会促进蛋白质同化激素增加，抗氧化酶活性增加，抑制炎症，引起肌肉对胰岛素的敏感性增加及蛋白质合成增加；另外，需要结合营养补充的组合，包括额外摄入蛋白质，以通过运动训练更有效地治疗肌少症[32]。对年轻人的研究表明，在进行一次抗阻运动后，骨骼肌蛋白质合成速率大约增加2倍，但同时分解也增加，肌肉运动刺激蛋白质合成，而肌肉细胞中的游离氨基酸被用于蛋白质合成，结果为了补充缺乏的肌中的游离氨基酸，蛋白质降解可以进一步加速，在这种情况下，当老年人进行适度的抗阻运动或适度的有氧运动时，运动后肌肉蛋白质的合成和分解都会增加，从这些结果可以看出，老年人和年轻人之间骨骼肌中蛋白质代谢的反应没有根本性的差异。而对老年人进行了2周到3个月的训练研究显示，与训练前相比，肌肉蛋白质的合成速率有所提高；另外，进行了4个月的自行车、划船有氧运动训练后，肌肉蛋白质的合成率增加，老年人和年轻人之间的增长没有差异。与运动相反，当骨骼肌静息时，如躺下，骨骼肌蛋白质合成减少，并发生骨骼肌萎缩，但即使睡眠状态，也可以通过进行抗阻运动和肌肉锻炼来保持骨骼肌蛋白质合成速率[33]。

运动是一种利用计划性的、结构性的及重复性的肢体活动来提高一个或多个身体部位的健康状况的体力活动。肌肉细胞在一个方向上承受拉伸应力，会形成一种内部应力状态，从而在垂直平面内造成收缩，在横向平面中的压缩应力会产生内部应力，导致其伸长。因此，从本质上讲，拉伸应力可能是抗阻运动期间机械感测肌肉蛋白变形的一个非常重要的触发因素，不同的抗阻运动模式，可能会对特定的机械感测蛋白产生部分不同的影响，偏心收缩固有的拉伸应力可以通过将细胞外基质与黏着斑复合蛋白结合的肌膜/跨膜受体蛋白（如整联蛋白）感知，而推测出同心收缩的产生主要是由于肌节固有的蛋白质感知的拉伸应力[34]。动物研究显示，为期12周的抗阻运动可以激活中年大鼠肌肉的Akt/mTOR信号系统，并抑制FOXO1/MuRF1蛋白的表达，耐力运动不会影响mTOR信号系统，但会抑制FOXO1/MuRF1蛋白表达并增加AMPK/PGC-1α表达。由此可见，进行为期12周的运动训练对中年大鼠骨骼肌的蛋白质同化/分解代谢具有积极作用，而耐力运动则通过抑制肌肉蛋白质的分解代谢而对衰老肌肉的蛋白质平衡产生影响。因此中强度耐力运动及抗阻运动对于预防由于肌肉损失而导致的肌肉功能下降是有效的[35]。

运动过程中产生一系列代谢产物，与运动的机械刺激相互作用，互为补充，引起肌肉质量的改变。乳酸是代谢刺激的关键生物标志物，一些证据表明乳酸可能影响肌肉分化，并具有合成代谢效应[36]。动物研究发现，大鼠低强度跑步训练30分钟，联合注射乳酸和咖啡因，可以显著增加大鼠的肌肉质量和肥大信号[37]。骨骼肌可能能感觉到细胞外乳酸的变化，Ohno等[38]发现，乳酸能够以GPR81依赖的方式诱导C2C12细胞合成信号和肥大，表明细胞外乳酸可以通过骨骼肌中的膜结合受体启动信号事件，虽然这些数据表明乳酸可能是肌肉信号和肥大的一种修饰剂，但乳酸在肌肉质量增加确定中的作用大小仍不能确定。α-酮戊二酸是运动产生的另一重要产物，它不仅是柠檬酸盐循环代谢物，也是氮清除剂。长期补充α-酮戊二酸可使腓肠肌骨骼肌肥大，mTORC1的活性标志物增加[39]，提示α-酮戊二酸可刺激肌肉肥大。但L-精氨酸-酮戊二酸补充并没有增加肌肉强度[40]。不过现有的证据依然较少，α－酮戊二酸对肌肉的作用仍有待研究。血液中氨基酸的浓度直接影响骨骼肌蛋白质的合成，当血液中氨基酸的浓度降低时，骨骼肌蛋白质合成的速率会迅速降低，此时，蛋白质的分解速度没有变化，如果血液中的氨基酸浓度增加，则骨骼肌蛋白质的合成速度迅速增加[33]。啮齿动物研究显示，一次抗阻运动会导致肌肉内亮氨酸浓度增加25%，这种细胞内亮氨酸的增加，可能是由于蛋白质的分解，通过氨基酸传感器 mVPS34 介导，导致 mTORC1 被激活[41]。最后，既往无论是有氧运动还是抗阻训练均会释放一些抗炎性的细胞因子，如抗炎性 IL-6 等，这些因子会对诱发肌少症的 TNF-α 等炎症因子产生抑制效果，这些相关内容在前文第二章已经进行了详细介绍，在此不做复述。

随着年龄的增长，自噬通量的失调会抑制参与肌肉生物发生的溶酶体贮藏过程。AMPK-ULK1 和 FOXO/PGC-1α 信号通路在骨骼肌自噬机制的诱导中起关键作用，因此这些通路可能成为治疗发展的目标。自噬也被证明是干细胞命运的关键调节器，它决定了卫星细胞向肌纤维的分化，从而增加了肌肉质量[42]。研究显示，运动可引起 AMPK 磷酸化介导自噬激活，使卫星细胞激活，维持肌肉质量，有助于纤维类型转换和肌肉适应，自噬形成可能有利于骨骼肌再生和重塑，改善肌肉功能和力量[43]。控制蛋白质合成途径中的关键因素是 mTORC1，衰老会损害 mTORC1 信号传导和蛋白质合成，而在运动过程中，mTOR 途径可能减少，这可能导致自噬增加，因为 mTOR 是自噬的负反馈因子，特别是运动后 mTOR 升高会导致自噬减少，但具体的运动训练计划的效果及这些关系所依据的机制尚不清楚。此外，肌少症与多种因素有关，包括促炎细胞因子增加、氧化应激、内质网应激和脂肪浸润及线粒体功能降低，而内质网应激与肥胖和衰老密切相关，肥胖和衰老是胰岛素抵抗的关键因素，长期运动训练可通过激活 JNK 减少内质网应激，并减少 B 细胞抑制剂中的 κ 光多肽基因增强子的核因子 α（IκB-α）分解，并改善胰岛素抵抗，因此，有必要建立针对糖尿病和衰老引起的肌少性肥胖，内质网应激和胰岛素抵抗之间的机制，从分子生物学的角度分析运动治疗的效果和制订运动训练的计划[44]。

运动也可能对“心肌肌少症”起到治疗效果，김동희等[45]进行了小鼠急性游泳运动以了解自噬对心肌的影响的实验，将 24 只小鼠分为 4 组，每组 6 只小鼠（对照组＋盐溶液，对照组＋秋水仙碱，运动＋盐溶液，运动＋秋水仙碱），在进行此运动之前，对所有受试小鼠进行了为期 2 天的适应训练，每只小鼠训练 10 min，运动组的 12 只大鼠在 35～36 ℃的水中分 2 次进行运动（1 小时游泳＋15 分钟休息＋1 小时游泳），对于秋水仙碱和盐溶液，总共进行了 3 次治疗，包括适应训练后的 2 天和主要训练后的 2 天。运动后 24 小时提取心肌样品，观察自噬引起的心肌变化，与对照组相比，运动＋秋水仙碱组中细胞自噬标志物微管相关蛋白 1 轻链 3β-Ⅱ（Microtubulesas sociated protein light 1 light chain 3-β-Ⅱ，LC3-Ⅱ）的变化显示出显著差异，至于自噬蛋白 p62 蛋白，与对照组相比，运动＋秋水仙碱治疗组表现出显著差异，结果发现急性游泳运动对心肌的自噬具有显著的影响，自噬是细胞凋亡或能量来源，通过将其应用于衰老、肌少症、训练中断、长期锻炼等，可能有助于心肌肌少症的治疗。

三、运动与营养的联合治疗方法

一项对 3492 例受试者的回顾性分析显示，受试者中肌少症和肌少症肥胖组的中等运动率显著低于非肌少症组，而肌少症肥胖组的能量摄入、蛋白质和脂肪明显高于肌少症组，肌少症肥胖症组在三个组中糖尿病和血脂异常的比例最高。因此，定期运动和充足的营养摄入（能量、蛋白质和脂肪）对于老年人肌少症的预防至关重要，而对肌少症肥胖者的慢性疾病的管理也很重要[46]。

肌少症的主要因素是活动减少和营养不足，由于目前没有有效的药物，所以治疗对策主要是运动指导和营养指导。因此，建议在进行运动治疗的同时，还应该注重营养摄入，可以获得更好的效果。作为营养素，大量氨基酸可以增强运动对肌肉蛋白的代谢作用，尤其是摄入富含亮氨酸的必需氨基酸有利于肌肉蛋白质的合成，而在运动后补充氨基酸，可进一步促进因运动而增加的骨骼肌蛋白质的形成，并抑制分解，使得蛋白质的合成远远超过分解，促进了蛋白质的同化作用。研究显示，运动使肌肉对氨基酸的合成代谢作用敏感，与单独的每种干预相比，蛋白质/氨基酸给药与体育锻炼相结合已被证明可以增强肌肉蛋白质合成代谢，即当运动配合摄入氨基酸时，通过摄入的外源氨基酸补充蛋白质合成所需的氨基酸，可以使得蛋白质合成效率更高，从而产生更高的肌肉蛋白质含量[33,47-49]。对 22 项随机对照试验的荟萃分析已经证实，与单独运动相比，蛋白质补充与抗阻训练相结合可产生更大的无脂肪体重，提高Ⅰ型和Ⅱ型肌纤维横截面积及肌肉力量[50]。HMB 是亮氨酸的代谢产物之一，它通过激活 mTOR 途径和刺激生长激素/IGF-1 轴发挥合成代谢作用，HMB 还可以增加线粒体的生物发生和脂肪氧化[51]，可能有助于改善肌肉性能。HMB 还通过转化为羟甲基戊二酰辅酶 A 来促进肌膜完整性，其最终作用是诱导肌源性增生和分化[52]。而运动联合 HMB 后，运动后骨骼肌损伤的标志物会减弱[53]，HMB 可能促进高强度运动后骨骼肌的再生能力。此外，研究表明，与单独进行锻炼相比，在老年人中补充 HMB 及进行力量训练可增加更多的肌肉质量和力量[54]。

研究显示，肌少症人群的平均每日能量摄入量及核黄素和维生素 C 均未达到推荐标准，使得肌少症的风险显著增加，而积极的体育锻炼配合充足的能量摄入和一些维生素可能会减少肌少症和肌少症肥胖的风险[55]。虽然补充多不饱和脂肪酸，尤其是 ω-3 脂肪酸，可改善肌肉蛋白合成代谢，但是研究发现，补充 12 周的 α - 亚油酸与抗阻训练相结合对肌肉质量和力量的影响很小[56-57]。补充多不饱和脂肪酸与运动联合对肌肉质量的协同作用仍然模棱两可，并且在老年人的肌肉功能方面存在冲突，因此，没有足够的证据推荐对肌少症患者进行这种干预。

第二节　营养补充治疗

营养补充被认为是延缓和控制肌少症的有效方法之一，而且与运动结合的策略可能具有更好的效果。研究表明，对老年女性进行早期营养干预可能有助于预防身体成分的变化，而男女在食物频率和食物偏好方面存在差异，男性比女性受食物的影响更大，60 岁及 60 岁以上老年人的身体成分变化与食物频率的关系比女性更甚，因此，饮食对人体成分具有重要的调节意义[58]。

一、高蛋白口服营养补充剂

单独补充足够的蛋白质能够减缓肌肉质量的流失，摄入足够的蛋白质（富含亮氨酸的平衡氨基酸和可能的肌酸）可以增强肌肉力量[4]。饮食中的蛋白质对人体成分变化的影响是影响老年人生活质量和独立性的可调节因素[59]。蛋白质是饮食中的一种成分，会增加血液中的氨基酸浓度并增加肌肉蛋白质的合成。老年人会存在饮食的合成代谢抵抗状态，只要一次摄取足够量的蛋白质（113 g 牛肉相当于约 30 g 总氨基酸含量）或氨基酸（15 g 必需氨基酸混合物），那么肌肉蛋白质的合成就将增加，但摄入少量必需的氨基酸混合物（7 g）后，肌肉蛋白的同化反应还不够，而通过调节摄入的氨基酸组成，可以使老年人在摄取较少量的情况下也能有效诱导肌肉蛋白质合成反应。研究显示，在骨骼肌蛋白同化中，具有较高亮氨酸含量的必需氨基酸混合物要优于正常的必需氨基酸，可以改善肌少症患者的肌肉质量、步行速度和力量[60]。장원等[61]对 2083 名 65 岁以上老年女性的研究显示，握力与能量、蛋白质和基于动物蛋白质摄入量之间存在显著正相关，多元 Logistic 回归分析显示，能量摄入和动物源蛋白质摄入与最低握力呈负相关，这表明足够的能量摄入和蛋白质摄入，尤其是来自动物源的能量摄入和蛋白质摄入，有助于降低低握力的风险。而이민혜[62]对 338 名老年妇女研究结果表明，如果采取针对蛋白质摄入的营养干预措施，也可以防止老年妇女肌少症肥胖症的发生。必需氨基酸是蛋白质合成最重要的营养投入，亮氨酸被认为是肌肉蛋白合成代谢的主要营养调节剂，它具有触发 mTOR 途径并抑制蛋白酶体的作用。与年轻人相比，老年人的肌肉对低剂量的必需氨基酸的合成代谢反应降低，需要更高的剂量以诱导蛋白质合成代谢反应，因此建议老年人食用必需氨基酸含量较高的蛋白质（优质蛋白质），如瘦肉和其他富含亮氨酸的食物、大豆、花生和小扁豆等，目前推荐用于预防肌少症的蛋白质摄入量为肌少症个体摄入适度高于 0.8 g/(kg · d) 蛋白质，饮食中 1.2 ~ 1.5 g/(kg · d) 蛋白[63-66]。

口服营养补充剂最初被建议用以营养支持来改善饮食摄入量不足引起的营养不良[67]，而肌少症患者和营养不良患者一样仅通过饮食可能无法摄入足够量的蛋白质和（或）其他营养素，当饮食不足以满足营养需求时，口服营养补充剂非常适合提供高质量的营养[68]。营养补充剂对于握力下降具有较好的干预作用，尤其是高蛋白口服营养补充剂具有提高肌力的效果[69-70]。Cramer 等[68]进行的为期 24 周的前瞻性研究显示，使用高蛋白口服营养补充剂可以帮助肌少症患者维持和重建肌肉质量及力量，在轻度肌少症患者中，与标准摄入量（14 g 蛋白，147 IU 维生素 D_3；每天服用 2 次，每次在两餐之间）相比，对照组摄入量（20 g 蛋白，499 IU 维生素 D_3；每天服用 2 次，每次在两餐之间）改善腿部肌肉的力量和质量的效果更为理想。维持性血液透析患者由于营养缺乏、运动不便等原因容易发生肌少症，臧华龙[71]等研究显示每次透析期间给予维持性血液透析患者口服含有 250 kcal 能量和 10 g 蛋白质的营养补充剂能够显著改善患者的肌少症情况，提高生活质量。

二、左旋肉碱

肉碱具有抗炎症、抗氧化作用，对肌少症可能起到一定的预防和治疗作用。目前关于肉碱治疗肌少症的报道多集中于慢性消耗性疾病引起的继发性肌少症的治疗应用。

恶性肿瘤恶病质的特征之一是伴随着大量的肌肉消瘦，其机制涉及慢性全身性炎症、氧化应激。研究显示，在恶性肿瘤恶病质患者中血清肉碱水平较低，恶病质患者血清血浆肉碱与健康对照组比较游离肉碱的差异为 8.20 μmol/L（$P=0.000$），短链酰基肉碱的差异为 2.60 μmol/L（$P=0.029$），这种变化被认为在恶病质发展中起重要作用，基于此，相关研究对这类患者进行了肉碱补充的研究，效果比较理想[72-73]。

左旋肉碱是一种条件性必需氨基酸样分子，主要存在于骨骼肌，在脂肪酸的代谢中起着核心作用，并显示出重要的抗氧化剂和抗炎特性。动物研究显示，补充 28 天（剂量 0.1 g）左旋肉碱就可以促进肌肉恢复[72,74]。Evans 等[74]对中老年人研究显示，通过补充含有 1500 mg/d 左旋肉碱的组合剂（8 周，另含有左旋亮氨酸和肌酸），可将肌肉质量增加 1.0 kg，下肢去脂质量、小腿力量和非躯干去脂质量得到了显著改善，组合剂中左旋亮氨酸可以与乳清蛋白提取物结合刺激肌肉蛋白合成，肌酸可以增加肌肉质量和力量，联合左旋肉碱可以增加分支氨基酸的生物利用度，并减少蛋白质降解，这可能是 mTOR 途径改善了蛋白质代谢所致。Kraft 等[75]对胰腺癌患者的研究显示，补充 3 个月左旋肉碱的晚期胰腺癌患者的体重显著增加，身体成分得到改善，生存质量得到提高，左旋肉碱对胰腺癌患者发生肌少症可能具有潜在的治疗效果。

Masatsugu 等[76]研究发现，左旋肉碱对于肝硬化患者的骨骼肌质量的流失也有抑制效果，Ishikawa 等[77]对 77 例肝硬化患者（其中 56 例为肌少症）的研究显示，左旋肉碱具有维持肝硬化患者骨骼肌指数的效果，左旋肉碱补充剂可显著改善肝硬化肌少症患者的白蛋白、总胆固醇等营养状况。

Giovenali 等[78]针对具有一定程度肌肉萎缩症的尿毒症患者的研究显示，对伴有肌肉萎缩的尿毒症患者给予左旋肉碱 24 周治疗（血液透析结束时或透析液中或每天 2 次，口服 2 g，静脉注射）可使Ⅰ型和Ⅱa 型纤维直径增加大约 7%，并减少萎缩性纤维，但Ⅱb 型纤维未见明显变化。

关于左旋肉碱副作用方面，目前发现可能引起血压和胃肠道轻微异常，但无较大伤害[72,74]。

三、肌酸

肌酸对于骨骼肌的质量和力量都具有促进效果，补充肌酸并配合抗阻训练对衰老的肌肉具有有益的作用[79]。Candow 等[80]研究显示，补充肌酸与阻力训练相结合对衰老的肌肉质量和上身力量具有积极作用，但是 Derave 等[81]进行了长达60 周小鼠观察研究显示，与年龄相关的肌肉质量和肌力下降不受肌酸补充治疗的影响，终身补充肌酸不是预防衰老加速小鼠肌少症的有效策略。Candow 等[82]进一步研究后认为，骨骼肌对肌酸补充剂的反应性存在差异，其原因可能与Ⅱ型肌纤维含量和大小及习惯性饮食中肌酸摄取等因素有关。

四、维生素 D

维生素 D 的作用是通过与核和膜结合的维生素 D 受体的联系而介导的，前者激活涉及钙摄取、磷酸盐转运、卫星细胞增生和终末分化的靶基因的转录，而后者调节钙向细胞质中的释放，这对于肌肉收缩至关重要，涉及诱导蛋白质合成[83]。大多数老年人的血清维生素D水平低于正常范围。这种缺乏症的病因是多方面的，如饮食摄入不足、日照暴露不足、皮肤合成能力改变，以及肾脏向活性形式的转化减少、维生素D受体在肌肉组织中的表达减少与老化等。维生素D缺乏可引起肌力下降、肌肉疼痛和虚弱等，对身体运动功能产生阻碍[84]。补充维生素D可在肌肉水平上增加维生素D受体的表达，改善肌力及骨骼肌功能。此外，它还改善了肌纤维的组成和形态[85]。

肌少症与维生素D缺乏具有密切关系，肌肉萎缩与恢复、肌少症和恶病质都表明维生素D的低循环水平与肌肉代谢紊乱之间具有相关性，对于低水平维生素D的肌少症患者补充维生素D与补充蛋白质同样重要[4,86]。老年人普遍存在维生素D缺乏症，Yang等[87]研究发现维生素D缺乏会导致肌力下降，但是并未发现对老年人的小腿围或身体肌肉质量的影响，Yang等认为维生素D对肌肉力量和身体机能的影响取决于老年人的身体活动水平，在补充维生素D的同时不能缺乏运动锻炼。

虽然目前从理论基础研究和部分临床实践上都显示了补充蛋白质、维生素D等对于肌少症具有潜在的治疗效果，但是尚缺乏长期的临床观察证据，长期的营养补充对于肌少症的作用是仅仅能够缓解控制肌少症的发展还是能够逆转肌少症都是日后研究需要解决的问题。

第三节　激素疗法

性激素、生长素等异常在肌少症的发生中是不能忽视的因素，目前激素治疗在肌少症中的应用不多，但雌激素替代疗法显示出了较为理想的效果，但在具体的使用剂量等方面的证据依旧不是十分充分。

研究表明采用雌性激素替代疗法可以减少与年龄相关的肌肉丧失、肌肉功能（力量）丧失及骨骼肌中脂肪的积累，且可以提高抗阻训练后肌蛋白的合成率，并且对骨骼肌和肌腱的结缔组织具有合成代谢作用，影响基质结构和机械性能，还可影响细胞骨架蛋白和细胞基质蛋白中的基因表达，对IGF-1具有刺激作用，并在IL-6和脂肪因子调节中起作用，而后三者在肌少症的发生中具有重要作用[88]。Morten等[89]对绝经后激素替代治疗应用于肥胖和肌少症的研究显示，治疗期间治疗组体重变化等于安慰剂组变化，但相对脂肪量显著减少，去脂体重和总骨矿物质显著增加，该疗法具有逆转女性更年期肌少症的潜力。Kim等[90]对4254名绝经后妇女的研究结果显示，长期运用激素疗法的参与者的四肢骨骼肌/体重比值较高，且肌少症的患病率显著低于非长期运用激素治疗和不运用激素治疗的人群，维持激素治疗使用时间与肌少症患病率之间存在相关性。虽然雌激素治疗展示了比较好的效果，但是具体的剂量使用等问题仍需研究，如Kenny等[91]进行了超低剂量17-β雌二醇（0.25 mg治疗36个月）和黄体酮（100 mg/d）治疗老年妇女肌少症的研究，结果显示超低剂量雌激素治疗既不会改善也不会损害骨骼肌质量。

生长激素减少是肌少症发生的原因之一，但是生长激素治疗在老年人中的副作用普遍存在，并且进一步限制了其作为有效的促蛋白合成剂促进男性和女性肌肉蛋白积聚的作用，特别是胰岛素抵抗的诱导和腕管压缩降低了老年个体中生长激素替代疗法的功效[92]，因此，生长激素应用于肌少症的治疗尚不够成熟。

此外，现有研究已经显示体外瘦素治疗可增加原代成肌细胞中成肌基因的表达，而体内瘦素治疗可增加参与成肌的 microRNA 的表达[93]，因此，瘦素应用于肌少症的治疗也是值得期待的。

第四节　药物疗法

由于肌少症的致病机制十分复杂，迄今为止尚无药理学方法证明有药物可有效治疗肌少症。但是一些药物仍显示出对肌少症较好的抑制效果，只是其中的药理机制仍需要进一步的明确，而且临床效果也需要更多的数据予以支持。

一、血管紧张素转换酶抑制剂

目前已经证实血管紧张素转换酶抑制剂（angiotensin converting enzyme inhibitors，ACEI）药物对骨骼肌功能具有多种潜在的有益作用，ACEI 可改善内皮功能和血管生成并减少炎症；改善线粒体功能，提高 IGF-1 水平，促进骨骼肌葡萄糖摄取；还可以抑制 IL-6 等炎症因子水平，这些都对肌少症的预防和治疗具有重要作用[94]。研究表明，在高血压患者中，ACEI 的治疗与更好表现和肌肉结局有关，而遗传学研究也支持 ACE 系统可能与骨骼肌功能有关，ACEI 可能是防止老年人体质下降的有效干预措施[95]。Deepa 等[96]研究显示，ACEI 类药物培哚普利对老年人平均 6 分钟步行距离有显著改善，可保持健康生活相关功能受损老年人的运动能力。Sanders 等[97]研究显示，ACEI 可抑制 AngⅡ可能通过增加蛋白质降解而引起肌肉萎缩的机制以减少恶性肿瘤恶病质中骨骼肌质量流失的现象，因此，ACEI 对于恶病质继发性肌少症可能也具有较好的治疗效果。

二、血管紧张素Ⅱ受体抑制剂

降压药血管紧张素Ⅱ受体抑制剂（angiotensin receptor blocker，ARB）中具有选择性过氧化物酶体增殖物激活受体－γ（peroxisome proliferators-activated receptors-γ，PPARγ）作用。研究显示，给予高脂、高糖类饮食的大鼠长期服用选择性 PPARα 调节剂（selective peroxisome proliferator-activated receptor-α modulator，SPPARM）可以通过促进脂肪细胞分化和抑制体重增加来改善胰岛素抵抗，SPPARM 主要作用于肌肉，研究发现它会增加肌肉中的脂肪酸 β 氧化，而后者在快肌中占主导地位，该机制是由线粒体转录因子 A 和解耦联蛋白 3 介导的，能够抑制氧化应激相关蛋白 MnSOD 的表达，并具有激活线粒体功能。通过这种机制，长期服用 SPPARM 会增加全身能量消耗并增加骨骼肌重量。此外，新型选择性 PPARα 调节剂 Pemafibrate 面对脂质代谢和炎症也能产生有益作用，具有治疗肌少症的可能，但是，SPPARM 不会改变 PGC-1α 的表达，并且现有研究认为 SPPARM 的作用是由 PPARγ 或 δ 介导的，ARB 可以通过抑制血管紧张素Ⅱ型 1 受体增加线粒体 DNA。此外，ARB 还可通过 PGC-1α 激活骨骼肌线粒体功能，预期将来将进一步应用肾素—血管紧张素系统抑制剂和

PPAR 激动剂来治疗肌少症[98-100]。

三、选择性雄激素受体调节剂

选择性雄激素受体调节剂对骨骼和肌肉均显示出有益的雄激素作用，大多数此类药物都已开发出来，旨在应用于与年龄有关的骨骼肌减少（肌少症）和骨质疏松症的治疗，而对健康的老年男性进行的临床药物试验已经显示出了对增加骨骼肌量和增强身体机能较为理想的数据[101]。Dalton 等[102]应用另一种选择性雄激素受体调节剂 GTx-024 对老年男性和绝经后女性的研究显示，GTx-024 可导致肌肉总量依赖性增加，同时物理功能和胰岛素抵抗也得到显著改善，GTx-024 是一种具有组织选择性合成代谢和雄激素药理活性的口服生物利用型非甾体选择性雄激素受体调节剂，在动物研究中显示出了增加肌肉质量较好的效果。Papanicolaou 等[103]进行的选择性雄激素受体调节剂在女性肌少症患者中的疗效和安全性的研究显示，接受选择性雄激素受体调节剂 MK-0773 的受试者去脂体重显著增加。

目前发现选择性雄激素受体调节剂对骨骼肌质量和机能具有较好的合成代谢作用，而且目前未发现其会产生类似睾丸激素和其他合成代谢类固醇常见的不良后果[102]，因此用于预防和治疗肌少症的前景值得期待。

四、非甾体抗炎镇痛药

Rieu 等[104]研究发现，布洛芬可以逆转老年大鼠的肌少症，其机制可能为布洛芬可通过控制炎症的发生并在饮食后恢复肌肉蛋白合成代谢有关，食物摄入对蛋白质合成的刺激作用及其对蛋白水解的抑制作用在老年时降低，而炎症可能是导致肌肉蛋白质代谢对食物摄入敏感性降低的因素之一。但是 Mast 等[105]研究显示，对乙酰氨基酚片（扑热息痛）可能会诱导半胱氨酸/谷胱甘肽短缺，导致食物摄入不足的老年大鼠的肌少症恶化。因此，布洛芬及非甾体抗炎镇痛类药物对肌少症的治疗效果还需要进一步的评价。

五、二甲双胍

二甲双胍是治疗糖尿病的经典药物，二甲双胍能够经线粒体及内质网对肌少症起到干预效果[106]。动物研究显示，二甲双胍可以缓解与年龄相关的肌肉束萎缩，抑制骨骼肌的硬化性变化和肌膜结缔组织的肥大，对内膜的影响较大，并且明显改善了肌束的血液供应和纤维中的新陈代谢，显著改善了肌少症体征[107]。人体研究显示，二甲双胍治疗可以通过改变肌肉组织的炎症环境来改善老年人对运动干预措施的反应，从而增强抗阻训练引起的肌纤维肥大[108]。二甲双胍治疗可降低 2 型糖尿病患者肌少症发生风险（OR = 0.159，95% CI = 0.026 ~ 0.967）[109]，而另一项研究则显示二甲双胍治疗可显著改善新诊断为 2 型糖尿病的成年人的身体成分和胰岛素敏感性[110]。许雪娟等[111]运用二甲双胍联合利拉鲁肽治疗 2 型糖尿病合并肌少症也取得了理想的效果。

六、合成代谢分解代谢转化剂

动物研究显示，合成代谢分解代谢转化剂 Espindolol 具有有效逆转衰老引起的肌少症的作用，其机制可能为 Espindolol 将蛋白酶体和 Caspase-3 蛋白水解活性降低所致[112]。

第五节 原发病的治疗与继发性肌少症的关系

生活习惯病与慢性消耗性疾病是继发性肌少症的两大源头，那么对原发病的治疗是否会对继发性肌少症产生影响？目前关于此类的研究相对较少，而且 2 型糖尿病、恶性肿瘤、风湿免疫疾病等病种尚不能完全治愈，观察较为困难。

Peterson 等[113]将 462 只未经治疗的甲亢患猫作为研究对象，发现这些患猫会出现肌肉流失的情况，并对其中的 117 只治疗后重新评估，发现虽然甲亢治愈后大多数猫的体重会增加，但其中一半患猫的肌肉量却不能恢复正常。Galvão 等[114]对接受雄激素剥夺治疗的前列腺癌患者进行研究发现，配合运动治疗的患者肌肉质量、肌力得到了显著改善。而治疗 2 型糖尿病的胰岛素增敏剂格列酮类被发现具有抗肌肉萎缩作用，但其风险特征限制了使用。瑞格列奈也被发现具有抑制肌肉萎缩的效果，因此在治疗 2 型糖尿病的同时可能对肌少症的治疗也起到一定的效果[115]。Park 等[116]研究显示，经过阿仑磷酸盐 - 骨化三醇治疗后，骨质疏松患者的骨量和握力都有显著提高。综上，对原发病的治疗可能会对继发性肌少症产生一定的疗效，更多的内容我们已在相关章节中做过介绍，但现有证据尚不足以说明和解释这一观点。

综上，目前对于肌少症的治疗主要还是以运动和营养补充疗法为主，相关的药物研究尚不成熟，此外，研究发现电刺激可增加骨骼肌质量[117]，也是日后需要进一步研究的方向。总之，肌少症的治疗研究目前仍处于起步阶段。

（宋 梅 许 浩 左成艳）

参考文献

[1] DU Y, NO JK. Sarcopenia: nutrition and related diseases [J]. Culinary Science & Hospitality Research, 2017, 23 (1): 66 – 78.

[2] IOLASCON G, DI PIETRO G, GIMIGLIANO F, et al. Physical exercise and sarcopenia in older people: position paper of the Italian Society of Orthopaedics and Medicine (OrtoMed) [J]. Clinical Cases in Mineral and Bone Metabolism, 2014, 11 (3): 215 – 221.

[3] OKURA T. Transdisciplinary approach for sarcopenia. Physical activity and exercise training for prevention and treatment of sarcopenia [J]. Clinical Calcium, 2014, 24 (10): 1519 – 1526.

[4] MORLEY JE, ARGILES JM, EVANS WJ, et al. Nutritional recommendations for the management of sarcopenia [J]. Journal of the American Medical Directors Association, 2010, 11 (6): 391 – 396.

[5] KOOPMAN R, VAN LOON LJC. Aging, exercise, and muscle protein metabolism [J]. Journal of applied physiology, 2009, 106 (6): 2040 – 2048.

[6] SON J, YU Q, SEO JS, et al. Sarcopenic obesity can be negatively associated with active physical activity and adequate intake of some nutrients in Korean elderly [J]. Nutrition Research and Practice, 2019, 13 (1): 47 – 57.

[7] 松尾厚．二次性サルコペニアに対するホームエクササイズの効果の検討 ~6ヶ月間反復起立を実施した通所リハビリテーション利用者の筋量の変化~ [J]．理学療法学 Supplement，2015，42（2）．DOI：https：//doi. org/10. 14900/cjpt. 2014. 0822.

[8] VISVANATHAN R，CHAPMAN I. Preventing sarcopaenia in older people [J]. Maturitas，2010，66（4）：383 - 388.

[9] 苏娟，钱健，蒋士泉．抗阻运动的练习方法 [J]．中国学校体育，2002，2002（3）：51 - 52.

[10] 王顺利，史仍飞．衰老骨骼肌蛋白质的合成与抵抗 [J]．中国组织工程研究，2013，17（15）：2835 - 2842.

[11] 李文惠，韩雪，贾为宗，等．老年肌肉减少症与离心抗阻训练研究进展 [J]．中国骨质疏松杂志，2018，24（5）：135 - 139.

[12] 양승원. The effect of dance spores and resistance on body composition，inflammatory makers，insulin resistance，and leptin in obese middle-aged women [J]. 한국무용과학회지, 2014，31（2）：227 - 238.

[13] YARASHESKI KE，PAK-LODUCA J，HASTEN D L，et al. Resistance exercise training increases mixed muscle protein synthesis rate in frail women and men ≥76 yr old [J]. American Journal of Physiology，1999，277（1 Pt 1）：E118 - E125.

[14] FIATARONE M A，O'NEILL E F，RYAN N D，et al. Exercise training and nutritional supplementation for physical frailty in very elderly people [J]. N Engl J Med，1994，330（25）：1769 - 1775.

[15] FRONTERA WR，MEREDITH CN，O'REILLY KP，et al. Strength conditioning in older men：skeletal muscle hypertrophy and improved function [J]. J Appl Physiol（1985），1988，64（3）：1038 - 1044.

[16] OH SU，PARK SH，PARK H. Effects of twisting training on middle-aged normal weight obese women [J]. 한국생활환경학회지, 2018，25（6）：827 - 838.

[17] KWON I，KIM JS，SHIN CH，et al. Associations between skeletal muscle mass，grip strength，and physical and cognitive functions in elderly women：effect of exercise with resistive theraband [J]. Journal of Exercise Nutrition & Biochemistry，2019，23（3）：50 - 55.

[18] FRONTERA WR，MEREDITH CN，O'REILLY KP，et al. Strength conditioning in older men：skeletal muscle hypertrophy and improved function [J]. J Appl Physiol，1988，64（3）：1038 - 1044.

[19] 손준석, 강동헌, 윤동현, et al. Effects of high-speed elastic band training on physical fitness and muscle function in rural community-dwelling elderly：a single-blinded randomized controlled trial [J]. Korean Journal of Health Promotion，2015，15（4）：254 - 261.

[20] 박우영. 스위스볼을 이용한 코어 저항 운동이 농업 여성노인의 근감소증 지표에 미치는 영향 [J]. 한국응용과학기술학회지, 2019，36（4）：1349 - 1357.

[21] 윤신혜, 임다솔, 김헌. 노화성 근감소증 완화를 위한 스마트 저항밴드 개발 [C]. 학술대회 발표 논문집, 2020.

[22] 박우영. Effect of combined exercise on fall injury index and myokine in older adults [J]. 한국응용과학기술학회지, 2019，36（1）：189 - 199.

[23] 小口理恵，牧迫飛雄馬，加藤仁志，等．地域在住高齢者における運動内容と身体組成，運動機能の関連について [J]．理学療法科学，2008，23（6）：705 - 710.

[24] 김대열. Effects of rhythm exercise training on body composition and arterial compliance in elderly females [J]. 한국산학기술학회논문지, 2017，17（5）：243 - 250.

[25] 정민기, 정현훈. 태권도와 세라밴드 운동이 근육감소증 고령 여성의 근육량과 자립생활체력 및

마이오카인에 미치는 영향 [J].한국체육과학회지, 2019, 28 (6): 1071 - 1084.

[26] HAN TS, WU FCW, LEAN MEJ. Obesity and weight management in the elderly: a focus on men [J]. Best Practice & Research. Clinical Endocrinology & Metabolism, 2013, 27 (4) 509 - 525.

[27] 천성욱, 신상근. 16주간 저강도 운동의 유형과 빈도가 근감소증 비만 여성노인의 기능체력에 대한 변화 [J].한국발육발달학회지, 2016, 27 (1): 35 - 41.

[28] 소용석. The effect of combined exercise on body composition, functional fitness and muscle protein synthesis related hormone in sarcopenic obesity elderly women [J].한국융합학회논문지, 2016, 7 (3): 185 - 193.

[29] 박상갑, 김은희, 권유찬. Effects of combined exercise on health-related physical fitness, muscle mass, fat mass and risk factors of cardiovascular disease in sarcopenic obesity elderly women [J].한국체육과학회지, 2013, 22 (6): 1381 - 1395.

[30] 박재용, 송영주. 근감소증 노인여성들의 15주 복합 운동프로그램이 신체구성, IGF-1 및고관절 근력에 미치는 영향 [J].한국스포츠학회, 2020, 18 (2): 621 - 633.

[31] FAULKNER J A, LARKIN L M, CLAFLIN D R, et al. Age-related changes in the structure and function of skeletal muscles [J]. Clinical and Experimental Pharmacology and Physiology, 2010, 34 (11): 1091 - 1096.

[32] 김기진, 김홍수. 효과적인 노인운동 코칭을 위한 근 감소증의 이론적 고찰 [J]. 코칭능력개발지, 2019, 21 (4): 95 - 105.

[33] 小林久峰. 高齢者の骨格筋減弱（サルコペニア）の対策とアミノ酸 [J]. 化学と生物, 2007, 45 (2): 126 - 131.

[34] EMIL R, KRISTIAN V. Mechanosensitive molecular networks involved in transducing resistance exercise-signals into muscle protein accretion [J]. Frontiers in Physiology, 2016, 7 (Pt 1): 547.

[35] 정수련, 김기진, 고진호. 장기간의 지구성 운동 또는 저항성 운동이 중년 흰쥐의 골격근 내 단백질 동화 및 이화기전에 미치는 영향 [J].한국체육학회지, 2016, 55 (63): 691 - 700.

[36] MINAS N, MASAKI T. Lactate as a signaling molecule that regulates exercise-induced adaptations [J]. Biology, 2016, 5 (4): 38.

[37] OISHI Y, TSUKAMOTO H, YOKOKAWA T, et al. Mixed lactate and caffeine compound increases satellite cell activity and anabolic signals for muscle hypertrophy [J]. Journal of Applied Physiology, 2015, 118 (6): 742 - 749.

[38] OHNO Y, OYAMA A, KANEKO H, et al. Lactate increases myotube diameter via activation of MEK/ERK pathway in C2C12 cells [J]. Acta Physiologica, 2018, 223 (2): e13042.

[39] CAI X, ZHU C, XU Y, et al. Alpha-ketoglutarate promotes skeletal muscle hypertrophy and protein synthesis through Akt/mTOR signaling pathways [J]. Scientific Reports, 2016, 6: 26802.

[40] WAX B, KAVAZIS A N, WEBB H E, et al. Acute L-arginine alpha ketoglutarate supplementation fails to improve muscular performance in resistance trained and untrained men [J]. Journal of the International Society of Sports Nutrition, 2012, 9 (1): 17.

[41] MACKENZIE MG, HAMILTON DL, MURRAY JT, et al. mVps34 is activated following high-resistance contractions [J]. The Journal of Physiology, 2009, 587 (1): 253 - 260.

[42] 권기선. Sarcopenia targeting with autophagy mechanism by exercise [J]. BMB Reports, 2019, 52 (1): 64 - 69.

[43] PARK SS, SEO YK, KWON KS. Sarcopenia targeting with autophagy mechanism by exercise [J]. Bmb Re-

ports, 2018, 52 (1): 64 - 69.

[44] AHN N, KOH J, KIM K. Endoplasmic reticulum stress of skeletal muscle and exercise training effects in aging and obesity [J]. 운동학 학술지, 2018, 20 (3): 1 - 10.

[45] 김동희, 강형석, 장용우, et al. Autophagic response to acute swimming exercise in mouse cardiac tissue [J]. 한국체육과학회지, 2019, 28 (1): 1199 - 1211.

[46] 대한골대사학회. Association between sarcopenia, sarcopenic obesity, and chronic disease in korean elderly [J]. 대한골대사학회지, 2018, 25 (3): 187 - 193.

[47] 松井康素. サルコペニアとフレイルの概念と予防-ロコモティブシンドロームとの関連性を含め [J]. Jpn J Rehabil Med, 2016, 53: 894 - 899.

[48] BIOLO G, TIPTON K, KLEIN S, et al. An abundant supply of amino acids enhances the metabolic effect of exercise on muscle protein [J]. American Journal of Physiology Endocrinology & Metabolism, 1997, 273 (1Pt1): E122 - E129.

[49] SHAD B J, THOMPSON J L, BREEN L. Does the muscle protein synthetic response to exercise and amino acid-based nutrition diminish with advancing age? A systematic review [J]. Am J Physiol Endocrinol Metab, 2016, 311 (5): E803 - E817.

[50] CERMAK N M, RES P T, DE GROOT L C, et al. Protein supplementation augments the adaptive response of skeletal muscle to resistance-type exercise training: a meta-analysis [J]. Am J Clin Nutr, 2012, 96 (6): 1454 - 1464.

[51] HE X, DUAN Y, YAO K, et al. β-hydroxy-β-methylbutyrate, mitochondrial biogenesis, and skeletal muscle health [J]. Amino Acids, 2016, 48 (3): 653 - 664.

[52] KORNASIO R, RIEDERER I, BUTLERBROWNE G, et al. β-hydroxy-β-methylbutyrate (HMB) stimulates myogenic cell proliferation, differentiation and survival via the MAPK/ERK and PI3K/Akt pathways [J]. Biochimica Et Biophysica Acta Molecular Cell Research, 2009, 1793 (5): 755 - 763.

[53] WILSON JM, FITSCHEN PJ, CAMPBELL B, et al. International society of sports nutrition position stand: beta-hydroxy-beta-methylbutyrate (HMB) [J]. Journal of the International Society of Sports Nutrition, 2013, 10 (1): 6.

[54] VUKOVICH MD, STUBBS NB, BOHLKEN RM. Body composition in 70-year-old Adults responds to dietary β-hydroxy-β-methylbutyrate similarly to that of young adults [J]. Journal of Nutrition, 2001, 131 (7): 2049 - 2052.

[55] SON J, YU Q, SEO JS, et al. Sarcopenic obesity can be negatively associated with active physical activity and adequate intake of some nutrients in Korean elderly [J]. Nutrition Research and Practice, 2019, 13 (1): 47 - 57.

[56] RODACKI CL, RODACKI AL, PEREIRA G, et al. Fish-oil supplementation enhances the effects of strength training in elderly women [J]. American Journal of Clinical Nutrition, 2012 (2): 428 - 436.

[57] CORNISH SM, CHILIBECK PD. Alpha-linolenic acid supplementation and resistance training in older adults [J]. Appl Physiol Nutr Metab, 2009, 34 (1): 49 - 59.

[58] OH C, KIM SM, NO JK. A study of korean elderly on the preference of food according to body composition [J]. 한국조리학회지, 2014, 20 (5): 84 - 92.

[59] TANG S, DU Y, OH C, et al. Protein for healthy life in ageing adults [J]. Culinary Science & Hospitality Research, 2019, 25 (9): 77 - 85.

[60] 小林久峰. 必須アミノ酸によるサルコペニアの予防，治療［J］. 日本老年医学会雜誌，2012，49（2）：203－205.

[61] 장원, 류호경. 한국인 여성 노인의 단백질 섭취 수준과 근력의 상관성 연구: 국민건강영양조사 제 7 기(2016-2018 년) 자료를 이용하여［J］. 대한지역사회영양학회지, 2020，25（3）：226－235.

[62] 이민혜, 박연환. Prevalence and factors related to sarcopenic obesity among community-dwelling elderly women［J］. 기초간호자연과학회지, 2017，19（1）：30－37.

[63] ANTHONY J C，ANTHONY T G，KIMBALL S R，et al. Signaling pathways involved in translational control of protein synthesis in skeletal muscle by leucine［J］. Journal of Nutrition，2001，131（3）：856S－860S.

[64] KATSANOS CS，KOBAYASHI H，SHEFFIELD-MOORE M，et al. Aging is associated with diminished accretion of muscle proteins after the ingestion of a small bolus of essential amino acids［J］. Am J Clin Nutr，2005，82（5）：1065－1073.

[65] CAMPBELL WW. Synergistic use of higher-protein diets or nutritional supplements with resistance training to counter sarcopenia［J］. Nutr Rev，2007，65（9）：416－422.

[66] DEUTZ NE，BAUER JM，BARAZZONI R，et al. Protein intake and exercise for optimal muscle function with aging：recommendations from the ESPEN expert group［J］. Clin Nutr，2014，33（6）：929－936.

[67] CAWOOD AL，ELIA M，STRATTON RJ. Systematic review and meta-analysis of the effects of high protein oral nutritional supplements［J］. Ageing Research Reviews，2012，11（2）：278－296.

[68] CRAMER JT，CRUZ-JENTOFT AJ，LANDI F，et al. Impacts of high-protein oral nutritional supplements among malnourished men and women with sarcopenia：a multicenter，randomized，double-blinded，controlled trial［J］. JAMDA，2016，17（11）：1044－1055.

[69] CAWOOD AL，ELIA M，FREEMAN R，et al. Systematic review and meta-analysis of the effects of high-protein oral nutritional supplements on healthcare use［J］. Proceedings of The Nutrition Society，2008，67（OCE）：E118.

[70] NORMAN K，STOBÄUS N，GONZALEZ MC，et al. Hand grip strength：outcome predictor and marker of nutritional status［J］. Clinical nutrition（Edinburgh，Scotland），2011，30（2）：135－142.

[71] 臧华龙，秦学祥，翁敏. 口服营养补充剂对维持性血液透析病人肌少症及生存质量的影响［J］. 肠外与肠内营养，2018，25（6）：349－354.

[72] SILVÉRIO R，LAVIANO A，FANELLI FR，et al. L-carnitine and cancer cachexia：clinical and experimental aspects［J］. J Cachexia Sarcopenia Muscle，2011，2（1）：37－44.

[73] VINCI E，RAMPELLO E，ZANOLI L，et al. Serum carnitine levels in patients with tumoral cachexia［J］. European Journal of Internal Medicine，2005，16（6）：419－423.

[74] EVANS M，GUTHRIE N，PEZZULLO J，et al. Efficacy of a novel formulation of L-Carnitine，creatine，and leucine on lean body mass and functional muscle strength in healthy older adults：a randomized，double-blind placebo-controlled study［J］. Nutrition & Metabolism，2017，14：7.

[75] KRAFT M，KRAFT K，GÄRTNER S，et al. L-Carnitine-supplementation in advanced pancreatic cancer（CARPAN）-a randomized multicentre trial［J］. Nutrition Journal，2012，11（1）：52.

[76] MASATSUGU O，KOJI O，GOKI S，et al. L-Carnitine suppresses loss of skeletal muscle mass in patients with liver cirrhosis［J］. Hepatology Communications，2018，2（8）：906－918.

[77] ISHIKAWA T，ABE S，WATANABE T，et al. L-Carnitine administration to cirrhotic patients with sarcopenia improves nutritional state including controlling nutritional status（CONUT）score［J］. Int J Nutr Sci，2016，

1 (1): 1002.

[78] GIOVENALI P, FENOCCHIO D, MONTANARI G, et al. Selective trophic effect of L-carnitine in type Ⅰ and Ⅱa skeletal muscle fibers [J]. Kidney International, 1994, 46 (6): 1616 – 1619.

[79] CANDOW DG. Sarcopenia: current theories and the potential beneficial effect of creatine application strategies [J]. Biogerontology, 2011, 12 (4): 273 – 281.

[80] CANDOW DG, CHILIBECK PD, FORBES SC. Creatine supplementation and aging musculoskeletal health [J]. Endocrine, 2014, 45 (3): 354 – 361.

[81] DERAVE W, EIJNDE BO, RAMAEKERS M, et al. No effects of lifelong creatine supplementation on sarcopenia in senescence-accelerated mice (SAMP8) [J]. AJP Endocrinology and Metabolism, 2005, 289 (2): E272 – E277.

[82] CANDOW DG, FORBES SC, CHILIBECK PD, et al. Variables influencing the effectiveness of creatine supplementation as a therapeutic intervention for sarcopenia [J]. Frontiers in Nutrition, 2019, 6: 124.

[83] MONTERO-ODASSO M, DUQUE G. Vitamin D in the aging musculoskeletal system: an authentic strength preserving hormone [J]. Molecular Aspects of Medicine, 2005, 26 (3): 203 – 219.

[84] DAMANTI S, AZZOLINO D, RONCAGLIONE C, et al. Efficacy of nutritional interventions as stand-alone or synergistic treatments with exercise for the management of sarcopenia [J]. Nutrients, 2019, 11 (9): 1991.

[85] YAMADA M, ARAI H, YOSHIMURA K, et al. Nutritional supplementation during resistance training improved skeletal muscle mass in community-dwelling frail older adults [J]. J Frailty Aging, 2012, 1 (2): 64 – 70.

[86] GARCIA M, SEELAENDER M, SOTIROPOULOS A, et al. Vitamin D, muscle recovery, sarcopenia, cachexia, and muscle atrophy [J]. Nutrition, 2019, 60: 66 – 69.

[87] YANG AL, LV QQ, CHEN F, et al. The effect of vitamin D on sarcopenia depends on the level of physical activity in older adults [J]. Journal of Cachexia, Sarcopenia and Muscle, 2020, 11 (3): 1 – 12.

[88] SIPILÄ S, NARICI M, KJAER M, et al. Sex hormone und skeletal muscle weakness [J]. Biogerontology, 2013, 14 (3): 231 – 245.

[89] MORTEN BECK S, ROSENFALCK AM, LISELOTTE H, et al. Obesity and sarcopenia after menopause are reversed by sex hormone replacement therapy [J]. Obesity, 2011, 9 (10): 622 – 626.

[90] KIM SW, KIM R. The association between hormone therapy and sarcopenia in postmenopausal women: the Korea National Health and Nutrition Examination Survey, 2008 – 2011 [J]. Menopause, 2020, 27 (5): 1.

[91] KENNY AM, KLEPPINGER A, WANG Y, et al. Effects of ultra-low-dose estrogen therapy on muscle and physical function in older women [J]. Journal of the American Geriatrics Society, 2005, 53 (11): 1973 – 1977.

[92] ZACHWIEJA JJ, YARASHESKI KE. Does growth hormone therapy in conjunction with resistance exercise increase muscle force production and muscle mass in men and women aged 60 years or older? [J]. Physical therapy, 1999, 79 (1): 76 – 82.

[93] HAMRICK MW. Role of the cytokine-like hormone leptin in musclebone crosstalk with aging [J]. 대한골대사학회지, 2017, 24 (1): 1 – 8.

[94] BAND MM, SUMUKADAS D, STRUTHERS AD, et al. Leucine and ACE inhibitors as therapies for sarcopenia (LACE trial): study protocol for a randomised controlled trial [J]. Trials, 2018, 19 (1): 6.

[95] ONDER G, VEDOVA CD, PAHOR M. Effects of ACE inhibitors on skeletal muscle [J]. Current pharmaceutical design, 2006, 12 (16): 2057-2064.

[96] SUMUKADAS D, WITHAM MD, STRUTHERS AD, et al. Effect of perindopril on physical function in elderly people with functional impairment: a randomized controlled trial [J]. CMAJ, 2007, 177 (8): 867-874.

[97] SANDERS PM, RUSSELL ST, TISDALE MJ. Angiotensin Ⅱ directly induces muscle protein catabolism through the ubiquitin-proteasome proteolytic pathway and may play a role in cancer cachexia [J]. Br J Cancer, 2005, 93 (4): 425-434.

[98] TOSHIAKI T, SHINJI G, HIROYUKI Y, et al. Pharmacological profile of pemafibrate: selective PPARα modulator (SPPARMα) [J]. Atherosclerosis Supplements, 2018, 32: 161-162.

[99] HENNUYER N, DUPLAN I, PAQUET C, et al. The novel selective PPARα modulator (SPPARMα) pemafibrate improves dyslipidemia, enhances reverse cholesterol transport and decreases inflammation and atherosclerosis [J]. Atherosclerosis, 2016, 249: 200-208.

[100] 杉本研.サルコペニアにおける骨格筋ミトコンドリア機能と Myokine の意義 [J].日本老年医学会雜誌, 2012, 49 (2): 199-202.

[101] YANASE T, TANABE M, NOMIYAMA T. Transdisciplinary approach for sarcopenia. Appication of selective androgen receptor modulator to the therapy of sarcopenia [J]. Clinical Calcium, 2014, 24 (10): 1501-1508.

[102] DALTON JT, BARNETTE KG, BOHL CE, et al. The selective androgen receptor modulator GTx-024 (enobosarm) improves lean body mass and physical function in healthy elderly men and postmenopausal women: results of a double-blind, placebo-controlled phase Ⅱ trial [J]. Journal of Cachexia, Sarcopenia and Muscle, 2011, 2 (3): 153-161.

[103] PAPANICOLAOU DA, ATHER SN, ZHU H, et al. A phase ⅡA randomized, placebo-controlled clinical trial to study the efficacy and safety of the selective androgen receptor modulator (SARM), MK-0773 in female participants with sarcopenia [J]. J Nutr Health Aging, 2013, 17 (6): 533-543.

[104] RIEU I, MAGNE H, SAVARY-AUZELOUX I, et al. Ibuprofen improves sarcopenia in old rodents [J]. J Physiol, 2019, 587 (Pt 22): 5483-5492.

[105] MAST C, SAVARY-AUZELOUX I, REMOND D, et al. Repeated cures with paracetamol worsen sarcopenia in old rats with suboptimal food intake [J]. J Physiol Pharmacol, 2016, 67 (5): 759-768.

[106] 王灵站，王立群，王俊梅，等. 二甲双胍经线粒体及内质网对骨骼肌减少症干预作用的研究进展 [J].解剖学杂志, 2018, 41 (2): 220-224.

[107] KOLOSOVA NG, VITOVTOV AO, STEFANOVA NA. Metformin reduces the signs of sarcopenia in old OXYS rats [J]. Advances in Gerontology, 2016, 6 (1): 70-74.

[108] LONG DE, PECK BD, MARTZ JL, et al. Metformin to augment strength training effective response in seniors (MASTERS): study protocol for a randomized controlled trial [J]. Trials, 2017, 18 (1): 192.

[109] CUI M, GANG X, WANG G, et al. A cross-sectional study: associations between sarcopenia and clinical characteristics of patients with type 2 diabetes [J]. Medicine, 2020, 99 (2): e18708.

[110] AGHILI R, MALEK M, VALOJERDI AE, et al. Body composition in adults with newly diagnosed type 2 diabetes: effects of metformin [J]. J Diabetes Metab Disord, 2014, 13 (1): 88.

[111] 许雪娟，栾晓军，陈劲松. 二甲双胍联合利拉鲁肽或地特胰岛素治疗 2 型糖尿病合并少肌症的疗效

对比研究 [J]. 药品评价, 2018, 15 (11): 9 - 11, 23.

[112] PÖTSCH MS, TSCHIRNER A, PALUS S, et al. The anabolic catabolic transforming agent (ACTA) espindolol increases muscle mass and decreases fat mass in old rats [J]. J Cachexia Sarcopenia Muscle, 2014, 5 (2): 149 - 158.

[113] PETERSON ME, CASTELLANO CA, RISHNIW M. Evaluation of body weight, body condition, and muscle condition in cats with hyperthyroidism [J]. J Vet Intern Med, 2016, 30 (6): 1780 - 1789.

[114] GALVÃO DA, TAAFFE DR, SPRY N, et al. Combined resistance and aerobic exercise program reverses muscle loss in men undergoing androgen suppression therapy for prostate cancer without bone metastases: a randomized controlled trial [J]. J Clin Oncol, 2010, 28 (2): 340 - 347.

[115] CETRONE M, MELE A, TRICARICO D. Effects of the antidiabetic drugs on the age-related atrophy and sarcopenia associated with diabetes type Ⅱ [J]. Current Diabetes Review, 2014, 10 (4): 231 - 237.

[116] PARK JH, PARK KH, CHO S, et al. Concomitant increase in muscle strength and bone mineral density with decreasing IL-6 levels after combination therapy with alendronate and calcitriol in postmenopausal women [J]. Menopause, 2013, 20 (7): 747 - 753.

[117] 서형우, 신현영, 이현주, et al. Effect and response of skeletal muscle cells on electrical stimulation condition [J]. 의공학회지, 2017, 38 (6): 308 - 312.

第二十章　中医学对肌少症的认识

国内外运用中医学理论治疗肌少症近些年亦取得了十分理想的疗效，中医学从其特有的整体思维入手采用辨证论治用药的治法为肌少症的治疗增添了更多的选择。

第一节　中医学对肌少症的认识

一、脾胃与肉痿

中医自古就有“痿症”“肉痿”之说，中医学认为脾主肉，《黄帝内经》[1]最早记载脾主肉，并云“邪在脾胃，则肌肉痛是也。肉之小为会为溪（谓肉少处也），肉之大会为谷（即多肉处也），分肉之间、溪谷之会，以行荣卫，以会大气。湿伤肉，甘伤肉”，认为病邪在脾胃会导致肌肉疼痛，而湿气和甘甜之食物久会损伤肌肉，所以肌肉疾病与脾胃有关。《素问·痿论》[1]亦有记载：“脾主为胃行津液者也，脾气热，则胃液干而渴，无以滋养肌肉，则不仁而成肉痿也”，认为脾胃有热耗伤津液而导致肌肉不能濡养，麻木不仁从而生成肉痿，意思为肉痿属于脾胃疾病，为津液耗损所致。之后历代医家皆以此为肌肉疾病的理论基础。《古今医统大全》[2]曰“脾病者，身重，肉痿”，也认为本病属于脾胃疾病。关于本病的中医学病机，较多医家也是从脾胃特点入手，认为湿邪为本病之主要致病因素。《医方考》[3]云：“湿气着于肌肉，则营卫之气不荣，令人痹而不仁，即为肉痿。”《类经》[4]曰：“脾气热则胃干而渴，肌肉不仁，发为肉痿。”而《灵素节注类编》[5]曰“有渐于湿，以水为事，若有所留，居处相湿，肌肉濡渍，痹而不仁，发为肉痿”，提出了居住之地湿气盛则久可发为肉痿。《医灯续焰》[6]也有类似的观点：“从事于水湿之处，居处皆湿，渐受其邪，留着而濡渍肌肉之间。久则肌肉不仁，发为肉痿。故肉痿者，得之湿地也。”此外，如《景岳全书》[7]曰：“有渐于湿，以水为事，发为肉痿之类。”《卫生宝鉴》[8]曰：“肉痿者、得之湿地也。脾热者、肌肉不仁。发为肉痿、痿者、痿弱无力。运动久而不仁”，也多认同病在脾胃，病机为湿的观点。

到了现代，较多医家在此基础上认为肌少症与中医学“肉痿”理念相接近。冯月乔等[9]认为，肌少症可归于“痿症”范畴，都属于《内经》中“五体痿”，与脾肾衰弱相关。秦大平等[10]亦认为，肌少症属于“痿证”之“肉痿”“骨痿”“骨痹”的范畴，其主要病机是脾肾亏虚，肾虚骨枯，脾虚肉痿，筋骨失养。汪涛等[11]认为，老年肌少症可归属中医学虚羸范畴，其病因病机主为肾衰脾虚、精、气、血失和所致。李双蕾等[12]认为，脾肾亏虚、肾虚骨枯、脾虚肉痿是肌少症、骨质疏松的主要病机。总之，目前医家较为认可本病属中医学“肉痿”疾病范畴，病机大抵可归为中医学脾肾亏虚、气血失养的范畴，并基于此提出了肌少症的中医学治疗方法，如秦大平等[10]从“筋骨并重”理论方提出了“以筋养骨”“筋柔骨正”的治疗思路。汪涛等[11]认为当以调补脾肾为本，调补气血为要，兼顾痰饮、水湿、瘀血、寒热之标。可见补气血、养筋骨是中医治疗肌少症的基本准则。

二、营卫学说与肌少症

精气学说是中医学的本源，对中医基础理论的创立有着重要的影响。在精气学说的影响下，早期的中医学著作《黄帝内经》认为气是构成人体的本质，而且认为气的运动是人体生命活动的本质。在此基础上进一步又衍生了营卫学说，在中医学上占有重要的地位。其中营气是由水谷精微精华部分化生的可以荣养全身的营养之气，《素问·痹论》[1]曰：“营者，水谷之精气也。和调于五脏，洒陈于六腑，乃能入于脉也。故循脉上下，贯五脏，络六腑也。”卫气则是水谷悍气，是具有防卫功能的气，《灵枢》[1]曰：“卫气者，所以温分肉、充皮肤、肥腠理、司开合者也。”《灵枢·营卫生会》[1]载有：“人受气于谷，谷入于胃，以传于肺，五脏六腑，皆以受气，其清者为营，浊者为卫。营在脉中，卫在脉外，营周不休，五十而复大会。阴阳相贯，如环无端。”营卫二气，同源于水谷而化演，均来源肠胃，而后到达心肺，经过心肺敷布于全身而发挥其生理作用。《素问·经脉别论》[1]云：“食气入胃，浊气归心，淫精于脉。脉气流经，经气归于肺，肺朝百脉，输精于皮毛。毛脉合精，行气于腑，腑精神明，留于四脏。”“淫精于脉”，即水谷之气所化的精华之气均进入血脉。这种精华，即是指产生营、卫之气的水谷精气。但是水谷精气并不等于营卫二气，水谷精气必须要先经过脾、胃、心、肺等五脏六腑的调制、加工和转输处理，才能化生成为营卫二气，正如《灵枢·五味》[1]云：“谷始入于胃，其精微者而脾胃主肉，化生气血津液滋养肌肉，先出于胃之两焦，以溉五脏，别出两行，营卫之道”，在水谷精微转输化生营卫二气的过程中，要经过复杂而有序的营卫化生、涨落和权衡的过程，脾、胃、肠、胆、肝、心、肺、肾等各个脏腑都会共同参与到这个营卫化生和权衡的生命的基本过程中，这也是“气归于权衡”的过程，最终“权衡以平”[13]。《灵枢·营卫生会》[1]曰：“营卫者，精气也。血者，神气也。故血之与气，异名同类焉。”《灵枢·邪客》[1]谓：“营气者，泌其津液，注之于脉，化以为血。”《难经集注白话解》[14]云：“血为荣，气为卫”；黄元御在《四圣心源》[15]中进一步阐述道：“水谷入胃，化生气血，气之彪悍者，行于脉外，命之曰卫；血之精专者，行于脉中，命之曰营。”《医宗金鉴》云：“营即血中之精粹者也，卫即气中悍者也，以其定位之体而言，则曰气血，以其流行之用而言，则曰营卫。”故营卫与气血，两者同源而异名，营卫从功能方面定义，强调其“用”，气血从形质方面描述，强调其“体”[13]，因此营卫对肌肉具有濡养的功能。丁元庆[16]认为，营卫二气对肌肉的生长和功能具有重要意义，肌肉的收缩和功能离不开营卫，《灵枢·本藏》[1]云：“卫气者，所以温分肉……卫气和，则分肉解利。”《灵枢·岁露》[1]云：“人气血虚，其卫气去，形独居，肌肉减。”因此，从营卫角度探讨肌少症对于中医学认识和治疗是十分有意义的。

江部洋一郎[17]根据其在临床观察中发现患者手足不同位置（手足心、手足背、手足尖）寒热有较大差异而提出了前通卫气和后通卫气的概念，其认为卫气应当分为前通卫气和后通卫气，前通卫气产生于胃，后通卫气产生于肾。后通卫气经过膈巡后而行，一股沿颈上行巡头至手背，一股沿腰背向下巡行至足背，而后二者分别经过皮部和肌部返回到心下，最后经小肠、膀胱成为尿液排出。前通卫气到达胸、肺，经过肺宣散再次行于胸从膈出，亦分两股巡行分别到达手掌和足底，而后一部经过皮部返回胸，另一部分进入肌部返回到心下进入小肠、膀胱，亦形成尿排出。二者绕体巡行一周[17]。张建雄等[18]结合现代免疫学提出了肾骨卫气和肾藏卫气的说法，认为人体的第二道和第三道免疫防线的免疫细胞均是由造血干细胞分化而来，而中医学观点认为肾藏精充骨髓化生血液，故而提出了肾骨卫气；又肾主人体的生长、发育和衰亡，这点与人体免疫针对机体衰亡和细胞变异的自稳和监视功能相近似，所以其又提出了肾藏卫气。刘杰民等[19]提出了脾为之卫的学说，其认为中医学的脾对应现代医学的脾脏、胰脏、胃、肠等多个重要免疫器官，涉及消化、内分泌、神经等多方面，认为脾与现代免疫有重要关系。这些也为卫气的来源可能分别出自于脾胃和肾即胃源卫气和肾源卫气提供了支持。综合这些见解江部洋一郎对于过去的“卫在皮，营在肌”“营在肌肉，卫在皮毛”等学说提出了不同的见解，江部洋一郎认为皮至五脏乃至全身都有营卫之分，当然肌肉也有营卫之分，其认为肌肉中营血丰富，皮毛中卫气充盈的说法应该补充肌肉也有卫气，皮毛也有营气。据此，江部洋一郎提出了肌中卫气的说法。江部洋一郎不仅提出肌肉中也有卫气，而且不同于皮毛之卫气，肌中卫气的巡行是出于胃经心下，经前隔进入肌肉，而后至上半身，再至心下，经小肠到膀胱[17]。从江部洋一郎的学说我们可以认为肌少症是肌肉的营卫不和。营气疏泄，有卫气收敛以交，卫气收敛，有营气疏泄以交，此营卫之和[20]。而营卫不和是由于卫气巡行过快而营气不及，营属阴，卫属阳，营卫并行制约，为什么会出现卫气巡行过快呢？江部洋一郎认为胃气上行之后分为两路，一路从肺至心成为脉中营气，一路从肺行心包络成为脉外卫气。此过程中如果出现肺的宣发功能亢进，气大量地从肺行于心包。如果胃气过多，则会沿着胃－心下－膈－胸－肺巡行亢进[17]。所以肌中营卫失调，卫气巡行过快，营气不及，不得卫气收敛，故而营气疏泄，营血不足，使得肌肉不得濡养，长此以往，使得肌肉会出现萎软、乏力的症状。《伤寒论》中第一方桂枝汤为调和营卫之代表，具有解肌之功效，承淡安认为“太阳病”病邪弥漫躯体，中枢神经系统调节失控，导致肌肉兴奋变化，汤本求真认为“太阳病”背部肌肉组织黏稠凝滞，水气不能在其间流动。而桂枝汤调和营卫可以缓解肌肉拘挛疼痛，杉原德行认为这是桂枝汤发挥了扩张血管，调节循环、缓解平滑肌的作用[21-22]。综上，我们认为从营卫学说角度可以为中医学治疗肌少症的研究提供一定的理论基础。

（夏菲菲　王丽芹）

第二节　肌少症的中医治疗

中医学讲究辨证施治，针对肌少症病在脾，久失濡养的病机，目前有较多的医家运用八珍汤、补中益气丸等补益剂治疗肌少症取得了一定的疗效。

一、八珍汤

八珍汤出自元代医家沙图穆苏的《瑞竹堂经验方》[23]，主治气血两虚证，组方为人参、白术、白茯苓、当归、川芎、白芍、熟地黄、炙甘草。任璇璇等[24]依据健脾益胃、气血双补的治则采用八珍汤为基础方对肌少症患者进行治疗，结果显示治疗组患者骨骼肌质量和力量均显著增强，且显著优于营养干预的对照组，总有效率为93.33%。梁清月等[25]研究也显示，加减八珍汤联合营养支持治疗老年骨少症可显著改善患者的骨骼肌质量、肌力和功能。

八珍汤主治气血两虚，症见面色苍白或萎黄，头昏眼花，四肢倦怠，气短懒言，舌质胖淡，苔薄白，脉细而虚[26]。《时方歌括》[27]云："八珍汤气血双补。"《医方考》[3]认为本方中人参、白术、茯苓、甘草补气，当归、川芎、芍药、熟地黄补血，曰："血气俱虚者，此方主之。人之身，气血而已。气者百骸之父，血者百骸之母，不可使其失养者也。是方也，人参、白术、茯苓、甘草，甘温之品也，所以补气。当归、川芎、芍药、地黄，质润之品也，所以补血。气旺则百骸资之以生，血旺则百骸资之以养。形体既充，则百邪不入，故人乐有药饵焉。"《正体类要》[28]认为本方主要"治伤损等症，失血过多，或因克伐，血气耗损，恶寒发热，烦躁作渴等症。"《冯氏锦囊秘录》[29]则从调和营卫的角度阐述了本方："气为卫属阳，营为血属阴，此人身中之两仪也。纯用四物，则独阴不长，纯用四君子，则孤阳不生，二方合用，则气血有调和之益，而阴阳无偏胜之虞矣。"这与《灵枢》[1]中的"卫气者，所以温分肉……卫气和，则分肉解利""人气血虚，其卫气去，形独居，肌肉减"观点相对应。《临床应用汉方处方解说》[30]认为本方可用于病后虚弱、贫血、循环和消化系统功能衰弱者。

现代药理学研究认为，八珍汤对于人体的免疫和血液系统具有较好的保护和抗衰弱、抗老化的作用。潘洪平等[31]研究发现，八珍汤治疗后，血虚小鼠的血红蛋白、红细胞计数及红细胞 - C3b 受体花环率水平均提高至接近失血前的水平，而由于失血导致的循环免疫复合物花环率亦显著降低，推测八珍汤具有一定补血及恢复红细胞免疫功能的作用。张涛等[32]研究显示，八珍汤能显著改善化疗药物的副作用，提高环磷酰胺造成免疫抑制小鼠的细胞免疫和体液免疫功能。祝红焰等[33]研究八珍汤对^{60}Co照射小鼠造成的小鼠骨髓损伤和免疫低下疗效显示，八珍汤可使 T、B 淋巴细胞增生能力恢复至正常水平，且呈剂量依赖性增加，还可使照后小鼠 NK 细胞杀伤活性提高，并能够降低脾脏中 $CD3^+$、$CD4^+$、$CD8^+$ T 淋巴细胞（%），使 $CD8^+$ T 淋巴细胞百分数恢复至正常，认为八珍汤可以通过保护免疫器官免受损伤，提高淋巴细胞功能及其细胞因子分泌功能来增强机体的细胞免疫功能、体液免疫功能和非特异性免疫功能。在临床应用研究方面，何强[34]对上段食管鳞癌患者的临床观察显示，八珍汤辅助同步放化疗可提高治疗效果，改善免疫功能。黄一书[35]对食管癌患者的疗效观察发现，八珍汤能够显著减少放疗毒副作用，改善患者免疫功能。八珍汤还具有补血作用，陈玉春等[36]发现，八珍汤能显著提高正常小鼠和大鼠的血清红细胞生成素水平，能显著促进正常和血虚大鼠脾条件培养液中红细胞生成素样生长因子的生成。淳泽等[37]发现，八珍汤可能直接或间接刺激造血微环境的基质细胞分泌正性和负性造血生长因子参与造血调控。

八珍汤气血双补，补气君药人参，研究表明人参主要成分为人参皂苷，另含有各种糖类、人参炔醇、维生素等成分，能有效提高组织超氧化物歧化酶活性拮抗过氧化损伤，人参皂苷 Rb2、Re、Rg1 对骨髓细胞 DNA 的生物合成、蛋白质和脂质的生物合成都具有促进作用[38-39]。Kim 等[40]研究表明，人参皂苷 Rh2 可增加成肌细胞和心肌细胞的活力，促进肌肉细胞的增生并加速受损的恢复。白术含有苍术酮、乙炔类成分，可作用于消化系统改善食欲缺乏，对抗红细胞自氧化溶血，清除活性氧自由基，具有一定的抗老化、抗衰弱功效[39,41]。茯苓主要含有茯苓聚糖、茯苓酸、齿孔酸等成分，具有抗肿瘤、抗肾炎功效，可以改善肿瘤术后的虚弱水肿状态[39,42]。当归、熟地黄、川芎、芍药为本方补血之品，当归含有挥发油东当归酞内酯、亚丁基苯酞、瑟丹酸、黄樟醚等成分，具有促进免疫和抗炎的作用，研究显示本药联合甲醇浸膏给予大鼠后具有骨骼肌松弛的效果[39]。杨万同等[43]研究了当归对神经损伤后的治疗，结果显示中药当归能显著延缓肌萎缩，并增加肌肉组织丙二醛和超氧化物歧化酶的含量，证实当归可促进肌肉血液循环改善代谢和抗氧化来对抗肌肉萎缩。廖维靖等[44]研究表明，当归具有抗氧剂和改善血液循环作用能显著延缓肌肉萎缩。地黄含有环烯醚萜等成分具有调节免疫和抗衰老等药理作用，可改善老化引起的机体衰弱[45-46]。白芍主要成分为芍药苷，具有抗炎和免疫激活效果[39]。曹晋等[47]研究表明，川芎及川芎中起活血作用的两种主要药效成分阿魏酸钠和川芎嗪能够增加Ⅰ型肌纤维横截面积，抑制梭外肌纤维MHCⅡ表达水平的升高，使肌梭内核袋2纤维MHCⅡ的表达由阳性转变为阴性，对失用性肌肉萎缩具有理想的效果。

二、补中益气汤

补中益气汤出自《内外伤辨惑论》[48]，组方为黄芪、白术、陈皮、升麻、柴胡、人参、甘草、当归。《正体类要》[28]认为本方主治跌扑等症，损伤元气，或过服克伐，恶寒发热，肢体倦怠，血气虚弱，不能生肌收敛；或兼饮食劳倦，头痛身热，烦躁作渴，脉洪大弦虚；或微细软弱，自汗倦怠，饮食少思。《古今名医方论》[49]云："治阴虚内热，头痛，口渴，表热，自汗，不任风寒，脉洪大，心烦不安，四肢困倦，懒于言。"《古方汇精》[50]提到本方主治劳倦伤脾、中气不足、清阳不升、外感不解、体倦食少、寒热疟痢、气虚不症。《周慎斋遗书》[51]认为本方"补中者，补中气也。参、术、草所以补脾，五行相制则生化，广皮以疏肝气，归身以养肝血，清气升则阴阳皆长，故用柴胡、升麻以升提清气，清气既升则阳生，阳生而阴自长矣。"《临床应用汉方处方解说》[30]认为本方可用于结核、病后虚弱、脱肛、子宫脱垂、半身不遂、胃下垂等疾病。

本方以四君子汤去茯苓加黄芪为基础，组合益气固摄，辅助陈皮舒展气机，当归养血，升麻、柴胡升举气机，使得本方能够补中益气，升阳举陷[52]。现代研究认为本方可以抗衰弱和老化，提高机体免疫，增强NK细胞活性，增强活化T淋巴细胞的杀伤作用，促进花环率水平提高，减少循环免疫复合物花环率[53-55]。许淑芬等[56]研究显示，对下肢肌肉萎缩患者采用补中益气汤与经皮电刺激联合治疗取得了理想的临床效果。温春瑜等[57]运用补中益气汤加减辅助治疗老年肌少症，结果显示补中益气汤可有效改善肌少症患者的机体功能，增强肌力，改善日常生活能力。邓森等[58]亦采用补中益气汤联合阿法骨化醇治疗术后失用性肌少症，结果联合治疗组握力显著得到改善，且优于单纯使用阿法骨化醇治疗组。补中益气汤为补中益气、升阳举陷之名方，而脾胃为气血生化之源，补气养血濡养筋骨，故运用补中益气汤对于肌少症的治疗具有较好的效果。

本方君药黄芪含有黄酮类、皂苷、酚苷等成分，但是有效成分并不明确，具有强壮免疫作用[59]，高光明等[59]研究显示，黄芪能够促进大鼠比目鱼肌和Ⅰ、Ⅱ型肌纤维平均横截面积萎缩的恢复，对肌萎缩具有保护作用。史红伟等[60]研究表明，黄芪可以抑制骨骼肌细胞凋亡，抑制 Caspase-8、Caspase-9 的活性，延缓去神经早期骨骼肌的萎缩。李洋[61]研究显示，本方中的黄芪、当归配伍可以抑制细胞凋亡对抗失用性肌萎缩，且最佳配伍比例为 5：1。再合以抗衰老、抗虚弱的人参、白术等药物，故本方能够对肌少症显示出理想的治疗效果。

除了上述复方以外，国内外一些单味中草药的研究也显示出对肌少症的潜在治疗价值。강영순等[62]研究氨酰五味子乙醇提取物可以抑制 AICAR（5-Aminoimidazole-4-carboxamidel-β-D-ribofuranoside，一种腺苷类似物，为 AMPK 激活剂）诱导的肌萎缩形态改变，并抑制了 MuRF-1 的表达和 FOXO3a 的激活，这表明五味子极有可能被用为改善肌肉功能的饮食药物。서윤정等[63]经动物研究显示，服用红参片后，小鼠肌原纤维横截面积的比值显示出显著改善，红参对肌少症的肌原纤维横断面恢复有显著影响。Kim 等[64]研究发现，黑姜提取物可以通过增加线粒体生物发生和蛋白质转化途径来减轻肌少症的发展。刘利娟等[65]研究显示，黄芪可能通过调控 IRS-1/PI3-K/Akt2/mTOR 信号通路，靶向调控胰岛素抵抗途径相关能量代谢障碍进而治疗和预防卒中相关性肌少症。此外，厚朴、枇杷叶、肉苁蓉也可能具有治疗肌少症的潜力[66]，总之随着人口老龄化日趋加重，研究中医药在肌少症治疗中的应用是未来肌少症治疗的主要方向之一。

（刘震超　何凤华）

第三节　汉方医学对肌少症的认识

汉方医学源于中医，但经过长期发展已经具有自己的特色，在肌少症（サルコペニア）的治疗方面也取得了一定的成绩。2015 年日本对《老年人安全药物治疗指南》进行了全面修订，在该指南中，已采纳了对老年人运用传统药物的建议[67]，所以关于肌少症的汉方治疗开始增多。Kajimoto 等[67]认为，肌少症是“肾气亏虚”所致。板倉英俊等[68]亦提出肌少症属于“肾虚”范畴的概念，并提出了运用治疗肾虚的代表方牛车肾气丸治疗肌少症的理念。

牛车肾气丸［牛車腎気丸（ごしゃじんきがん），中医：济生肾气丸］主治肾虚、肾气不足、四肢乏力、手足发凉，具有利尿、镇痛、强壮的效果[69]。Hu 等[70]研究发现，牛车肾气丸可以通过一氧化氮（NO）途径改善糖尿病大鼠的葡萄糖利用率和胰岛素抵抗，而胰岛素抵抗与肌少症的发生有关。Jiang 等[71]研究发现，牛车肾气丸通过抑制神经胶质细胞活化来减轻中枢神经系统的炎症，然后通过 p38-TNF 信号传导减少 TNF-α 的产生，TNF-α 作为经典炎症因子是肌少症发生的原因之一。

Kishida 等[72]通过动物研究发现，牛车肾气丸能够使得小鼠的肌肉萎缩得到明显缓解，可以防止小鼠肌少症的进一步发展，其机制可能为牛车肾气丸通过 IGF-1/胰岛素途径抑制肌少症，维持线粒体相关转录因子的表达，并抑制 TNF-α 引起的炎症反应所致；另外，牛车肾气丸还会使得 PGP-1α 表达水平降低引起小鼠快肌纤维增多，还可以通过改变 Akt 和 GSK-3β 的磷酸化水平来维持小鼠骨骼肌中的糖原储存；牛车肾气丸还显著减少了 SAMP8 小鼠的骨骼肌质量损失，并改善了慢速骨骼肌纤维的增加，这是首次证明牛车肾气丸对肌少症具有治疗作用。Takemoto 等[73]对衰老加速小鼠的研究证明，牛车肾气丸发挥了预防肌少症的作用，还可以增加肌肉营养不良小鼠的骨骼肌质量。

Uto 等[74]提出以治疗虚弱的人参养荣汤［人参養栄湯（にんじんようえいとう）］治疗肌少症的概念。研究显示，人参养荣汤具有抗炎作用，并能够抑制凋亡，提高线粒体活性，还具有抗氧化作用，可以改善食欲缺乏和体重下降，缓解疲劳，防止认知能力下降[74-75]，对于肌少症的治疗有较大的潜力。Goswami 等[76]研究显示，人参养荣汤可以直接针对下丘脑弓状核中的生长激素释放肽反应性和非反应性 NPY 神经元，从而起到治疗畏食症保持体重的效果，而畏食症被认为可能是肌少症的上游疾病。人参养荣汤作为传统中医方剂，现代研究显示其可用于恶性肿瘤恶病质治疗之中，缓解患者的症状[77-80]，还能够改善肝硬化和糖尿病患者的蛋白质紊乱情况[74]，对于这些疾病继发性引起的肌少症具有潜在的疗效。人参养荣汤方中人参可以抑制 SAMP8 小鼠的衰老[81]，其活性成分人参皂苷具有神经保护作用[82]；陈皮可以抑制淀粉样 β 诱导的神经突萎缩和神经细胞凋亡[83]，其中橙皮苷还通过抑制 5－羟色胺途径治疗肌少症[84]；白术能通过提高线粒体活性和细胞内 ATP 的生成抑制衰老[85]；远志能够促进海马神经干细胞的生长和分化[86]。临床观察显示本方能够显著改善骨骼肌量减少和肌力低下，且不会引起脂肪水平的升高[87]。

此外八味地黄丸（はちみじおうがん，中医：加味地黄丸）能够促进小鼠骨骼肌成肌细胞的增生作用，也是肌少症治疗的潜在方剂[88]。

中医学与汉方医学同根同源，但中医学在于辨证论治，汉方医学治病理念在于药证相对，故所选用方剂多以对证衰弱为主，虽然在治疗理念上存在部分差异，但是都认为肌少症的病机与肾虚有关，八珍汤和人参养荣汤都为补益气血之方，可见对肌少症的诊治理念具有一定的共识，同时为肌少症的治疗开辟了一条新的途径。

（刘震超 付德利）

参考文献

［1］张汉宜．黄帝内经释义［M］．北京：华龄出版社，2012.

［2］徐春甫．古今医统大全［M］．北京：人民卫生出版社，1991.

［3］吴崑．医方考［M］．北京：中国医药科技出版社，2018.

［4］张景岳．类经［M］．太原：山西科学技术出版社，2013.

［5］章楠虚谷．灵素节注类编［M］．杭州：浙江科技出版社，1986.

［6］王绍隆，潘楫．医灯续焰［M］．北京：中医古籍出版社，2015.

［7］张景岳．景岳全书［M］．太原：山西科学技术出版社，2006.

［8］罗天益．卫生宝鉴［M］．北京：中国中医药出版社，2007.

［9］冯月乔，王爽．对老年肌少症与骨质疏松症的中医理法探究［J］．内蒙古中医药，2019，38（4）：103－105.

[10] 秦大平，张晓刚，宋敏，等. 从筋骨并重理论探讨肌少症与骨质疏松症的中医药防治策略［J］. 中华中医药杂志，2019，34（9）：4364-4369.
[11] 汪涛，杨敏春，任璇璇. 老年骨骼肌减少症中医理法探究［J］. 新中医，2017，49（11）：149-151.
[12] 李双蕾，陈红霞，陈文辉，等. 从“骨肉不相亲”理论探讨少肌症与骨质疏松的关系［J］. 辽宁中医杂志，2017（7）：1396-1400.
[13] 夏菲菲，刘震超，周明爱，等. 近十年营卫学说研究进展［J］. 中华中医药杂志，2018（4）：1474-1477.
[14] 郭霭春. 难经集注白话解［M］. 北京：中国中医药出版社，2012.
[15] 黄元御. 四圣心源［M］. 北京：中国医药科技出版社，2016.
[16] 丁元庆. 对营卫实质的认识与思考［J］. 山东中医药大学学报，2017（2）：99-101.
[17] 江部洋一郎，和泉正一郎. 经方医学［M］. 徐文波，译. 北京：学苑出版社，2010.
[18] 张健雄，张毅，张启明，等. 中医卫气的执行结构和作用靶点［J］. 环球中医药，2016，9（1）：50-51.
[19] 刘杰民，黄贵华，纪云西，等. “脾为之卫”的理论内涵与免疫学外延探讨［J］. 新中医，2011，43（5）：3-5.
[20] 彭子益. 惟物论的系统医学［M］. 北京：学苑出版社，2010.
[21] 承淡安. 承淡安伤寒论新注［M］. 上海：上海科学技术出版社，2015.
[22] 杉原德行. 伤寒论新解［M］. 白羊，译. 北京：学苑出版社，2008.
[23] 沙图穆苏. 瑞竹堂经验方［M］. 上海：上海卫生出版社，1957.
[24] 任璇璇，姚惠，汪涛. 八珍汤联合基础干预治疗老年肌少症临床疗效观察［J］. 中国现代医生，2016，54（16）：127-130.
[25] 梁清月，王仲，刘戎，等. 加减八珍汤联合营养支持治疗老年骨骼肌减少症疗效观察［J］. 中国中西医结合杂志，2019，39（7）：821-825.
[26] 王绵之. 王绵之方剂学讲稿［M］. 北京：人民卫生出版社，2005.
[27] 陈修园，黄大理. 时方歌括［M］. 福州：福建科技出版社，2007.
[28] 薛己. 正体类要［M］. 上海：上海卫生出版社，1957.
[29] 冯兆张. 冯氏锦囊秘录［M］. 北京：人民卫生出版社，2002.
[30] 矢数道明. 临床应用汉方处方解说［M］. 北京：学苑出版社，2008.
[31] 潘洪平，张兴，黄冬华. 八珍汤对血虚小鼠红细胞免疫功能作用的实验研究［J］. 广西医学院学报，2000，17（6）：1015-1017.
[32] 张涛，柳朝阳，陈光. 八珍汤对小鼠免疫功能的影响［J］. 黑龙江医药科学，2003，26（4）：53.
[33] 祝红焰，吴珺，谭允育. 八珍汤对辐射损伤小鼠免疫及造血功能的影响［J］. 北京中医药大学学报，2001，24（6）：43-48.
[34] 何强. 八珍汤辅助放化疗对中晚期食管癌近期疗效及免疫功能的影响［J］. 现代中西医结合杂志，2017，26（18）：2014-2016.
[35] 黄一书. 中药八珍汤口服对食管癌放疗患者毒副反应及免疫功能的影响［J］. 中国保健营养，2019，29（34）：132-133.
[36] 陈玉春，王碧英，高依卿. 八珍汤对红细胞生成素影响的动物实验研究［J］. 上海中医药杂志，2000，34（4）：45-46.
[37] 淳泽，罗霞，陈东辉，等. 八珍汤对血虚模型小鼠造血调控因子影响的实验研究［J］. 生物医学工程学杂志，2004，21（5）：727-731.

[38] 徐承水．人参抗衰老作用的实验研究 [J]. 赣南师范大学学报，2000，2000 (3)：54 - 56.

[39] 木村正康．汉方药理学 [M]. 北京：中国医药科技出版社，2006.

[40] KIM AR，KIM SW，LEE BW，et al. Screening ginseng saponins in progenitor cells identifies 20 (R) -ginsenoside Rh2 as an enhancer of skeletal and cardiac muscle regeneration [J]. Scientific Reports，2020，10 (1)：4967.

[41] 卢端萍，王勇．地黄药理作用及临床应用研究进展 [J]. 海峡药学，2004，16 (3)：23 - 26.

[42] 服部和伸，神林清作，佐藤博文，等．胃切除術後早期吻合部狭窄に対する茯苓飲の効果 [J]. 日消外会誌，1995，28 (4)：966 - 970.

[43] 杨万同，廖维靖，刘玲俐，等．当归对周围神经损伤后肌肉组织影响的实验研究 [J]. 卒中与神经疾病，1995 (2)：80 - 81.

[44] 廖维靖，田峻．当归注射液延缓坐骨神经损伤后肌肉萎缩的研究 [J]. 中成药，1997，19 (4)：26 - 27.

[45] 李更生，王慧森，刘明，等．地黄中环烯醚萜苷类化学成分的研究 [J]. 中医研究，2008，21 (5)：17 - 19.

[46] 李红伟，孟祥乐．地黄化学成分及其药理作用研究进展 [J]. 药物评价研究，2015，38 (2)：218 - 228.

[47] 曹晋，高云芳，刘坤．川芎及两种主要药效成分对废用性肌萎缩的影响 [J]. 中国应用生理学杂志，2010，26 (1)：109 - 113.

[48] 李东垣．内外伤辨惑论 [M]. 北京：中国医药科技出版社，2016.

[49] 罗美，李顺保，薛媛．古今名医方论 [M]. 北京：学苑出版社，2013.

[50] 爱虚老人．古方汇精 [M]. 北京：中国中医药出版社，2016.

[51] 周慎斋．周慎斋遗书 [M]. 上海：上海科学技术出版社，1990.

[52] 邓中甲．邓中甲方剂学讲稿 [M]. 北京：人民卫生出版社，2011.

[53] 高岩，张兰．中药在阿尔茨海默病中的治疗作用 [J]. 中国药理学与毒理学杂志，2019，33 (6)：34.

[54] 吴宗群，解建国．补中益气汤提高机体免疫力的实验研究进展 [J]. 中成药，2002，24 (1)：62 - 64.

[55] 大野修嗣．漢方薬「補中益気湯」のNatural・Killer細胞活性に及ぼす影響 [J]. The Japanese Society of Allergology，1988，37 (2)：107 - 114.

[56] 许淑芬，方颖，穆立新．加味补中益气汤合经皮电刺激干预下肢肌肉萎缩的疗效观察 [J]. 中药药理与临床，2015，31 (1)：322 - 323.

[57] 温春瑜，陈颖颖，彭鹏，等．补中益气汤加减辅助治疗老年肌少症的临床疗效观察 [J]. 实用中西医结合临床，2018，18 (7)：72 - 73.

[58] 邓森，蔡桦．阿法骨化醇联合补中益气汤口服治疗老年股骨颈骨折股骨头置换术后肌减少症脾胃虚弱证的临床研究 [J]. 中医正骨，2018，30 (11)：28 - 31.

[59] 高光明，刘敬，任俊婵．黄芪对后肢固定大鼠比目鱼肌萎缩的防护效应 [J]. 中国组织工程研究，2006，10 (23)：54 - 56.

[60] 史红伟，张红英，李晓燕，等．黄芪延缓大鼠失神经骨骼肌萎缩细胞凋亡机制研究 [J]. 中国现代应用药学，2011，28 (11)：984 - 987.

[61] 李洋．不同配伍比例的黄芪当归药对对废用性肌萎缩的影响 [D]. 西安：西北大学，2015.

[62] 강영순，박철，한민호，et al. Ethanol extract of schisandra chinensis (turcz.) baill. Reduces AICAR-induced muscle atrophy in C2C12 myotubes [J]. 생명과학회지，2015，25 (3)：293 - 298.

[63] 서윤정, 류재환. The effect of red ginseng on sarcopenic rat [J]. 대한한방내과학회지, 2018, 39 (6): 1168 - 1180.

[64] KIM C, YOO J, HWANG JK, et al. Black ginger extract attenuates the development of sarcopenia in aged mice by increasing mitochondrial biogenesis and protein-turnover pathway [C]. KFN International Symposium and Annual Meeting, 2019.

[65] 刘利娟，周德生，童东昌，等. 基于网络药理学探讨黄芪在卒中相关性肌少症中的作用机制 [J]. 药物评价研究，2020，43 (7)：1250 - 1258.

[66] 赖品融，张心宁，黄泽宏，等. 肌少症中医药之文献回顾与治疗展望 [J]. 中医药杂志，2018，29 (2)：1 - 27.

[67] KAJIMOTO K, NAKATA H, HAGIHARA K. Aging-related frailty and sarcopenia. Kampo medicine for frailty and sarcopenia [J]. Clin Calcium, 2018, 28 (9): 1257 - 1262.

[68] 板倉英俊，中田英之，辰巳礼奈，等. サルコペニアと漢方医学 [J]. 臨床整形外科，2018，53 (5)：432 - 436.

[69] 原田正敏. 汉方药物治疗学 [M]. 东京：广川书店，1985.

[70] HU XC, SATO J, OSHIDA Y, et al. Effect of Gosha-jinki-gan (Chinese herbal medicine: Niu-Che-Sen-Qi-Wan) on insulin resistance in streptozotocin-induced diabetic rats [J]. Diabetes Research and Clinical Practice, 2003, 59 (2): 103 - 111.

[71] JIANG S, BABA K, OKUNO T, et al. Go-sha-jinki-Gan alleviates inflammation in neurological disorders via p38-TNF signaling in the central nervous system [J]. Neurotherapeulics, 2020, 18 (1): 1 - 14.

[72] KISHIDA Y, KAGAWA S, ARIMITSU J, et al. Go-sha-jinki-Gan (GJG), a traditional Japanese herbal medicine, protects against sarcopenia in senescence-accelerated mice [J]. Phytomedicine, 2015, 22 (1): 16 - 22.

[73] TAKEMOTO Y, INABA S, ZHANG L, et al. An herbal medicine, Go-sha-jinki-gan (GJG), increases muscle weight in severe muscle dystrophy model mice [J]. Clinical Nutrition Experimental, 2017, 16: 13 - 23.

[74] UTO NS, AMITANI H, ATOBE Y, et al. Herbal medicine ninjin' yoeito in the treatment of sarcopenia and frailty [J]. Front Nutr, 2018, 5: 126.

[75] Aoki T, Kojima T, Kameda N, et al. Anti-inflammatory effect of a traditional Chinese medicine, ren-shen-yang-rong-tang (Japanese name: ninjin-youei-to), on alveolar macrophages stimulated by RANTES or TNF-alpha [J]. Arerugi, 1994, 43 (5): 663 - 667.

[76] GOSWAMI C, DEZAKI K, WANG L, et al. Ninjin-yoeito activates ghrelin-responsive and unresponsive NPY neurons in the arcuate nucleus and counteracts cisplatin-induced anorexia [J]. Neuropeptides, 2019, 75: 58 - 64.

[77] ODA T, OHNUKI T, KIHARA K, et al. A clinical study of a traditional Chinese herbal medicine, ninjin-youei to in bone marrow suppression due to chemotherapy in gynecologic cancer [J]. The Yamagata Journal of Medicine, 2004, 38: 6 - 9.

[78] SUGIMACHI K. A study of the usefulness of ninjin' yoeito in the postoperative adjuvant chemotherapy for gastric cancer [J]. Japanese Journal of Clinical and Experimental Medicine, 1995, 72: 454 - 458.

[79] HASEGAWA K, FUKUNISHI H, KIYOSHIGE K, et al. Clinical usefulness of Kampo medicines (Ninjin-yoei-to, Juzen-taiho-to) for side effects in gynecologic cancer chemotherapy-Effects on reducing side effects by

CDDP in CAP therapy [J]. Journal of Traditional Medicines, 1994, 11: 181-187.

[80] ISHIURA Y, SHIBA Y, TERASAKI Y, et al. Effect of Japanese traditional medicine, ninjin-youei-to (TJ-108), on the quality of life of patients with non-small cell lung cancer receiving outpatient chemotherapy [J]. Cancer & Chemotherapy, 2018, 45 (7): 1071-1074.

[81] HUJITA H, MURATA K. Effect of ginseng on antidepressant action and fatigue [J]. Phil Kampo, 2017, 65: 24-25.

[82] ROKOT NT, KAIRUPAN TS, CHENG KC, et al. A role of ginseng and its constituents in the treatment of central nervous system disorders [J]. Evid Based Complement Alternat Med, 2016, 2016 (1): 2614742.

[83] KUDOH C, ARITA R, HONDA M, et al. Effect of ninjin'yoeito, a Kampo (traditional Japanese) medicine, on cognitive impairment and depression in patients with Alzheimer's disease: 2 years of observation [J]. Psychogeriatrics, 2016, 16 (2): 85-92.

[84] FUJITSUKA N, ASAKAWA A, MORINAGA A, et al. Increased ghrelin signaling prolongs survival in mouse models of human aging through activation of sirtuin1 [J]. Mol Psychiatry, 2016, 21 (11): 1613-1623.

[85] MCHUGH D, GIL J. Senescence and aging: causes, consequences, and therapeutic avenues [J]. J Cell Biol, 2017, 217 (1): 65-77.

[86] CHEN Y, HUANG X, CHEN W, et al. Tenuigenin promotes proliferation and differentiation of hippocampal neural stem cells [J]. Neurochem Res, 2012, 37 (4): 771-777.

[87] 青山重雄. 骨格筋率低下を伴う体力低下に対する人参養栄湯の効果 [J]. phil 漢方, 2018, 70: 12-14.

[88] TAKEDA T, TSUIJI K, LI B, et al. Proliferative effect of Hachimijiogan, a Japanese herbal medicine, in C2C12 skeletal muscle cells [J]. Maturitas, 2015, 81 (1): 231.

第二十一章　肌少症相关专题研究

骨骼肌不仅仅是人体的运动器官，同时也是机体代谢和免疫的重要场所，对于人体的内分泌代谢、免疫反应、神经调节等都具有较大的影响。肌少症引起的骨骼肌变化包括脂肪的变化对于机体的影响是多方面的，十分复杂。同时恶病质、卒中等与肌少症的关系也是肌少症研究中新兴的关注点，因其有助于对肌少症发病的机制建立全新的认识。而在心肌和平滑肌中也陆续发现了“肌少现象”，这更是对肌少症的定义提出了颠覆性的认识。除了以上关注性较高的热点问题外，肌少症与吞咽困难、心理抑郁、睡眠的关系研究相对小众化，肌少症动物模型研究也刚刚起步，本章将对这些问题进行介绍，以便于大家以更广阔的思维去研究肌少症。

第一节　肌少症与吞咽困难

如第十四章“卒中相关性肌少症”一节所介绍的，不仅仅是卒中相关性肌少症，肌少症伴随的吞咽困难随着人口老龄化的发展已经引起了人们的注意。肌肉是人体中最大的蛋白质存储器官，在营养物质存储方面有重要影响，随着年龄的增长，舌肌强度会降低，老年人舌头的运动功能、吞咽功能都会明显下降，导致能量摄入低于能量消耗，从而引起营养不良。成人营养不良的原因可分为饥饿、突发疾病/创伤（突发炎症、感染）和慢性疾病（慢性炎症、恶病质），如果营养不良持续存在，则肝糖原耗尽，从而导致肌肉质量下降，引发肌少症。日本补缀齿科学会 2014 年 5 月于仙台市举行的第 123 届学术会议，主题为“旨在通过多学科合作为预防和改善肌少症的功能，老年人的营养和运动，义齿牙科做出的贡献”，提出了口腔科对于肌少症治疗、预防的重要性，并认为较好的口腔功能对于改善营养吸收不良具有帮助。相对的，肌少症也会对吞咽和进食产生影响，进食和吞咽是由许多肌肉进行的，因此，如果与吞咽有关的肌肉及整个身体中发现肌少症，则老年人的吞咽功能降低，肌少症就可能引起进食和吞咽障碍[1-3]。

肌少症的吞咽障碍是由于与全身和吞咽有关的肌肉质量下降及肌肉无力而引起的进食和吞咽障碍，肌少症吞咽困难的特征为吞咽功能降低甚至丧失，与参与全身和吞咽的骨骼肌质量和功能的普遍丧失有关[2,4]。Veldee 等[5]早在 1992 年便提出了肌少症吞咽困难的轮廓，其认为营养流失会引起肌肉和神经功能的改变，并会导致患者吞咽障碍及相关的误吸风险。口咽性吞咽困难是老年人的主要不适，吞咽困难可能会导致营养不良、脱水，气管支气管抽吸引发吸入性肺炎并导致死亡。研究发现，多达 30% 吞咽困难老年患者表现出吸入性无咳嗽，55% 吞咽困难的老年患者有营养不良的风险[6]。2013 年日本吞咽困难康复学会第 19 届年会“肌少症和吞咽困难康复”专题讨论会提出了肌少症吞咽困难的定义[7]：在此，肌少

 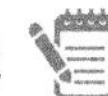

症吞咽困难被定义为消化不良性吞咽困难，这是由于全身肌肉质量下降及与吞咽相关的肌肉群（包括衰老以外的原因）和肌肉力量下降所致。吞咽肌肉包括舌头的固有肌肉，以及咬肌、颞肌、翼内肌、翼外肌、劲阔肌、咽肌和食管肌层等。据预测，随着老龄社会的发展，患有肌少症的老年人的饮食和吞咽障碍的人数将会增加[2]。除了普通老年人外，一些疾病患者也是肌少症吞咽困难的重点人群，中风是饮食和吞咽障碍的最常见原因，卒中人群是肌少症吞咽困难的高危人群[2]，而被诊断为脑瘫的成年人也会存在吞咽困难，患有脑瘫的成年人表现出较高的慢性健康状况，其肌肉强度和功能储备最终下降，体力活动恶化，肌肉骨骼并发症的风险增加，最终导致吞咽能力逐渐改变[8]。岡田和隆等[1]以 62 名老年人（69 ~ 92 岁，男性 27 位，女性 35 位）为研究对象进行目的为阐明营养状况、口腔状况和口腔功能之间的关系的研究，作为参与肌少症预防计划的干预前调查，结果显示受试者牙齿的咬合支持状况及口腔轮替运动能力评估，均与人血白蛋白水平显著相关。口腔轮替运动能力评估作为舌运动的指标可能与进食和吞咽功能及营养状况有关，此外，还必须考虑其他口腔状况和口腔功能，如口唇闭锁力不仅在平稳进食和吞咽中起着重要作用，而且口唇闭锁力如果降低，人血白蛋白水平和认知功能也会下降，该研究中受试者的平均口唇闭锁力为 10.9 ± 3.6 N。另外，口腔黏膜保湿的状况取决于饮食中的水分摄入量、水分含量的日变化和生活方式，该研究中许多老年人的唾液湿润是正常的，综合评估，该研究中的受试者的口腔功能与普通老年人大致相同，良好的口腔健康对老年人保持良好的营养状况很重要，牙齿咬合支持、使用义齿及对口腔健康和功能的自我评估可能与老年人良好的营养状况有关。

吞咽困难可能会导致患者发生营养不良和脱水，最终导致吸入性肺炎甚至死亡[6]。研究显示，吸入性肺炎在老年人中很常见，吸入性肺炎患者常发现伴有肌少症和吞咽障碍，并且由于容易受到急性感染炎症的侵袭，因此会影响全身性肌少症和吞咽困难的发展。在吸入性肺炎中，通常伴随着被称为“暂时休息”和“暂时没有食物”的现象，并且由于失用而导致肌少症并发。此外，如果营养管理不当，由于营养不良引起的肌少症也很复杂。换句话说，肌少症可能使吸入性肺炎复杂化，即使吸入性肺炎治愈后，肌少症也会导致吞咽障碍，且即使在手术后，肌少症也会伴有进食和吞咽障碍。综上，患者的早期康复治疗特别重要，对于患有吸入性肺炎的老年人，如果在入院后 3 天内开始进行物理治疗，死亡率会大大降低[2]。

Kuroda 等[9]发现上臂周径与吞咽障碍显著相关，这表明吞咽障碍与瘦弱有关，与整体虚弱无关，包括吞咽肌肉在内的肌肉体重总体减少是造成这种联系的原因。Kuroda[10]随后对平均年龄为 86.4 岁的 113 位受试者研究发现吞咽困难与年龄无关，与功能依赖性和营养不良有关，人血白蛋白水平、上臂和小腿周径等都与吞咽困难显著相关。Tamura 等[11]对 104 位老年受试者（平均年龄 80.3 ± 7.9 岁）使用超声检查评估了老年人舌中部的厚度，显示手臂中部肌肉的面积与年龄和舌头的厚度独立相关，认为营养不良不仅可能导致骨骼肌肌肉萎缩，还可能导致舌头肌肉萎缩，舌肌量与全身骨骼肌量和衰老有关。Feng 等[12]对 40 位平均年龄 78 岁健康老年人和平均年龄 32 岁 40 位成年人，并且可能会发生位置偏移，舌骨这些变化可能是老年人吞咽困难并导致各年人使用计算机断层扫描技术评估了健康老年人的舌骨肌，结果显示男性的舌骨肌横截面积大于女性（$P < 0.05$），且横截面积的减少与衰老

有关（$P<0.05$）。舌骨肌肌肉萎缩与衰老和误吸有关，舌骨肌肌肉中的脂肪浸润随着年龄的增长而增加也是安全性隐患的原因之一[12-14]。动物研究方面 Ota 等[15]通过研究发现，虽然老年大鼠的最大舌力和可疲劳性没有显著改变，但是老年大鼠舌头抽搐收缩时间和恢复时间间隔显著延长（$P<0.01$），即老年大鼠舌头最大舌力恢复速度比低幼大鼠要慢，这些发现与人类吞咽期间舌头动作的时间参数发生变化的报道一致，并表明肌肉收缩发作和恢复时间的中断可能会导致衰老过程中舌头动力学的改变。Schwarz 等[16]通过大鼠研究发现，舌下运动神经元的原代树突数目随增龄显著减少，而舌下运动神经元的数目或大小未发现与年龄相关的变化，初级树突的损失会减少突触输入的数量，从而损害舌功能。总之，目前的结果认为老龄化导致骨骼肌流失，肌力下降会最终导致口腔和舌头的各种与吞咽有关的肌肉组织变化，引起吞咽困难，从而对患者造成各种吞咽所引发的风险。

对于肌少症吞咽困难的诊断日本吞咽困难康复学会提出的标准为[7]：①存在吞咽困难；②诊断为全身肌少症；③通过影像检查被诊断为吞咽肌肌少症；④除了肌少症以外，没有其他疾病引起吞咽困难；⑤肌少症被认为是吞咽困难的主要原因（除了肌少症以外，其他疾病也可能是吞咽困难的原因）。符合①②③④条即被定义为肌少症吞咽困难，符合①②④条被定义为疑似肌少症吞咽困难，符合①②⑤条被定义为可能肌少症吞咽困难。同时，关于肌少症吞咽困难的康复，日本吞咽困难康复学会提出[7]：康复的核心问题是口腔保健、康复技术和食物改良，成人营养不良的原因也可能与继发性肌少症和肌少症吞咽困难的病因有关。因此，营养管理对于肌少症吞咽困难的康复是必不可少的。对于具有多种复杂原因的肌少症，治疗应包括针对与年龄有关的肌少症和并发症慢性疾病的药物疗法、抗阻训练、早期活动、营养管理、蛋白质和氨基酸补充，以及禁止吸烟。

（刘震超　宋媛媛）

第二节　肌少症与睡眠

肌肉量的减少会限制活动能力和身体机能，特别是在老年人群中，睡眠可能在维持肌肉质量方面起着关键作用。Buchmann 等[17]对 1196 名受试者研究显示，四肢骨骼肌质量/BMI 比低于临界值的男性睡眠效率很差，在女性中，睡眠质量和效率与低于临界值的四肢骨骼肌质量/BMI 值之间在统计学上无显著关联，但发现睡眠质量差与握力降低和四肢骨骼肌质量下降有关。Bennett 等[18]研究显示，睡眠不足与易感性肌肉疼痛之间存在相关性。睡眠可能在肌肉蛋白质代谢中起作用，随着年龄的增长，睡眠时间和质量的降低，以及昼夜节律和睡眠障碍的患病率增加有利于蛋白水解、改变身体成分并增加胰岛素抵抗的风险，所有这些都与肌少症有关[19]。Saner 等[20]研究显示，睡眠限制会严重降低健康青年男性肌纤维蛋白合成。可见睡眠和骨骼肌之间存在相互影响的关系。

研究显示，与参考睡眠时间类别（6～8 小时）相比，最低睡眠时间类别（6 小时以下）和肌少症的风险增加显著相关（OR = 1.7，95% CI = 1.11～2.64）；与参考睡眠时间类别（6～8 小时）相比，最高睡眠时间类别（超过 8 小时）与肌少症的风险增加显著相关

（OR = 1.52，95% CI = 1.23 ~ 1.88）；睡眠时间与肌少症风险之间呈“U”形关联[21]。Hu等[22]对607名60岁以上社区居民中老年人研究显示，肌少症的患病率为18.5%，在女性中与正常睡眠时间组（6 ~ 8小时）的女性相比，短期睡眠时间组（6小时以下）和长期睡眠时间组（超过8小时）的肌少症患病率显著增加，在男性中也发现了类似的结果，与正常睡眠时间的女性相比，睡眠时间较短或睡眠时间较长的老年妇女发生肌少症的风险更高。而更广年龄范围的研究也显示了女性睡眠较长时间与肌少症有关，Kim[23]对3532名年龄40岁以上受试者（1542名男性和1990名女性）研究结果显示在女性中，睡眠时间≥9 h/d的受试者与肌少症之间的关联性强于睡眠时间为6 ~ 8 h/d的受试者（OR = 1.99，95% CI = 1.19 ~ 3.34；OR = 1.77，95% CI = 1.06 ~ 2.96），40岁以上女性睡眠时间延长与肌少症发生率显著相关。Chien等[24]对488名年龄65岁以上社区居民研究显示，睡眠时间与肥胖或肌少症之间存在显著相关性，老年人的睡眠时间与肌少症之间的关联呈“U”形，与睡眠时间为6 ~ 8小时的成年人相比，睡眠时间不足6小时的成年人肌少症的可能性增加了近3倍（OR = 2.76，95% CI = 1.28 ~ 5.96），睡眠时间8小时以上（含）的肌少症风险增加了近2倍（OR = 1.89，95% CI = 1.01 ~ 3.54），睡眠时间不足6小时的成年人更容易肥胖（OR = 2.15，95% CI = 1.08 ~ 4.30），肥胖与睡眠时间短之间的关联在女性中更为明显。Kwon等[25]对16 148名受试者研究显示共有14.3%受试者被诊断为肌少症，长时间睡眠（9小时或更长时间）与韩国成年人肌少症有关。虽然研究显示睡眠时间与肌少症有关，但似乎对睡眠质量与肌少症之间的关系的研究更有意义，Nagaura等[26]对1592名65岁以上老年人研究显示，共检测出肌少症患者238人（14.9%），肌少症与日本社区居住的老年人难以发起睡眠和（或）维持睡眠有关，在65 ~ 70岁和79 ~ 98岁老年人中均观察到肌少症与DIMS（每周30分钟内，每周有3次或更多次睡眠困难和（或）在上个月中难以每周保持3次或更多次睡眠）之间的关联，而在71 ~ 78岁老年人中则没有这种相关性。Nishikawa等[27]研究了肌少症对肝脏疾病的匹兹堡睡眠质量指数评估的睡眠障碍的影响，结果显示慢性肝病肌少症似乎与睡眠障碍密切相关，年龄与匹兹堡睡眠质量指数得分6分或更高分数不相关，男性患者的匹兹堡睡眠质量指数中位数显著低于女性患者，女性患者的睡眠质量可能较差。Ito等[28]研究显示，老年人阻塞性睡眠呼吸暂停严重程度可能与肌少症有关。

反向研究则显示，睡眠质量下降和睡眠时间延迟是中年人骨量减少和肌少症的危险因素，Lucassen等[29]对915名受试者研究显示，匹兹堡睡眠质量指数评分与肌少症相关，睡眠潜伏期及1小时后的睡眠时间与骨量减少有关。研究显示随着年龄的增长，相关的慢波睡眠下降、昼夜节律紊乱和阻塞性睡眠呼吸暂停会对下丘脑 - 垂体 - 肾上腺、下丘脑 - 垂体 - 性腺轴和葡萄糖代谢产生影响。研究表明，睡眠障碍的干预措施可能会影响肌肉的损失，阻塞性睡眠呼吸暂停与肌少症的发生密切相关，如虚弱和睡眠质量受损，这间接表明睡眠会影响老年人的骨骼肌衰退，生长激素、胰岛素样生长因子 - 1、睾丸激素、皮质醇和胰岛素介导了几种蛋白质合成和降解途径，它们作用于细胞和分子水平，以增加或重建肌肉纤维、力量和功能。年龄相关的睡眠问题可能会通过抑制合成代谢激素级联反应并增强骨骼肌中的分解代谢途径而在细胞内发生干扰[19]。睡眠不足会损害新陈代谢，研究显示睡眠不足对健康有深远的影响，包括心血管疾病、糖尿病和肥胖症的增加，这可能是交感神经平衡的改变、夜间皮质醇水平升高、促炎性变化和（或）生长激素水平降低所导致的。此外，按时睡眠与健康的关系可能与生物钟和儿茶酚胺及皮质醇的关联有关，而这些内分泌、神经和炎性改变可能会对肌肉骨骼系统产生负面影响[29]。

总之，睡眠对于肌肉及其功能至关重要，同时，肌少症会对人体的睡眠质量产生影响，保证高睡眠质量有助于人体代谢的调节，从而对骨骼肌产生好的影响。

（刘　光　宋　梅）

第三节　肌少症与肠道微生物

肠道微生物群是一个复杂的生态系统，与10～100万亿个微生物具有共生关系，主要是细菌、酵母菌、病毒/噬菌体、真菌、古细菌、微型真核生物、原生动物、蠕虫和寄生虫。随着年龄增长而变化，越来越多的研究致力于探讨肠道微生物与老年人群的疾病和健康的潜在联系，结果发现微生物的变化受增龄、用药、生活方式、饮食等多因素影响，对于评估老年人群的衰弱、肌少症及老年慢病有重要价值[30-31]。肠内微生物生态系统可以通过食物的生物转化来影响营养吸收，并且还负责生物体的营养状况，调节免疫系统，废产物解毒等[31]。肠道菌群产生或修饰的几种化合物可进入全身循环并最终影响骨骼肌细胞。例如，健康的肠道菌群能够产生大量叶酸和维生素 B_{12}，可以提高肌肉合成代谢并抑制高同型半胱氨酸血症引起的氧化应激和内皮损伤，防止肌肉功能降低。此外，肠道菌群能够合成色氨酸，这是肌肉蛋白质合成代谢的基本底物，色氨酸还可刺激肌肉细胞中的 IGF-1/p70s6k/mTOR 途径，从而促进参与肌原纤维合成基因的表达。现有研究已表明，肠道微生物能够对机体成分产生影响，缺乏微生物群的无胚小鼠，尽管吃得更多，但体内脂肪却明显少于正常小鼠，而从正常小鼠向无菌小鼠的微生物群转移导致体内脂肪含量显著增加。饮食不合理、抗生素用药等都会对肠道微生物群造成影响，饮食习惯是肠道微生物群组成的决定性因素，如地中海饮食与有益的肠道菌群特征有关，包括更高的生物多样性，普雷沃菌的充分表达和机会病原体的表达不足；而高脂饮食会促进拟杆菌的代表性下降，多种机会性病原体的硬菌类过度生长。不合理饮食最终可以导致肠道微生物群失衡，这可能增强了肠黏膜的通透性，并促进了全身性炎症，造成亚临床免疫激活和对胰岛素抵抗的代谢紊乱，以及影响与动脉粥样硬化、胰岛素抵抗和体重增加有关的炎症因子异常分泌。相反，特定的益生菌、益生元和相关代谢产物可能对脂质和葡萄糖代谢、饱腹感肽的产生，以及与肥胖症和相关代谢紊乱有关的炎症基调产生有益影响[32-37]。

Karolina 等[38]对59位年龄≥65岁老年人研究显示，共48例肌少症患者，肌少症组与非肌少症组的年龄、BMI、血红蛋白水平、白蛋白水平及C－反应蛋白水平等分布无显著差异，两组间患者的肠道微生物的构成差异有统计学意义，尤其是肠杆菌科细菌的含量与患者的骨骼肌质量指数呈显著负相关（$r=-0.31$，$P=0.03$），这表明肠道微生物构成和年龄相关的肌肉减少显著相关。Jay 等[39]研究显示，年龄和肌少症相关的肠道微生物变化与宿主生理活动之间存在一定的关联，对模型动物粪便微生物群的生态状态进行了基于16S rRNA 的

OTU 分析得出微生物群可能是通过维生素合成、改变脂类代谢，以及调节生长和免疫相关因子而使老年大鼠的肌少症表型的基础。Bindels 等[40]进行了研究肠道微生物在小鼠白血病模型中的作用的实验，结果表明在白血病进展过程中肠道微生物组成被改变，小鼠血浆中 TNF-α 水平虽然没有显著变化，但是 IL-4 显示出较高的水平，IL-4 主要由 Th2 细胞分泌，IL-4 在肌肉生长过程中可以起到肌细胞募集因子的作用[41]，而给予小鼠乳酸杆菌可降低 IL-4 水平，影响 Th2 细胞免疫，最终可能导致腓肠肌和胫骨肌肉萎缩标志物表达的减少。

肠道微生物群能够对骨骼肌产生影响可能与其代谢产物有关，通过依赖菌群的代谢产物影响骨骼肌稳态，肠道微生物群的重排及其功能的改变可导致增加合成代谢抗性，释放促炎介质，引起线粒体异常并造成氧化损伤，引起胰岛素抵抗等机制，这些机制都与肌少症的发生有关[42]。目前已有证据支持通过运动可调节肠道菌群的组成，运动与饮食协同促进肠道微生物群生物多样性的增加，以及全身和局部肠道炎症的调节。研究显示，在用高脂饮食导致肥胖症的小鼠模型中，高强度训练可防止与肥胖相关的肠道微生物群失调的发生，从而保持整体较高的生物多样性[43-44]。因此，运动是预防肌少症和肠道微生物失调的有效方法。总之，肠道微生物与老年人衰弱、肥胖和肌少症之间的关联对于研究老年人人体成分的变化是一个全新有价值的方向。

（许　浩　刘　光）

第四节　肌少症与心理抑郁

肌少症已被证明与运动功能障碍、跌倒风险、日常活动能力受损和死亡率有关，体育锻炼是广泛用于肌少症的干预措施，目的是增加肌肉力量和肌肉质量。此外，营养干预，如蛋白质补充也是肌少症的有效干预措施，但为了促进体育锻炼，有必要考虑受试者的认知和心理功能。研究显示出容易抑郁的老年人的体育活动较少，并且更容易陷入非活动状态，这可能使继续进行体育活动干预变得困难，因此，在进行干预之前，不仅要评估这些目标老年人的身体功能，还必须评估他们的心理状态[45]。권혜진等[46]研究显示，肌肉质量降低的老年妇女精神病咨询的可能性更大，患上抑郁症的概率要高出 2.18 倍（OR = 2.18，95% CI = 1.15 ~ 4.14）。而 Chang 等[47]的荟萃分析进一步显示心理异常、抑郁不仅仅会对肌少症患者的运动恢复干预产生影响，而且肌少症与抑郁呈显著正相关性（OR = 1.821，95% CI = 1.160 ~ 2.859）。Fábrega-Cuadros 等[48]对 304 名受试者的研究也显示，抑郁症与肌少症有关（OR = 1.10，95% CI = 1.02 ~ 1.19）。Szlejf 等[49]则进行了更详细的研究，5927 名受试者共检测出 1.9% 受试者为肌少症，肌少症前期检出率为 18.8%，抑郁症不仅仅与肌少症相关（OR = 2.23，95% CI = 1.11 ~ 4.48），而且还和低肌力相关（OR = 1.94，95% CI = 1.20 ~ 3.15）。Lee 等[50]的研究不仅显示肌少症与抑郁症相关（OR = 3.750，95% CI = 1.137 ~ 12.370，P = 0.030），肌少症前期也与抑郁症相关（OR = 4.687，95% CI = 1.127 ~ 19.505，P = 0.034）。Sun 等[51]对 4937 名年龄在 60 岁及 60 岁以上成年人进行研究，结果肌少症的总体患病率为 6.6%（男性为 11.1%，女性为 3.2%），与非肌少症女性相比，肌少症女性

在行动能力、自我护理、日常活动及焦虑/抑郁方面也表现出更高的损伤。调整其他混杂因素后，肌少症与女性焦虑/抑郁相关。大杉紘德等[45]对肌少症和肌少症肥胖患者的研究则显示，肌少症肥胖患者中许多人也具有抑郁倾向（OR = 9.97，95% CI = 1.36 ~ 73.21，P = 0.024）。Nishikawa 等[27]的研究发现，在慢性肝病患者中，肌少症也是慢性肝病抑郁的独立预测因子。Satoshi[52]研究则显示肌少症还与糖尿病患者抑郁有关，有助于发现老年男性糖尿病患者的抑郁症。Kim 等[53]对 836 名年龄 60 岁以上受试者的研究显示，患有抑郁症的老年男性的四肢骨骼质量显著低于没有抑郁症的男性，女性抑郁症与 BMI 呈负相关。신영희等[54]对 90 名年龄 65 岁以上老年妇女的研究显示，患有肌少症的女性占 37.8%，患有抑郁症的比例则为 12.2%，肌少症的老年妇女不仅营养状况较差，而且抑郁评分较高。但是 Kim 等[55]对 7364 名受试者的研究发现与非肌少症人群相比，肌少症患者没有更高的抑郁或抑郁症状发生率，即使考虑到肥胖的情况也是如此，所有年龄组的受试者肌少症与抑郁之间均无显著相关性，多元逻辑回归模型显示，男性和女性的肌少症与抑郁症或抑郁症状的患病率之间没有显著相关性，这需要进一步的前瞻性研究和随机对照试验来评估这种关系。

运动能力下降可能会导致患者外出机会减少，进一步促进了患者抑郁倾向，此外，由于疾病的影响可能会导致患者社交不足[45]。这些原因都可能是造成肌少症患者抑郁的原因，但更深入的机制需要更多的研究。

综上，对于肌少症患者不仅仅要对其身体成分、握力、步速等进行评估，对于患者的心理状态评估也是十分必要的。

（刘震超　王　猛）

第五节　肌少症与代谢免疫学

代谢免疫学（immunometabolism）是在代谢和免疫相互联系的基础上研究免疫与代谢之间相互作用的途径、模式及其调控的一门新兴学科[56]。该学说认为机体在发挥免疫防御、免疫监视和免疫自稳功能时常常需要代谢系统做出相应的改变，以提供合适的能量和基础营养物质。同时，代谢系统的改变也会影响到免疫细胞发挥作用的程度和应对方式，这就使得免疫系统与基础代谢组织作为一个整体紧密关联，共同参与到人体各种生命活动过程中，代谢和免疫之间复杂而密切的相互作用可以说是机体稳态调节的核心机制[57]。虽然，人类很早以前就发现营养不良可以导致免疫抑制，营养不良的人群更容易感染甚至死亡，但是，长期以来，免疫和代谢的研究学者们大多在各自的领域进行研究，很少有人关注到代谢与免疫的相互作用。

20 世纪 20 年代，研究发现白细胞活化与一般的细胞以氧化代谢为主不同，更多的是采取糖酵解作为供能的主要方式，这开启了免疫细胞影响代谢模式研究的先河[58]。然而，前进的步伐还是非常缓慢，直到 2006 年，Hotamisligil[57]首次提出了“代谢性炎症”（metaflammation）的说法，使越来越多的人关注到代谢与免疫的相互影响。直到 2011 年才第一次提出了代谢免疫学的概念，代谢免疫学作为现代医学一个新兴的领域才正式走入了人们的视野，目前已经是国际上研究的热点[59]。免疫激活对代谢过程具有不同需求和密切影

 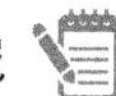

响，反过来，营养代谢系统的改变也会影响到免疫细胞发挥作用的程度和应对方式。营养不良可以导致免疫抑制，营养过剩又可能发生代谢性炎症及免疫紊乱，过度的免疫炎症又会通过各种复杂的信号通路对代谢过程产生不同范围和程度的影响，代谢与免疫相互作用，互为因果[59]，孰先孰后，常常是类似于鸡生蛋还是蛋生鸡的问题。实际上，代谢和免疫之间这种结构和调节上紧密精巧的平衡关系，是生命长期以来进化的成果[57]。最原始的病原体和营养物质感应系统是统一的，单细胞生物的吞噬既是其获取营养的方式，也是其防御免疫的途径。在漫长的进化阶段中，在自然选择的压力下，代谢与免疫的协同一直在不断发展，从而变得复杂化，至今人类白细胞吞噬病菌的免疫过程仍能看到当年单细胞生物吞噬摄食的影子。代谢免疫的协同对生命生存是有利的，机体能够在免疫炎症启动过程中不同阶段适当重新组织和分配能量资源，有效供给免疫炎症功能活动能量消耗的特别需要，从而维持机体的生存。然而，在疾病情况下，代谢与免疫精巧的协调和平衡关系并不总是那么容易保持的，病变局部组织的缺血缺氧、器官功能的协调障碍都可能通过不同的途径影响到这一平衡，使得这一平衡协调关系被打破，代谢和免疫的相互作用反而可能对机体造成有害的后果，这种平衡在不同器官、不同程度、不同层次的紊乱，疾病也就趋向了不同方面。代谢与免疫的相互作用涉及分子、细胞、组织、器官乃至整体不同层次，关联到临床种类繁多疾病的病理生理过程。

骨骼肌不仅是人体的运动器官，而且也是人体的代谢器官，更是化学能转化为机械能和热能的场所，其涉及能源的贮藏、分配、消耗、能量转化等一系列与整个机体新陈代谢和生命活动有关的重大问题[60]。骨骼肌是葡萄糖代谢的主要场所[61]，对糖代谢有着重要的调节作用。研究表明，运动时肌糖原分解能力下降[62]，同时骨骼肌摄入葡萄糖量增加，细胞膜转运葡萄糖和细胞内葡萄糖的利用也增加[63]。不仅如此，骨骼肌也是胰岛素抵抗最早出现的组织，肌肉胰岛素抵抗对全身胰岛素抵抗的发展至关重要[64-65]。此外，研究表明，骨骼肌能产生、表达和释放 IL-6、IL-15、TNF-α 等细胞因子参与运动引起的免疫改变、炎症反应和免疫调节[66-69]。而增强体力活动时骨骼肌也会增加脂肪利用，促进脂肪组织存储减少，而在减轻体力活动时作用则相反[70]。骨骼肌也可以存储氨基酸，在其他能源耗尽时支持机体其他部位的蛋白质合成，维持机体的能量产生[71]。因此，骨骼肌对整个机体的能量和代谢之间的相互作用有着重要调节作用。所以，骨骼肌既是运动器官、代谢器官，也是免疫器官，在代谢和免疫调节中有着重要作用。因此，肌少症不仅可使机体活动水平下降，而且能够造成机体失能，对机体的代谢和免疫水平有着重要的影响。

Lira 等[72]对柔道选手的上半身和下半身高强度间歇性运动差异进行了研究，其结果显示，在高强度间歇 Wingate 试验后，受试者上、下半身的代谢水平具有差异，下半身具有更高的代谢率（Wingate 试验之前和之后的值，乳酸 1.02 ± 0.16 mmol/L VS 14.44 ± 1.08 mmol/L；葡萄糖 112.5 ± 16.7 mg/dL VS 147.9 ± 23.5 mg/dL），与上半身相比，机械性能更高（平均功率：621 ± 46 W VS 427 ± 40 W；峰值功率 794 ± 61 W VS 602 ± 109 W），但是并未显示出上、下半身所检测的 IL-6、IL-10 等细胞因子之间存在显著差异。骨骼肌是人体的主要运动器官，而人体上、下半身的骨骼肌量存在差异，上肢骨骼肌量低于下肢，因此该研究首次对不同骨骼肌量的代谢和免疫水平进行了比较。但是，该研究中 IL-6 等炎症因子并未发现显著差异，较多研究证实运动中骨骼肌可以生成大量抗炎性 IL-6[73]，这可能与骨骼肌运动时收缩迅速激活 IL-6 基因有关[74]。有氧运动之后血清抗炎性 IL-6 水平显著升高，而在无氧运动的研究中也发现抗炎性 IL-6 在运动后水平升高的现象，运动过程中产生的抗炎性 IL-6 可能通过促进脂肪的分解来供能，并且可能对肌酸激酶水平产生影响，抑制 TNF-α，对骨骼肌起到一定的保护作用[75-79]。这可能与柔道选手日常进行持续的高强度训练有关，柔道选手因其工作性质存在长期的训练日常。既往研究显示，长期耐力训练会促进肌糖原含量升高，储存较高的肌糖原，从而降低对 IL-6 作为能量传感器的需求，抑制 IL-6 产生，减弱机体运动时的 IL-6 反应[72,80]。Liu 等[81]对老年女性 2 型糖尿病肌少症患者（平均年龄 69.33 ± 7.89 岁）进行了类似试验，结果显示，肌少症组与非肌少症组在代谢功率、血乳酸和血糖代谢方面均具有显著差异，两组受试者峰值代谢功率和平均代谢功率存在显著差异（$F=7.05$，$P=0.022$；$F=6.18$，$P=0.030$），血乳酸水平和血糖水平也存在显著差异（$F=6.16$，$P=0.030$；$F=5.30$，$P=0.042$）。两组受试者外周血清 IL-6 均存在显著性变化（30.98 ± 7.68 pg/mL vs. 34.68 ± 9.33 pg/mL；26.39 ± 5.97 pg/mL vs. 32.44 ± 7.77 pg/mL），骨骼肌水平正常者变化幅度高于肌少症组。Wingate 试验两个功率数值包括峰值功率和平均功率，前者用于评估磷酸原系统（ATP-CP 系统）供能能力，后者用于评估 ATP-CP 及糖酵解供能能力[82]。机体在运动过程中将降解糖原作为能量来源，而这一过程可分为瞬间爆发力和持久耐力两种过程，其中，瞬间爆发时的能量不是来自葡萄糖，而是肌肉存储的肌酸磷酸的分解产生，肌酸磷酸产生的是瞬时能量，大约只有几秒到几十秒[83]，这就是 ATP-CP 系统的供能。因此，我们可以看出无论是上、下半身的比较还是肌少症与非肌少症人群的比较，在不同肌肉量的状况下存在着功能水平的显著差异，肌少症患者由于供能水平的低下进而可能对自身的身体功能造成不良的影响。最新研究认为，乳酸可以通过调节 K^+ 水平等机制消除骨骼肌的疲劳，增强骨骼肌的功能[84]，骨骼肌量的减少不仅造成了乳酸水平下降，亦会对自身的功能产生负面影响。同时，为了保持运动期间的肌肉收缩，骨骼肌会增加葡萄糖的摄入[85]，因此，可以推测与肌少症患者相比，肌肉量正常的人群就需要更多的葡萄糖。上述两项研究均发现不同骨骼肌量情况下患者的 IL-6 反应水平存在差异，但是不能就此否认肌少症对细胞因子分泌反应存在的潜在影响，这需要更多的研究加以论证。

总之，骨骼肌作为集代谢与免疫于一体的器官是代谢免疫学研究的一个很合适的对象，而作为其病变产物的肌少症则为进一步研究病理状态下人体代谢和免疫的相互作用提供了一个较好的切入点。

（刘震超　夏菲菲）

第六节　肌少症动物模型的建立

各种类型的肌少症动物模型已经被广泛用于研究肌少症的潜在机制，目前肌少症动物模型的材料多选用啮齿类动物、线虫、果蝇、斑马鱼和伊比利亚猪等，涉及衰老增龄型肌少症模型、营养不良型肌少症模型、失用性肌少症模型和恶病质肌少症模型，但是各种模型都有其各方面的缺陷和不足，使得这些模型存在较多的问题需要改进。

一、肌少症动物模型的材料

（一）果蝇

虽然灵长类动物尤其是恒河猴是与人类遗传相似性最高的模型生物，且肌肉相对充足，有利于检测衰老过程中肌肉质量的变化，但是其生命周期长，成本很高，每种条件下可分析的数量有限，因此并不适合用于肌少症的模型研究。

果蝇的骨骼肌纤维组织和代谢与哺乳动物相似，但肌肉可能会经历与年龄相关的更剧烈的退化，这可能是成年蝇的飞行肌肉缺乏大量的储备性肌细胞（类似卫星干细胞）及该生物体修复肌肉的能力有限所致，在果蝇的短暂寿命（2～3 个月）中，飞行、爬升和运动缺陷逐渐显现，与年龄相关的腿部和跳跃肌肉的功能障碍也会导致步行、攀爬和跳跃方面的缺陷。果蝇的肌肉功能下降最有可能反映肌肉力量的下降，研究发现在果蝇中，肌浆网钙随着年龄的增长而减少，这与肌肉功能下降有关，但是在成年蝇中，既没有与年龄相关的总肌肉质量下降，也没有失用肌萎缩的现象，缺乏与年龄相关的肌肉质量变化，在衰老过程中难以检测到肌肉质量的微小变化[86-88]。

（二）线虫

线虫是一种较好的遗传模型生物，可研究肌节的组装、维持和调节及衰老的保守机制。研究发现线虫在衰老过程中会经历肌少症，而影响 daf-2/胰岛素样信号通路的突变能够延缓这一过程。目前已发现，线虫体内有 17 个对 daf-2 突变体的肌少症发作延迟至关重要的新基因，而几乎所有鉴定出的基因也都具有已知的人类同源物。此外，像果蝇一样，线虫肌肉不包含干细胞，因此可用来研究肌肉收缩如何在没有再生修复的情况下在衰老过程中得以维持并发挥功能的机制[88-89]。

（三）斑马鱼

斑马鱼在肌肉研究方面具有许多重要优势，骨骼肌占斑马鱼躯干很大一部分，在分子和组织学上与人的肌肉具有极高的相似性，易于繁殖和维持的特性使研究人员能够随着时间的流逝量化大量种群的多种表型特征，因此可以进行近属遗传相似性的研究。同时，研究表明斑马鱼的衰老过程与人类的衰老具有可比性，适合研究肌肉骨骼功能的年龄依赖性变化[88,90]。

（四）啮齿类动物

与人类一样，啮齿动物也具有肌肉干细胞，因此非常适合研究与年龄相关的肌肉再生能力下降对肌少症可能影响，啮齿动物对肌少症研究的主要贡献是发现了可以减轻肌少症的治疗方法，如药物治疗和生活方式的改变。目前啮齿动物模型因节省时间、节省成本及无须用于人体的各种分析应用程序的优势而广泛用于肌少症研究。该模型的缺点包括获取大样本量所需费用昂贵、费时且费力，而且由于哺乳动物的骨骼肌含有两种纤维类型，其收缩和代谢活动速率不同，即Ⅰ型慢肌纤维、Ⅱ型快肌纤维在人类肌少症期间，Ⅰ型和Ⅱ型细胞都会丢失，但在剩余的细胞中，Ⅱ型细胞会发生更多的萎缩，对于这种纤维类型的异质性啮齿动物肌少症的研究难以解释[88,91]。

(五) 伊比利亚猪

伊比利亚猪也可用于肌少症的研究，因为该品种是在广泛的传统系统下饲养的，这比在集约化管理条件饲养的肉类产品具有优势。集约化动物生产系统与密集的遗传和生产选择有关，早于3～4岁的母猪就被早期淘汰，这些母猪被鉴定出的性能低于畜群平均水平；相反，在广泛的传统系统饲养中，遗传和生产需求并不那么强烈，而淘汰与生殖衰弱或与年龄相关的肌肉骨骼衰弱和机体失调相似。研究发现，伊比利亚母猪因衰老而引起肌少症的状态可以代表人类医学中血脂异常、胰岛素抵抗、脂毒性、NAFLD 及最终 NASH 前兆的某些临床和组织学证据，同时对皮下脂肪和内脏脂肪等评估显示伊比利亚母猪还适合于构建肌少症肥胖模型[88]。

二、肌少症动物模型的类型

(一) 衰老型肌少症模型

由于生长周期的限制，单纯构建啮齿类动物自然生长衰老型肌少症模型耗时费力并会消耗大量经费，而果蝇、线虫等虽然生长周期短，但是由于其肌肉组织小，只适合进行骨骼肌功能减退的研究[92]。SAMP8 小鼠是经典加速衰老动物模型，相较于其他啮齿类动物，具有生长周期短的优势，SAMP8 小鼠在 8 月龄时会发生肌少症，伴随肌肉质量显著减少、肌肉力量和收缩性的下降。研究结果表明，SAMP8 小鼠的腓肠肌是快肌支配的主要肌肉，主要由Ⅱ型纤维组成，组成中约占 5%，而老化过程导致骨骼肌萎缩，主要影响Ⅱ型纤维[93]。此外，研究显示 SAMP8 小鼠具有骨质疏松性骨折愈合延迟的性质，可以用作肌少症和骨质疏松性骨折的动物模型[94]。

(二) 失用性肌少症模型

太空中的宇航员会经历独特的环境，从而导致骨骼和肌肉随之流失，因此出现了利用失重制造的肌少症模型。后肢悬吊是可以导致骨骼肌流失的方案，该方案通过使用单侧石膏模型结合后肢悬吊来引起肌肉损失，研究显示小鼠后肢失重 4 周后，快速型肌球蛋白都明显降解[95-97]。

(三) 恶病质肌少症模型

恶病质是许多慢性消耗性疾病引起肌少症的主要机制，因此构建各种疾病引起的恶病质肌少症动物模型是研究继发性肌少症的主要手段。研究显示癌症恶病质小鼠可以伴随着严重的体重下降。如 TNF-α 引起的恶病质小鼠，但在癌症恶病质的动物研究中，饮食设计、含量、来源和总体组成方面缺乏标准化[98-100]。类风湿恶病质的动物模型肌浆比率显著降低，骨骼肌质量出现萎缩要比健康动物显著减少，关节炎的肌纤维直径也减少了[101]。烧伤会导致慢性炎症、高代谢和高分解代谢状态，烧伤幸存者会经历长期的瘦体重，脂肪和骨矿物质密度损失，将12～16周雄性小鼠利用黄铜板在背侧和侧腹位置直接与小鼠皮肤接触造成所需大小的烧伤可构建烧伤小鼠模型。而该模型中，瘦肉质量在7天时减少最多，肌肉流失可持续达30天，与对照组小鼠比较胫骨肌肉质量和肌肉纤维横截面积均显著减少[102]。此外，Freeman[103]提出患有外伤、心力衰竭、癌症和肾脏疾病的宠物是天然的肌少症动物模型，恶病质和肌少症在伴侣动物中非常普遍。但是关于恶病质肌少症的动物模型研究较少，尚未有针对性的系统完整的构建恶病质肌少症模型的方案。

总之，目前虽然有较多的方案用于构建肌少症模型，但是这些方案伴随着各种问题，诸如动物生长周期的考虑等，同时，对于动物模型肌少症构建的评估标准尚未完善，这都是以后需要改进的。

（刘震超　郑重文）

参考文献

[1] 岡田和隆，柏崎晴彦，古名丈人，等. 自立高齢者における栄養状態と口腔健康状態との関連［J］. 老年歯学，2012，27（2）：61－66.

[2] 若林秀隆. リハビリテーション栄養とサルコペニア［J］. 外科と代謝・栄養，2016，50（1）：43－49.

[3] 松山美和. サルコペニアの予防と改善に寄与する補綴歯科を目指して-多職種連携による高齢者の口腔機能，栄養，運動機能の改善［J］. 日補綴会誌，2015，7（2）：90－91.

[4] WAKABAYASHI H，SAKUMA K. Rehabilitation nutrition for sarcopenia with disability：a combination of both rehabilitation and nutrition care management［J］. Joural of Sarcopenia，Cachexia and Muclse，2014，5（4）：269－277.

[5] VELDEE MS，PETH LD. Can protein-calorie malnutrition cause dysphagia?［J］. Dysphagia，1992，7（2）：86－101.

[6] ROFES L，ARREOLA V，ALMIRALL J，et al. Diagnosis and management of oropharyngeal dysphagia and its nutritional and respiratory complications in the elderly［J］. Gastroenterol Res Pract，2011，2011：818979.

[7] WAKABAYASHI H. Presbyphagia and sarcopenic dysphagia：association between aging，sarcopenia，and deglutition disorders［J］. J Frailty Aging，2014，3（2）：97－103.

[8] YI YG，JUNG SH，BANG MS. Emerging issues in cerebral palsy associated with aging：a physiatrist perspective［J］. Annals of Rehabilitation Medicine Annals of Rehabilitation Medicine，2019，43（3）：241－249.

[9] KURODA Y，KURODA R. Relationship between thinness and swallowing function in japanese older adults：implications for sarcopenic dysphagia［J］. Journal of the American Geriatrics Society，2012，60（9）：1785－1786.

[10] KURODA Y. Relationship between swallowing function，and functional and nutritional status in hospitalized elderly individuals［J］. Article in International Journal of Speech & Language Pathology and Audiology，2014，2：20－26.

[11] TAMURA F, KIKUTANI T, TOHARA T, et al. Tongue thickness relates to nutritional status in the elderly [J]. Dysphagia, 2012, 27 (4): 556-561.

[12] FENG X, TODD T, LINTZENICH CR, et al. Aging-related geniohyoid muscle atrophy Is related to aspiration status in healthy older adults [J]. The Journals of Gerontology Series A Biological Sciences and Medical Sciences, 2012, 68 (7): 853-860.

[13] PEARSON WG, LANGMORE SE, ZUMWALT AC. Evaluating the structural properties of suprahyoid muscles and their potential for moving the hyoid [J]. Dysphagia, 2011, 26 (4): 345-351.

[14] KANG BS, OH BM, KIM IS, et al. Inuence of aging on movement of the hyoid bone and epiglottis during normal swallowing: a motion analysis [J]. Gerontology, 2010, 56 (5): 474-482.

[15] OTA F, CONNOR NP, KONOPACKI R. Alterations in contractile properties of tongue muscles in old rats [J]. The Annals of Otology, Rhinology, and Laryngology, 2005, 114 (10): 799-803.

[16] SCHWARZ EC, THOMPSON JM, CONNOR NP, et al. The effects of aging on hypoglossal motoneurons in rats [J]. Dysphagia, 2008, 24 (1): 40-48.

[17] Buchmann N, Spira D, Norman K, et al. Sleep, muscle mass and muscle function in older people [J]. Dtsch Arztebl Int, 2016, 113 (15): 253-260.

[18] BENNETT RM, CLARK SR, CAMPBELL SM, et al. Low levels of somatomedin C in patients with the fibromyalgia syndrome. A possible link between sleep and muscle pain [J]. Arthritis and Rheumatism, 1992, 35 (10): 1113-1136.

[19] PIOVEZAN R D, ABUCHAM J, SANTOS RVTD, et al. The impact of sleep on age-related sarcopenia: possible connections and clinical implications [J]. Ageing Research Reviews, 2015, 23 (Pt B): 210-220.

[20] SANER NJ, LEE MJ, PITCHFORD NW, et al. The effect of sleep restriction, with or without high-intensity interval exercise, on myofibrillar protein synthesis in healthy young men [J]. J Physiol, 2020, 598 (8): 1523-1536.

[21] POURMOTABBED A, GHAEDI E, BABAEI A, et al. Sleep duration and sarcopenia risk: a systematic review and dose-response meta-analysis [J]. Sleep and Breathing, 2020, 24 (4): 1267-1278.

[22] HU X, JIANG J, WANG H, et al. Association between sleep duration and sarcopenia among community-dwelling older adults: a cross-sectional study [J]. Medicine (Baltimore), 2017, 96 (10): e6268.

[23] KIM RH, KIM KI, KIM JH, et al. Association between sleep duration and body composition measures in Korean adults: the Korea National Health and Nutrition Examination Survey 2010 [J]. Korean Journal of Family Medicine, 2018, 39 (4): 219-224.

[24] CHIEN MY, WANG LY, CHEN HC. The relationship of sleep duration with obesity and sarcopenia in community-dwelling older adults [J]. Gerontology, 2015, 61 (5): 399-406.

[25] KWON YJ, JANG SY, PARK EC, et al. Long sleep duration is associated with sarcopenia in korean adults based on data from the 2008-2011 KNHANES [J]. J Clin Sleep Med, 2017, 13 (9): 1097-1104.

[26] NAGAURA Y, KONDO H, NAGAYOSHI M, et al. Sarcopenia is associated with insomnia in Japanese older adults: a cross-sectional study of data from the Nagasaki Islands study [J]. BMC Geriatr ics, 2020, 20 (1): 256.

[27] NISHIKAWA H, ENOMOTO H, YOH K, et al. Effect of sarcopenia on sleep disturbance in patients with chronic liver diseases [J]. Journal of Clinical Medicine, 2019, 8 (5): 634.

[28] ITO N, YAMAMOTO K, YASUNOBE Y, et al. P341: The association between obstructive sleep apnea se-

verity and sarcopenia in the elderly [J]. European Geriatric Medicine, 2014, 5 (13): S189.

[29] LUCASSEN EA, DE MUTSERT R, LE CESSIE S, et al. NEO study group. Poor sleep quality and later sleep timing are risk factors for osteopenia and sarcopenia in middle-aged men and women: the NEO study [J]. PLoS One, 2017, 12 (5): e0176685.

[30] 周起，孙亮，齐海梅，等．肠道菌群与老龄健康的研究进展 [J]. 中华老年医学杂志，2018，37 (12): 1428 - 1432.

[31] ANNA P, FRANCESCA F, RICCARDO C, et al. Gut dysbiosis and muscle aging: searching for novel targets against sarcopenia [J]. Mediators of Inflammation, 2018, 2018: 7026198.

[32] KUO HK, LIAO KC, LEVEILLE SG, et al. Relationship of homocysteine levels to quadriceps strength, gait speed, and late-life disability in older adults [J]. J Gerontol A Biol Med, 2007, 62 (4): 434 - 439.

[33] DUKES A, DAVIS C, EL REFAEY M, et al. The aromatic amino acid tryptophan stimulates skeletal muscle IGF1/p70s6k/mTor signaling in vivo and the expression of myogenic genes in vitro [J]. Nutrition, 2015, 31 (7 - 8): 1018 - 1024.

[34] MILANI C, FERRARIO C, TURRONI F, et al. The human gut microbiota and its interactive connections to diet [J]. Journal of Human Nutrition & Dietetics, 2016, 29 (5): 539 - 546.

[35] MURPHY EA, VELAZQUEZ KT, HERBERT KM. Influence of high-fat-diet on gut microbiota: a driving force for chronic disease risk [J]. Current Opinion in Clinical Nutrition & Metabolic Care, 2015, 18 (5): 515 - 520.

[36] SANZ Y, SANTACRUZ A, GAUFFIN P. Gut microbiota in obesity and metabolic disorders [J]. Proc Nutr Soc, 2010, 69 (3): 434 - 441.

[37] MILLION M, LAGIER JC, YAHAV D, et al. Gut bacterial microbiota and obesity [J]. Clin Microbiol Infect, 2013, 19 (4): 305 - 313.

[38] KAROLINA M，杨云梅．老年肌少症与老年肠道菌群相关性 [C]. 中国老年医学研究机构联盟；法国驻华大使馆，2016.

[39] JAY S, ANIRIKH C, ALICE P, et al. Aging and sarcopenia associate with specific interactions between gut microbes, serum biomarkers and host physiology in rats [J]. Aging, 2017, 9 (7): 1698 - 1714.

[40] BINDELS LB, BECK R, SCHAKMAN O, et al. Restoring specific lactobacilli levels decreases inflammation and muscle atrophy markers in an acute leukemia mouse model [J]. PLoS One, 2012, 7 (6): e37971.

[41] HORSLEY V, JANSEN K M, MILLS S T, et al. IL-4 acts as a myoblast recruitment factor during mammalian muscle growth [J]. Cell, 2003, 113 (4): 483 - 494.

[42] CASATI M, FERRI E, AZZOLINO D, et al. Gut microbiota and physical frailty through the mediation of sarcopenia [J]. Experimental Gerontology, 2019, 124: 110639.

[43] CERDÉ B, PÉREZ M, PÉREZ-SANTIAGO JD, et al. Gut microbiota modification: another piece in the puzzle of the benefits of physical exercise in health? [J]. Frontiers in Physiology, 2016, 7 (208): 51.

[44] DENOU E, MARCINKO K, SURETTE M G, et al. High-intensity exercise training increases the diversity and metabolic capacity of the mouse distal gut microbiota during diet-induced obesity [J]. Am J Physiol Endocrinol Metab, 2016, 310 (11): E982 - E993.

[45] 大杉紘徳，村田伸，矢田幸博，等．サルコペニアおよびサルコペニア肥満者の身体・認知・精神機能の特徴 [J]. Japanese Journal of Health Promotion and Physical Therapy, 2017, 6 (4): 183 - 189.

[46] 권혜진, 김혜진. Association between muscle mass and depression in korean elderly women [J].

한국웰니스학회지, 2015, 10 (1): 283 - 291.

[47] CHANG KV, HSU TH, WU WT, et al. Is sarcopenia associated with depression? A systematic review and meta-analysis of observational studies [J]. Age Ageing, 2017, 46 (5): 738 - 746.

[48] FÁBREGA-CUADROS R, CRUZ-DÍAZ D, MARTÍNEZ-AMAT A, et al. Associations of sleep and depression with obesity and sarcopenia in middle-aged and older adults [J]. Maturitas, 2020, 142: 1 - 7.

[49] SZLEJF C, SUEMOTO CK, BRUNONI AR, et al. Depression is associated with sarcopenia due to low muscle strength: results from the ELSA-brasil study [J]. Journal of the American Medical Directors Association, 2019, 20 (12): 1641 - 1646.

[50] LEE I, CHO J, HONG H, et al. Sarcopenia is associated with cognitive impairment and depression in elderly korean women [J]. Iranian Journal of Public Health, 2018, 47 (3): 327 - 334.

[51] SUN DS, LEE H, YIM HW, et al. The impact of sarcopenia on health-related quality of life in elderly people: Korean National Health and Nutrition Examination Survey [J]. 언어와 정보, 2019, 34 (4): 877 - 884.

[52] SATOSHI I, KAZUYA M, MARI N, et al. Relationship between sarcopenia and depression in older patients with diabetes: an investigation using the Japanese version of SARC-F: sarcopenia/depression in diabetics [J]. Geriatrics & Gerontology International, 2018, 18 (9): 1318 - 1322.

[53] KIM NH, KIM HS, EUN CR, et al. Depression is associated with sarcopenia, not central obesity, in elderly korean men [J]. J Am Geriatr Soc, 2011, 59 (11): 2062 - 2068.

[54] 신영희, 홍영혜, 김혜옥.지역사회 거주 여성노인들의 근감소증 실태와 일상생활능력, 영양상태, 및 우울과의 관련성 연구[J]. 한국산학기술학회한국산학기술학회 논문지한국산학기술학회논문지, 2016, 17 (1): 126 - 134.

[55] KIM HK, BAE EJ, KANG SH. Sarcopenia is not associated with depression in korean adults: results from the 2010 - 2011 Korean National Health and Nutrition Examination Survey [J]. Korean Journal of Family Medicine, 2016, 37 (1): 37 - 43.

[56] MATHIS D, SHOELSON SE. Immunometabolism: an emerging frontier [J]. Nat Rev Immunol, 2011, 11 (2): 81.

[57] HOTAMISLIGIL GS. Inflammation and metabolic disorders [J]. Nature, 2006, 444 (7121): 860 - 867.

[58] RATHMELL JC. Metabolism and autophagy in the immune system: immunometabolism comes of age [J]. Immunol Rev, 2012, 249 (1): 5 - 13.

[59] BOURKE CD, BERKLEY JA. Immune dysfunction as a cause and consequence of malnutrition [J]. Trends in immunology, 2016, 37 (6): 386 - 398.

[60] 匡调元. 中医病理学的哲学思考 [M]. 上海: 上海科学普及出版社, 2000.

[61] JUE T, ROTHMAN DL, SHULMAN GI, et al. Direct observation of glycogen synthesis in human muscle with 13C NMR [J]. Proceedings of the National Academy of Sciences of the United States of America, 1989, 86 (12): 4489 - 4491.

[62] RICHTER EA, SONNE B, CHRISTENSEN NJ, et al. Role of epinephrine for muscular glycogenolysis and pancreatic hormonal secretion in running rats [J]. American Journal of Physiology, 1981, 240 (5): E526 - E532.

[63] ROSE AJ, RICHTER EA. Skeletal muscle glucose uptake during exercise: how is it regulated? [J]. Physiology, 2005, 20 (20): 260 - 270.

[64] VIRSALADZE D. Wide clinical implementation of insulin resistance syndrome? [J]. Metabolic Syndrome & Related Disorders, 2006, 4 (3): 165 – 171.

[65] PILLON NJ, BILAN PJ, FINK LN, et al. Cross-talk between skeletal muscle and immune cells: muscle-derived mediators and metabolic implications [J]. American Journal of Physiology Endocrinology & Metabolism, 2013, 304 (5): E453 – E465.

[66] OSTROWSKI K, ROHDE T, ASP S, et al. Chemokines are elevated in plasma after strenuous exercise in humans [J]. European Journal of Applied Physiology, 2001, 84 (3): 244 – 245.

[67] OSTROWSKI K, ROHDE T, ZACHO M, et al. Evidence that interleukin-6 is produced in human skeletal muscle during prolonged running [J]. Journal of Physiology, 2010, 508 (3): 949 – 953.

[68] MOLANOURI SM, HASSAN ZM, QUINN LS, et al. Time course of IL-15 expression after acute resistance exercise in trained rats: effect of diabetes and skeletal muscle phenotype [J]. Endocrine, 2015, 49 (2): 396 – 403.

[69] STEENSBERG A, KELLER C, STARKIE RL, et al. IL-6 and TNF-alpha expression in, and release from, contracting human skeletal muscle [J]. American Journal of Physiology Endocrinology & Metabolism, 2002, 283 (6): E1272 – E1278.

[70] 杜明斗. 代谢综合征体力活动不足病因论 [M]. 杭州：浙江大学出版社，2015：235.

[71] ARGILÉS JM, CAMPOS N, LOPEZPEDROSA JM, et al. Skeletal muscle regulates metabolism via interorgan crosstalk: roles in health and disease [J]. Journal of the American Medical Directors Association, 2016, 17 (9): 789 – 796.

[72] LIRA FS, PANISSA VLG, JULIO UF, et al. Differences in metabolic and inflammatory responses in lower and upper body high-intensity intermittent exercise [J]. European Journal of Applied Physiology, 2015, 115 (7): 1467 – 1474.

[73] FEBBRAIO MA, PEDERSEN BK. Muscle-derived interleukin-6: mechanisms for activation and possible biological roles [J]. FASEB Journal, 2002, 16 (11): 1335 – 1347.

[74] PEDERSEN BK, FISCHER CP. Beneficial health effects of exercise—the role of IL-6 as a myokine [J]. Trends in Pharmacological Sciences, 2007, 28 (4): 152 – 156.

[75] ALI KH, ARMAN J, SALAR A, et al. The effect of one session intense anaerobic exercise (Bruce test) on serum level of IL-6 and IL-33 in volybalist athletes [J]. Annals of Biological Research, 2014, 5 (2): 99 – 104.

[76] MEYER T, GABRIEL HH, RÄTZ M, et al. Anaerobic exercise induces moderate acute phaseresponse [J]. Medicine & Science in Sports & Exercise, 2001, 33 (4): 549 – 555.

[77] BRUUNSGAARD H, GALBO H, HALKJAER-KRISTENSEN J, et al. Exercise-induced increase in serum interleukin-6 in humans is related to muscle damage [J]. The Journal of Physiology, 1997, 499 (3): 833 – 841.

[78] STARKIE R, OSTROW SKI SR, JAUFF RED S, et al. Exercise and IL-6 infusion inhibit endotoxin-induced TNF-α production in humans [J]. FASEB Journal, 2003, 17 (8): 884 – 886.

[79] SONG C, ZHANG JW, BO H, et al. The effects of concentric exercise on the anti-inflamm ation of interleukin-6 in skeletal muscle [J]. Chinese Journal of Sports Medicine, 2015, 34 (4): 329 – 333.

[80] PEDERSEN BK, STEENSBERG A, FISCHER C, et al. Searching for the exercise factor: is IL-6 a candidate? [J]. J Muscle Res Cell Motil, 2003, 24 (2 – 3): 113 – 119.

[81] LIU ZC, XIA FF, ZHAO XB, et al. Metabolic and IL-6-induced inflammatory responses in high-intensity intermittent exercise among type 2 diabetes patients with sarcopenia [J]. Open Access Library Journal, 2015, 5 (5): 1-11.

[82] 匡卫红，陈佩杰. 无氧功测试方法 - Wingate 试验 [J]. 中国组织工程研究，2002，6 (17)：2601 - 2602.

[83] TOHRU F. Nutrition during exercise and training [J]. The Japanese Journal of Nutrition and Dietetics, 2000, 58 (1): 1-4.

[84] 李博雅，房栋栋，闫坚强. 乳酸与骨骼肌运动性疲劳关系的研究进展 [J]. 医学综述，2016，22 (4)：640 - 643.

[85] RICHTER EA, KIENS B, SALTIN B, et al. Skeletal muscle glucose uptake during dynamic exercise in humans: role of muscle mass [J]. American Journal of Physiology, 1988, 254 (5 Pt 1): E555.

[86] DEMONTIS F, PICCIRILLO R, GOLDBERG AL, et al. Mechanisms of skeletal muscle aging: insights from Drosophila and mammalian models [J]. Dis Model Mech, 2013, 6 (6): 1339-1352.

[87] RAI M, NONGTHOMBA U, GROUNDS MD. Skeletal muscle degeneration and regeneration in mice and flies [J]. Curr Top Dev Biol, 2014, 108: 247-281.

[88] CHRISTIAN CJ, BENIAN GM. Animal models of sarcopenia [J]. Aging Cell, 2020, 19 (10): e13223.

[89] KASHYAP L, PERERA S, FISHER AL. Identification of novel genes involved in sarcopenia through RNAi screening in caenorhabditis elegans [J]. J Gerontol A Biol Sci Med Sci, 2012, 67 (1): 56-65.

[90] DAYA A, DONAKA R, KARASIK D. Zebrafish models of sarcopenia [J]. Journal List Dis Model Mechv, 2020, 13 (3): dmm042689.

[91] 유준일. Rodent model of muscular atrophy for sarcopenia study [J]. 대한골대사학회대한골대사학회지 대한골대사학회지, 2020, 27 (2): 97-110.

[92] GARCIA-CONTRERAS C, VAZQUEZ-GOMEZ M, TORRES-ROVIRA L, et al. Characterization of ageing- and diet-related swine models of sarcopenia and sarcopenic obesity [J]. Int J Mol Sci, 2018, 19 (3): 823.

[93] GUO AY, LEUNG KS, SIU PM, et al. Muscle mass, structural and functional investigations of senescence-accelerated mouse P8 (SAMP8) [J]. Exp Anim, 2015, 64 (4): 425-433.

[94] ZHANG N, CHOW SKH, LEUNG KS, et al. An animal model of co-existing sarcopenia and osteoporotic fracture in senescence accelerated mouse prone 8 (SAMP8) [J]. Exp Gerontol, 2017, 97: 1-8.

[95] SPEACHT TL, KRAUSE AR, STEINER JL, et al. Combination of hindlimb suspension and immobilization by casting exaggerates sarcopenia by stimulating autophagy but does not worsen osteopenia [J]. Bone, 2018, 110: 29-37.

[96] TSIKA RW, HERRICK RE, BALDWIN KM. Effect of anabolic steroids on skeletal muscle mass during hindlimb suspension [J]. J Appl Physiol (1985), 1987, 63 (5): 2122-2127.

[97] THOMASON DB, HERRICK RE, BALDWIN KM. Activity influences on soleus muscle myosin during rodent hindlimb suspension [J]. J Appl Physiol (1985), 1987, 63 (1): 138-144.

[98] SCHMIDT K, VON HAEHLING S, DOEHNER W, et al. IGF-1 treatment reduces weight loss and improves outcome in a rat model of cancer cachexia [J]. J Cachexia Sarcopenia Muscle, 2011 (2): 105-109.

[99] MORIMOTO M, AIKAWA K, HARA T, et al. Prevention of body weight loss and sarcopenia by a novel selective androgen receptor modulator in cancer cachexia models [J]. Oncology Letters, 2017, 14 (6): 8066-8071.

[100] GILES K, GUAN C, JAGOE TR, et al. Diet composition as a source of variation in experimental animal models of cancer cachexia [J]. J Cachexia Sarcopenia Muscle, 2016, 7 (2): 110 - 125.

[101] ALABARSE PVG, LORA PS, SILVA JMS, et al. Collagen-induced arthritis as an animal model of rheumatoid cachexia: CIA as an animal model of RA [J]. Journal of Cachexia Sarcopenia & Muscle, 2018, 9 (3): 603 - 612.

[102] PEDROSO FE, SPALDING PB, CHEUNG MC, et al. Inflammation, organomegaly, and muscle wasting despite hyperphagia in a mouse model of burn cachexia [J]. Journal of Cachexia Sarcopenia & Muscle, 2012, 3 (3): 199 - 211.

[103] FREEMAN LM. Cachexia and sarcopenia in companion animals: an under-utilized natural animal model of human disease [J]. JCSM Rapid Communications, 2018, 1 (2): 1 - 17.